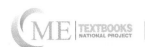国家级继续医学教育项目教材

急诊医学新进展

名誉主编 于学忠

主　编 陈玉国

副主编 吕瑞娟　张国强　潘曙明

编　委（按姓氏笔画排序）

王秀杰	公保才旦	方邦江	尹　文	史　忠
吕传柱	吕瑞娟	朱长清	乔佑杰	伍国锋
刘　志	刘晓亮	杨光田	李　莉	李鹏宇
何新华	张长乐	张劲松	张国强	陈玉国
陈立波	陈寿权	陈晓辉	林兆奋	欧阳军
郑亚安	封启明	赵小纲	祝益民	柴艳芬
徐　杰	徐　峰	高恒妙	桑锡光	黄　亮
黄齐兵	菅向东	商德亚	梁显泉	彭　鹏
童朝阳	曾红科	谢苗荣	楚英杰	廖晓星
潘曙明				

学术秘书 王甲莉　郑　雯

中华医学电子音像出版社
CHINESE MEDICAL MULTIMEDIA PRESS

北　京

图书在版编目（CIP）数据

急诊医学新进展／陈玉国主编. —北京：中华医学电子音像出版社，2015.8
ISBN 978-7-83005-024-5

Ⅰ.①急… Ⅱ.①陈… Ⅲ.①急诊-临床医学 Ⅳ.①R459.7

中国版本图书馆 CIP 数据核字（2015）第 157302 号

网址：www.cma-cmc.com.cn（出版物查询、网上书店）

国家级继续医学教育项目教材
急诊医学新进展

主　　编：陈玉国
策划编辑：冯晓冬　史仲静
责任编辑：史仲静　裴　燕
文字编辑：冯　洁　史　红
校　　对：刘　丹
责任印刷：李振坤
出 版 人：史　红
出版发行：中华医学电子音像出版社
通信地址：北京市东城区东四西大街 42 号中华医学会 121 室
邮　　编：100710
E-mail：cma-cmc@cma.org.cn
购书热线：010-85158544
经　　销：新华书店
印　　刷：北京顶佳世纪印刷有限公司
开　　本：889mm×1194mm　1/16
印　　张：26.25
字　　数：6770 千字
版　　次：2016 年 1 月第 1 版　　2016 年 1 月第 1 次印刷
定　　价：80.00 元

内容提要

　　本书系统、全面地介绍了对急诊医学未来发展之路、现代心肺脑复苏研究进展、复苏后亚低温研究进展、心源性猝死研究进展、恶性心律失常诊治进展、急诊患者抗生素的合理应用、急诊机械通气策略、急危重症气道管理、重症哮喘的诊治进展、糖皮质激素在急诊科应用进展、急性心力衰竭的诊治进展等内容，以及这些领域的最新研究成果。内容具有权威性、先进性和实用性。是广大急诊医师学习与再提高的工具书。

国家级继续医学教育项目教材

序

　　急诊医学是临床医学领域一门独立的年轻二级学科，是社会需求的产物，是社会医疗服务体系的重要组成部分。我国现代急诊医学的发展始于 20 世纪 80 年代，在老一辈急诊急救专家的开拓引领下，经过一代代急诊人的不懈努力和无私奉献，我国急诊医学事业经过 30 年的大力发展，急诊医疗体系已经建成，院前急救、院内急诊、危重症监护组成的"三环理论"是中国特色急诊医疗体系的标志。急诊科在保障人民生命健康、应对自然灾害和突发公共卫生事件、保障社会经济和谐发展中，发挥着越来越重要且不可替代的作用。回顾我国急诊医学的发展不难看出，我国政府高度重视急诊急救、社会需要日益突出，急诊急救从业人员不辞辛苦、积极工作，急诊急救水平显著提高。我国急诊科从支援型到自主型再到急诊亚专科建设，是社会发展到一定阶段的必然要求。人口老龄化、心脑血管疾病暴发、交通意外频发等给急诊科带来了严峻挑战，但更给急诊科带来了发展机遇，需要我们急诊人勇于奉献与担当，提高技术水平，紧跟国际学术前沿，在特定领域有所超越与突破。

　　本书正是在这样的背景下完成。全书共 48 章，作者均是战斗在急诊医学领域的知名专家，所写章节是各自熟悉的研究课题，具有权威性；内容涵盖急危重症各个领域，比较全面、系统地阐述了国内外最新研究成果；急危重症核心抢救技术的论述具有实用性和可操作性；新型监测手段的介绍代表了学科发展方向。因此，本书适用于急危重症从业人员、进修生、研究生等使用。

　　由于编写水平和时间所限，本教材难免存在不足和疏漏之处，恳请读者不吝赐教，以便再版时完善。

陈玉国

2015 年 10 月 18 日

全国继续医学教育委员会文件

全继委办发 [2006]06 号

关于推荐学习
《国家级继续医学教育项目教材》的通知

各省、自治区、直辖市继续医学教育委员会：

　　为适应我国卫生事业发展和"十一五"期间继续医学教育工作需要，开展内容丰富、形式多样、高质量的继续医学教育活动，全国继续医学教育委员会同意中华医学会编写《国家级继续医学教育项目教材》。《国家级继续医学教育项目教材》是从每年的国家级继续医学教育项目中遴选，经近千名医学专家重新组织编写而成。《国家级继续医学教育项目教材》按学科编辑成册，共32分册，于2006年4月陆续与读者见面。

　　《国家级继续医学教育项目教材》主要是提供通过自学进行医学知识更新的系列学习教材，该教材包括文字教材和光盘，主要反映本年度医学各学科最新学术成果和研究进展。教材侧重最新研究成果，对医疗、教学和科研具有较强的指导性和参考性。它的出版为广大卫生技术人员特别是边远地区的卫生技术人员提供了共享医学科技进展的平台。

　　请各省、区、市继续医学教育委员会根据实际情况协助做好教材的宣传、组织征订和相关培训工作。

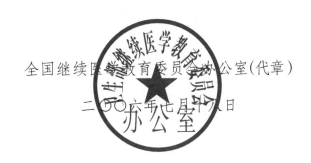

全国继续医学教育委员会办公室(代章)

二○○六年七月十八日

抄送：各省、自治区、直辖市卫生厅局科教处，新疆生产建设兵团卫生局科教处

中华医学会函（笺）

医会音像函 [2006] 80 号

中华医学会关于转发全国继续医学教育委员会"关于推荐学习《国家级继续医学教育项目教材》的通知"的函

:

现将卫生部全国继续医学教育委员会办公室"关于推荐学习《国家级继续医学教育项目教材》的通知"转发给你们。

《国家级继续医学教育项目教材》系中华医学会接受全国继续医学教育委员会委托，与全国继续医学教育委员会联合编辑出版，是由各学科知名专家在国家级继续医学教育项目基础上按学科系统重新编撰的，反映医学各学科最新学术成果和研究进展的，集权威性、先进性、实用性为一体的继续医学教育教材，对医疗、教学和科研具有较强的指导性和参考价值。该出版物已被新闻出版总署列入"十一五"国家重点出版物出版规划（新出音 [2006] 817 号）。

请各地方医学会和各专科分会根据实际情况协助做好教材的组织征订和相关培训工作。

特此函告。

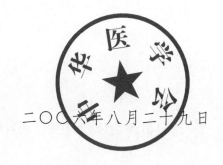

二○○六年八月二十九日

出版说明

医疗卫生事业发展是提高人民健康水平的必然要求，医药卫生人才建设是推进医疗卫生事业改革发展、维护人民健康的重要保障。国家卫生和计划生育委员会《医药卫生中长期人才发展规划（2011—2020 年）》要求全国卫生技术人员继续医学教育覆盖率达到 80%，因此，继续医学教育作为全国医药卫生人员毕业后业务再提高的重要方式，任重道远。

《国家级继续医学教育项目教材》（以下简称《教材》）在 2005 年经国家卫生和计划生育委员会科教司、全国继续医学教育委员会批准，由全国继续医学教育委员会和中华医学会共同组织编写。该《教材》具有以下特点：一是权威性，由全国众多在本学科领域内知名的院士和专家撰写；二是具有很强的时效性，反映了经过实践验证的最新研究成果；三是强调实用性、指导性和可操作性，能够直接应用于临床；四是全面性和系统性，以综述为主，能代表相关学科的学术共识，而非某些专家的个人观点。

"十一五"期间，《教材》在最短的时间内启动了策划、编辑制作、学术推广等工作，自 2006 年以来已出版 60 余分册，涉及近 40 个学科，总发行量 80 余万册。综观《教材》，每一册都是众多知名专家智慧的结晶，其科学、实用的内容得到了广大医务工作者的欢迎和肯定，被全国继续医学教育委员会和中华医学会共同列为国家继续医学教育唯一推荐教材，同时被国家新闻出版广电总局定为"十一五""十二五"国家重点出版物。本套教材的编辑出版得到了国家卫生和计划生育委员会科教司、全国继续医学教育委员会和中华医学会各级领导及众多专家的支持和关爱，在此一并表示感谢！

限于编写时间紧迫、经验不足，本套系列教材会有很多不足之处，真诚希望广大读者谅解并提出宝贵意见，我们将在再版时加以改正。

《国家级继续医学教育项目教材》编委会

目　录

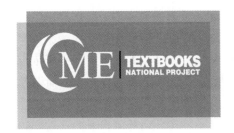

急诊医学未来发展之路

第 1 章

陈玉国
山东大学齐鲁医院

急诊医学是一门用最少的信息和最短的时间来挽救生命、减轻病痛的艺术。急诊患者到达急诊科时，要求医生能提供最快的诊断和有效的治疗。急诊科作为医院的窗口，反映着一个医院的整体综合医疗水平，反映着医院的规模、档次、级别；急诊是临床一线的最前沿，折射出一个社会对生命尊重的文明程度。因此，只有开拓出一条适应中国国情、适合不同地区"地情"、有中国特色的急诊急救的发展道路，才能更好地造福人民。

经过 30 余年的建设，急诊医学已成长为从专业知识、临床思维、诊疗技术等方面与各传统专科相互交叉且具有自己独特的鲜明专业特征的一门医学专业。急诊医学绝不是一个"边缘学科"，也不是所谓的"多学科"，急诊医学无论从哪一方面来讲（理论基础、职能、组织形式等）都是临床医学领域的一个"大学科"，或者说是"主流科室"之一，但不可否认急诊医学仍然是一个"新兴学科"。急诊医学的发展应遵循以综合急诊、专科急诊、社会急诊并重的多元方向，不断加强横向联合、纵向分化，急诊医学的发展要以大急诊理念为中心，坚持推动急救战线前移，以及院前、院内无缝衔接，加强急诊专业特色化建设，重视人才培养并打造配合默契的精英团队，从而实现优质快速的发展。此外，由于近年来公共卫生事件和医疗纠纷事件的增多，急诊科作为一个急、重、突发情况多的科室，最佳的医患沟通技巧也成为急诊医学发展过程中不得不思考的问题。

一、实现大急诊，加速急诊现代化进程

急诊科是急诊急救的核心，各专业、各科室都有急诊患者，没有高效能的急诊处理能力，就不可能有有效的专科治疗。急诊科应与院内各个科室建立业务联系，形成协调机制，相互支持和配合，不断搭建各种急危重症救治平台，借鉴、融合、共同提高，建立大急诊的理念，各科室共同参与急诊急救工作，全面提升急诊科能力建设，更好地服务于急危重症患者。急诊医学体系是医疗服务中最大的一个体系，是拯救生命和救治危重患者的前哨，是医院综合救治水平的缩影，反映医院综合协调与处置能力。

1. 大急诊的基本内涵 大急诊指院前急救系统、院内急诊室、重症医学（ICU）共同合作所构成的紧急医疗救援体系。院前急诊包括伤病发生现场的救治和向医院急诊科转送患者。医院急诊科主要从事对院外急救单位送来或直接来院的急性伤病员的救治，同时肩负随时应征参加院外紧急现场救治的使命。因此要求急诊科医生具有抢救技术和鉴别分诊能力，从而无论在院外或院内总能给予急症或创伤患者一切必须、快捷、有效的救治。只有这样的急诊医疗活动才能满足现

代社会的需要。

2. 大急诊是临床医学进步的必然结果   如果把各学科比喻为一条条相互平行的纵向线条，急诊医学则是与其相互垂直的横向线条，与其相互交叉又互不覆盖。急诊医学不以传统学科所依据的按系统划分作为分科基础，而是以提供及时的紧急医疗救援服务作为自己的立身之本。对急诊医学的这种特殊需求，又赋予了它鲜明的"社会属性"，它的服务范围不只局限于院内，而是涵盖了院前急救、灾害医学、院内急诊及加强治疗等领域。

医院急诊科所接纳的急性伤病患者常常是无明显科别特征的、因症状突然出现而就诊的患者，他们的病情复杂、无明显特征，故无论患者或家属均无法自定就诊专科。同时由于流行病学改变，如我国表现为老年患者增加、过去的少见病已不少见、新病种出现、工业和交通伤害及旅游相关疾病增加、突发的恐怖事件中人群伤害及意外事故伤害明显增多等，这就要求急诊科医生应具有独特的知识结构和能力，即"大急诊"能力，而不是单纯内科或外科医生的知识和能力。急诊医学的医疗实践是抢救、稳定、缓解和转诊的时间依赖过程，以"急"为灵魂，当然不可能在旧的急诊室格局下进行急诊工作分科。

二、推动急救战线前移，保障院前、院内无缝衔接

"院前"处于整个急救链的前端、上游，它有责任和义务为其下游的急救链提供一切可能的先决条件。院前急救体现了一个国家对急诊急救的重视程度，影响急救患者成功率；院前急救也充分体现了急诊急救的特点，也是心肺复苏成功的首要环节。

就我国院前急救可持续发展而言，目前还存在急救立法、网络建设、培训与科研、管理运作、区域性协作、国际交流、灾害应急救援等诸多问题需要探讨和解决。建立一个能科学、有效实施院前抢救的系统，着重为急危重症伤病员提供快速、高效的紧急医疗救援救治服务，使患者在到达医院时有更好的被救治条件，从而能被更及时、更有效的院内救治，长期以来都是院前急救医学发展的主题目标。

1. 社区医师提前分流   完善社区医师制度，提前分流一部分急诊患者，加强社区一、二级医院力量，帮助三级医院分担一些常见病的患者。其次，还可同周围的一、二级医院合作，将一些病情较轻、已经稳定的患者转至那里进一步治疗。这样可充分体现急诊医学"早期诊断、危险分层、正确分流、科学救治"的医疗实践特点。

2. 加强院前急救人员培训   由于经济原因造成的人力、物力不足，以及认识上的差异等原因，国内目前存在着院前急救队伍水平差异较大、工作环境压力大、医疗设备配备不完善等问题，从而影响了急诊医学的发展。急救人员应接受严格的院前急救专业培训，包括基础生命维护以及常见急症的应急处理，心电监护、呼吸机、气管插管、心脏电击除颤等设备的使用，从而提高其诊断、鉴别诊断和急救能力。此外，要改变"救护车的任务只是把患者转运到医院"的观念，强调运送过程中应边监护、边抢救、边与急救中心联系，报告患者情况及接受指导。

3. 加强急诊绿色通道建设   加强急诊绿色通道建设，实现院前急救、急诊及各专业科室的无缝对接，构成急诊医疗体系的急救链，为后方科室的序贯治疗提供可能性并创造最佳条件。医院应对急诊科施行政策上的倾斜，配备性能良好的救护车及灵敏的通信网络，建立具有现代化救治水平、专业配套的急救中心，从而保障急诊医学的发展。

4. 加强急救知识宣传和急救技能培训   加强急救知识宣传，提高社区民众的急救意识，并积极参与急救活动。加强基层人员及大众的急救基本技术培训，着眼于重大灾害事故、心脏病突发及交通事故等方面，重点技术培训为心肺复苏、创伤止血、包扎、骨折固定及转送患者等。加强

特定人群急救知识的普及，消防武警、公安巡警、司机、老师、在校学生等，他们在院前急救中发挥着"第一目击者"作用。目前，"第一目击者"在院前急救中的作用尚未得到很好的发挥，问题主要在于缺少救护常识、救护器材、药品和现场急救意识。这部分人群既有较强的接受能力，又有较强的动手能力，进行急救知识技能的培训可收到事半功倍的效果。

三、急诊专业特色化、精品化建设之路

考虑到各地区社会需求和医院整体发展规模的差异，急诊急救发展的方向也应各有侧重，这就需要提高急诊的综合处置能力，制订急诊特色化亚专业发展方向。

急诊医师应做到知识结构的合理化，做到博中有专，有自己的专业特色，争取在某些方面较专科医师有一定的优势。其次，科室应有计划地开展新技术、新项目，进行多项业务培训，锻造精而尖的全方位人才。还可根据科室的需要和安排、自身基础或原临床专科和兴趣，外出学习、进修，通过到国内外高水平的急诊科、急救中心或专科进修学习，向一专或多专方向进行基础或临床方面的科学研究，以巩固和丰富急诊医师的专业特色。

此外，科室还可以发展拓宽急诊专业领域，如近来出现的胸痛中心、中毒中心、创伤救治中心等。这些领域的拓展，使急诊医学这一综合学科向纵深方向发展，专业化水平会进一步提高，同时也必将促进急诊医学的整体进步。值得注意的是，在发展特色亚专业的道路上，一定要明确突出精品建设思路，而非盲目追求大而全。

四、重视人才培养、打造精英团队

提高急诊科全员的抢救和诊治水平是兴科之本，急诊科医生必须具备多学科理论、知识和诊治技术。由于急诊科具有接受任务的随机性、突发性及执行任务时的应急性、机动性、协作性和社会性等特点，要求医生在有限时间内迅速确诊、采取措施，而能承担这样医疗任务的医生必须是了解各系统疾病，熟悉各系统急症，掌握急危重症救治，只有这样才能迅速识别急症，评估病情并且立即投入抢救。

1. 重视人才培养　重视教学，既能磨炼自身又能吸引新生力量以缓解急诊医护人员紧缺，长期超负荷工作，心理、生理承受压力大，长期加班加点等现状，更好地满足人民日益增长的急诊医疗需求。

重视各级急救人员的规范化培训是确保实现治疗前移的保证，通过培训，熟练并正确掌握必备的急救专业知识和技能，尤其是先进的理论和最新最好的医疗技术，并制定一系列科学合理的急诊常见疾病的抢救预案。在培训内容方面除了急救专业知识外，还应涉及心理知识、法律知识（尤其是医疗文书的书写及医疗行为中的自我保护）等相关内容，使得急救培训逐渐系统化、规范化，通过规范急救知识及技能培训基地，逐步实现急救人员持证上岗，严把参与急救人员的准入关，确保急救质量。

2. 重视团队建设　团队建设不可或缺，是急诊建设必备硬件。加强急诊医护司的配合程度，建设训练有素、快速反应的精英团队，提升团队整体战斗力。明确急诊的职能与发展方向，招揽人才、留住人才、培养人才，使团队建设步入良性循环的发展轨道。

3. 重视学科科研　如同任何一个已发展成熟的临床学科所经历的成长历程一样，急诊科的发展也需要结合科学探索，而不只是停留在借鉴其他专科临床经验上。科研来源于医疗，同时又能促进医疗，是稳定团队、促进急诊医学可持续发展的核心。积极开展科学研究，开发各种抢救新

技术，制定技术规范，推广急诊临床路径，形成急危重症抢救体系，造福于急危重症患者。

五、注重医患沟通技巧和人文关怀

急诊科作为临床工作的前沿、医院服务的第一窗口，其服务质量的优劣直接关系到患者生命。而医患沟通作为急救服务的重要组成部分，贯穿于整个急诊急救服务的全过程。如果没有良好的医患沟通，医务人员就不能全面地了解病情，不能了解患者及家属的思想、文化背景、经济条件等，患者也无法了解病情、治疗方法、预后转归、费用、住院时间及康复随访等。

鉴于急诊患者病情危急、发病突然、求医急迫、人员复杂、流动性大、家属焦躁、准备不足等特点，急诊科长期以来都是医患矛盾冲突的"高危路段"。急诊科工作的环境及患者、家属的特殊性决定了急诊科具有不同于其他科室的特点：第一，节奏的紧张性和有序性；第二，诊疗的随机性和规律性；第三，技术的专业性和全面性；第四，矛盾的突出性和尖锐性。因此，急诊科医患沟通一直是医患沟通工作中的重点和难点。特别是在当今医患关系普遍紧张的局面下，良好的医患沟通是必然的交流方式，是构建和谐医患关系的前提和基础，对急诊科医护人员就显得更加重要。

1. 强化急救意识，时间就是生命　急救意识来源于医护人员高超的急救技能和高度的人文精神。过硬的急救业务能力是敏锐的急救意识的基础条件；而对生命的敬畏，对急诊患者高度的亲切感、责任感是具备敏锐急救意识的条件。娴熟的技术、果断的处理、沉着的举止、忙碌的身影可消除患者及家属的焦虑，给人以安全感、信任感。在对危重患者的抢救上要组织得力、配合协调、紧张有序、忙而不乱。这些无声的形体语言其实已为良好的医患沟通创造了重要的沟通氛围和条件。

2. 耐心倾听患者及家属的诉求，掌握主动权　耐心听取患者的诉说，对于患者心理上来说是一种释放和安慰。除了聆听之外，关切的表情胜似最美的语言，真诚的关怀让人感到温暖、亲切、踏实。随着医疗服务理念的不断发展，患者不再完全被动地接受医疗行为，而成为医疗行为的共同参与者。因此，尊重包括患者知情权在内的各项权益，使医患沟通具体化、规范化、人性化显得尤为重要。一方面要能使患方合理行使自己的知情权、选择权，另一方面也要有效保护医护人员的医疗行为，保证医疗安全。此外，多数沟通需要记录在病历或病程记录本上，并详细填写记录时间。

总之，一名合格的急诊医生要彻底摒弃只重技术、不重服务，只重操作、不重沟通，服务单一，缺乏特色，规范有余，感情不足等问题。不但要有过硬的急救技术，更要有高度责任感、善良正直、富于爱心，当然还要有较高的沟通艺术。

虽然急诊医学是一门新兴学科，但却是一门临床医学的主要学科，它与传统专业分工不同、各有侧重，但也互相补充和衔接，无法互相替代。急诊医学的形成和发展是现代社会发展和医学科学进步的必然趋势。相信通过在急诊医学学科的建设、发展中贯彻落实"大急诊"理念，推动急救战线前移，加强急诊亚专业精品化建设，重视人才培养以及医患沟通，急诊医学必将迎来优质、快速的发展，造福于民。

参考文献

［1］王佩燕. 我国急诊/急救医疗的现状及对未来改进的思考兼论"大急诊". 解放军医学杂志，2005，30（1）：1-3.

［2］于学忠. 急诊医学的发展与发展中的急诊医学. 实用医院临床杂志，2012，9（1）：1-5.

［3］陈玉国. 急诊医学. 北京：北京大学医学出版社，2013.

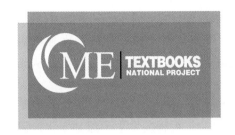

国内外院前急救现状与展望

第 2 章

陈晓松　吕传柱
海南医学院

一、国内院前急救现状与展望

（一）院前急救的基本事实

院前急救是针对院内急诊而言，是对各类灾害事故、突发急病、意外伤害等紧急医疗处置的首要环节和前沿阵地，是后续进一步生命救治的前提和基础。对于院前急救，首先弄清其基本概念至关重要。

广义上，院前急救泛指各种伤病员在发病或受伤时，由目击者或医务人员对其进行必要的现场急救，以维持基本生命体征并减轻痛苦的救护过程的总称。狭义的院前急救则是特指由专业急救机构（具备运输、通讯和医疗三大要素所构成）的急救人员在伤病员送达到医院之前，对其所实施的现场救治和途中监护等各种医疗行为。广义强调的是社会参与，狭义则指的是专业处置。

随着经济社会的发展以及城市化进程的加快，院前急救日益被社会所重视。全球范围内，院前急救的水平高低，已成为反映一个国家或地区"现代文明程度、经济发展水平、综合实力强弱"的具体指标之一。

（二）我国院前急救的总体现状

现代院前急救在中国的发展走过了"早期、运转、进展"三大阶段，即经历了 60 多年由小到大、由弱到强的演进历程。从建国初期北京与上海等几大城市设立单纯的急救站（1951—1955年），到国内"120"急救电话专号的正式开通（1986 年）；从全国院前急救医疗体系（Emergency Medical Services System，EMSS）的初步形成，再到国内全面施行《院前医疗急救管理办法》（2014 年）等，皆充分反映了我国院前急救事业的不断进步。

如今，全国所有省会城市及 300 个地级市和 2000 多个县级市大部分建立了以城市为单位的急救中心和紧急医疗救援中心，从业人员达数万人。初步建成了二级或三级的院前急救网络体系，全天候提供急救医疗服务。并且根据各地不同社会经济情况，形成了独立型、院前型、依托型、指挥型等多种院前急救的运作模式。

我国的院前急救组织和相关机构已初具规模，早在 2002 年就率先成立了自己的管理协会——中国医院协会急救中心（站）管理分会，之后在中华医学会、中国医师协会、中国中西医结合学会等组织下，还设置有院前急救的学术组，各省市也成立了本地区的院前急救学术组织。2003 年由中国医院协会急救中心（站）管理分会发起成立的——中国急救网，已经成为行业的旗帜网站（官网）。同时，每两年一届的"全国院前急救技能大赛"更是我国院前急救行业的一大独特盛事。2009年8月创办面市的专业报纸——《医学参考报：急诊医学频道》，使国内院前急救从业者又多了一个学习和了解国外先进急救理论的媒体渠道。

我国的院前急救发展到21世纪，经历了严重急性呼吸综合征（SARS）、"5.12"汶川大地震等多种突发公共事件的生死洗礼，政府及社会对公共卫生的关注和重视程度发生了深刻变化，带动了我国院前急救的迅猛发展。直接表现从单纯粗放的院前转运，改变成为代表政府职能的集院前急救、灾害救援、医疗保障、危重病监护转运、急救车服务等功能为一体的急救医疗服务体系。

与此同时，我国的社会急救需求也快速增长，这从侧面也体现出我国院前急救的主要现状及未来的发展趋势。仅以2010—2011年的北京和上海为例，全市的急救量年增长达13%～15%，全市年出动急救车次已经高达50万～60万次（相当于每天要出动约1600部急救车）。如此快速的发展势头，使院前急救成为医疗卫生的重点窗口和社会关注的公共职能，院前急救的重要性与社会属性也不言而喻。

不仅如此，我国是一个拥有13亿民众的人口大国、也是自然灾害频发的国度，加之各种突发公共事件，这些基本国情决定了无论是从社会、政府的层面，还是从单位、民众的角度，都对院前急救的发展提出更高的要求。

而近年来在防治流行病、抗击大地震、抵御强台风等一系列各种应急救援的实践事实也一再证明：我国的院前急救是任何政府部门不应忽视的大众公益事业、是社会安全保障机制的重要"防火墙"、是紧急救援不可或缺和不可替代的关键力量。

（三） 当前我国院前急救的主要特点

一是目前我国的院前急救发展极不均衡，存在着四个"差距"。即农村与城市有差距、沿海与内地有差距、运作模式有差距、各地的专业水平有差距。二是急救体制、设施、行为、标准等均不尽规范，各有特点。即在院前急救行为、运作机制、运行标准和建设体制等多方面，需要进一步规范和完善。三是院前急救队伍尚不稳定。虽然我国院前急救从业者已经具备一定数量和规模，同时也已经出版相关的一些行业标准，也定期举办全国性学术会议和各类"急救大赛"等。但院前急救尚无专业职称晋升，人才流失、招聘困难等问题也一直未得到彻底解决。四是院前急救的社会性普及还不广泛。比如在我国的各种特殊行业和各类院前急救工作仍然较为薄弱。

（四） 对我国院前急救的展望

目前中国已经是世界第二大经济体，且拥有13亿人口，包括院前急救在内的各类社会需求的增长潜力十分巨大。因此，我国未来院前急救的发展前景积极向好、并且仍有很大空间，尤其应该着重从以下六个方面发展。一是院前急救的国际化。主要体现在进一步与国际接轨，全面加强对外交流与合作，尽快吸收国际上院前急救的先进理念与管理方法和专业技术，逐步融入国际院前急救的大行列之中。二是院前急救的标准化。中国院前急救的发展和壮大固然与综合国力、投资、硬件、人员素质有极大关系，但标准化的问题更为重要，是统领以上各种软硬件的根本纲领，也是以上软硬件最大限度发挥效益的必由之路。三是院前急救的制度化。有了国际化与标准化，最迫切的就是制度与法制建设，促使我国的院前急救从规范、普及、运行等各个方面均得到法制的保障。四是院前急救的立体化。这是从专业发展角度定位，院前急救的未来方向必然会是水、陆、空三路一体的专业救援模式，以改变我国目前院前急救以陆路救护车为主的单一救援方式。五是院前急救的职业化。要彻底解决我国目前院前急救队伍不稳定的现状，实行专业急救员的职业化是一条根本出路。这不仅能够克服我国院前急救从业者的人力不足，也是对欧美急救人才培养模式的一个综合借鉴。六是院前急救的社会化。即充分体现"大急救"的理念，要想整体提升我国的院前急救实力与水平，必须有民众参与及政府关注，才能达到普及与专业的真正结合。

因此，中国院前急救的未来应该是一个全民参与的"社会化急救"；应该是一个法制健全、标准统一的"规范化急救"；应该是一个信息通畅、网络覆盖全面、自动响应的"信息化急救"；应该是一个反应迅速、机动性强、人员梯队合理、资源储备充足的"准军事化急救"。

总之，中国的院前急救最终要走上实现"六化"的道路，才能有一个"质"的飞跃。

二、国外院前急救现状与展望

（一）欧美发达国家院前急救的基本现状

欧美国家的院前急救发展经历早于我国。1930 年，德国首次民用空中救护演习在柏林隆重举行。1937 年 6 月 30 日，全球急救专用电话鼻祖、英国电信公司的"999"（紧急求救统一电话）在伦敦正式开通。1965 年，法国先进的院前急救医疗体系 SAMU 初步形成。1968 年 2 月，美国"911"报警急救电话问世。同年，美国急诊医师协会成立。

目前国外的院前急救大体上仍然分为两种模式，即美英模式与法德模式。前者侧重先在事发现场对伤病员进行简单处理，然后快速将其送往附近的医疗救治机构（简称：将伤病员尽快带回医院）；后者侧重现场急救，将抢救设备搬至现场，通过专业急救者现场抢救、先稳定伤病员的病情，之后再据情转送到相关医疗机构（简称：将医院带至伤病员身边）。二者的主要区别在于有无专业医疗人士的提早介入（人力成本等差异），这也表现出美英与法德等国的急救理念与处理方式的不同。

（二）当前欧美发达国家院前急救的特点

1. 院前急救分类救护系统　该系统在美国已有 30 余年的发展历史，是急救指挥调度中进行现场评估和电话指导，以及分级医疗处治的知识救护体系。其核心是对紧急呼救电话进行等级分类、再行相应处置（区别对待），体现了"合理使用与配置急救资源"这一科学的应急理念。

但院前急救分类救护系统的具体操作方式在各国之间有所侧重：法国院前急救的一个重要特征是急救专家指挥急救工作，调度医生真正成为院前急救的灵魂；而美国的院前调度人员则不是医生，因此美国更侧重借助现代化的通信设备等来辅助完成急救中心的调度与沟通、协调等指挥任务。

2. 创伤院前急救体系　当今世界范围内创伤已经成为严重的社会和医疗问题，如何早期对伤者进行有效的院前（现场）急救，最大限度地降低其伤残率和死亡率，成为各国创伤急救从业者都要面对的一道难题。

美国创伤学会（American Trauma Society，ATS）于 1968 年成立，为了进一步规范全美的创伤医疗行为，又于 1976 年提出了"创伤中心分级与指南"，根据各创伤中心具备的条件分为 I ~ IV 级。如今，全美基本形成了完整的创伤急救运行机制，从立法、指南、经费保障，到核心的分级急救制度等，都形成一套完整的规则。美国的创伤院前急救，通常包括地面救护车急救或（和）直升机空中急救，按照创伤急救指南与急诊主任制定的处理方案，进行院前急救处理。美国仍以医护人员为基础（paramedic staffed pre-hospital service），到达事发现场后，负责处理现场和展开急救。同时进行伤员分类，将伤员迅速转运到创伤中心的急诊科；如现场需增援、路途遥远、创伤重或需二次转院到 I 、II 级创伤中心，则由直升机进行空中急救与转运。

德国的创伤急救体系类似于美国的四级分级制，拥有世界上最密集的院前急救网络，包括遍布全国的院前直升机急救网络（helicopter emergency medical service，HEMS）。伤员呼叫 HEMS 后，国内任何地点都可以在 15 min 内得到航空急救服务，缩短了院前急救转运时间。在创伤院前急救方面，德国每年约有 3.5 万名重伤员需要急救，强调派出创伤外科医生到现场处理，包括对多发伤严重伤员施行麻醉诱导及紧急气管插管、呼吸机通气等。德国直升机上的 EMS 人员主要为创伤外科医师和麻醉师，要求掌握上述技术。

（三） 对国外院前急救的展望

1. 信息技术的应用　随着 4G 网络、远程医疗等技术发展，信息传输已经快速应用在院前急救领域。远程医疗作为抢救现场和急诊医院的技术中介，它有助于在急救现场准确地实施救治，并能有效地缩短转运时间。

远程信息传输不仅能在早期同步指导急救员实时开展救治，还能帮助急救员独自对非重症患者施行救治。手机传输使得将心电图（ECG）图像及时传回急诊科变得更为简单，之前的纸质传输将会被电子传输所取代，更适于远程会诊。远程卒中急救系统（UTSS）和 4G 网络对于在快速移动的救护车上的卒中患者进行严重程度分析将是可行的。

2. 创伤重点超声评估法（FAST）的普及　FAST 检查可针对所有的创伤患者，在院前早期使用可减少创伤患者的处置时间，特别对危及血流动力学的创伤患者有重要作用。来自南非的学者研究发现，FAST 对钝性创伤的敏感度和特异度分别达到 93.1% 和 100%，对穿透性创伤的敏感度和特异度分别达到 90.0% 和 100%，对气胸的敏感度和特异度分别为 84.6% 和 100%。作为急救医师新的床旁检测必备工具，与其他血流动力学检测相比，它能快速提高急救医师的诊断水平和能力。

3. 提高救护车转运的有效性　有调查认为，缩短救护车响应时间最有效的方法，是在车上安装优先通行绿灯装置，同时通过公共教育为救护车让路。此外，利用移动网络和定位技术，采用全程电脑系统可以提出一个院前急救新方式。即呼叫紧急电话时，系统能够根据患者在互联网上的健康记录（online health record，OHR），分派出离患者最近的救护车，在实施快速院前急救的同时，取得患者同意后为其找到并送往最近医院的急诊科。

4. 组建有效的院前急救团队　英国创伤救治体系中对目前院前救治人员进行重组，组建成 24 h 的医疗事件应急响应团队（MERIT），包括医生、护士、急救员、驾驶员、飞行员的综合急诊团队，主要从事临床的各种操作，包括麻醉等，结果显示政府框架下组织的具备综合熟练操作的 MERIT 能够有效提高院前急救的成功率，而与原先医务人员所在的科室无关。

总之，国外院前急救的未来发展，仍然会朝着信息化、高科技、有效性，以及团队协同的急救理念的方向前行。

参考文献

［1］陈晓松，刘建华. 现场急救学. 北京，人民卫生出版社，2009：1-3，237.

［2］吕传柱. 中国院前急救近十年的发展及未来展望. 中华急诊医学杂志，2011，20（6）：568-570.

［3］温蒿. 120、110、119、122 共享急救信息. 新京报，2011-12-16［A09］.

［4］田建广，王娟，顾璇. 上海市院前急救系统卫生人才队伍现状分析. 中国卫生资源，2011，14（6）：431-432.

［5］刘春梅，田莉，杨涛，等. 北京市高校院前急诊急救工作现状. 中国学校卫生，2014，35（4）：630-631.

［ 6 ］吕传柱. 中国院前急救的标准化问题. 中华急诊医学杂志，2004，13（8）：571-572.

［ 7 ］陆峰，李明华，吴德根，等. 国外院前急救分类救护系统现状及其在我国的应用展望. 中国卫生资源，2013，16（1）：74-76.

［ 8 ］陈飞，钟竑. 欧美创伤急救体系的发展与现状.创伤外科杂志，2014，16（2）：170-172.

［ 9 ］张海涛，吕传柱. 2013 年院前急救医学进展. 中华急诊医学杂志，2014，23（9）：959-964.

［10］张海涛，吕传柱. 2012 年院前急救医学进展. 中华急诊医学杂志，2013，22（1）：88-94.

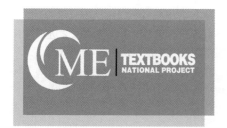

现代心肺脑复苏研究进展

柴艳芬

天津医科大学总医院

第 3 章

心脏骤停是严重威胁公众生命和健康的问题，美国和欧洲心源性猝死（sudden cardiac death，SCD）发生率约 100 万例/年。中国尚无系统统计数字，估计在（100~180）万/年，且在不断增加，近年来显示 SCD 有年轻化的趋势。人口学或干预治疗研究均证实 SCD 预后不良。心脏骤停复苏成功后患者死亡的原因是神经损伤。即使在急救医疗服务系统最先进的西方国家，无神经系统损伤存活的心脏骤停患者不足 20%。SCD 预后与是否得到及时、具体高质量干预措施有关。导致 SCD 的病因、并发症和心脏骤停的时间对疗效和结局有明显影响。现代复苏学历经半个多世纪，口对口人工通气（20 世纪 50 年代）、体外电除颤（1956—1957 年）、闭式胸外心脏按压（1960 年）、肾上腺素等血管活性药物应用（1963 年）、1992 年"生存链"的提出和美国心脏协会（AHA）心肺复苏指南的问世与修订具有里程碑意义。复苏研究取得长足进展，AHA 和各相关组织一直致力于通过循证升级并推广复苏指南，以期提高 SCD 复苏成功率，改善存活者生存质量。

一、根据 SCD 病理生理学分期治疗的理念

SCD 是一个动态的时间依赖过程。Weisfeldt 和 Becker 提出室颤致心脏骤停三阶段复苏概念，将心脏骤停后的进行性损害分为三个时相，即心脏电生理期、循环期和代谢期。建议根据每期的病理生理学特征进行特定治疗。

（一）电生理期

从心脏骤停开始持续 4 min，此期多数患者有心室颤动（简称室颤），除颤最有可能成功。Herlitz 等前瞻性观察研究证实，对室颤致心脏骤停患者，循环虚脱 3 min 内除颤较 12 min 后除颤存活率明显增加。Chan 等研究显示，2 min 内除颤可改善室颤心脏骤停住院患者预后。关键原因是随着时间的拖延，可电击复律的室颤恶化为无脉搏的电活动或心脏静止。

（二）循环期

室颤致心脏骤停 4~10 min（取决于环境温度和基础疾病）为循环期。此期应给予患者高质量的心肺复苏（cardiopulmonary resuscitation，CPR）。缺血的心脏对除颤反应差，在除颤前改善心、脑的血供和氧合至关重要。Vilke 等证实，从虚脱至除颤时间超过 4 min，接受 CPR 者存活率较高。而在 4 min 内除颤并未从 CPR 中获益。除颤前给予 CPR 者室颤的频率和幅度均高于除颤前未进行 CPR 者。此期，能增加血液循环的方法可改善患者的预后。

（三）代谢期

全心缺血 10 min 后，出现严重代谢障碍。通常与炎性细胞因子释放、乳酸酸中毒、活性氧自由基产生和再灌注损伤有关。治疗通常针对长期缺血造成的代谢异常。此期如不能恢复自主循环，则预后极差。

心脏骤停患者存活率与发病后开始治疗的间隔时间成反比。间隔时间每增加 1 min，患者存活概率减少 8% ~ 10%。因此，早期识别、早期启动急诊医疗服务体系（emergency medical service system，EMSS）、高质量的胸部按压、早期除颤、恰当的高级生命支持和复苏后处理对减少 SCD 死亡率、改善预后至关重要。

二、基础生命支持的进展

（一）目击者心肺复苏

SCD 大部分发生在医院外，有效现场复苏对挽救患者生命极其重要。2010 年 AHA 成人基础生命支持指南中增加目击者参与内容，以缩短心脏骤停至胸部按压开始时间。为避免延迟复苏，去除了"看""听""感"的概念。研究证实，未经训练的非专业人员单纯实施胸部按压与传统的 CPR 等效。随机对照研究证实，传统 CPR 并不优于单纯胸部按压 CPR，荟萃分析提示旁观者单纯胸部按压优于传统的目击者 CPR。但 2010 年指南发布后，两项大样本的观察研究发现，在院外发生心脏骤停的某些亚组中，如非心源性心脏骤停年轻人、延迟开始 CPR 或长时间的心源性心脏骤停者，传统 CPR 好于单纯胸部按压。现代心肺复苏指南对作为 CPR 核心技术的胸部按压质量给予高度关注，建议对成人 SCD 患者，胸部按压深度至少为（5 cm）。增加按压深度可提高除颤成功率，改善短期预后。按压频率至少 100 次/分。然而，此按压深度可造成老年 SCD 患者胸骨和肋骨骨折，影响复苏效果，指南中并未给予关注。由于 SCD 大多发生在医院外，接受过训练的非专业人员更可能是 CPR 的实施者，因此公众教育和 CPR 训练对提高 SCD 患者复苏成功率至关重要。有研究表明，旁观者 CPR 对院外心脏骤停者存活有明显预测意义。

（二）气道与呼吸

对于训练有素的救援人员来说，传统 CPR 更可取，开放气道与人工呼吸应同时进行。对于发生在医院外的心脏骤停，新指南建议，为减少开始胸部按压延迟时间，将 A—B—C 顺序改为 C—A—B。为使心脏和脑复苏中断时间缩至最短，胸部按压/通气的比率为 30∶2。动物实验发现，胸部按压∶通气比率从 15∶2 增至 30∶2，颈总动脉血流量增加 1 倍，心排血量增加 25%。尽量减少脉搏检查次数。强调在使用任何通气策略前进行 CPR 和除颤。临床观察研究已发现，心脏骤停者复苏过程中普遍存在过度通气现象，动物实验证实：过度通气会使血流动力学状态恶化，影响生存率。CPR 期间实时反馈有助于解决此问题，应用自动转运呼吸机，也可限制人为错误导致的过度通气。

（三）心肺复苏质量

CPR 是一门学问，也是一项技术，复苏能力因人而异。如何提供高质量复苏具有挑战性。非专业人员、紧急医疗人员、护士和医生实施 CPR 时，经常在按压频率、按压深度、按压中断时间、两次按压之间允许胸壁充分回弹和避免过度通气等环节不达标。CPR 中断频繁发生于患者转运过程、心律分析、电除颤前后。为保证工作有序和技术熟练，协调指挥和反复培训非常必要。除了训练，实时反馈也可提高 CPR 质量。Abella 等研究证明，提供视听反馈时 CPR 实施的较好，尽管未发现对自主循环恢复（ROSC）和存活率有显著影响。另外两项研究则证实，通过实时反馈提高 CPR 质量，改善短期预后。急诊医疗服务（emergency medical service，EMS）调度员指导未经训练的专业人员可实施有效的 CPR。调度员辅助 CPR 通常是安全的，增加旁观者实施 CPR 比例，改善心脏骤停患者存活率。

（四）胸外机械按压复苏装置的应用

高质量胸部按压是有效 CPR 的核心。2010 年 AHA 复苏指南对胸部按压频率、按压深度、胸壁回弹时间等影响复苏质量关键环节做重点强调。施救者人工徒手按压容易疲劳，使按压质量下降。救治院外心脏骤停者时，急救人员很难在行进中的救护车上实施高质量、不间断 CPR。自动心肺复苏装置的问世，可替代人工提供持续、高质量的 CPR。随着对心脏骤停生理学的了解，机械复苏装置不断改进，并有新的机型问世。制造商还按指南推荐的按压呼吸比增加通气装置。目前可见机械复苏装置有近 20 种，按工作原理有机械活塞式、主动按压-减压式、自动脉冲负荷-分布带式、阻抗阈值活瓣装置，以机械活塞式、自动脉冲负荷-分布带式和主动按压-减压式（LUCAS）常用。低级别的证据表明机械复苏装置可提供均匀连续的按压，减少按压中断，但无证据证实它能提高生存率，相反有可能加重神经系统损害。由于机械复苏装置能减少施救人员负担和在转运过程及冠状动脉介入治疗时的优势，国内外医院急诊科和院前急救系统多已配备该装置。

三、电治疗

（一）院外自动体外除颤仪

非专业人员、EMS 人员和医疗人员使用自动体外除颤仪（AED）在复苏中的作用得到广泛研究。早期研究证实，非专业人员和急救人员实施自动体外除颤的院外心脏骤停者 ROSC 率和出院存活率较高。赌场、机场和飞机上等不同场所都验证了 AED 的疗效。来自日本和复苏成果联盟的大样本人口学研究证实，公众除颤（public-access defibrillation，PAD）明显改善存活率。Weisfeldt 等发现，在公共场所较在家发生心脏骤停者可除颤的心律更常见，由旁观者实施自动体外除颤者出院存活率较高。但 Bardy 等未发现既往前壁心肌梗死者在家中发生心脏骤停时，现场使用 AED 有明显获益。社区和家庭间出现这种差异的原因可能与两个场所中人群基础状态、并发症、初始心脏节律、心脏骤停识别延迟或延迟除颤等因素有关。因此，指南建议应在社区而非家庭广泛安置 AED，以提高公共场所心脏骤停者的预后。

前述研究中，小部分符合条件的患者在 EMS 到达之前接受 AED 除颤并取得较好效果，提示在社区推广自动体外除颤技术和 AED 使用的培训是必要的。Rea 等主张在全社区强化集成 AED 应用、尽早启动 EMS、早期 CPR、及时熟练的高级生命支持和高级心脏骤停后处理这一理念。Rea 还证实了 PAD 改善 SCD 患者存活的优势。大多数接受 PAD 的患者在 EMS 到达时无脉搏，需要进一步高级生命支持。PAD 与 EMS 高度依赖的特性提示，需要有一个协调系统优化心脏骤停后患者的处理。例如，美国的"振作美国计划（take heart America program）"，积极广泛地实施社区和 EMS 培训、增加 AED 在社区部署，建立心脏骤停中心，包括治疗性低温和早期经皮冠状动脉介入治疗（PCI）来优化心脏骤停处理，使患者出院存活率显著改善。

（二）院内自动体外除颤仪应用

对院内发生心脏骤停者应用 AED 效果似乎明显超出院外 AED 实用结果，可能是由于院内 AED 由专业人员实施。非对照观察研究证实，医院内第一目击者实施 AED 患者 ROSC 率和出院存活率较高。Forcina 等研究显示，对可电击的心律，在医院使用 AED 与使用标准除颤仪治疗，患者入院和出院存活率无差异，这与医院内有多个熟练操作除颤仪的专业复苏团队有关。

（三）除颤器、技术和起搏应用

1. 除颤顺序　除颤与胸部按压孰先孰后？ Cobb 等观察发现，对于心脏骤停者优先实施 AED 对生存有不利影响，除颤前给予 90 s 胸部按压则对生存有益。但这种获益仅见于 EMS 反应时间>4 min 的特定亚组。其他评估除颤与 CPR 时间关系研究的亚组分析支持此发现。一项荟萃分析也提示，对初始反应明显延迟的心脏骤停患者，除颤前先给予胸部按压可能有益。对于在医院内发生并有目击者的室颤致心脏骤停，最有效的治疗仍是除颤。临床实践中，对大部分 SCD 患者很难准确判断心脏骤停持续时间，因此，既不能因胸部按压延迟除颤，也不能因等待除颤仪而延迟胸部按压。观察 481 例室颤患者的治疗（92%使用双相波除颤），发现首次电击终止 83.6%的室颤，第 2 和第 3 次电除颤分别终止 7.5%和 4.8%。有 332 例患者行第二轮除颤，第二轮中首次、第 2 次和第 3 次电击终止室颤率分别为 86.4%、6%和 3.6%。两轮除颤中的第 1 次除颤效率最高，该研究结果支持指南中以最少中断 CPR 为目的的 1 次电击和除颤后立即胸部按压的主张。有研究对两个复苏方案进行比较，其中方案一为 1 次电除颤（不检查心律）继之 2 min CPR；方案二为连续 3 次除颤，进行 CPR 前检查脉搏。结果显示，采用方案一治疗组存活率提高。尽管影响结果的因素有多种，但 1 次除颤使胸部按压中断时间最小，可能对预后有积极影响。多项研究证实双相波除颤复律疗效等于或优于单相波除颤，但缺乏双相波除颤改善院外心脏骤停（OHCA）者存活率的证据。

2. 起搏治疗　对心脏停搏起搏治疗基本持反对观点，以往的文献提示起搏治疗并不能改善存活率，并且可能中断 CPR 实施。2005 和 2010 版指南对心脏骤停均未推荐经皮起搏治疗。

四、药物治疗

心肺复苏的最终目标是长期神经功能完整性存活。SCD 理想的药物治疗是增加 ROSC 率，并在复苏前、后对重要器官有保护作用。与 CPR 和除颤一样，复苏过程中药物治疗的主要目的是恢复自主循环、通过维持窦性心律和适宜的血压改善血流动力学状态。

（一）肾上腺素

自 20 世纪 40 年代肾上腺素用于治疗心脏骤停以来，一直是心肺复苏的主力药。它通过 α_1-肾上腺素受体提高全身血压，增加冠状动脉和脑血流，提高 ROSC 率。但尚无明显证据表明肾上腺素应用能改善患者出院和 1 个月生存及复苏后神经功能。此外，动物实验发现肾上腺素可减少包括脑灌注在内的微循环血流、增加心肌耗氧量、增加室性心律失常发生率，使复苏后心功能障碍恶化。上述作用可能与刺激 β-肾上腺素受体关。刺激 β-肾上腺素受体还可诱发内质网钙释放，引起钙超载，导致电不稳定及凋亡。这可解释临床观察中肾上腺素效益的有限性。

随机安慰剂对照研究评估院外心脏骤停患者肾上腺素应用的效果，发现肾上腺素组 ROSC 率明显高于对照组，两组出院存活率和神经功能无差异。注册研究数据显示接受肾上腺素治疗降低患者存活率和神经系统功能预后。Olasveengen 等的研究结果相似，院前给予肾上腺素者入院生存率较高，但出院生存率和出院神经系统功能良好率低。Hagihara 等对日本 2005—2008 年的 417 188 例院外心搏骤停成人非随机观察研究再次验证，使用肾上腺素可能加重患者的脑损伤，降低出院率和远期存活质量。目前肾上腺素的作用仅限于恢复自主循环。最佳肾上腺素用量尚不明确，多项随机试验和荟萃分析发现，与标准剂量（1 mg）相比，高剂量（0.1~0.2 mg/kg）肾上腺素并未改善存活和神经系统功能预后。如果静脉通路建立延迟，可通过已建立的气管内插管者给药，推荐剂量 2.0~2.5 mg。

（二）血管加压素

血管加压素为去甲肾上腺素外周血管收缩药，收缩冠状动脉和肾脏血管。作为肾上腺素的辅助治疗，通过血管加压素受体增强内源性儿茶酚胺作用。以室颤致心脏骤停猪为模型的多个动物实验研究显示，血管加压素和肾上腺素交替使用能显著增加冠状动脉和脑灌注压、脑血流和复苏后平均动脉压。但 ROSC 和神经系统功能恢复率以及复苏后心排血量、室性心律失常、乳酸生产和肌钙蛋白 I 水平相似。人体研究结果则好坏参半。小样本研究显示，与 1 mg 肾上腺素相比，40 U 血管加压素更能增加冠状动脉灌注压和改善预后。但随后两项成人心脏骤停的随机对照研究并未发现血管加压素较应用肾上腺素者 ROSC 率和出院存活率均提高。院外心脏骤停复苏的荟萃分析显示，使用血管加压素和肾上腺素二者间 ROSC、24 h 内死亡或住院死亡率无差异。随机对照研究证实血管加压素与肾上腺素联用较单用肾上腺素的出院存活率和神经系统功能预后无差异。目前，血管加压素不再用于顽固性心室颤动时的治疗。治疗心脏骤停时，血管加压素 40 U 可替代首剂或第二剂肾上腺素。虽然指南推荐，血管加压素作为 CPR 的标准治疗被广泛接受，但其在 CPR 中的作用需要重新定义。

（三）胺碘酮

在室性心动过速、室颤时，胺碘酮是最常用来恢复和维持窦性心律的药物。对于顽固性心室颤动或无脉室性心动过速患者的治疗，胺碘酮较利多卡因和安慰剂能提高患者入院存活率。但尚无实验证实胺碘酮有助于提高长期存活率。复苏联盟正在开展一项纳入 25 000 例患者的研究，比较胺碘酮、利多卡因和安慰剂对神经功能完整存活患者的影响，有望解释这个难题。对 CPR/除颤和血管加压药无反应的室颤或无脉搏的室性心动过速患者，胺碘酮首剂 300 mg 静脉注射，第二剂可给予 150 mg。

（四）利多卡因

利多卡因为 I b 类抗心律失常药，影响心脏自律性和缺血心肌组织的动作电位上升段，既往用于室颤的治疗。由于胺碘酮治疗顽固性室颤和无脉搏室性心动过速优于利多卡因，目前利多卡因仅在无法获取胺碘酮时使用，首剂 1.0~1.5 mg/kg 静脉注射，如无效，间隔 5~10 min 给予 0.5~0.75 mg/kg，最高达 3 mg/kg。

（五）阿托品

SCD 药物治疗缺乏重大进展，因此，2005 和 2010 版指南主要修订了复苏用药的适应证。例如阿托品不再推荐用于心脏静止和无脉搏电活动治疗。但支持这一变换的证据陈旧且质量较低。2010 版 AHA 指南发布后，来自日本关东地区的研究比较肾上腺素联合阿托品与单用肾上腺素治疗心脏静止和无脉搏电活动时发现，肾上腺素联合阿托品的 ROSC 率和入院存活率高于单用肾上腺素，但两者 30 天存活率和 30 天神经系统功能恢复情况相似。

（六）β-受体阻滞剂

前述提到，肾上腺素影响长期存活主要与刺激 β-肾上腺受体有关。即使没有外源性肾上腺素，心跳、呼吸骤停触发内源性交感神经通路活化，刺激 β-肾上腺能受体，但循环中内源性肾上腺素水平低于外源性给予。1994 年 Ditchey 等首次发现 β-受体阻滞剂用于治疗 CPR，可增加冠状动脉灌注压且不影响除颤成功率和心室功能，随后对艾司洛尔、阿替洛尔、卡维地洛以及美托洛尔进行动物实验，证实上述药物均可增加 ROSC 率、冠状动脉灌注压，改善心脏和神经系统功能，提高存活率。然而，并非所有 β-受体阻滞剂均获益。拉贝洛尔不能改善 ROSC 率，可能与拉贝洛尔的 β_2 和 α_1-肾上腺素阻断及轻度拟交感神经活性有关。

目前尚缺乏 β-受体阻滞剂用于心脏骤停的人体研究，多为病例报告和病理研究。2000 年，一项纳入 49 例心肌梗死后电风暴的研究，随机将患者分为交感神经阻滞剂组（78% 应用艾司洛尔或普萘洛尔，其他用神经节阻断药）和依指南抗心律失常组。结果显示交感神经阻滞剂组 1 周和 1 年存活率高于抗心律失常组。为充分了解 β-受体阻滞剂在心脏骤停治疗中的价值，未来有必要进行严格的人群研究。

五、心脏骤停综合征的处理

（一）心脏骤停综合征的概念

ROSC 是心脏骤停患者复苏的初始目标，恢复中枢神经功能和保证远期良好生存能力是最终目的。2008 年，国际复苏联盟在心脏骤停后护理的共识声明中提出"心脏骤停综合征"这一术语，2010 年复苏指南中将其作为"生存链"的最后一个环节。心脏骤停综合征是指心脏猝死经过复苏 ROSC 后的时间依赖性的复杂病理生理学状态，包括心脏骤停事件所致的脑损伤、心肌功能障碍、全身性缺血/再灌注反应，以及持续诱因病理学影响。心脏骤停综合征病死率极高，是影响预后的关键，大多数患者死于最初 24 h 内，因此积极处理心脏骤停综合征非常必要。

大量研究证实，心脏骤停综合征预后有明显区域差异，受近期健康状况、种族、社会经济差距、非专业人员介入、地区 EMS 技术能力影响，也与收治心脏骤停患者的医院数量、专业技术能力如 PCI 和治疗性低温以及复苏后处理的质量有关。先进的多学科综合护理可明显改善预后。Gaieski 等认为心脏骤停后处理是早期目标导向性血流动力学优化和治疗性低温。Sunde 等发现控制血流动力学异常、治疗性低温和 PCI 可明显提高存活率和改善神经系统功能。

（二）复苏后处理的关键环节

1. 治疗性低温　随着心脏骤停后综合征概念的提出及对其发病机制了解的深入，推动治疗性低温（TH）研究。神经病学研究发现，TH 可减少兴奋性神经递质、炎性细胞因子、白三烯、自由基和炎症细胞产生，抑制神经细胞凋亡，促进神经生长因子、降低脑代谢需要，抑制癫痫样经元异常电活动。最早发表于 2002 年的两篇文献将室颤所致的心脏骤停后患者列为亚低温治疗最强指征。大样本随机研究显示，复苏后轻-中度低温（32~34℃）可改善有目击者的室颤性心脏骤停患者神经系统功能预后（绝对危险降低 16%~23%），显著改善 6 个月存活率。后续工作证实，亚低温治疗改善室颤致心脏骤停和其他心脏节律异常所致心脏骤停患者预后。Van der Wal 等一项关于 TH 对心脏骤停后患者预后影响的回顾性观察研究中，ROSC 患者住院病死率降低 20%。Dunas

等也证实，接受 TH 的室颤或无脉搏室性心动过速心脏骤停者神经系统功能预后较好。相反，电-机械分离或心脏静止患者接受 TH 无获益。

2. 早期经皮冠状动脉介入治疗　约半数心脏骤停后患者有冠状动脉损害。这些患者多缺乏特征性 ST 段抬高和新发左束支传导阻滞 ECG 表现。尚未发现溶栓治疗对其有效，这强烈支持心脏骤停后行 PCI。PCI 可增加 ST 段抬高或非 ST 段抬高心肌梗死患者入院存活率。接受 PCI 的 ST 段抬高心肌梗死后患者意识恢复与未发生持续心脏停搏者生存情况相似。已有研究证实，早期 PCI 能改善 6~12 个月神经系统的远期预后。Wnent 等对 2007—2008 年德国多特蒙德市复苏注册研究进行分析，该研究纳入的 889 例中，有 40.5% 恢复自主循环。共有 434 例患者转至医院，其中 282 例（31.7%）转至医院时有自主循环，152 例（17.1%）入院后继续实施 CPR。患者最终结局取决于收治医院的能力。送至独立开展 TH 和 PCI 医院患者与送至不能进行 PCI 医院患者相比，出院存活率（41% 与 13% 比较）和 1 年存活率（28% 与 6% 比较）高。

六、复苏研究展望

经过半个多世纪的努力与发展，现代复苏技术拯救了无数的生命，复苏指南对心脏骤停的急救起了很好的指导作用。然而，由于心脏骤停的特殊性，使得心源性猝死这一公共卫生问题在医疗技术开发和应用上难有显著进步。社区 AED 计划、心脏骤停后 TH 和 PCI 成为关注的热点。但 SCD 的病因多样，我们对心脏骤停后病理生理学知之甚少，推进 SCD 患者护理受多方面因素影响。针对心脏骤停的药物治疗和心脏骤停后病理生理学演变，目前仍没有新的突破。基础和高级生命支持技术的改进令人鼓舞，但缺乏广泛、一致的实施。这些均阻碍了复苏研究的深入开展。Kitamura 等全国性和区域范围公众除颤研究令人鼓舞，对我们深刻理解公众除颤计划的优点，如早期除颤改善预后、协调指挥系统整合公众除颤与院前急救有重要意义。未来开展大量人口学研究并充分利用庞大的数据库是推动复苏学进展的关键。

参考文献

［1］Weisfeldt ML, Becker LB. Resuscitation after cardiac arrest：a 3-phase time-sensitive model. JAMA, 2002, 288：3035-3038.

［2］Herlitz J, Aune S, Bång A, et al. Very high survival among patients defibrillated at an early stage after in-hospital ventricular fibrillation on wards with and without monitoring facilities. Resuscitation, 2005, 66：159-166.

［3］Chan PS, Krumholz HM, Nichol G, et al. American Heart Association National Registry of Cardiopulmonary Resuscitation (NRCPR). Delayed time to defibrillation after in-hospital cardiac arrest. N Engl J Med, 2008, 358：9-17.

［4］Vilke G, Chan T, Dunford JV, et al. The three-phase model of cardiac arrest as applied to ventricular fibrillation in a large, urban emergency medical services system. Resuscitation, 2005, 64：341-346.

［5］Strohmenger HU, Eftestol T, Sunde K, et al. The predictive value of ventricular fibrillation electrocardiogram signal frequency and amplitude variables in patients with out-of-hospital cardiac arrest. Anesth Analg, 2001, 93：1428-1433.

［6］Kitamura T, Iwami T, Kawamura T, et al. Time-dependent effectiveness of chest compression-only and conventional cardiopulmonary esuscitation for out of-hospital cardiac arrest of cardiac origin. Resuscitation, 2011, 82：3-9.

［7］Svensson L, Bohm K, Castrèn M, et al Compression-only CPR or standard CPR in out-ofhospital cardiac arrest. N Engl J Med, 2010, 363：434-442.

［8］Rea TD, Fahrenbruch C, Culley L, et al. CPR with chest compression alone or with rescue breathing. N Engl J Med, 2010, 363: 423-433.

［9］Neumar RW, Otto CW, Link MS, et al. Part 8: adult advanced cardiovascular life support: 2010 American Heart Association guidelines for cardiopulmonary resuscitation and emergency cardiovascular care. Circulation, 2010, 122: S729-S767.

［10］Peberdy MA, Callaway CW, Neumar RW, et al. Part 9: post-cardiac arrest care: 2010 American Heart Association guidelines for cardiopulmonary resuscitation and emergency cardiovascular care. Circulation, 2010, 122: S768-S786.

［11］Hüpfl M, Selig HF, Nagele P. Chest-compression-only versus standard cardiopulmonary resuscitation: a meta-analysis. Lancet, 2010, 376: 1552-1557.

［12］Ogawa T, Akahane M, Koike S, et al. Outcomes of chest compression only CPR versus conventional CPR conducted by lay people in patients with out of hospital cardiopulmonary arrest witnessed by bystanders: nationwide population based observationalstudy. BMJ, 2010, 342: c7106.

［13］Kitamura T, Iwami T, Kawamura T, et al. Nationwide public-access defibrillation in Japan. N Engl J Med, 2010, 362: 994-1004.

［14］Sasson C, Rogers MA, Dahl J, et al. Predictors of survival from out-of-hospital cardiac arrest: a systematic review and meta-analysis. Circ Cardiovasc Qual Outcomes, 2010, 3: 63-81.

［15］O'Neill JF, Deakin CD. Do we hyperventilate cardiac arrest patients? Resuscitation, 2007, 73: 82-88.

［16］Abella BS, Edelson DP, Kim S, et al. CPR quality improvement during in-hospital cardiac arrest using a real-time audiovisual feedback system. Resuscitation, 2007, 73: 54-61.

［17］Hostler D, Everson-Stewart S, Rea TD, et al. Effect of real-time feedback during cardiopulmonary resuscitation outside hospital: prospective, clusterrandomised trial. BMJ, 2011, 342: d512.

［18］White L, Rogers J, Bloomingdale M, et al. Dispatcher-assisted cardiopulmonary resuscitation: risks for patients not in cardiac arrest. Circulation, 2010, 121: 91-97.

［19］Vaillancourt C, Verma A, Trickett J, et al. Evaluating the effectiveness of dispatch-assisted cardiopulmonary resuscitation instructions. Acad Emerg Med, 2007, 14: 877-883.

［20］Rea TD, Eisenberg MS, Culley LL, et al. Dispatcher-assisted cardiopulmonary resuscitation and survival in cardiac arrest. Circulation, 2001, 104: 2513-2516.

［21］Ong ME, Mackey KE, Zhang ZC, et al. Mechanical CPR devices compared to manual CPR during out-of-hospital cardiac arrest and ambulance transport: a systematic review. Scand J Trauma Resusc Emerg Med, 2012, 20: 39-48.

［22］Weisfeldt ML, Sitlani CM, Ornato JP, et al. Resuscitation Outcomes Consortium Investigators. Survival after application of automatic external defibrillators beforearrival of the emergency medical system: evaluation in the resuscitationoutcomes consortium population of 21 million. J Am Coll Cardiol, 2010, 55: 1713-1720.

［23］Weisfeldt ML, Everson-Stewart S, Sitlani C, et al. Resuscitation Outcomes Consortium Investigators. Ventricular tachyarrhythmias after cardiac arrest in public versus at home. N Engl J Med, 2011, 364: 313-321.

［24］Bardy GH, Lee KL, Mark DB, et al. Home use of automated external defibrillators for sudden cardiac arrest. N Engl J Med, 2008, 358: 1793-1804.

［25］Bardy GH. A critic's assessment of our approach to cardiac arrest. N Engl J Med, 2011, 364: 374-375.

［26］Rea TD, Page RL. Community approaches to improve resuscitation after out-of-hospital sudden cardiac arrest. Circulation, 2010, 121: 1134-1140.

［27］Rea TD, Olsufka M, Bemis B, et al. A population-based investigation of public access defibrillation: role of emergency medical services care. Resuscitation, 2010, 81: 163-167.

［28］Lick CJ, Aufderheide TP, Niskanen RA, et al. Take Heart America: a comprehensive, community-wide, systems-based approach to the treatment of cardiac arrest. Crit Care Med, 2011, 39: 26-33.

［29］Gombotz H, Weh B, Mitterndorfer W, et al. In-hospital cardiac resuscitation outside the ICU by nursing staff equipped with automated external defibrillators: the first 500 cases. Resuscitation,

2006, 70: 416-422.

[30] Hanefeld C, Lichte C, Mentges-Schröter I, et al. Hospital-wide first-responder automated external defibrillator programme: 1 year experience. Resuscitation, 2005, 66: 167-170.

[31] Forcina MS, Farhat AY, O'Neil WW, et al. Cardiac arrest survival after implementation of automated external defibrillator technology in the in-hospital setting. Crit Care Med, 2009, 37: 1229-1236.

[32] Chan PS, Krumholz HM, Spertus JA, et al. Automated external defibrillators and survival after in-hospital cardiac arrest. JAMA, 2010, 304: 2129-2136.

[33] Cobb LA, Fahrenbruch CE, Walsh TR, et al. Influence of cardiopulmonary resuscitation prior to defibrillation in patients with out-of-hospital ventricular fibrillation. JAMA, 1999, 281: 1182-1188.

[34] Meier P, Baker P, Jost D, et al. Chest compressions before defibrillation for out-of-hospital cardiac arrest: a meta-analysis of randomized controlled clinical trials. BMC Med, 2010, 8: 52.

[35] Wik L, Hansen TB, Fylling F, et al. Delaying defibrillation to give basic cardiopulmonary resuscitation to patients with out-of-hospital ventricular fibrillation: a randomized trial. JAMA, 2003, 289: 1389-1395.

[36] Rea TD, Shah S, Kudenchuk PJ, et al. Automated external defibrillators: to what extent does the algorithm delay CPR? Ann Emerg Med, 2005, 46: 132-141.

[37] Bobrow BJ, Clark LL, Ewy GA, et al. Minimally interrupted cardiac resuscitation by emergency medical services for out-of-hospital cardiac arrest. JAMA, 2008, 299: 1158-1165.

[38] Rea TD, Helbock M, Perry S, et al. Increasing use of cardiopulmonary resuscitation during out-of-hospital ventricular fibrillation arrest: survival implications of guideline changes. Circulation, 2006, 114: 2760-2765.

[39] Garza AG, Gratton MC, Salomone JA, et al. Improved patient survival using a modified resuscitation protocol for out-of-hospital cardiac arrest. Circulation, 2009, 119: 2597-2605.

[40] Kudenchuk PJ, Cobb LA, Copass MK, et al. Transthoracic Incremental Monophasic Versus Biphasic Defibrillation by Emergency Responders (TIMBER): a randomized comparison of monophasic with biphasic waveform ascending energy defibrillation for the resuscitation of out-of-hospital cardiac arrest due to ventricular fibrillation. Circulation, 2006, 114: 2010-2018.

[41] Bartos JA, Yannopoulos D. Novelties in pharmacological management of cardiopulmonary resuscitation. Curr Opin Crit Care, 2013, 19 (5): 417-423.

[42] Jacobs IG, Finn JC, Jelinek GA, et al. Effect of adrenaline on survival in out-of-hospital cardiac arrest: A randomised double-blind placebo-controlled trial. Resuscitation, 2011, 82: 1138-1143.

[43] Hagihara A, Hasegawa M, Abe T, et al. Prehospital epinephrine use and survival among patient with out-of-hospital cardiac arrest. JAMA, 2012, 307: 1161-1168.

[44] Olasveengen TM, Wik L, Sunde K, et al. Outcome when adrenaline (epinephrine) was actually given vs. not given - post hoc analysis of a randomized clinical trial. Resuscitation, 2012, 83: 327-332.

[45] Hagihara A, Hasegawa M, Abe T, et al. Prehospital epinephrine use and survival among patients with out-of-hospital cardiac arrest. J Am Med Assoc, 2012, 307: 1161-1168.

[46] Meybohm P, Cavus E, Dorges V, et al. Revised resuscitation guidelines: adrenaline versus adrenaline/vasopressin in a pig model of cardiopulmonary resuscitation-a randomiscd, controlled trial. Resuscitation, 2007, 75: 380-388.

[47] Pellis T, Weil MH, Tang W, et al. Evidence favoring the use of an alpha2-selective vasopressor agent for cardiopulmonary resuscitation. Circulation, 2003, 108: 2716-2721.

[48] Lindner KH, Prangel AW, Brinkmann A, et al. Vasopressin administration in refractory cardiac arrest. Ann Intern Med, 1996, 124: 1061-1064.

[49] Morris DC, Dereczyk BE, Grzybowski M, et al. Vasopressin can increase coronary perfusion pressure during human cardiopulmonary resuscitation. Acad Emerg Med, 1997, 4: 878-883.

[50] Lindner KH, Dirks B, Strohmenger HU, et al. Randomized comparison of epinephrine and vasopressin in patients with out of- hospital ventricular fibrillation. Lancet, 1997, 349: 535-537.

[51] Stiell IG, Hébert PC, Wells GA, et al. Vasopressin versus epinephrine for inhospital cardiac arrest: a randomised controlled trial. Lancet, 2001, 358: 105-109.

[52] Wenzel V, Krismer AC, Arntz HR, et al. A comparison of vasopressin and epinephrine for out-of-hospital cardiopulmonary resuscitation. N Engl J Med, 2004, 350: 105-113.

[53] Aung K, Htay T. Vasopressin for cardiac arrest: a systemic review and meta-analysis. Arch Intern Med, 2005, 165: 17-24.

[54] Callaway CW, Hostler D, Doshi AA, et al. Usefulness of vasopressin administered with epinephrine during out-of-hospital cardiac arrest. Am J Cardiol, 2006, 98: 1316-1321.

[55] Gueugniaud PY, David JS, Chanzy E, et al. Vasopressin and epinephrine vs. epinephrine alone in cardiopulmonary resuscitation. N Engl J Med, 2008, 359: 21-30.

[56] Dorian P, Cass D, Schwartz B, et al. Amiodarone as compared with lidocaine for shock-resistant ventricular fibrillation. N Engl J Med, 2002, 346: 884-890.

[57] Skrifvars MB, Kuisma M, Boyd J, et al. The use of undiluted amiodarone in the management of out-of-hospital cardiac arrest. Acta Anaesthesiol Scand, 2004, 48: 582-587.

[58] Killingsworth CR, Wei CC, Dell'Italia LJ, et al. Short-acting beta-adrenergic antagonist esmolol given at reperfusion improves survival after prolonged ventricular fibrillation. Circulation, 2004, 109: 2469-2474.

[59] Ditchey RV, Rubio-Perez A, Slinker BK. Beta-adrenergic blockade reduces myocardial injury during experimental cardiopulmonary resuscitation. J Am Coll Cardiol, 1994, 24: 804-812.

[60] Bassiakou E, Xanthos T, Koudouna E, et al. Atenolol in combination with epinephrine improves the initial outcome of cardiopulmonary resuscitation in a swine model of ventricular fibrillation. Am J Emerg Med, 2008, 26: 578-584.

[61] Huang L, Weil MH, Sun S, et al. Carvedilol mitigates adverse effects of epinephrine during cardiopulmonary resuscitation. J Cardiovasc Pharmacol Ther, 2005, 10: 113-120.

[62] Sherman L, Niemann J, Youngquist ST, et al. Beta-blockade causes a reduction in the frequency spectrum of VF but improves resuscitation outcome: a potential limitation of quantitative waveform measures. Resuscitation, 2012, 83: 511-516.

[63] Nademanee K, Taylor R, Bailey WE, et al. Treating electrical storm: sympathetic blockade versus advanced cardiac life support-guided therapy. Circulation, 2000, 102: 742-747.

[64] Neumar RW, Nolan JP, Adrie C, et al. Post-cardiac arrest syndrome: epidemiology, pathophysiology, treatment, and prognostication: a consensus statement from the International Liaison Committee on Resuscitation (American Heart Association, Australian and New Zealand Council on Resuscitation, European Resuscitation Council, Heart and Stroke Foundation of Canada, InterAmerican Heart Foundation, Resuscitation Council of Asia, and the Resuscitation Council of Southern Africa); the American Heart Association Emergency Cardiovascular Care Committee; the Council on Cardiovascular Surgery and Anesthesia; the Council on Cardiopulmonary, Perioperative, and Critical Care; the Council on Clinical Cardiology; and the Stroke Council). Circulation, 2008, 118: 2452-2483.

[65] Peberdy MA, Callaway CW, Neumar RW, et al. Part 9: post-cardiac arrest care: 2010 American Heart Association guidelines for cardiopulmonary resuscitation and emergency cardiovascular care. Circulation, 2010, 122: S768-S786.

[66] Gaieski DF, Band RA, Abella BS, et al. Early goal-directed hemodynamic optimization combined with therapeutic hypothermia in comatose survivors of out-of-hospital cardiac arrest. Resuscitation, 2009, 80: 418-424.

[67] Sunde K, Pytte M, Jacobsen D, et al. Implementation of a standardised treatment protocol for post resuscitation care after out-of-hospital cardiac arrest. Resuscitation, 2007, 73: 29-39.

[68] González-Ibarra F, Varon J, López-Meza E. Therapeutic hypothermia: critical review of the

molecular mechanisms of action. Front Neurol, 2011, 2: 4.

[69] Bernard SA, Gray TW, Buist MD, et al. Treatment of comatose survivors of out-of-hospital cardiac arrest with induced hypothermia. N Engl J Med, 2002, 346: 557-563.

[70] Hypothermia After Cardiac Arrest Study Group. Mild therapeutic hypothermia to improve the neurologic outcome after cardiac arrest. N Engl J Med, 2002, 346: 549-556.

[71] van der Wal G, Brinkman S, Bisschops LL, et al. Influence of mild therapeutic hypothermia after cardiac arrest on hospital mortality. Crit Care Med, 2011, 39: 84-88.

[72] Reynolds JC, Callaway CW, El Khoudary SR, et al. Coronary angiography predicts improved outcome following cardiac arrest: propensity-adjusted analysis. J Intensive Care Med, 2009, 24: 179-186.

[73] Merchant RM, Abella BS, Khan M, et al. Cardiac catheterization is underutilized after in-hospital cardiac arrest. Resuscitation, 2008, 79: 398-403.

[74] Böttiger BW, Arntz HR, Chamberlain DA, et al. TROICA Trial Investigators, European Resuscitation Council Study Group. Thrombolysis during resuscitation for out-of-hospital cardiac arrest. N Engl J Med, 2008, 359: 2651-2662.

[75] Abu-Laban RB, Christenson JM, Innes GD, et al. Tissue plasminogen activator in cardiac arrest with pulseless electrical activity. N Engl J Med, 2002, 346: 1522-1528.

[76] Dumas F, Cariou A, Manzo-Silberman S, et al. Immediate percutaneous coronary intervention is associated with better survival after out-of-hospital cardiac arrest: insights from the PROCAT (Parisian Region Out of hospital Cardiac ArresT) registry. Circ Cardiovasc Interv, 2010, 3: 200-207.

[77] Reynolds JC, Callaway CW, El Khoudary SR, et al. Coronary angiography predicts improved outcome following cardiac arrest: propensity-adjusted analysis. J Intensive Care Med, 2009, 24: 179-186.

[78] Gorjup V, Radsel P, Kocjancic ST, et al. Acute ST-elevation myocardial infarction after successful cardiopulmonary resuscitation. Resuscitation, 2007, 72: 379-385.

[79] Lettieri C, Savonitto S, De Servi S, et al. Emergency percutaneous coronary intervention in patients with ST-elevation myocardial infarction complicated by out-of-hospital cardiac arrest: early and medium-term outcome. Am Heart J, 2009, 157: 569-575.

[80] Pleskot M, Babu A, Hazukova R, et al. Out-of-hospital cardiac arrests in patients with acute ST elevation myocardial infarctions in the East Bohemian region over the period 2002—2004. Cardiology, 2008, 109: 41-51.

[81] Wnent J, Seewald S, Heringlake M, et al. Choice of hospital after out-of-hospital cardiac arrest—a decision with far-reaching consequences: a study in a large German city. Critical Care, 2012, 16: R164.

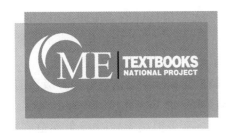

复苏后亚低温治疗研究进展

史　忠
第三军医大学附属新桥医院

第 4 章

美国每年有 50 多万人发生心脏骤停，其中，院外心脏骤停（out-of-hospital cardiac arrest，OHCA）30 余万，存活率为 9.5%～11.4%，院内心脏骤停（in-hospital cardiac arrest，IHCA）20 余万，存活率为 23.1%。尽管早期自主循环恢复（resumption of spontaneous circulation，ROSC）的成功率已经有很大提高，但复苏后死亡率仍高达 70%。复苏后死亡最主要的原因是复苏后脑损伤及心功能障碍，复苏后因脑损伤死亡占 46%，OHCA 高达 68%，IHCA 为 23%。因此，心脏骤停复苏后救治的目标和重点依然是脑复苏和心肌功能的保护。目前，大量随机对照研究及循证医学证据均肯定了治疗性低温对复苏后患者的生存和神经功能的恢复有明显的改善作用。从美国 2001—2009 年 IHCA 死亡率从 69.6% 降到 57.8%，复苏存活者中神经功能缺失率从 2000 年的 32.9% 降到 2009 年的 28.1% 的调研结果分析，复苏后治疗性低温应用的增加可能是美国近年来复苏结果改善的重要因素之一。无论是基础研究还是临床研究，复苏后低温治疗的利与弊、开始的时机、最佳的温度、持续的时间、低温技术、治疗中的监测、效果及预后评价等均在不断研究和讨论中，本文对其近年的观点做一概述。

一、低温治疗的概念

1. 发展沿革　低温使用可以追溯到 100 多年前，当时主要用于战场伤兵的保肢及截肢的镇痛。有关低温的第一篇医学文章发表于 1945 年，内容涉及低温对严重脑外伤的影响。当时错误地认为若要获得低温治疗降低脑代谢和氧耗的临床获益，应该将体温降得越低越好，普遍采用 30℃ 以下的深度低温。由于深低温的不良反应和实施上的困难，临床应用受到限制，因而主要用于心脑大血管手术围术期的脑保护。直到 20 世纪 90 年代，通过大量的动物实验，发现 34℃ 左右的轻度低温对长时间心跳停止的狗动物模型的缺血大脑有保护作用，改善心脏骤停后的脑损害。2002 年《新英格兰医学杂志》发展两项轻度低温治疗心脏骤停患者的大型多中心随机试验临床研究证实 32～34℃ 低温治疗可以改善心脏骤停患者的神经功能预后。2003 年国际复苏联合协会（ILCOR）建议：对心室颤动（室颤）引起的院外心脏骤停复苏后仍昏迷的患者及院内心脏骤停患者应采用 32～34℃ 低温治疗。2010 年美国心脏协会（AHA）心肺复苏及心血管急救指南再次强调 32～34℃ 低温治疗是目前唯一证实能改善心脏骤停后患者神经功能预后的脑复苏方法。遗憾的是，尽管复苏后低温治疗对心脏骤停后存活患者有很大的益处，但并没有被普遍采纳和实施，即使在美国等发达国家也是如此。最近一项前瞻性研究报道，符合治疗性低温的患者仅有 51% 的实施率，原因与缺乏对该治疗的推荐意识、医护和科室之间缺乏有效合作、临床实施中存在不足及地区差异有关，这也是复苏后患者死亡率居高不下的重要原因。可喜的是，在英国最近的一项调查中发现，实施率在 4 年内增长了 86%，同样，在荷兰增长了 92%。近期一些研究文章着重指出提高治疗性低温的实施率对心脏骤停后患者的预后可产生正面影响，将有利于这一复苏方法的推进及开展。

2. 亚低温的定义　低温治疗是为某种治疗目的而采取的控制性物理降温方法。低温分级目前尚无统一标准。通常将低于 15℃ 称为超深度（profound）低温，15~25℃ 为深度（deep）低温，28~32℃ 为中度（moderate）低温，32~34℃ 为轻度（mild）低温。亚低温属于轻-中度低温范围，目前文献多称作为治疗性低温，在复苏后常用的体温范围为 32~34℃。

二、复苏后治疗性低温的利与弊

1. 有效性　复苏后低温治疗的利与弊一直存在争论，这是长期以来临床为什么没有普遍实施的原因之一。经过大量研究所提供的循证医学证据，ILCOR 在 2003 年，AHA 在 2005 及 2010 版心肺复苏及心血管急救指南中均明确推荐：院外室颤及无脉性室性心动过速（室速）心脏骤停 ROSC 后仍昏迷的成人患者应实施 32~34℃ 治疗性低温并持续 12~24 h（Ⅰ级推荐），院内心脏骤停及院外无脉电活动或心搏停止 ROSC 后仍昏迷的成人患者也应实施治疗性低温（Ⅱb 级推荐），有益于复苏后患者脑和其他器官的保护，改善预后，提高存活出院率。

治疗性低温对脑保护的有效性主要体现在降低脑代谢、氧需求及抑制缺血再灌注损伤引发的瀑布样级联反应等方面。体温每降低 1℃，脑代谢率可降低 5%~7%。通过降低脑代谢率，减轻脑氧化应激反应，减少兴奋性毒性氨基酸、氧自由基、细胞因子的产生与释放，稳定细胞膜和血-脑脊液屏障，改善血管通透性，促进离子内稳态的形成，减少线粒体应激和损伤，阻断内源性蛋白酶及程序性细胞死亡信号通路的活化等机制，减轻脑水肿及易损区如海马、皮质、小脑、纹状体及丘脑等脑组织细胞或神经元的损害。Laurens 等通过测定大脑中动脉平均流速（MFV_{MCA}）颈静脉球氧饱和度及脑血管对动脉血 CO_2 变化反应性的研究发现，治疗性低温时尽管脑血流降低，但脑氧摄取和脑氧饱和度维持正常，提示脑代谢活力降低，且心脏骤停后最初 48 h 脑血管对 CO_2 的反应性正常，证实治疗性低温对脑代谢耦联关系及脑血管反应性具有保护作用。近期一些大样本回顾与前瞻性临床研究发现，实施低温治疗后，复苏后良好预后存活率比实施前明显增加，院内死亡率降低，脑功能评分增加。

治疗性低温对复苏后心肌功能障碍也有保护作用，表现在降低心肌氧耗，减轻缺血再灌注对心肌电生理、动作电位及传导的影响，尤其是干预快钠通道，调控心肌复极速度，减少跨室壁复极离散度（DOR）的增加，降低心律失常的发生，减少心肌损害所引起的心肌酶谱增加，有利于促进心肌功能的恢复。同时，治疗性低温还对血管有收缩作用，可减少缩血管药物的使用。

治疗性低温对其他疾病也有效。用于肝性脑病，通过快速控制颅内压降低脑血流，降低脑脊液乳酸和血氨水平改善症状，目标体温控制在 33~34℃，持续 48 h。尽管在脑外伤的应用上还有争议，目前并不支持在急性严重脑外伤普遍使用，但也有报道对一些脑外伤亚型格拉斯哥昏迷评分（GSC）5~6 分患者能改善预后，降低死亡率。此外还可用于急性脊髓损伤、神经损伤性高热、大血管手术、卒中等的神经功能保护。

2. 低温治疗的不足　低温治疗是一种非生理状态，在治疗的各个阶段均可出现低温治疗的不良事件或并发症，让不少医护人员望而却步，同时低温治疗的费用也相对较高，这些也是限制其应用的重要原因。在治疗性低温的并发症中，以寒战、肺炎、出血、低血糖、脓毒血症、肺水肿及细菌移位更常见，而不良事件可达 30.8%。寒战几乎发生在所有低温治疗患者，神经肌肉阻滞剂、苯二氮䓬或阿片类药物可减少其发生率并降低其他生理应激反应。抽搐发生率约 24%，一项对心脏骤停入院的 100 多例患者连续脑电图监测表明，并发抽搐趋于复苏后 12 h 出现。心脏骤停复苏后患者无论是否实施低温治疗，均有可能发生心律失常。出血与低温抑制凝血酶活性及血小板功能有关，低于 32℃，出血及死亡危险相继增加。存在或怀疑有活动性出血是治疗性低温禁忌证。肺水肿多与经血管内降温引起液体负荷过多有关。细菌移位最可能出现在入院后 12~24 h。低温可导致胰岛素抵抗，血糖异常常发生在复温期。由于这些并发症或不良事件多可预防和治疗，因此，复苏后治疗性低温应该是利大于弊。

三、复苏后治疗性低温实施的时机及持续时间

1. 实施降温的时机　即低温治疗的时间窗，目前仍是继续探讨的问题。AHA 指南推荐院前及院内心脏骤停 ROSC 后仍无意识的患者应尽快实施治疗性低温。心脏骤停多发生在院前，研究的多数观点认为院前实施低温治疗有效、安全、可行，但对患者生存率及神经功能结局的影响是否优于院内需进一步研究证实，有的研究认为两者无差异。一些临床随机性研究表明在 ROSC 后几分钟到数小时内早期实施降温虽能改善神经功能结局，但对心脏骤停后心肌功能障碍的心肌无保护作用。心脏骤停患者多数死亡发生在 ROSC 后最初 24 h，尤其在 ROSC 即刻及早期（20 min~12 h），因心肌功能障碍导致死亡的占 63%。既然 ROSC 后实施低温对心肌功能障碍的心肌无保护作用，势必影响治疗性低温的总体有效性。近来一些动物实验及临床研究表明，心脏骤停后降温开始的越快，结果越好，但也有研究认为低温治疗的时间与预后结局没有关系。有研究认为在心脏骤停，自主循环恢复之前实施降温即骤停中降温（intra-arrest cooling）比 ROSC 后实施降温更能提高降温的有效性，不仅能保护心肌，还能提高神经功能。Abella 等动物实验研究发现，骤停中降温的 72 h 存活率（60%）高于 ROSC 后（10%）和常温组（10%）。但问题是，动物实验研究和临床研究在开始降温到达到目标中心温度的时间间隔存在很大差异，动物实验可在心脏骤停后 20 min 内开始降温，通过体内或体外降温方法在降温开始后 10 min 内便可达到中心温度，而临床研究通过体外降温达到中心温度的时间需要几个小时，即使快速输注冰液体（30 ml/kg 或 2 L）可显著降低中心体温，但很难在短时间内达到 33~34℃ 的目标温度。近期一项研究报道了对急性心肌梗死导致的院外心脏骤停在降温同时急诊实施体外循环心肺复苏及冠状动脉介入治疗，提示 ROSC 前早期达到 34℃ 的目标温度可能提高生存结局。因此，骤停中降温及临床实施方法的可行性值得进一步探讨。

2. 降温持续的时间　按照 AHA 心肺复苏指南推荐，治疗性低温的临床研究和实施大多数将目标温度控制在 32~34℃ 并持续 12~24 h，依据 2002 年欧洲和澳大利亚的两项临床研究。欧洲的研究将目标温度设置在 32~34℃，持续 24 h，而澳大利亚的研究将目标温度设置在 32~34℃，持续 12 h，结果欧洲治疗性低温组神经结局良好率（55%）优于常温组（39%），澳大利亚治疗性低温组神经结局良好率（49%）优于常温组（26%）。然而，一些随机对照研究报告，尽管实施了治疗性低温 12~24 h，有 45% 室颤心脏骤停存活者的神经结局良好率依然很差，因此试图用骤停中降温、鼻内降温和联合使用神经保护剂来补救，并提出延长低温的持续时间（≥48 h）可能增加患者神经功能恢复的程度。在心脏骤停复苏后脑损伤的病理生理机制中，凋亡在延迟缺血再灌注脑损伤神经元死亡中起到重要作用，而蛋白酶 C-δ（δPKC）是调节再灌注损伤反应细胞凋亡的关键因素，通过 δPKC 溶蛋白裂解途径介导。最近，Joon 等在动物上进行了自主循环恢复后实施治疗性低温的前瞻性随机对照研究，目标温度为 32~34℃，持续时间分别为 24 h 和 48 h，结果发现 48 h 治疗性低温显著减轻脑海马区域神经细胞的凋亡和神经元损害，而 24 h 治疗性低温未能减轻细胞凋亡，48 h 治疗性低温抑制蛋白酶 C-δ 裂解率（δPKC/δPKC）、细胞质内细胞色素 C/总细胞

色素 C 裂解率及半胱天冬酶 3 裂解率的程度与 24 h 相比显著，这可能是 48 h 治疗性低温比 24 h 治疗性低温抗凋亡更有效的部分机制。在另一个实验研究中也得出 48 h 治疗性低温在保护锥体细胞上比 24 h 治疗性低温更有效。由于延长低温持续时间在操作管理、并发症发生及费用增加上都存在很多问题，实施起来有更多复杂性，近来也有随机对照研究观察了短期治疗性低温 2 h、5 h、8 h 的效果，结果认为在复苏后第一个时间窗（ROSC 即刻、早期）内早期、快速、短期治疗性低温比在第二个时间窗（ROSC 中期）效果要好，特别是持续 2 h 的降温在改善复苏后微循环、心脑功能及 72 h 存活率等方面优于 5 h 和 8 h，也更能被临床采用。究竟是 48 h 还是 24 h 以及更短时间的治疗性低温对复苏后神经功能结局及总体预后更有效，临床上还缺乏依据，其机制还有待进一步研究。

四、复苏后治疗性低温的最适温度

1. 最适温度　治疗性低温的最适温度目前仍存在争论。2010 年 AHA 心肺复苏及心血管急救指南把目标温度设定为 32~34℃，这个温度依据 2002 年《新英格兰医学杂志》上发表的两项临床研究。对其是否是治疗性低温的最适温度目前还存在许多质疑。质疑者认为，设定这个温度范围的样本量偏小，证据级别低；许多心脏骤停后患者都会出现发热，设定于 32~34℃ 的降温策略所取得的结果，是低温的作用还是阻止了发热的作用，机制有混淆；在实施过程中，由于低温不良反应或并发症的原因，不少患者很难达到目标温度或达到目标温度的时间太长，影响策略的实施效果，也影响了降温策略的推广应用。从操作的可行性上，能否适当提高温度，既不影响低温的治疗质量，又可降低并发症的发生，在更短的时间内达到目标温度成为近年研究的焦点。2013 年 12 月，《新英格兰医学杂志》上发表了一篇有关心脏骤停后低温治疗目标温度设定的国际多中心随机对照研究，该研究纳入了欧洲和澳大利亚 36 家重症监护室（ICU）的 936 例院外心源性心脏骤停患者，根据低温治疗目标温度的不同，分为 33℃ 和 36℃ 两组，目标温度达到后维持 28 h 后开始缓慢复温，结果提示，对于 OHCA 的昏迷患者，33℃ 目标温度组的预后并没有比 36℃ 目标温度组更佳，说明目标温度的设定还有提高的可能，同时发现两个低温组与以前研究的常温组比较，其死亡率均明显下降。何为最适，仍有待循证医学的证据。

2. 达到最适温度的时间　目前没有标准。根据 2007 年 *Lancet* 上发表的一篇文章，在 ROSC 后的 5 阶段，即 ROSC 后即刻（20 min 内）、早期（20 min 至 6~12 h）、中期（6~12 h 至 3 d）、恢复期（3~14 d）、康复期（14 d 后），在 2725 例 ROSC 的院前心脏骤停患者中，87% 死于心脏骤停后综合征，其中在 ROSC 即刻和早期因急性心肌功能障碍死亡占总死亡的 63%，在早中期因脑损伤死亡占 17%。已经证明，治疗性低温能降低心脏骤停 ROSC 后患者的死亡率，因此，理论上应在 ROSC 后的第一时间窗，早期、快速降温达到设定的最适目标温度，以提高治疗性低温的有效性。是否达到目标温度的时间越短降温的有益效果越好，目前没有定论。Nielsen 等的研究认为在 ROSC 后低温治疗实施开始的时间及到达目标温度的时间与出院神经结局的改善及 30 天神经结局的改善没有关系。近年来随着诱导降温方法的改进，如体表降温联合快速输注 4℃ 冰溶液（ICC）使临床早期快速达到目标温度成为可能，因此也受到 2010 年 ILCOR 及 AHA 复苏指南推荐用于快速诱导降温。然而发表在 2014 年 *JAMA* 杂志上 Kim 等的大型随机对照研究显示，尽管使用 ICC 降温使达到目标温度的时间缩短了 1 h，但并未改善预后，且再发心脏停搏多，24 h 内急性肺水肿发生率明显增加。因而，结合患者病情及降温条件，密切监测情况下，缩短降温的达标时间似乎更为科学、合理。

五、何时复温及复温速度

1. 复温时间　无统一标准。根据患者病因、目标温度持续时间、临床是否有发热、出血、血流动力学不稳、肺水肿等严重情况决定复温时间。通常心肺复苏患者在目标温度维持 12~24 h 后复温，特殊情况可能达 48 h 后复温；肝性脑病降温 48 h 后复温；新生儿缺血缺氧性脑病降温 72 h 后复温；脑外伤（GCS<8 分）降温 24 h~5 d 后复温；急性中重度缺血性脑血管病［美国国立卫生研究院卒中量表（NIHSS）≥8 分］降温 24 h~5 d 后复温。

2. 复温速度　复温把握的原则是缓慢。要求整个复温时间在 24 h 以上，复温速度以 0.1~0.5℃/h 为宜，不超过 1℃/h，复温的目标温度为中心体温（直肠或膀胱温度）不超过 37℃。研究认为，复温时间过短，速度过快，≥2℃/h 可能削弱或抵消低温的神经保护效应，因体温每增加 1℃，脑代谢率增加 5%~7%。可以防止复温后反应性高热。在复温过程中，应强调注意以下问题：①密切观察患者的各项生理反应及反射，如血压、心率、意识、电解质等的变化，若出现颅内压增高表现，应降低复温速度，一般每小时 0.1℃ 的低速复温可减少颅内压增高的危险；②镇静、镇痛及肌肉松弛药物应逐渐减量，如冬眠合剂，并最后停用，切忌突然停用产生不良的作用；③选择合适的复温方式。对已恢复正常体温调节及内分泌功能的患者，可使用自然复温方法，如停用物理降温措施、调节室温等；若体温不能自行恢复，可采用主动升温，如调节加温装置设置，避免复温过快的危险，使用暖风、加盖被子、水毯加温等。④复温后出现高热对预后有显著影响，应予避免并积极处理。

六、治疗性低温应用的相关问题

1. 降温方法的评价　低温治疗的方法包括无创和有创技术，前者简单易行，价格便宜，应用多，但降温效率低，后者有技术难度，费用较高，但快速可靠。临床根据情况可联合使用。

无创技术中冰敷、冰帽最常用，但降温速度慢，常用于头部局部降温。降温毯使用率正在增加，安全，但降温效率不高，达到治疗性低温目标温度时间长，将降温毯覆盖在患者前后躯体有可能提高降温效果。近年，冷气被、自黏性水凝胶包被、降温衣逐渐投入临床使用，安全、简单、有效，但单价较高，国内使用尚少。对流浸泡冷却装置类似浴缸，能快速有效诱导低温，但重症患者管理的难度大。

有创技术中快速输注 ICC 得到指南推荐，以 4℃30 ml/kg 生理盐水或林格液30 min内快速静脉输注能实现早期有效快速降温，简单易行、经济，但不能作为维持低温使用，对心肺功能储备差的患者，大量快速输注液体容易发生急性肺水肿及心律失常。血管内冷却降温采用热交换法，能迅速、可靠降温及维持温度，但价格高，存在血液感染及血栓的风险。体外循环降温一般不作为常规的降温方法，可在急诊冠状动脉血管介入及利用紧急体外循环复苏时作为降温使用，但不宜作为降温维持使用。经鼻、膀胱、胃灌洗存在一定并发症，逆行性颈静脉灌流和股-颈动脉旁路目前临床应用很少。

最近研究认为，在心脏骤停后治疗性低温联合氙气吸入可提高低温治疗的神经和心血管保护效果，安全可行，值得临床应用。

2. 治疗性低温何时行脑功能预后评价　心脏骤停存活者神经功能恢复的早期评价是对临床的挑战，对正接受治疗性低温心脏骤停后昏迷的患者何时评价神经功能状态目前不清楚。Sarah 等对 55 例心脏骤停复苏后接受治疗性低温患者的临床回顾性研究发现，有64%的患者被认定为神经功能预后不良，但认定后仍使用镇静、肌松剂，认定预后不良的时间及评价手段也存在很大差异。被认定预后不良的患者有75%接受了治疗性低温，其中25%做了神经功能评价，43%拟等待停用镇静、肌松剂后再做神经功能评价。75%的患者在心脏骤停后72 h内行脑计算机断层扫描检查，4%的患者在第5天做了体感诱发电位（SSEP），均未做神经元特异性烯醇化酶（NSE）检测。总之目前对治疗性低温患者神经功能预后的预测存在不足。

早期预测的意义在于有利于对预后好或不良的患者早期做出进一步治疗的决策，是继续加强还是撤除。一些研究已强调了心脏骤停后非治疗性低温时预测的时间，作为了解预后的有效工具，神经学检查应在ROSC后24~72 h进行，在3 d时仍缺乏运动反应、睁眼和瞳孔反射是预后不良100%的预测指标。经一篇约2000例患者的Meta分析认为，若24 h没有瞳孔和角膜反射，72 h没有运动反应，有意义神经功能恢复的概率极小。在许多涉及心脏骤停后存活者预后评价的研究中，习惯将低温患者排除，因为低温改变多个器官系统的生理反应，对药物清除率降低，镇静、阿片类和肌松剂药代动力学改变，影响神经功能状态的准确评估。尽管目前还缺乏心脏骤停存活患者接受治疗性低温时神经功能预测的理想时间，在低温治疗时，若心脏骤停后3 d仍缺乏瞳孔和角膜反射，提示预后不良，运动反应的观察应延迟到6 d，床旁神经学查体应放在温度正常后72 h进行，同时至少通过一项预测性检查方法如SSEP、NSE、脑电图、电生理、磁共振成像等来验证预测结果。有关心脏骤停后实施治疗性低温患者神经功能预测的理想时间和检测方法的研究有待进一步的努力。

3. 中心温度的监测 持续准确监测中心温度是判断低温治疗是否有效的关键环节，中心温度的监测手段也十分重要。肺动脉导管监测体温准确，但临床很难常规使用，在因其他适应证放置时可借用此途径监测中心温度。腋温、口腔温度不适合中心体温变化的测定，尤其在治疗性低温人为控制体温情况下更不适合。目前认为用食管温度计监测食管下段温度及非无尿患者利用膀胱导管监测膀胱温度是较持续可靠的中心温度，而无尿患者的膀胱温度与脑温或中心温度有差异。鼻咽部、耳膜测温也可作为中心温度监测。直肠温度在临床上应用较多，但它对温度的变化反应滞后，与中心温度也有一定差异。在使用密闭冷却装置降温和控制温度时应考虑采用监测血温的方式监测中心温度。

七、小结

治疗性低温是实施脑保护的重要措施，是心肺脑复苏措施的重要进展。但在用治疗性低温治疗心脏骤停患者的实施过程中，何时开始降温及达到目标温度的最适时间仍无统一标准，针对不同原因引起的心脏骤停，早期快速有效降温的标准化治疗途径还需要进一步证实。

参考文献

[1] Go AS, Mozaffarian D, Roger VL, et al. Heart disease and stroke statistics 2014 update：a report from the American Heart Association. Circulation, 2014, 129 (3)：e28-e292.

[2] McNally B, Valderrama A. Out-of-hospital cardiac arrest surveillance：Cardiac Arrest Registry to Enhance Survival (CARES), United States, October 1, 2005-December 31, 2010. MMWR

Surveill Summ, 2011, 60 (8)：1-19.

[3] Neumar RW, Nolan JP, Adrie C, et al. Post-cardiac arrest syndrome：epidemiology, pathophysiology, treatment, and prognostication. A consensus statement from the International Liaison Committee on Resuscitation (American Heart Association, Australian and New Zealand Council on Resuscitation, European Resuscitation Council,

Heart and Stroke Foundation of Canada, InterAmerican Heart Foundation, Resuscitation Council of Asia, and the Resuscitation Council of Southern Africa); the American Heart Association Emergency Cardiovascular Care Committee; the Council on Cardiovascular Surgery and Anesthesia; the Council on Cardiopulmonary, Perioperative, and Critical Care; the Council on Clinical Cardiology; and the Stroke Council. Circulation, 2008, 118 (23): 2452-2483.

[4] Laver S, Farrow C, Turner D, et al. Mode of death after admission to an intensive care unit following cardiac arrest. Intensive Care Med, 2004, 30 (11): 2126-2128.

[5] Dixon MN, Keasling M. Development of a therapeutic hypothermia protocol implementation for postcardiac arrest STEMI patients. Crit Care Nurs Q, 2014, 37 (4): 377-383.

[6] Fugate JE, Brinjikji W, Mandrekar JN, et al. Postcardiac arrest mortality is declining: a study of the US national inpatient sample 2001 to 2009. Circulation, 2012, 126 (5): 546-550.

[7] Girotra S, Nallamothu BK, Spertus JA, et al. Trends in survival after in-hospital cardiac arrest. N Eng J Med, 2012, 367 (20): 1912-1920.

[8] Jolley J, Sherrod RA. How effective is " code freeze" in post-cardiac arrest patients? Dimens Crit Care Nurs, 2013, 32 (1): 54-60.

[9] Peberdy MA, Callaway CW, Neumar RW, et al. Part 9: post-cardiac arrest care: 2010 American Heart Association guidelines for cardiopulmonary resuscitation and emergency cardiovascular care. Circulation, 2010, 122 (18 Suppl 3): S768-S786.

[10] Hachimi-Idrissi S, Huyghens L. Resuscitative mild hypothermia as a protective tool in brain damage: is there evidence? Eur J Emerg Med, 2004, 11 (3): 335-342.

[11] Bisschops LL, Hoedemaekers CW, Simons KS, et al. Preserved metabolic coupling and cerebrovascular reactivity during mild hypothermia after cardiac arrest. Crit Care Med, 2010, 38 (7):1542-1547.

[12] Bisschops LL, van der Hoeven JG, Hoedemaekers CW. Effects of prolonged mild hypothermia on cerebral blood flow after cardiac arrest. Crit Care Med, 2012, 40 (8): 2362-2367.

[13] Niklasch DM. Induced mild hypothermia and the prevention of neurological injury. J Infus Nurs, 2010, 33 (4): 236-242.

[14] Nagao K. Therapeutic hypothermia following resuscitation. Curr Opin Crit Care, 2012, 18 (3): 239-245.

[15] Erb JL, Hravnak M, Rittenberger JC. Therapeutic hypothermia after cardiac arrest. Am J Nurs, 2012, 112 (7): 38-44.

[16] Nielsen N, Sunde K, Hovdenes J, et al. Adverse events and their relation to mortality in out-of-hospital cardiac arrest patients treated with therapeutic hypothermia. Crit Care Med, 2011, 39 (1): 57-64.

[17] Nagao K, Kikushima K, Watanabe K, et al. Early induction of hypothermia during cardiac arrest improves neurological outcomes in patients with out-of-hospital cardiac arrest who undergo emergency cardiopulmonary bypass and percutaneous coronary intervention. Circ J, 2010, 74 (1): 77-85.

[18] Suh GJ, Kwon WY, Kim KS, et al. Prolonged therapeutic hypothermia is more effective in attenuating brain apoptosis in a Swine cardiac arrest model. Crit Care Med, 2014, 42 (2):e132-e142.

[19] Gessner P, Dugan G, Janusek L. Target temperature within 3 hours: community hospital's experience with therapeutic hypothermia. AACN Adv Crit Care, 2012, 23 (3): 246-257.

[20] Kuiper MA. In comatose postcardiac arrest patients treated with therapeutic hypothermia: what is the optimal rate of rewarming? Crit Care Med, 2014, 42 (2): 483-484.

[21] SOS-KANTO study group. Cardiopulmonary resuscitation by bystanders with chest compression only (SOS-KANTO): an observational study. Lancet, 2007, 369 (9565): 920-926.

[22] Nielsen N, Hovdenes J, Nilsson F, et al. Outcome, timing and adverse events in therapeutic hypothermia after out-of-hospital cardiac arrest. Acta Anaesthesiol Scand, 2009, 53 (7): 926-934.

[23] Yokoyama H, Nagao K, Hase M, et al. Impact of therapeutic hypothermia in the treatment of patients with out-ofhospital cardiac arrest from the J-PULSE-HYPO study registry. Circ J, 2011, 75 (5): 1063-1070.

[24] Kim Nicho G, Maynard F. Effect of prehosptial induction of mild hypothermia on survival and

neurological status among adult with cardiac arrest: A rabdomized clinical trial. JAMA, 2014, 311 (1): 31-32.

[25] Arola OJ, Laitio RM, Roine RO, et al. Feasibility and cardiac safety of inhaled xenon in combination with therapeutic hypothermia following out-of-hospital cardiac arrest. Crit Care Med, 2013, 41 (9): 2116-2124.

[26] Perman SM, Kirkpatrick JN, Reitsma AM, et al. Timing of neuroprognostication in postcardiac arrest therapeutic hypothermia. Crit Care Med, 2012, 40 (3): 719-724.

[27] Al Thenayan E, Savard M, Sharpe M, et al. Predictors of poor neurologic outcome after induced mild hypothermia following cardiac arrest. Neurology, 2008, 71 (19): 1535-1537.

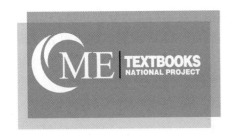

脓毒症性休克的研究进展

王秀杰
哈尔滨医科大学附属第一医院

第 **5** 章

脓毒症是感染引起的全身炎症性反应综合征（systemic inflammatory response syndrome，SIRS），严重脓毒症即为脓毒症伴其导致的器官功能障碍，如引起循环功能障碍则称脓毒性休克，为脓毒性所致低血压，虽经液体复苏后仍无法逆转。脓毒症所致组织灌注不足定义为器官功能障碍综合征是一个连续发展的病理生理过程。全世界每年约有 1800 万例脓毒症患者，病死率达 28%~50%，随着研究的深入，脓毒症的早期诊疗取得了较大进步，但脓毒症的患病率仍逐年增加，已由原来的 1.5% 增加到 6%。所以，提高对脓毒症的早期认识、早期诊断与复苏、每日筛查感染患者，尽早发现脓毒症患者，进行程序化和量化的复苏，对提高脓毒症的治愈率、降低病死率有一定的帮助。

一、脓毒症诊断标准

已确诊或疑似的感染，具备以下临床特点。

1. 一般临床特征　发热（体温>38.3℃）；低体温（体温<36℃）；心率>90 次/分，或>不同年龄正常值的两个标准差；气促；精神状态的改变；明显水肿或液体平衡（24 h 超过 20 ml/kg）；高血糖症（血糖>140 mg/dl 或 7.7 mmol/L），且无糖尿病史。

2. 炎症反应指标　白细胞增多（WBC 计数>12×10^9/L）；白细胞减少（WBC 计数<4×10^9/L）；白细胞计数正常但幼稚白细胞总数超过 10%；血浆 C 反应蛋白>正常值的 2 个标准差；血浆原降钙素>正常值的 2 个标准差。

3. 血流动力学变量　低血压 [收缩压（SBP）<90 mmHg（1 mmHg=0.133 kPa），平均动脉压（MAP）<70 mmHg 或成人 SBP 下降超过40 mmHg 或低于年龄段正常值两个标准差]。

4. 器官功能障碍指标　动脉低氧血症（PaO_2/FiO_2<300）；急性少尿 [及时给予足够的液体复苏，尿量仍然<0.5 ml/（kg·h）且至少持续 2 h]；血肌酐上升>0.5 mg/dl 或 44.2 μmol/L；凝血功能异常 [国际标准化比值（INR）>1.5 或活化部分凝血酶时间（APTT）>60 s]；肠梗阻（肠鸣音消失）；血小板减少（血小板计数<100×10^9/L）；高胆红素血症（血浆总胆红素>4 mg/dl 或 70 μmol/L）。

5. 组织灌注指标　高乳酸血症（>1 mmol/L）；毛细血管再灌注能力降低或淤斑形成。

二、严重脓毒症

严重脓毒症定义为脓毒症所致的组织低灌注或器官功能障碍（因感染所致以下任意一项）：脓

毒症所致低血压；乳酸水平超过实验室检测正常水平上限；及时给予足够的液体复苏，尿量仍然< 0.5 ml/（kg·h）且至少 2 h；非肺炎所致的急性肺损伤且 $PaO_2/FiO_2 < 250$；血肌酐水平> 176.8 μmol/L（2.0 mg/dl）；胆红素>34.2 μmol/L（2.0 mg/dl）；血小板计数<100×10⁹/L；凝血障碍（INR>1.5）。

三、严重脓毒症的治疗

（一）初期复苏和液体疗法

对于严重脓毒症、脓毒症性休克，及时有效的液体复苏与预后密切相关。对低血压或血乳酸升高>4 mmol/L 脓毒症患者应立即进行液体复苏，而不是延迟至重症监护室（ICU）收住后才进行。在进行初期复苏的最初 6 h 内，脓毒症所致组织灌注不足的复苏目标包括：维持中心静脉压在 8~12 mmHg，平均动脉压≥65 mmHg，尿量≥0.5 ml/（kg·h），中心静脉（上腔静脉）血氧饱和度≥70%或混合静脉氧饱和度≥65%，必要时输注红细胞悬液使血细胞比容≥30%。无能力取得中心静脉血氧饱和度的复位，建议将脓毒症患者的血乳酸尽快降至正常水平。液体复苏推荐使用晶体液、白蛋白，不建议使用羟乙基淀粉等分子供量>20 U 或取代度超过 0.4。

（二）血管活性药物的使用

在液体复苏基础上不能恢复血压和器官灌注时，可考虑使用血管活性药物升高血压、改善组织灌注。血管升压药治疗的初始目标是使 MAP 达到 65 mmHg，首选去甲肾上腺素作为血管升压药，它是一种 α-受体激动剂，具有较强的收缩血管的效应，而且在增加 MAP 的同时不会对外周血流及肾血流造成不良影响，同时增加氧供。剂量为 0.01~5 μg/（kg·min）。伴有心力衰竭和心肌收缩力降低的脓毒症患者可使用多巴胺、多巴酚丁胺改善心肌收缩力。多巴胺是去甲肾上腺素和肾上腺素的前体，通过增加每搏输出量和心率来提高血压。与去甲肾上腺素相比，多巴胺升压的能力较弱。

（三）控制感染

确诊为脓毒症性休克或严重脓毒症尚未出现脓毒症性休克时，在 1 h 内静脉使用有效的抗生素治疗即早期经验性应用抗生素，根据感染常见病原菌及本科室在这一时期的细菌生态学资料，结合患者的临床表现，推断其可能感染的病原菌，参考区域细菌耐药现状及细菌耐药机制选用合适的抗生素。在应用抗生素前应进行合适的液体病原学培养检查。开始应用抗生素治疗前至少采集两组血液样本，病原学鉴别诊断涉及侵袭性念珠菌时采用真菌 D-葡聚糖检测，同时对患者快速进行影像学检查以确立潜在感染源。早期经验性抗感染治疗包括一种或多种能覆盖所有可能的病原体的药，并且要有足够的药物浓度渗透到脓毒症的病灶中，抗生素给药方案应每天进行评估，以逐渐降低药物使用强度。对无感染证据的脓毒症初期患者，如果体内血清降钙素原（PCT）水平较低，可考虑抗生素的经验性治疗。由病毒感染引起的严重脓毒症或脓毒性休克，应尽早抗病毒治疗。对于严重脓毒症患者经验联合用药时间不超过 3~5 d，一旦确立敏感的病原体，应减少抗生素种类，选择敏感的单一药物治疗。抗生素治疗疗程一般为 7~10 d，对于临床反应慢、感染灶无法引流、金黄色葡萄球菌菌血症以及一些真菌或病毒感染、包括中性粒细胞减少症在内的免疫缺陷患者，适当延长其治疗疗程。

（四）糖皮质激素

对于脓毒症性休克患者，如果通过充分的液体复苏和血管升压药治疗能使血流动力学恢复稳定。不建议静脉给予大剂量糖皮质激素，应用大剂量、短程治疗的糖皮质激素对提高患者的生存率无益甚至有害。研究认为脓毒症性休克患者若对升压药物无反应时，早期应用小剂量类固醇激素对疾病有益，氢化可的松 200 mg/d 静脉输注，不采用促肾上腺皮质激素刺激来确定哪些患者是需接受糖皮质激素治疗。

（五）控制血糖

严重脓毒血症患者进行程序化血糖水平管理。

1. 当不连续两次测得血糖水平>10 mmol/L（180 mg/dl）时开始使用胰岛素治疗。目的是使最高血糖水平≤10 mmol/L（180 mg/dl）。

2. 每隔 1~2 h 监测一次血糖，血糖值和胰岛素用量稳定后可每 4 h 监测一次。

3. 床旁快速检验方法监测末梢血糖水平时应谨慎对待，因为动脉或血浆的血糖值可能比监测到的数值更低。

（六）血液制品应用

1. 一旦解决了组织灌注不足，且无特殊情况（如心肌缺血、严重低氧血症、急性出血或缺血性心脏病），我们推荐当血红蛋白水平下降至<70 g/L 时，输注红细胞，使成人血红蛋白水平维持在 70~90 g/L（ⅠB）。

2. 不使用促红细胞生长素作为严重脓毒症所致贫血的特殊治疗（ⅠB）。

3. 在无出血或有计划的侵入性操作时，如果凝血试验正常，不建议使用新鲜冰冻血浆进行纠正（ⅡD）。

4. 不使用抗凝血酶治疗严重脓毒症和脓毒症性休克（ⅠB）。

5. 对于严重脓毒症患者，当血小板计数<10×10^9/L 且无明显出血时，建议预防性输注血小板。如果患者有较高的出血风险，当血小板计数<20×10^9/L 时，建议进行预防性血小板输注。活动性出血、外科手术或侵入性操作需要较高的血小板计数（≥50×10^9/L）。

（七）机械通气

1. 除少数早期存在低氧血症的患者应用无创通气外，对严重脓毒性患者出现急性肺损伤/急性呼吸窘迫综合征（acute lung injury/acute respiratory distress syndrome，ALI/ARDS）时均应及时进行机械通气治疗以缓解组织缺氧状态，将潮气量定为 6 ml/kg。

2. 监测 ARDS 患者的平台压，把被动通气患者的最初平台压上限设置为≤30 cmH₂O。

3. 建立一定的呼气末正压通气（PEEP），防止呼气末肺泡萎缩。

4. 对于败血症引起的中至重度 ARDS 患者采用较高水平 PEEP，而非较低水平 PEEP 的治疗策略。

5. 对于机械通气的脓毒症患者，应将床头保持抬高 30°~45°，减少误吸风险并防止发生呼吸机相关肺炎（VAP）。

（八）肾脏替代治疗

肾脏替代治疗的时机、剂量、模式等问题存在争议。

1. 对严重脓毒症急性肾衰竭患者，采取连续肾替代治疗和间歇性血液透析是等效的。

2. 对血流动力学不稳定的脓毒症患者，采取持续替代治疗以更方便地管理液体平衡，关于清除炎性介质方面暂无相关意见。

（九）碳酸氢盐治疗

对于低灌注乳酸血症患者，当 pH 值≥7.15 时，不建议使用碳酸氢盐治疗来改善患者的血流动力学状态或减少患者对血管升压药的需求。

（十）预防深静脉血栓形成

严重脓毒症患者每日接受药物治疗静脉血栓栓塞（VTE），每日皮下注射低分子肝素，每日 2 次。如果肌酐清除率<30 ml/min，使用肝素。有肝素禁忌的脓毒症患者：血小板减少症、严重凝血功能障碍、活动性出血、近期脑出血，不使用药物治疗，可考虑用器械预防性治疗。当风险降低后，建议开始药物治疗。

（十一）应激性溃疡的预防

1. 严重脓毒症或脓毒性休克并有出血风险的患者，可使用 H_2 受体阻滞剂或质子泵抑制剂预防。

2. 采取应激性溃疡预防措施时，使用质子泵抑制剂，而非 H_2 受体拮抗剂。

3. 无应激性溃疡风险的患者不采取预防措施。

（十二）营养

1. 在确诊患有严重脓毒症或脓毒症性休克的最初 48 h 内，给予患者口服或肠内营养（在耐受的情况下），而非完全禁食或仅静脉注射葡萄糖。

2. 采取每天 500 kcal 的低热量喂养，避免强制性全热量喂养。

3. 确诊严重脓毒症或脓毒性休克后的最初 7 天，给予静脉注射葡萄糖和肠内营养，而非全肠外营养或肠外营养联合肠内营养治疗。

4. 严重脓毒症的患者营养需求无需特定添加免疫调节物质。

补充某些营养素（如精氨酸、谷氨酰胺或脂肪乳），可改善患者的免疫功能，对这些营养补剂进行评估，是否会影响危重疾病的治疗过程，目前尚未定论。

脓毒症患者的精氨酸利用率下降，导致体内氧化氮合酶减少，微循环调节功能丧失并增加超氧化物和过氧亚硝酸盐的产生，但是，精氨酸补剂会引发不必要的血管舒张和低血压情况。在病重期间，患者体内的谷氨酰胺水平有所下降，外源性补充谷氨酰胺可以改善肠道黏膜萎缩和渗透率，从而减少细菌移位情况，其他潜在获益包括增强免疫细胞功能，减少促炎性细胞因子的产生以及提高谷胱苷肽水平和抗氧化能力，但这些研究结果的临床意义尚不明确，未发现有明确获益，也未发现对人造成损害。

（十三）镇静、镇痛和神经肌肉阻滞

如果脓毒症患者机械通气需要镇静，建议最小量的间歇注射或连续滴注镇静剂达到预定终点，对未患 ARDS 的脓毒症患者应尽量避免使用神经肌肉阻滞剂（NMBA），因为停药后神经肌肉阻滞时间较长。对早期脓毒症所致 ARDS 患者短时间应用 NMBA 需小于 48 h。

（十四）免疫球蛋白

对于严重脓毒症或脓毒症性休克患者，不采用静脉给予免疫球蛋白治疗。

（十五）活化蛋白 C

活化蛋白 C（activated protein C，APC）是一种具有促纤溶蛋白溶解、抑制血栓形成的炎症血浆蛋白，近年研究结果表明脓毒症性休克患者不能从 APC 中获益，此药物已从市场上撤回不再使用。

（十六）集束化治疗

早期目标治疗（early good directed therapy，EGDT）是治疗的核心目标，初始复苏：确认严重脓毒症和脓毒性休克即启动，3 h 内完成测量乳酸；应用抗生素前获得血培养标本；尽量提前广谱抗生素给药时间，急诊患者 1 h 内，非急诊患者 3 h 内；在低血压和（或）乳酸>4 mmol/L 时，至少输注 30 ml/kg 晶体溶液，对脓毒性休克患者在 6 h 内启动。对于低血压对初始复苏无反应者，应用血管活性药物维持 MAP≥65 mmHg；在尽量复苏后仍然持续动脉低血压（脓毒性休克）或初始血乳酸>4 mmol/L 时，复苏要达到中心静脉压（CVP）≥8 mmHg。

（十七）监护

根据不同目的，监护应包括生命体征的评价、影像学监测、血流动力学监护及呼吸、氧供功能的监护等。血流动力学监护的目的是复苏或持续地监测循环功能，以便于对循环问题及时明确诊断，及早治疗。

1. 生命体征监护　对生命体征动脉血压、心率、呼吸、体温、血氧饱和度等无创性监护。对循环功能不稳定的患者频繁监测生命体征以了解患者的病情趋势及发现潜在的风险。

2. 尿量　通过每小时尿量的监测评估重要器官的灌注情况，了解患者的血容量是否充足及有无疾病。在急性创伤的液体复苏中，尿量减少提示低血容量、低心排血量、肾灌注不足或急性肾功能不全。但对于脓毒症性休克的患者，不能仅通过尿量来完全反映组织的灌注情况。

3. 中心静脉压　CVP 反映的是血液的容积和静脉血流的顺应性，评估血容量是否充足。CVP正常值 5~12 cmH$_2$O，当超过 15~18 cmH$_2$O 时，需使用肺动脉漂浮导管测定。肺动脉楔压（PAWP）更精确指导液体治疗。

4. 肺动脉导管　肺动脉导管（PAWP）是一种评价右心房灌注压的方法。用来判断循环功能不全以及鉴别急性心功能不全如高血容量或低血容量状态。在脓毒症患者中，肺动脉导管可用于鉴别休克的原因。

5. 动脉血气分析　用于鉴别脓毒症或脓毒性休克的肺功能情况、体内灌注情况。如果单纯吸氧不能改善缺氧，PaO$_2$<60 mmHg 应该考虑呼吸支持，然而，慢性呼吸功能不全的患者由于耐受了低氧状态可能无需机械通气治疗。

6. 心排血量　心排血量是指每分钟心脏泵出的血流量。患者体表面积或体重的比值为心排血指数。脓毒症性休克患者的心排血指数可超过正常值的 2 倍以上，与脓毒症时患者存在氧供不足、组织灌注不足、严重应激以及血容量不足等有关，机体为保证代谢和循环的需要而发生的一种代偿性反应。

7. 内脏血流供应　监测指标包括意识、尿量、评价 MAP、心排血指数。患者的 MAP 降低、潮气量增大或已证实血清乳酸水平升高应怀疑乳酸酸中毒。胃黏膜 CO$_2$ 张力测量法被用于监测内脏的血流，然而，该方法一直被认为是一种实验技术，它的临床意义尚有争议。目前，提示组织灌注不足引起的组织缺氧伴无氧代谢增加或微循环血流分布不均的指标有：酸中毒（pH 值降低）；碱中毒（HCO_3^- 水平降低）；离子间隙增加；血乳酸水平升高；胃黏膜 pH 值降低。

（十八）预防

治疗和预防脓毒症最有效的方法是以脓毒症的发病机制为基础进行治疗和预防，但遗憾的是目前脓毒症的发病机制仍未完全阐明，在这种情况下，针对发病原因应做好临床各方面的预防工作，努力降低诱发感染的危险因素对脓毒症的治疗和预防有着重要作用。随着医学研究的进步，大样本、多中心的临床随机对照研究会给脓毒症的治疗带来更多的循证医学证据，未来脓毒症机制的阐明一定会为脓毒症的治疗和预防带来新的希望。

参考文献

[1] 姚咏明，盛志勇，林洪远，等. 脓毒症定义及诊断的新认识. 中国危重症急救医学，2004，16（06）：321-324.

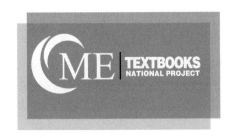

胸痛中心建设及急性胸痛救治策略研究进展

张略韬　徐　峰

山东大学齐鲁医院

第6章

急性胸痛是急诊科最常见的临床主诉之一，以往国内外的研究数据显示，急性胸痛占急诊就诊患者的4%~20%。胸痛的病因复杂多样，病情严重性差异极大，其预后也各不相同，所以需要早期评估、危险分层，尽早明确诊断并对患者做出专业化的处理。为了提高胸痛诊治效率，优化医疗资源配置，减少漏诊和误诊，改善患者预后，胸痛中心（Chest Pain Center，CPC）这一管理模式应运而生。CPC依据其快速的分诊、早期危险分层、高效救治等流程化、标准化的手段，可对胸痛患者进行更优化的诊断和治疗，进而改善预后。

一、CPC发展史

1981年，全球第一家CPC在美国巴尔的摩St. Angle医院建立，至今美国CPC已有5000余家，其他多个国家如英国、法国、加拿大、澳大利亚、德国等也广泛成立了CPC。1994年，以"启动CPC以应对美国第一大健康问题"为主题的CPC大会第一次召开。1998年，美国还成立了专门致力于发展CPC相关工作的非营利性学术组织——胸痛中心协会（Society of Chest Pain Centers，SCPC），根据工作的重点，为了更好地为医患双方提供相关服务，该组织现已更名为心血管患者关怀协会。该协会经过多年的发展，在CPC的运作、管理、培训等方面积累了丰富的经验，其开展的国际认证工作以其权威性、规范性、引导性和高效性得到了全世界医疗机构的普遍认可。

我国的CPC建设起步较晚，但迄今为止也已走过了十余年的历程，目前正方兴未艾。国内较早建立CPC的医院包括：山东大学齐鲁医院（2002年10月）、北京大学人民医院（2010年6月）、河南中医学院第一附属医院（2010年10月）、广东省中医院（2010年12月）等。2011年起，大量CPC如雨后春笋般成立，如：广州军区广州总医院、上海胸科医院、中国人民解放军总医院、广州军区武汉总医院、西安交通大学第二附属医院、深圳市第四人民医院、广州医学院第二附属医院、太原市中心医院、哈尔滨医科大学第一附属医院等。目前国内CPC的模式主要有三种：急诊科主导模式、多学科协作模式、心内科主导模式。2010年10月，《胸痛中心建设中国专家共识》的发表使中国CPC建设有章可循，2014年对它进行了更新。

二、CPC的认证

2003年，美国SCPC成立了认证委员会，并建立了一套CPC认证程序，其中有8个关键要素：

①积极参与心脏病早期救护的教育宣传；②整合 CPC 与急诊医疗服务；③急诊评估急性冠状动脉综合征（acute coronary syndrome，ACS）患者从而及时诊治；④评估及管理低危 ACS 患者；⑤改进临床处理流程；⑥对临床医生、护士、技师和其他相关人员制定培训指南和工作标准；⑦与其他 CPC 相互合作；⑧对急诊部门/CPC 进行功能性的设计改造。目前，SCPC 可在线提供 CPC 认证申请，只要联系其认证服务，SCPC 就会提供包括研讨会、分析认证系统、辨识临床过程缺陷、设定改进目标等内容的认证程序。

2007 年，德国心脏协会也成立了 CPC 特别小组，负责制定一系列的标准，启动全国范围的认证程序，并在 2008 年发表专家推荐的最低标准要求。2013 年，经国家卫计委医政医管局授权，中华医学会心血管病学分会负责中国 CPC 的认证工作，完成了中国 CPC 认证体系和标准的制订。同年 9 月 14 日，中国 CPC 的认证工作正式启动。

三、CPC 的"齐鲁模式"

2002 年 10 月，山东大学齐鲁医院在国内率先成立 CPC，中心挂靠在急诊科，并成为全省首家开通"急性胸痛 24 小时咨询热线"的医院，随时接受急性胸痛患者的咨询。

中心成立后，积极贯彻"早期诊断、危险分层、正确分流、科学救治"的十六字方针，制定了各类胸痛的诊治流程，协调了齐鲁医院多个学科的力量，完善了急性心肌梗死、急性主动脉夹层、急性肺栓塞等胸痛急症的"绿色通道"建设，迅速评估，准确筛查，合理分流，保障危重胸痛患者获得及时有效的诊治，降低致死、致残率。

目前，齐鲁医院 CPC 已建设成"院前移动胸痛中心工作站""急性胸痛门诊""胸痛中心病房""重症监护室""冠状动脉介入随访办公室""爱心俱乐部"在内的涵盖院前、院内、出院后各个阶段的一体化、无缝衔接的急性胸痛救治体系，避免了院前与院内、院内不同科室、院内与出院后互相交接、沟通、配合不流畅，认识不统一等常见影响胸痛高效救治的问题，并与济南多家市、区级医院签署协议，建立了"区域性急性心肌梗死规范化救治网络"。中心主要开展"急性胸痛院前急救、急诊诊断和鉴别、急性心血管疾病诊治、心血管疾病健康教育、冠状动脉介入术后随访和健康指导"等工作，尤其强化了急诊介入手术治疗 ST 段抬高型急性心肌梗死（ST-segment elevation myocardial infarction，STEMI）的"绿色通道"建设，在国内率先开展了多种有效措施，提高抢救效率。

院前移动胸痛中心工作站配备标准 12 导联心电图及生命体征无线传输系统、各种急救复苏设备。急性胸痛门诊设在急诊科，配备有独立的急性胸痛救治单元，各种先进的急救复苏设备配套齐全。专职急诊介入住院总医师 24 h 轮流值班，随时接诊急性胸痛患者，尤其是 STEMI 患者，专职 STEMI 护士在"绿色通道"全程陪同，导管室 24 h 全天候开放，突出"时间就是心肌、时间就是生命"的理念。对复杂疑难患者，强调综合救治措施。重症监护室随时收治必要的危重患者，真正实现生命的"绿色通道"。冠状动脉介入随访办公室方便介入术后患者快捷就诊，帮助患者掌握自身疾病治疗和预防的知识，提供长期系统的专业治疗、检查和健康指导等医疗服务，并通过患者反馈不断改进提高服务水平。中心成立以来深受广大患者的欢迎，取得了显著的社会效益和反响。

四、CPC 和急性胸痛救治策略研究进展

（一）CPC 与胸痛救治时间

对于 ACS 等致命性胸痛，缩短从发病到获得专业性救治的时间是提高心肌再灌注、改善预后

的关键措施，最新欧美心肌梗死指南均已由最初的强调就诊到球囊扩张（door to balloon，D-to-B）时间发展到与患者首次医疗接触到球囊扩张（first medical contact to balloon，FMC-to-B）时间。大量研究已证实，缩短上述时间有利于心肌再灌注，保护心肌，挽救心功能，进而改善预后。近年来，关于 CPC 的一系列研究进一步证实，建立 CPC 可以缩短患者发病至首次医疗接触时间、绿色通道时间、专业诊治时间及住院时间。

1. CPC 缩短发病至首次医疗接触时间　德国的研究显示，利用覆盖全国范围的 CPC 网络能使胸痛患者的医疗服务时间得到优化。胸痛患者从最早发病症状到医疗机构接触的平均时间为 2.08 h，住院延迟为 31（11~75）min，在此时间内有 98.2% 的患者接受侵入性诊断。

2. CPC 缩短绿色通道时间　巴基斯坦 Rizvi 等比较了 STEMI 患者分别在 CPC、冠状动脉治疗中心、急诊科的绿色通道时间，研究显示在 CPC 的总溶栓时间最短，为 3.87 h，而冠状动脉治疗中心、急诊部门的溶栓时间分别为 5.48 h 和 4.92 h，绿色通道时间在 CPC 也显著减少。

3. CPC 缩短专业诊治时间　新西兰全国范围内的调查研究发现，CPC 的非 ST 段抬高型心肌梗死（non-ST-segment elevation myocardial infarction，non-STEMI）患者和心绞痛患者行血管造影的时间为 2.1 d，比非 CPC 的患者 3.8 d 的血管造影时间更短。

4. CPC 缩短住院时间　德国的 Keller 等调查了 2004 年 5 月至 2006 年 5 月就诊于医院急诊科的 247 例患者以及新成立的胸痛单元的 765 例患者，研究发现，就诊于胸痛单元的 STEMI 和 non-STEMI 患者的住院时间均明显短于就诊于急诊科患者的住院时间，但是，对于不稳定型心绞痛患者的住院时间，该研究未显示出差异。以色列 Rambam 医院在建成 CPC 后，胸痛患者的平均住院时间也从 66.8 h 缩短至 37.8 h。

（二）急性胸痛患者的危险分层

急诊科常规对胸痛进行危险分层主要依据患者的症状、体征和病史。但是，中国 ACS 临床路径研究报道，20% 的急诊患者的出院诊断与最终检查结果不符，提示可能存在误诊和漏诊。国际上开展了多项研究，探讨如何更好地对 ACS 等高危胸痛进行早期识别、危险分层，以便更早的开展有针对性的专业救治，缩短患者住院时间，改善预后。

1. 心电图和心肌标志物　美国弗吉尼亚医学院 CPC 根据症状、心电图和心肌标志物评估患者为急性心肌梗死和不稳定型心绞痛的可能性，将胸痛患者分为五个等级，不同的等级给予不同的处置措施和治疗目标。Mayo 诊所根据美国卫生保健政策研究机构的指南，将患者分为低危、中危、高危三类。对中危患者进行 6 h 的观察，每隔 2 h 查一次心肌酶，同时检测心电图。若检查结果为阴性则继续行心电图运动试验、核素压力测试或超声心动图压力测试。高危患者和阳性结果的中危患者都收入院治疗，低危患者和阴性结果的中危患者可出院。

2. 高敏肌钙蛋白　心肌肌钙蛋白是传统的心肌损伤标志物之一，也是进行 ACS 定义与分型的主要标志物。在 2012 年的欧洲心脏病学会（ESC）/美国心脏病学会基金会（ACCF）/美国心脏协会（AHA）/世界心脏联盟（WHF）联合小组对心肌梗死的重新定义中，肌钙蛋白被定义为诊断心肌梗死的工具之一，而且每个实验室都要有特定的、经过质量控制的测量方式对肌钙蛋白进行检测。但是，对于哪一种高敏肌钙蛋白（hs-cTn）能够提供最准确的预测信息，早期高敏肌钙蛋白改变的价值和意义等问题仍存在争议。Haaf 等的研究显示，hs-cTnT 的诊断准确性比 hs-cTnI 更为准确，hs-cTnT 的绝对改变值在预测死亡率上要优于其相对改变值，此外，Reichlin 等的研究也认为，应将 hs-cTn 的检测基准值和第一小时之间的绝对改变值定为 CPC 诊断或排除急性心肌梗死的标准。

在可疑 ACS 的胸痛患者中，一般根据血管造影评价血管狭窄程度以决定是否需要血运重建。

但是，Illmann 等的研究发现，不论胸痛患者是否有 ACS，只要其肌钙蛋白阳性，没有进行血运重建的患者比进行血运重建的患者预后更差，3 个月死亡率更高。所以，该研究认为，肌钙蛋白阳性的胸痛患者的血运重建治疗策略值得进一步探索和完善。

3. TIMI 评分　近期，有研究探讨了应用心肌梗死溶栓治疗（the thrombolysis in myocardial infarction，TIMI）评分对 CPC 就诊患者进行危险分层的价值。美国圣若瑟医疗中心的 Shah 等研究了 TIMI 评分对急诊科胸痛观察单元患者住院时间和花费的影响。研究纳入了自 2010 年 7 月至 2011 年 6 月该院 777 例胸痛患者。TIMI 评分 0~2 分的患者被观察 12 h，评分 3~4 分的患者被观察 20 h，评分 >4 分的患者可直接住院，最终发现，运用 TIMI 评分后的总住院时间和费用均显著降低。2013 年发表在 *Am J Emerg Med* 的一篇文章，美国犹他大学医学院的 Holly 等通过前瞻性研究，探讨了 TIMI 评分作为急诊科观察单元胸痛患者风险分层工具的可能性。结果发现，胸痛患者 30 d 复合终点事件发生率随 TIMI 评分的升高而升高，且高 TIMI 评分的患者收住院可能性更大。该研究提示，TIMI 危险评分可作为胸痛患者一种有效的风险分层工具，TIMI 评分高的患者应考虑住院并进行更积极的评价和治疗。

4. 冠状动脉计算机断层扫描（CT）　除了上述手段外，近年来还有研究显示，冠状动脉计算机断层扫描（CT）在急性胸痛患者的危险分层中有一定的价值。在冠状动脉疾病的评估上，冠状动脉 CT 造影可以鉴别出传统危险评分［TIMI 评分和全球急性冠状动脉事件注册（GRACE）评分］鉴别不出的严重性冠心病，也可预测其不良结局。与心电图运动负荷试验相比，冠状动脉 CT 有更好的特异度、敏感度、阳性预测值和阴性预测值，对 ACS 患者的危险分层更为安全有效。同时，最新的计算机辅助分诊系统对冠状动脉狭窄 ≥50% 的患者可以进行准确的自动检测辨识，从而实现 CT 血管造影在临床应用上的标准化、规范化。

5. N 端 B 型钠尿肽和胱抑素 C　N 端 B 型钠尿肽水平的高低可反映心力衰竭严重程度。胱抑素 C 参与动脉粥样硬化中的炎症过程，与 ACS 密切相关。Mathewkutty 等发现，N 端 B 型钠尿肽和胱抑素 C 在低危心肌梗死患者有很高的阴性预测值，而且在低危胸痛患者的筛查中可替代负荷试验，但不能替代中危患者的负荷试验。

6. 肾上腺髓质素原中段肽和中段心房利钠肽前肽　肾上腺髓质素原中段肽（MR-proADM）、中段心房利钠肽前肽（MR-proANP）是近几年新兴的心血管疾病相关的生物学指标。德国 Tzikas 等的研究显示，在达到死亡或非致命性心肌梗死研究终点的患者拥有显著高水平的 MR-proADM 和 MR-proANP，这两者浓度增加时，患者的死亡风险或非致命性心肌梗死风险同时也增加。Tsai 等的研究也显示，急性心肌梗死患者的 Mr-proADM 水平比其他病因的患者更高。在鉴别是否是急性心肌梗死患者时，MR-proADM 比 hs-cTnT 更为准确，MR-proADM 也和 GRACE 评分有一样的预测死亡的准确性。值得关注的是，MR-proADM 和 MR-proANP 可优化现有危险分层的方法——GRACE 评分和 TIMI 评分。

五、小结

急性胸痛作为急诊常见的急危重症，如何开展高效救治，一直是急诊医学，乃至相关医学专业领域关注的热点。CPC 作为一种先进的管理模式，主要目的是通过标准化的分诊、危险分层、诊治流程、质量控制等，保障早期准确地筛选出高危患者，给予及时救治，快速有效地辨识出低危患者。从而，既避免高危患者的漏诊，使其得到及时诊断、及时救治，又可以减少低危患者误诊，避免不必要的住院检查和治疗的医疗费用。CPC 的医疗服务是一个整体的概念，急性胸痛的救治不仅依赖于检查技术、治疗药物和器械的进步，也有赖于患者分诊和救治的标准化以及医疗系统的流程化。随着 CPC 的建立和推广，医疗资源能更合理地配置、优化，胸痛患者能得到更高效的医疗服务，最终改善预后。

参考文献

［1］Post F, Gori T, Senges J, et al. Establishment and progress of the chest pain unit certification process in Germany and the local experiences of Mainz. Eur Heart J, 2012, 33（6）：682-686.

［2］Burman RA, Zakariassen E, Hunskaar S. Management of chest pain：a prospective study from Norwegian out-of-hours primary care. BMC Fam Pract, 2014, 15：51.

［3］Halpern EJ, Deutsch JP, Hannaway MM, et al. Cardiac risk factors and risk scores vs cardiac computed tomography angiography：a prospective cohort study for triage of ED patients with acute chest pain. Am J Emerg Med, 2013, 31（10）：1479-1485.

［4］Haaf P, Reichlin T, Twerenbold R, et al. Risk stratification in patients with acute chest pain using three high-sensitivity cardiac troponin assays. Eur Heart J, 2014, 35（6）：365-375.

［5］Illmann A, Riemer T, Erbel R, et al. Disease distribution and outcome in troponin-positive patients with or without revascularization in a chest pain unit：results of the German CPU-Registry. Clin Res Cardiol, 2014, 103（1）：29-40.

［6］Mazhar J, Killion B, Liang M, et al. Chest pain unit（CPU）in the management of low to intermediate risk acute coronary syndrome：A tertiary hospital experience from New Zealand. Heart Lung Circ, 2013, 22（2）：110-115.

［7］Mathewkutty S, Sethi SS, Aneja A, et al. Biomarkers after risk stratification in acute chest pain（from the BRIC Study）. Am J Cardiol, 2013, 111（4）：493-498.

［8］Tzikas S, Keller T, Ojeda FM, et al. MR-proANP and MR-proADM for risk stratification of patients with acute chest pain. Heart, 2013, 99（6）：388-395.

［9］Haaf P, Twerenbold R, Reichlin T, et al. Mid-regional pro-adrenomedullin in the early evaluation of acute chest pain patients. Int J Cardiol, 2013, 168（2）：1048-1055.

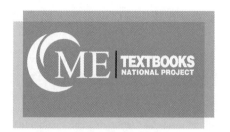

不明原因发热研究进展

潘曙明
上海交通大学医学院附属新华医院

第 7 章

发热待查（fever of unknown origin，FUO）患者的病因复杂，包括感染性疾病、肿瘤性疾病、非感染性炎症反应等，临床表现多样，缺乏典型的临床症状和特异的实验室及影像学特征，给临床诊断带来极大的挑战。虽然当今诊疗技术飞速发展，但 FUO 的明确诊断率并未明显提高，是内科常见的疑难杂症之一。

一、发热待查定义的演变及病因

1961 年 FUO 的最初定义为：①体温超过 38.3℃；②发热持续 3 周及以上；③经住院检查 1 周仍未能明确诊断。该定义中"1 周完备的住院检查"，包括详细的病史、系统全面的体格检查和常规实验室检查。后来随着人类免疫缺陷病毒（HIV）感染者及中性粒细胞缺乏症患者的增多，实验室及影像学检查的进展，越来越多的 FUO 患者在门诊接受检查，原先的定义已经不适用。

Durack 等认为 FUO 的定义应当更加全面，一些随着医学进展而认识的疾病如 HIV 感染和中性粒细胞减少症等应纳入其内，因此，在 1991 年 FUO 被分成四种亚型：①经典型 FUO，体温超过 38.3℃、发热持续 3 周及以上、3 次门诊检查或住院检查 3 天仍未能明确诊断；该型的主要病因为肿瘤、感染及风湿性疾病等。②医源性 FUO，体温超过 38.3℃、入院 24 h 内无发热、检查 3 天仍未能明确诊断；该型的主要病因为院内获得性感染、手术并发症及药物热。③中性粒细胞缺乏型（免疫缺陷）FUO，体温超过 38.3℃、中性粒细胞绝对数 ≤ 0.5×10⁹/L、检查 3 天仍未能明确诊断；该型的主要病因为感染，常见的有细菌、真菌（如念珠菌、曲霉菌等）、病毒（如单纯疱疹病毒）等。④HIV 相关型 FUO，体温超过 38.3℃、院外发热 4 周或院内发热 3 天及以上、确诊 HIV 感染；主要病因为 HIV 的原发感染、分枝杆菌感染、巨细胞病毒感染、淋巴瘤、弓形虫、隐球菌、免疫重建炎症反应综合征（IRIS）等。

FUO 新的分型中医源性 FUO、中性粒细胞缺乏型 FUO 及 HIV 相关型 FUO 查找病因相对简单；经典型 FUO 查找病因相对复杂。目前认为，经典型 FUO 的常见病因可以分为：①感染性疾病：如脓肿（腹腔、盆腔）、感染性心内膜炎、结核菌感染、复杂性尿路感染、EB 病毒感染、巨细胞病毒感染、猫抓病等。②肿瘤性疾病：如霍奇金病、非霍奇金淋巴瘤、肾上腺样瘤、骨髓增殖性疾病、肝癌、结肠肿瘤、颅内肿瘤。③风湿性疾病：如成人斯蒂尔病（adult still disease），风湿性关节炎、系统性红斑狼疮、颞动脉炎、风湿性多肌痛、结节性多发性动脉炎等。④其他病因：如酒精性肝硬化、药物热及亚急性甲状腺炎等。⑤不明原因。不同时期 FUO 的病因分类有所不同，具体见表 7-1。

表 7-1　不同年份 FUO 病因构成比变化（%）

年份	感染	恶性肿瘤	炎症	其他	不明原因
1950	36.0	19.0	18.0	18.0	9.0
1970	30.8	23.9	15.1	13.0	17.2
1990	29.0	15.6	25.4	12.7	17.3
2000	36.1	10.2	25.8	4.0	24.0

1998 年，我国的专家根据国内的实际情况将 FUO 定义为：发热持续 2~3 周，体温≥38.5℃，经详细询问病史、体格检查及常规实验室检查仍不明诊断。国内将 FUO 时间定义为 2~3 周的原因是为了排除一些自限性疾病，如病毒感染引起的发热，并有足够的时间完成病史询问、体格检查和常规实验室检查。

二、FUO 的诊断思路

FUO 的诊断思路包括明确 FUO 的诊断及病因诊断。确诊 FUO 首先确定患者发热是真实的、近期的，并符合 FUO 的定义标准；然后着重于 FUO 的病因诊断。

1. 病史询问　FUO 患者的病史询问非常重要。由于与最终诊断相关的症状往往是模糊的、周期性的、轻微的，在病史询问时易被忽略。鉴于 FUO 的患者症状往往不典型，因此，任何轻微症状均不能被忽略。需要询问患者有无结核或感染性心内膜炎史、有无输血史、有无肿瘤史、有无免疫抑制剂的应用情况等；治疗不彻底的结核或感染性心内膜炎再发时往往表现为 FUO，而有输血史的 FUO 的病因往往是丙型病毒性肝炎、巨细胞病毒及西尼罗病毒感染。外源性材料如人工心脏瓣膜、深静脉置管、心脏起搏器、植入型除颤器、假关节、整容用的植入物等的植入史的询问非常重要，这些植入物有可能被感染，导致 FUO。由于心理性及人工性发热也是 FUO 的原因之一，因此，还需询问患者既往有无精神病史。

药物热是 FUO 的病因之一，药物热可以出现在治疗的任何时期，因此，对于患者的用药史，包括非处方药及中药的使用情况必须详细询问。一般而言，药物热所致的 FUO 在停药 2~3 d 后可缓解，对于代谢慢的药物，最长停药 1 周后可热退。恶性综合征（neuroleptic malignant syndrome）是一种少见但致命性的镇静/抗精神类药物特异性反应。它的特征表现为发热、肌肉强直、精神异常、自主神经功能失调和肌酸磷酸激酶升高。在使用精神类药物的患者中发病率为 0.02%~3%，且往往与经典的高效精神类药物如氟哌啶醇、氟奋乃静等有关。药物滥用，尤其是有静脉注射毒品史的 FUO 患者，需要高度怀疑其感染性心内膜炎或骨髓炎的可能。3,4-亚甲基二氧基甲基苯丙胺（俗称摇头丸）及其类似结构的药物，可导致 42℃ 的高热。值得注意的是，在病程中激素、非甾体消炎药及其他退热药的应用，会掩盖真实的热度及发热的病程。

还需仔细询问 FUO 患者的免疫接种史、居住及工作条件，以及有无疫水、疫地接触史、冶游史、药物滥用史等。如患者在居住或工作场所有与结核患者的接触史，需要考虑 FUO 由结核所致的可能；患者有疟疾流行区旅游史，需要考虑感染疟疾的可能；患者有湖泊游泳史，需要考虑钩端螺旋体感染的可能。对于有冶游史的患者，需要注意 HIV 感染的可能。与动物有接触的患者，需要考虑沙门菌感染、布氏杆菌感染、弓形体感染、猫抓病及 Q 热。

2. 体格检查　对于 FUO 患者，需要仔细检查以下部位：眼（如眼底及结膜：感染性心内膜炎所致的 Roth 斑或结膜出血）；口咽部［如进展性获得性免疫缺陷综合征（AIDS）患者的鹅口疮］，颞动脉（颞动脉炎）及甲状腺（甲状腺炎），皮肤，淋巴系统，心脏杂音（感染性心内膜炎），腹部，会阴部（梅毒），关节（关节炎），上、下肢动脉（动脉炎）。皮疹的性质及分布对于有些疾病有重要的提示价值：感染性心内膜炎的 Janeway 损害，落基山斑疹热的淤点性皮疹。淋巴结肿大不仅仅提示淋巴瘤的可能，还提示了进行淋巴结活检的部位。重复查体很有必要，有些体征可能在入院时未表现，但在病程中会出现。

目前的研究没有发现热型与最终诊断之间的关系。特殊热型如 Pel-Ebstein 热型（发热持续 3~10 d 后热退 3~10 d）偶见于霍奇金淋巴瘤及斑疹伤寒。尽管伤寒、军团菌病及衣原体肺炎患者往往存在相对缓脉，但目前的研究还没有证实相对缓脉与感染性疾病病原体之间的关系。考虑患者存在相对缓脉时要排除药物（如使用 β-受体阻断剂、地尔硫䓬、维拉帕米）、心脏起搏器节律及心率异常等因素对脉率的影响。

3. 实验室检查 2003 年一篇荟萃列举了 FUO 患者应该接受的实验室检查项目，具体如下：①FUO 患者的初始检查应该至少包括 2 套血培养、中段尿培养及尿液镜检：不仅能明确菌血症及尿路感染的诊断，还能指导抗生素的选择。②外周血常规检查：白细胞增多、中性粒细胞缺乏、外周血分化异常等往往提示血液系统恶性疾病；贫血及血小板减少与某些导致 FUO 的疾病相关，如疟疾、立克次体及病毒感染等；如果存在异常淋巴细胞，应该检查巨细胞病毒（CMV）IgM 抗体及嗜异性抗体试验。③常规血液生化检查应该包括乳酸脱氢酶（LDH）、胆红素及肝酶，将有助于诊断肝炎及肝胆系统疾病。如胆道梗阻所致的黄疸；肝酶异常患者需要进一步检查肝炎病毒抗体；尽管 LDH 增高的特异性不高，但可提示淋巴瘤、白血病、组织胞浆菌病及卡氏肺囊虫性肺炎等。④抗核抗体及类风湿因子：用于筛查结缔组织病。⑤HIV 抗体：应该被视为 FUO 诊断中所需要完善的检查。⑥如果存在与动物接触史，需要检测 Q 热血清学指标。⑦其他在早期有利于明确诊断的实验室检查：血免疫球蛋白（多发性骨髓瘤）、结核菌素试验（结核病）、大便隐血试验（结肠癌及炎症性肠病）、肌酸激酶（肌炎）。⑧红细胞沉降率及 C 反应蛋白是提示炎症的良好指标，但是其增高不代表存在感染，药物热也会导致上述指标的增高。

对于血培养或其他部位培养（如中段尿培养），首先，需要注意与细菌室进行有效的沟通，提供患者的详细资料及临床上怀疑的病原体。其次，如果怀疑的病原体不易或不能被培养，需要考虑进行相关血清学检验。分子生物学检测如血液或血清聚合酶链反应（PCR）对于巴尔通体属微生物所致的感染性心内膜炎有诊断价值。第三，如果考虑分枝杆菌或真菌为致病微生物，特殊培养液或技术如离心分析系统可能有一定的应用价值。AIDS、恶性血液病、长期使用糖皮质激素患者等的致病微生物应考虑到分枝杆菌感染的可能。真菌尤其是双相型真菌如荚膜组织胞质菌是 AIDS、接受免疫抑制治疗（糖皮质激素，氨甲蝶呤、肿瘤坏死因子 α 抑制剂）患者 FUO 的常见原因。最后，对于血培养前使用过抗生素的患者，血培养出现阳性结果的时间相对更长。

4. 特异性检查 FUO 感染的主要原因之一为结核。T 细胞免疫斑点-结核试验（T-SPOT）可用于潜伏结核感染和活动性结核的诊断。T-SPOT 对结核感染的诊断灵敏度及特异度均 90%，且不受卡介苗接种的影响。最近的研究显示 T-SPOT 对于 HIV 合并活动性结核的预测价值不是很高，可能与 HIV 感染者中 CD4$^+$细胞数量较低产生的假阴性有关。T-SPOT 的阳性程度与患者免疫状态有关，T-SPOT 的斑点数与结核活动程度呈正相关程度不高，因此，有时 T-SPOT 难以区分活动性结核和潜伏性结核感染。外周血 T-SPOT 不仅有助于肺结核的诊断，也有助于多种肺外结核的诊断，但在不同种类肺外结核中诊断价值不同。

5. 影像学检查 目前认为，胸部 X 线对于 FUO 患者的诊断价值不大；对于 FUO 患者，应早进行胸部及腹部计算机断层扫描（CT）检查。胸部 CT 有助于发现小结节，早期发现恶性肿瘤、真菌感染、分枝杆菌感染及诺卡菌病，肺门及纵隔的肿块往往提示淋巴瘤、肺组织胞质菌病及结节病。腹部 CT 对于诊断腹腔脓肿及淋巴组织增生性疾病的 FUO 病因具有较高的敏感度。磁共振成像很少用于 FUO 的早期诊断，除非考虑硬脊膜外脓肿。同位素成像^{67}Ga 闪烁显像和^{99}Tc 或^{111}In 标记的白细胞扫描是 FUO 检查潜在的手段，这些灵敏检测手段的优势在于能进行全身检查，有助于 22%～37% 的 FUO 患者做出最终诊断。然而，它们仅能确定感染或炎症所在的部位，并不能提供 FUO 的病原。^{18}F-氢代脱氧葡萄糖（^{18}F-FDG）正电子发射断层扫描（PET）/计算机断层扫描（CT）显像能反映体内葡萄糖代谢状态，由于大多数肿瘤细胞中的糖酵解作用比正常细胞强，因此^{18}F-FDG 会在大多数肿瘤细胞内大量聚集。此外，中性粒细胞、单核巨噬细胞、成纤维细胞等炎性细胞也可非特异性摄取^{18}F-FDG，所以^{18}F-FDG PET/CT 显像也可以显示感染性及炎性病变，应用于 FUO 中可以明确炎性和肿瘤的部位。多个研究显示，^{18}F-FDG PET/CT 对 FUO 患者的诊断率高达 42%～89%，敏感度 67%～100%，特异度 33%～81%。但对不明原因发热患者中感染、自身免疫性疾病诊断率明显低于肿瘤，同时受抗感染及激素等治疗的影响，并且其价格昂贵，因此需综合考虑后再做选择。

6. 淋巴结及肝脏活检　对于淋巴结肿大患者有必要进行淋巴结活检。淋巴结切除活检相比针刺活检的诊断价值更高。首选部位是颈后淋巴结、锁骨上淋巴结、滑车上淋巴结；尽量避免选择颈前、腋下、腹股沟淋巴结，因为这些部位淋巴结活检的病理报告往往是非特异性的。淋巴结活检对于明确淋巴瘤的诊断价值最大，淋巴结病理检查还有助于诊断弓形体病和组织细胞性坏死性淋巴结炎。淋巴结活检样本中的肉芽肿可提示肉芽肿性疾病如结核病、结节病及淋巴瘤。尽管肝活检的阳性率在 9%～17%，但需要注意的是肝穿刺活检的并发症率高达 0.06%～0.32%。因活检样本病理检查能区分肿块是炎症、自体免疫疾病或肿瘤所致，肝活检有助于诊断肉芽肿性肝炎，还有助于诊断怀疑粟粒性结核的 FUO 患者。值得注意的是，体检发现肝大并不意味着肝活检有阳性结果。

7. 骨髓穿刺及骨髓培养　骨髓穿刺对于多种恶性血液疾病如白血病、多发性骨髓瘤、淋巴瘤等具有诊断价值；还有助于诊断细胞内感染的 FUO，如播散性组织胞质菌病及粟粒性结核。最近的研究显示，存在血小板减少症及贫血的 FUO 患者，通过骨髓穿刺的明确诊断者占 23.7%。然而，FUO 通过骨髓培养明确诊断的患者小于 2%。因此，目前国际上认为骨髓培养不应作为 FUO 的优先及常规选择项目。

三、治疗与转归

1. 治疗　对于如何进行经验性治疗还没有系统性的研究。总体而言，目前主张不应进行如抗结核、抗感染及糖皮质激素等的经验性治疗。原因在于，首先，经验性治疗对于诊断造成了干扰，导致延误诊断及针对性的治疗。其次，经过长时间、系统性检查仍未能明确诊断者的预后往往良好。当然，对于某些特定的 FUO 患者，经验性治疗是有益的：如考虑对血培养阴性的感染性心内膜炎进行抗感染治疗；对怀疑颞动脉炎，尤其是视觉受损的患者进行糖皮质激素治疗；考虑粟粒性结核的老年患者及 AIDS 患者，服用糖皮质激素、甲氨蝶呤或英夫利昔单抗（infliximab）的结缔组织病患者，接受器官移植的患者可用抗结核药。

2. 转归　FUO 患者的转归与其潜在的病因有关，总体而言，12%～35% 的患者死于 FUO 相关的疾病。最终诊断为恶性肿瘤的患者的死亡率最高，5 年内的死亡率高达 52%～100%。感染所致 FUO 患者的死亡率为 8%～22%。经过系统检查仍未能明确诊断的 FUO 患者预后良好，51%～100% 可以自愈，5 年内死亡率为 3.2%。

参考文献

［1］Durack DT, Street AC. Fever of unknown origin-reexamined and redefined. Curr Clin Top Infect Dis, 1991, 11: 35-51.

［2］Cunha BA. Fever of unknown origin: focused diagnostic approach based on clinical clues from the history, physical examination, and laboratory tests. Infect Dis Clin North Am, 2007, 21: 1137-1187.

［3］Garcia-Goez JF, Linares L, Benito N, et al. Tuberculosis in solid organ transplant recipients at a tertiary hospital in the last 20 years in Barcelona, Spain. Transplant Proc, 2009, 41: 2268-2270.

［4］盛瑞媛. 全国发热性疾病学术研讨会纪要. 中华内科杂志, 1999, 38 (11):63-64.

［5］Tolia J, Smith LG. Fever of unknown origin: historical and physical clues to making the diagnosis. Infect Dis Clin North Am, 2007, 21: 917-936.

［6］Amin K, Kauffman CA. Fever of unknown origin. A strategic approach to this diagnostic dilemma. Postgrad Med, 2003, 114: 69-75.

［7］Mourad O, Palda V, Detsky AS. A comprehensive evidence-based approach to fever of unknown origin. Arch Intern Med, 2003, 163: 545-551.

［8］Brusch JL, Weinstein L. Fever of unknown origin. Med Clin North Am, 1988, 72: 1247-1261.

［9］Nisijima K, Shioda K, Iwamura T. Neuroleptic malignant syndrome and serotonin syndrome. Prog Brain Res, 2007: 162: 81-104.

［10］Mueller PD, Korey WS. Death by "ecstasy": the serotonin syndrome? Ann Emerg Med, 1998, 32: 377-380.

［11］Mackowiak PA, Durack DT. Fever of unknown origin//Mandell GL, Bennett JE, Dolin R, editors. Mandell, Douglas, and Bennett's principles and practice of infectious diseases. London: Churchill Livingstone, 2009: 779-789.

［12］Zeaiter Z, Fournier PE, Greub G, et al. Diagnosis of Bartonella endocarditis by a real-time nested PCR assay using serum. J Clin Microbiol, 2003, 41: 919-925.

［13］Assi MA, Sandid MS, Baddour LM, et al. Systemic histoplasmosis: a 15-year retrospective institutional review of 111 patients. Medicine (Baltimore), 2007, 86: 162-169.

［14］Pai M, Zwerling A, Menzies D. Systematic review: T-cell-based assays for the diagnosis of latent tuberculosis infection: an update. Ann Intern Med, 2008, 149 (3): 177-184.

［15］Dai Y, Feng Y, Xu R, et al. Evaluation of interferon-gamma release assays for the diagnosis of tuberculosis: an updated meta-analysis. Eur J Clin Microbiol Infect Dis, 2012, 31 (11):3127-3137.

［16］Rangaka MX, Wilkinson KA, Glynn JR, et al. Predictive value of interferon-gamma release assays for incident active tuberculosis: a systematic review and meta-analysis. Lancet Infect Dis, 2012, 12 (1): 45-55.

［17］Bleeker-Rovers CP, Vos FJ, de Kleijn EM, et al. A prospective multicenter study on fever of unknown origin: the yield of a structured diagnostic protocol. Medicine (Baltimore), 2007, 86: 26-38.

［18］de Kleijn EM, van Lier HJ, van der Meer JW. Fever of unknown origin (FUO). II. Diagnostic procedures in a prospective multicenter study of 167 patients. The Netherlands FUO Study Group. Medicine (Baltimore), 1997, 76: 401-414.

［19］Meller J, Ivancevic V, Conrad M, et al. Clinical value of immunoscintigraphy in patients with fever of unknown origin. J Nucl Med, 1998, 39: 1248-1253.

［20］Becker W, Meller J. The role of nuclear medicine in infection and inflammation. Lancet Infect Dis, 2001, 1: 326-333.

［21］Bleeker-Rovers CP, Vos FJ, Mudde AH, et al. A prospective multicentre study of the value of FDG-PET as part of a structured diagnostic protocol in patients with fever of unknown origin. Eur J Nucl Med Mol Imaging, 2007, 34: 694-703.

［22］Balink H, Collins J, Bruyn GA, et al. F-18 FDG PET/CT in the diagnosis of fever of unknown origin. Clin Nucl Med, 2009, 34 (11): 862-868.

［23］Pedersen TI, Roed C, Knudsen LS, et al. Fever of unknown origin: a retrospective study of 52 cases with evaluation of the diagnostic utility of FDG-PET/CT. Scand J Infect Dis, 2012, 44 (1):

18-23.

[24] Tobkes AI, Nord HJ. Liver biopsy: review of methodology and complications. Dig Dis, 1995, 13: 267-274.

[25] Hot A, Jaisson I, Girard C, et al. Yield of bone marrow examination in diagnosing the source of fever of unknown origin. Arch Intern Med, 2009, 169: 2018-2023.

[26] Bryan CS, Ahuja D. Fever of unknown origin: is there a role for empiric therapy? Infect Dis Clin North Am, 2007, 21: 1213-1220.

[27] Tarkkanen A. Giant cell arteritis and the ophthalmologist. Acta Ophthalmol Scand, 2002, 80: 353-354.

[28] Mayordomo L, Marenco JL, Gomez-Mateos J, et al. Pulmonary miliary tuberculosis in a patient with anti-TNF-alpha treatment. Scand J Rheumatol, 2002, 31: 44-45.

[29] Garcia-Goez JF, Linares L, Benito N, et al. Tuberculosis in solid organ transplant recipients at a tertiary hospital in the last 20 years in Barcelona, Spain. Transplant Proc, 2009, 41: 2268-2270.

[30] de Kleijn EM, Vandenbroucke JP, van der Meer JW. Fever of unknown origin (FUO). I. A prospective multicenter study of 167 patients with FUO, using fixed epidemiologic entry criteria. The Netherlands FUO Study Group. Medicine (Baltimore), 1997, 76: 392-400.

[31] Knockaert DC, Dujardin KS, Bobbaers HJ. Long-term follow-up of patients with undiagnosed fever of unknown origin. Arch Intern Med, 1996, 156: 618-620.

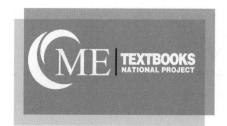

急腹症诊治进展

第 8 章

欧阳军
新疆石河子大学医学院第一附属医院

急腹症（acute abdomen）是指腹腔内、盆腔和腹膜后组织和脏器发生了急剧的病理变化，从而产生以腹部症状和体征为主，同时伴有全身反应的一组临床表现，最常见的临床首发症状是急性腹痛；具有发病急、复杂多变、病情重的特点，能否及时正确诊断，尽早给予有效的治疗，直接影响治疗效果甚或生命安危。急腹症按学科可分为四类：内科急腹症、外科急腹症、妇产科急腹症、儿科急腹症；按病变性质分六类：炎症性急腹症、破裂或穿孔性急腹症、梗阻或绞窄性急腹症、出血性急腹症、损伤性急腹症、引起急腹症或急性腹部症状的其他疾病（非真性急腹症）。传统的诊查方法，如询问病史、全身查体、血尿便常规和腹部 X 线等只能满足粗略的临床诊断，在此基础上的治疗也带有许多盲目性和预后的不确定性。随着医学诊疗技术的进步使急腹症的诊断和治疗发生了巨大变化，新设备的使用和新技术的开展提高了诊断水平和治疗效果。

一、急性腹痛机制

腹痛是急腹症必有症状，它是腹内病变的一种信号。据腹痛的部位、性质、特点、伴随症状及发展变化分析，利于做出正确诊断和采取适当的治疗措施。

（一）引起腹痛的伤害性刺激

1. 消化道的运动功能障碍　腹内管腔脏器的管壁由平滑肌构成，司食糜的通过与排空，促进其黏膜上皮肠液分泌与食糜的消化吸收。当受到某些因素刺激引起运动功能障碍时，平滑肌的强烈收缩，致食糜停滞充胀于管腔，产生绞痛、胀痛。例如蛔虫团可引发肠痉挛，胆道功能障碍可引起胆绞痛。亦有因注射吗啡后致 Oddi 括约肌和回盲部平滑肌痉挛而发生胆绞痛或肠绞痛。

2. 消化道的机械性梗阻　消化道、胆道梗阻时，由于内容物通过受阻，均可引起近端管腔的强烈收缩而致肠、胆绞痛。特点为持续性胀痛并阵发性加重。

3. 腹腔脏器炎症　由组织肿胀、炎性渗出、运动功能障碍及机械性梗阻等综合因素，引起的腹痛，出现感染的全身症状，当炎症波及壁腹膜时，则引起体壁性腹痛。

4. 腹腔脏器损伤、破裂或穿孔　空腔脏器损伤或炎症性穿孔时，消化道内容外溢刺激腹膜，引起急性腹膜炎产生剧烈腹痛。实质性脏器，如肝、脾、胰外伤破裂时，引起血腹同时伴有急性内出血征象。无论空腔脏器还是实质脏器穿破，均出现剧烈的全腹痛，并发急性弥漫性腹膜炎。

5. 腹内脏器的缺血与坏死　随着老龄人口的增加，老年性腹部血管疾病亦见增多。以胃肠道急、慢性血液循环障碍为常见。急性肠系膜动脉栓塞时，肠系膜血管剧烈收缩与痉挛，引起强烈腹痛，随后出现肠坏死、血便、急性腹膜炎，病情危笃。如延误诊治，可在短期内死亡。而慢性肠系膜动脉缺血者，表现为进食后上腹痛、腹胀及消化吸收障碍等慢性过程。此外腹内脏器的扭转，如肠扭转、胃扭转等，既可发生管腔通过障碍，产生各种急慢性腹痛，亦可发生血液循环改变，甚至缺血坏死。

6. 恶性肿瘤 腹痛常为恶性肿瘤的晚期症状，多因肿瘤组织穿透至脏腹膜、消化道穿孔或梗阻而引起，恶性肿瘤组织浸润或转移到后腹壁时则产生顽固性绞痛。

（二）腹痛的神经传递

腹痛的形成是刺激因素通过神经末梢感受器受冲动后，经传入神经纤维的传递，达到脊髓的不同节段，再传到大脑皮质，而后在特定部位出现腹痛。它是由以下几个环节完成的。

1. 腹腔内感受器 腹腔脏器各种组织的末梢感受器，均属于不具有特异结构的游离神经末梢，由有髓鞘和无髓鞘神经纤维的末梢裸露部分构成。腹痛的感觉，就是在此处接受各种伤害性刺激而开始的，对这种刺激物质称为外源性致痛物质。

2. 内源性致痛物质和其他致痛因素 研究证明，不仅许多外源性刺激可以致痛，还有一些存在于细胞内的物质，在外伤和炎症情况下，从受损伤的细胞内释放出来，产生致痛作用，称为内源性致痛物质，如钾离子、氢离子、5-羟色胺、肽类包括缓激肽及十肽、十一肽等，在组织损伤、炎症、缺血和坏死情况下，均可由细胞释放成为内源性致痛物质。此外一些机械性和物理性因素，如消化管的过度膨胀、牵拉、扭转以及直接损伤，均可直接或间接刺激神经终末或痛感受器而致腹痛。

3. 痛感的传递 当内脏感受器受到刺激作用后，经过痛感受器的化学激活，由感受器电位过渡到动作电位，当感受器电位达到一个临界水平时，便促使与感受器相连的神经纤维上暴发动作电位，使感觉冲动通过传入神经纤维向中枢神经传递。外周神经传送到中枢神经系统，在腹腔有两个不同的通路：来自内脏器官组织的痛纤维和自主神经同行，进入脊髓和脑，其中支配胸、腹部脏器的同时加入交感神经干中；而食管、咽部和骨盆组织的痛纤维则加入副交感神经干。腹壁及壁腹膜的传入神经属体壁神经，疼痛纤维的细胞体均位于后根神经节内，再通过脊髓传入大脑。因此，当腹内脏器病变刺激波及壁腹膜时，疼痛感觉敏锐、剧烈且定位准确。反之，则只感钝痛与胀痛则定位不十分准确。值得注意的是老年患者腹痛，因机体功能退化，全身动脉硬化，导致神经传导迟钝，痛阈值升高，常出现腹部病情与腹痛感觉分离现象，对此不应忽视。

（三）腹痛的分类

1. 根据腹痛传导途径分类

（1）体壁性腹痛：是指通过脊神经传导的腹痛。$T_6 \sim T_{12}$ 肋间神经末梢分布在剑突到耻骨之间腹部皮肤、肌层、腹膜壁层和膈肌的周边部，此外，肠系膜根部也有少量体壁神经纤维。当上述部位末梢神经感受器受到病变刺激后，传入神经将冲动通过后根神经节向中枢脊髓神经传递，传出神经则将中枢神经发出的冲动传递至腹壁随意肌。当壁腹膜受到消化液、血液或炎性渗出液刺激时，出现腹部持续性锐痛，感觉部位准确，同时伴有腹肌紧张、压痛及反跳痛。腹膜对各种异常渗、漏液刺激的反应强度不同，以胃液、十二指肠液、胆及胰液为强，远端回肠液及结肠内容次之，之后为血液。当病变波及肠系膜根部时，可产生腰部钝痛或牵涉痛。

（2）内脏性腹痛：内脏的感觉，包括腹膜后结构在内，是通过自主神经传导的。自主神经又称内脏神经，是由交感和副交感神经组成，均分别含有传入和传出神经纤维。腹腔内脏的感觉，通过传入神经先传递到交感神经节，再通过白交通支，到达神经后根传入脊髓，而传出神经则将中枢神经发出的冲动、传递到内脏的平滑肌及腺体。当腹部内脏的传入神经，通过神经后根到达脊髓时，不但与内脏神经组成反射弧，也可与体壁神经接触。一般认为交感神经含有痛觉纤维，副交感神经含有牵拉、膨胀等感觉纤维。因此，内脏性腹痛大致有以下几个特点：其一，腹腔内脏对针刺、切割及烧灼等刺激不敏感，但对空腔脏器的突然扩张、膨胀、平滑肌的痉挛性收缩、化学性致痛物质的刺激、实质脏器包膜张力增高等颇为敏感。其二，内脏性腹痛定位不够准确，但有一定规律可循：受腹腔动脉供血的胃、十二指肠、肝、胆、胰在胚胎期源于前肠，这些器官发生疾病腹痛多出现在上腹部。受肠系膜上动脉供血的小肠和近端结肠，胚胎期源于中肠，当发生病变时，腹痛位于脐周。受肠系膜下动脉供血的降结肠、乙状结肠及直肠上段，胚胎期源于后肠，其腹痛位于下腹部。睾丸与肾胚胎期源于同一部位，以后睾丸降入阴囊，故急性泌尿系统疾病时患者可有同侧的侧腹壁与睾丸痛。其三，在出现内脏性腹痛的同时，往往伴有明显的皮肤血管收缩、出汗、恶心、呕吐，心动过缓和血压下降等变化，患者的情绪反应亦较强烈。因此，内脏性腹痛不仅是疼痛反应，同时也是腹内脏器功能紊乱的开端。

（3）感应性疼痛与知觉过敏：当一个部位的神经末梢感受器受到刺激后，沿同一神经根发出的另一神经支，在远隔部位产生的疼痛感觉称为感应性疼痛或牵涉痛（referred pain）。产生感应性疼痛的原因可能是中枢神经在脊髓或大脑皮质的分析错误。不论体壁性腹痛或内脏性腹痛，都可以产生感应性疼痛。体壁的感应性疼痛起源于体壁神经末梢感受器受刺激，而疼痛发生在另一区域。例如，刺激肠周围可以引起前腹壁疼痛，因为这些结构的神经都来自 $T_3 \sim T_{12}$ 脊神经的肋间神经。胸膜炎能引起上腹痛，就是来源于体壁的感应性疼痛。内脏的感应性疼痛起源于内脏，内脏神经末梢感受器受到刺激后，其感觉沿交感神经向中枢传递，而疼痛往往表现在距原发病灶较远的体表部位。内脏的感应性疼痛，其部位有一定规律，例如胆囊受病变侵袭时，疼痛向右肩部和背部放射，胰腺向左腰部放射。

涉及腹部的感应性疼痛可分两种：①腹部内脏疾病引起腹部浅表或其他部位的放射性疼痛。②病灶在腹外引起的腹部放射性疼痛。在 $T_6 \sim T_{12}$ 脊神经分布的范围内，如果有病变刺激这些神经，都可引起腹痛。如椎体病变刺激后角；带状疱疹刺激肋间神经、肺或纵隔病变可刺激下部数对肋间神经而产生上腹痛。

知觉过敏是在一定区域的皮肤上出现的一种强化的疼痛感觉。病变直接刺激体壁神经时，在它分布的区域内出现感觉过敏。来自腹内脏器或腹膜的疼痛刺激，可以在同一节脊髓传出神经分布的区域出现皮肤感觉过敏，如急性阑尾炎可以在右下腹出现皮肤感觉过敏（Sherren）三角，这种现象也可出现在感应性疼痛区域的皮肤上，如急性胆囊炎可以在右背部出现皮肤感觉过敏区。其原因目前尚未完全明确，可能是疼痛刺激改变了中枢神经系统的活力，以至于在其分布的皮肤区域产生感觉过敏。

2. 根据腹痛性质的分类

（1）阵发性绞痛：管腔脏器通路阻塞不畅时，产生管腔的蠕动亢进及痉挛引起腹痛。其特点是腹痛骤起，短时间患者即腹痛剧烈、辗转不安、大汗淋漓，持续一定时间后可稍缓解，不久又重复出现腹部剧痛；如机械性肠梗阻、胆石症、胆道蛔虫症及急性肠系膜动脉栓塞症等。肠绞痛时腹内同时出现气串感，慢性肠梗阻患者腹痛时可出现肠型。

（2）持续性胀痛或钝痛：腹内实质性脏器有炎症时多为钝痛或胀痛，而管腔脏器炎症时或梗阻初期，多呈绞痛，后期由于发生绞窄或穿孔出现肠麻痹时，又转为胀痛或钝痛，前者如肝脓肿，后者如机械性肠梗阻发生肠绞窄，或急性阑尾炎穿孔等。

（3）持续性牵涉痛：肠管或带蒂肿瘤扭转时可产生腰部牵涉痛及下坠感。多突然发生，不能缓解，如小肠扭转、乙状结肠扭转或卵巢囊肿蒂扭转等。

（4）持续性锐痛：多见于溃疡病急性穿孔、急性出血性坏死性胰腺炎。系刺激性强的消化液作用于壁腹膜所致。腹痛多突然发生，如刀割样剧痛，由于腹痛患者不敢活动常采取屈曲卧位，初期腹肌痉挛呈板状腹，后期因肠麻痹而呈腹胀。

（5）烧灼样上腹痛：酸性胃液刺激十二指肠溃疡可发生上腹烧灼痛，常于进食后得到缓解。而碱性反流性胃炎，则于进食后发生上腹烧灼痛，多见于胃次全摘除术后或胆囊摘除术后。

（6）刺痛：由炎性的浆膜相互因摩擦引起，常在深呼吸、咳嗽或体位改变时出现，如肝、脾周围炎。在盆腔脓肿患者排尿终末时可感耻骨上区刺痛。

二、腹痛的诊断

诊断急腹症须掌握其持有的规律，如腹痛是其共性，但又因人、因病、因时而异。医生必须熟悉临床各科及相关的基础知识，结合深入临床了解、观察病情的发生、发展与变化，进行及时、正确的分析与判断，以便随时修正、完善治疗方案，取得预期的治疗效果。

（一）急腹症的临床症状学特点

1. 腹部症状　概括为痛、呕、胀、便。

（1）腹痛：为主症，一般是病变急、就诊快。

1）腹痛的发展过程：①急性过程多见于腹内脏器炎症、穿孔、梗阻、扭转、血管病变及坏死、外伤时出现急性腹痛，病程短，以小时及日计。②亚急性过程多见于恶性肿瘤病变逐渐发展，出现出血、梗阻或穿孔时发生急性痛，病程稍长，可经数月症状才加重。③慢性加重过程多见于腹腔结核，病程发展中发生梗阻、穿孔、淋巴结破溃或急性播散时才出现剧烈腹痛，病程呈慢性过程，可达数月或数年，突然加重。

2）腹痛部位：在病变初期表现为内脏性腹痛。后期可表现为体壁性腹痛。两者均可产生感应性腹痛。如急性阑尾炎初期腹痛在上腹或脐周，发病后 8~12 h 疼痛转至右下腹。但多数病变，在不发生并发症的情况下，最初腹痛部位即病变部位。

3）腹痛性质：见腹痛性质分类，须注意与内、妇科急性腹痛鉴别。

4）腹痛强度：腹痛感受的强弱与刺激物的性状及患者的痛阈有关。溃疡病穿孔时，最初对腹膜为化学性刺激，反应强烈，引起急性弥漫性腹膜炎及剧烈腹痛，而急性阑尾炎穿孔或肠穿孔时，虽亦引起急性弥漫性腹膜炎，但腹痛稍逊于前者。又如胆道蛔虫症引起的腹痛为上腹钻顶样剧痛，若无并发症，多无其他体征。老年人因对疼痛反应迟钝，往往自觉腹痛程度与腹内病变严重程度不相符。对婴幼儿还应从面色、皮温、表情、啼哭、拒按等情况观察腹痛强度。

5）腹痛与其他症状之间的关系：其伴随症状出现的前、后常各有特征。如阵发性腹痛之后出现呕吐、腹胀、腹内气串感，停止排气、排便，常为机械性肠梗阻的体征。右上腹痛之后出现黄疸、发热，常为胆石症引起的胆系感染。由内科疾病引起的急性腹痛，常发热在前，而后出现腹痛或腹泻，有的还可发生外科并发症，如肠伤寒穿孔或阿米巴肝脓肿破溃。而外科急腹症多于腹痛后出现其他症状。

6）腹部术后近期难缓解性腹痛：有发生腹部并发症可能，其特点为出现急腹症的症状。

外科和内科急腹症的鉴别见表 8-1。

表 8-1　外科和内科急腹症的鉴别

临床症状			外科急腹症	内科急腹症
起病			急骤	不定
先驱症状			一般无，也可有	有
腹痛			由轻到重，由含糊到明确，由局限到弥漫	由重到轻，含糊而固定
全身中毒反应			出现于腹痛后	出现于腹痛前
腹膜刺激征	压痛	直接	+	±
		感应	+	-
	反跳痛		+	-
	腹肌抵抗	肌卫	+	±
		肌紧张	+	±
		强直	±	-
腹膜激惹征的演变			持续，发展	片段，减轻或消失
其他部位体征			无	常有

（2）恶心与呕吐：是急腹症常出现的症状之一。恶心是一种紧迫欲呕的反胃感，常伴有流涎、出汗、皮肤苍白、心动过缓等自主神经紊乱症状。欲呕无物，为干呕；经口吐出消化道内容物为呕吐。以其病因不同情况各异。

1）呕吐出现的时期：①一般初期为反射性呕吐，如高位机械性肠梗阻，初期即频繁呕吐。②也有些病种初期病变轻时，可无恶心、呕吐，如嵌顿性腹股沟疝或脐疝。③后期则为肠管不通或肠麻痹引起的呕吐，如低位肠梗阻晚期才出现呕吐。

2）呕吐物：①反射性呕吐多为胃内容物，有时混有胆汁。②呕吐物中混有隔夜食物不含胆汁，且呕吐量大于摄入量则多考虑为幽门梗阻。③呕吐频繁、量大，呕吐物中每次均含有胆汁，则应注意十二指肠乳头部以下的十二指肠梗阻或高位空肠梗阻。④呕吐物为咖啡样残渣、血块或鲜血，应注意溃疡病、胃肿瘤、胃底或食管静脉曲张破溃的出血。⑤初吐时呕吐物无血液，继续呕吐时，吐物中混有鲜血，则应考虑有食管贲门黏膜撕裂综合征（Mallory-Weiss 综合征）之可能。⑥呕吐物中有蛔虫应注意胆道蛔虫症。⑦吐粪则为低位肠梗阻或急性腹膜炎晚期。

3）呕吐与其他症状的关系：①呕吐后症状缓解，多为胃、十二指肠病变。②呕吐、腹痛伴有黄疸者多为肝、胆、胰腺病变。③呕吐伴有休克者应注意绞窄性肠梗阻、急性腹膜炎或内出血。④大量呕吐导致水、电解质及代谢失衡，在婴幼儿尤为明显。⑤反复呕吐导致脱水、血容量不足，发生肾前性少尿或无尿，引起肾损害致急性肾衰竭。

（3）腹胀：常见病因有功能性胃肠道积气、胃肠道通过障碍、腹腔积液、腹内炎性渗出液及腹内肿块等。

1）弥漫性腹胀：以腹腔积液、水气腹、低位机械性肠梗阻、急性腹膜炎所致的肠麻痹为主。此时多伴有腹腔积液，有移动性浊音，个别病例因腹腔内炎性粘连或形成包裹性积液而浊音界固定。腹后壁巨大肿块亦可引起腹胀。

2）局限性腹胀：上腹部腹胀可为胃、十二指肠、肝、胆、胰病变。中腹及右侧腹胀可因横结肠梗阻、回结肠扭转或肠套叠引起。

3）结肠梗阻腹胀之特征：结肠远侧发生梗阻时，呈闭袢性梗阻。表现为沿梗阻的近端结肠走行胀气，远侧端空虚，中腹部相对呈平凹状。在乙状结肠扭转时，由于近端结肠胀气，可见左中下腹有扭转的巨大肠曲隆起，唯脐周部稍显平凹。此凹凸不平状为乙状结肠扭转所致腹胀的特征。

4）胃型与肠型：在消瘦患者患胃肠道慢性不全梗阻时，其腹壁上可见到胃或肠的蠕动波称胃型或肠型。幽门梗阻时蠕动波由左向右方向移动，而横结肠梗阻时蠕动波由右向左方向移动。

（4）排便异常

1）停止排便和排气：外科急腹症发病后，进食少，肠蠕动受抑制活动变缓，多呈便秘或少便，但可排气。但当发生机械性肠梗阻、急性腹膜炎时则排便、排气停止。

2）血便或黑便：黄色便块外带鲜血为直肠末端或肛门出血。大量暗红色血便为中下消化道出血。柏油便为上消化道出血，急性大量出血时肠蠕动亢进亦可见暗红色血便，同时出现急性失血性休克。婴儿肠套叠在发病 6~8 h 后可出现血便。对失血量的估计：出血量 5~10 ml 时，大便颜色不变，隐血试验可呈阳性；出血量在 50~80 ml 或以上，大便呈黑色干便为上中消化道慢性出血表现。

3）脓便或脓血便：病变在结肠时，便意频次多，脓血便，可能为内科疾病，如菌痢、阿米巴痢，多伴高热。直肠癌时亦可出现脓血便，病史较长。盆腔脓肿破溃穿入直肠可短时间排出脓便。

4）黏液便或黏液血便：常见于内科疾病，如溃疡性结肠炎、克罗恩病。外科应注意直肠息肉或家族性结肠息肉症及其癌变。大量应用抗生素的患者还应注意假膜性肠炎，此时伴有高热甚至中毒性休克。

5）里急后重：是直肠壁内的末梢神经感受器不断受到病变的刺激，引起排便反射而产生便意紧迫感。病变可位于直肠内，如异物、干便；可位于直肠壁，如直肠炎、息肉、肿瘤；也可位于直肠壁外盆腔内，如盆腔肿物、盆腔脓肿等。

6）水样便：多属内科疾病，常为小肠疾病引起。外科方面，在机械性肠梗阻缓解后，可排出积存的肠内容物，呈水样便。

7）脂肪泻：常发生在盲袢综合征（blind-loop syndrome）、广泛小肠切除术后、胰腺外分泌不足、小肠淋巴瘤及全迷切+幽门成形术后。

小肠性腹泻与结肠性腹泻的鉴别要点见表 8-2。

表 8-2　小肠性腹泻与结肠性腹泻的鉴别要点

鉴别点	小肠性腹泻	结肠性腹泻
腹痛	脐周	下腹部或左下腹或沿结肠解剖部位
粪便	量常多，烂而稀薄，可含脂肪，黏液少，臭	量少，肉眼可见脓、血，有黏液
大便次数	2~10 次/天	次数可以更多
里急后重	无	有
体重减轻	常见	少见

2. 全身症状

（1）发热：恶寒、发热是炎症性急腹症的一种表现，常呈弛张热型。连续数日高热寒战预示感染严重，发生毒血症或菌血症。如急性化脓性梗阻性胆管炎、急性坏死性胰腺炎及各种原因所致的急性腹膜炎等。发热与腹痛发生的先后在某些外科急腹症中有因果关系。

1）先发热后腹痛：体内先有感染病灶，待病变发展及腹膜或腹腔时出现腹痛，如肠伤寒穿孔、肝脓肿破溃、肠系膜淋巴结炎破溃、溃疡性结肠炎穿孔和克罗恩病等。

2）先腹痛后发热：腹痛经过一定时间后才开始发热，如急性阑尾炎发生化脓、坏疽或穿孔。

胆道蛔虫症或胆道出血，发病初期仅有上腹痛，发生并发症后才发热。

3）腹痛与发热同时发生：胆石症发生胆总管梗阻时，常于胆绞痛发生后不久即出现发热，坏死性肠炎，腹痛与发热几乎同时出现。

（2）黄疸：是肝、胆、胰病的常见症状，外科疾病均为梗阻性黄疸，常见原因为先天病变、肿瘤、结石、炎症等。常需与内科疾病鉴别。梗阻性黄疸与内科性黄疸的鉴别见表 8-3。

表 8-3　溶血性、肝细胞性、梗阻性黄疸的鉴别

类型	病史	症状与体征	胆红素定性	尿		粪中尿胆原	其他
				胆红素	尿胆原		
溶血性黄疸	儿童、青少年多见，有家族史、有溶血因素可查。有类似发作史	贫血、脾大	间接阳性	-	极度增加	极度增加	网织红细胞增加
肝细胞性黄疸	肝炎接触史或慢性肝炎史、输血史、酗酒史、血吸虫病史、有害药物摄入史	肝区胀痛或不适、消化道症状明显、肝大或肝脾大	直接阳性或呈双相反应	+~++	增加或减少	多无改变	肝功能检查异常，肝衰竭时出现贫血、白细胞减少
梗阻性黄疸	结石引起者有反复发作史（腹痛伴黄疸），有癌肿引起者短期内消瘦，体力下降	黄疸急起、有波动或呈进行性加深，腹痛剧烈、胆囊可肿大或有压痛	直接阳性	++~+++	减少	减少或增加	碱性磷酸酶明显上升、肝功能轻度异常，胆石症引起的白细胞升高、癌肿引起的贫血

（3）其他危重症：急腹症可发生休克（低血容量性、中毒性、创伤性）、弥散性血管内凝血（DIC）、重要脏器功能衰竭等。

（二）病史的采集

采集病史作为诊断的依据是临床资料中重要部分。除危重、意识不清、聋哑和婴幼儿患者外，病史应由患者自述。询问要认真、细致、耐心、和蔼、用通俗语言。对老幼或使用方言陈述病情的患者更应慎重。切忌草率从事，主观臆断。

1. 主诉　记录最主要就医原因及发病时间。

2. 性别、年龄与相关疾病　儿童常见急性肠套叠、肠蛔虫症、胆道蛔虫症及梅克尔憩室炎。青年常患急性阑尾炎、溃疡病穿孔。中老年易患胆石症、消化道肿瘤所致的胃、结肠梗阻或乙状结肠扭转。女性患胰腺炎、胆石症偏多。还需注意与妇科急腹症的鉴别。

3. 发病诱因　小儿肠套叠更多发生在出生后 6~10 个月食乳更换期。急性阑尾炎以夏季多发。溃疡病穿孔多有近期症状加重病史及饮食不当。急性胰腺炎的发病常与情绪激动、暴饮暴食、饮酒有关。驱虫不当可引发胆道蛔虫症。患风湿性心脏病或动脉硬化症的老人，可发生肠系膜上动

脉栓塞。糖尿病患者酮症酸中毒时可发生腹部危象。慢性铅中毒患者可发生肠绞痛。以关节肿、皮下出血点为前驱症状的过敏性紫癜患者，发生剧烈腹痛及便血，应予鉴别。

4. 现病史

（1）腹痛：腹痛初起时间（日、夜）、状态（空腹、饱食、工作、休息）、过程（急骤、缓慢）；腹痛部位（有无转移痛、牵扯痛）；腹痛性质（胀痛、绞痛、钝痛、锐痛）；腹痛变化（转轻、加重、变为绞痛的时间、发生全腹痛的时间）。

（2）全身症状：意识（清楚、淡漠、昏迷）、恶寒、发热、恶心、呕吐、食欲缺乏、厌食、二便异常等。

（3）重要脏器功能状况。

（4）来诊前曾用何药物治疗及效果。

5. 既往病史

（1）腹部疾患史：有溃疡病史者可发生溃疡病穿孔。肝硬化者可发生上消化道出血。胆石症者可发生急性胆囊炎、胆总管梗阻，经体外碎石治疗后亦可引发急性胆囊炎。肠结核患者约有30%并发急腹症。

（2）腹部手术史：应考虑有发生肠粘连、肠梗阻的可能。胃次全切除术后患者远期有发生残胃癌的可能。胆囊摘除术后患者结肠癌发病率较一般人高，应予注意。

（3）慢性病史：如心血管病、出血体质、糖尿病、过敏史等。

（4）性别病史：女性患者应详细询问婚、育、经史及妇科病史，如子宫内膜异位症、盆腔炎、卵巢肿物等。腹腔内出血时尤应注意有否闭经，以鉴别宫外孕。老年男性患者应注意有无前列腺肥大、尿潴留等。

（5）病史的判断：患者所述病史应去伪存真，如自述患"胃病"，经 B 超检查证实为胆石症。

6. 个人史　出生地、长期居留地、职业、生活习惯、烟酒嗜好等。某些地方病地区发生血吸虫性肝硬化，可引起腹腔积液、脾大、上消化道出血。注意有无疫区生活史：华支睾吸虫病可引起胆石症及胆囊炎。牧区则应注意肝棘球囊肿破裂所致的急腹症。

（三）查体

1. 同一般入院常规　检测体温、呼吸、脉搏、血压、意识状态、营养状态、心肺功能、皮肤、巩膜、周身淋巴结及其他炎症病灶。注意病态体位，如急性腹膜炎时，患者为减轻腰肌张力缓解疼痛，常呈屈髋卧位。胆道蛔虫症患者多蹲踞位或肘膝卧位。绞痛患者常辗转难宁。

2. 腹部检查　范围从双侧乳头下至腹股沟。须进行间隔、反复、多次检查对比，及时记录阳性体征。

（1）视诊

1）腹式呼吸：急腹症时受限或减弱，与腹内病变严重程度呈正比，上腹病变尤为明显。

2）腹部外形：是舟状腹或腹部膨胀，属何种类型腹胀。

3）腹壁皮肤着色：黄染为黄疸或胡萝卜素血症。局部大理石斑为腹痛部位经常热敷所致。脐周及左腰背部淤斑在急性出血坏死性胰腺炎时可见（称 Cullen 征，Grey Turner 征）。腹部创伤时注意淤斑的部位及范围。

4）腹壁静脉曲张：注意其流向，以脐为中心向上及下方流者为肝硬化所致门静脉高压的侧支循环，在两侧腹壁走行并延至胸壁及腋下者，为上腔或下腔静脉梗阻的侧支循环，其血流方向为单向性。

5）腹股沟区及外阴部：要特别注意此部位包块，此为腹股沟疝、股疝、女性骨盆疝的发病部位，嵌顿疝常可致急腹症。

6）手术切口瘢痕：腹部手术或曾放置引流管是形成肠粘连的原因之一。

7）腹壁慢性窦道：需注意区别结核、肠瘘、胰瘘和腹内炎症性病变。

（2）触诊：急腹症触诊原则与手法，先轻后重、先浅后深。先以轻按触腹痛较轻部位，后触腹痛较重部位。先浅触，用单手平放腹壁，稍待患者适应后，再以指腹部加压查压痛、肌防御、肌紧张的范围，上下腹、左右侧腹相互比较。后深触，用双手重叠重按，查压痛最重部位、反跳痛及包块情况。触诊时医生手的灵敏感很重要，素有"外科医生之眼"的称谓。

1）压痛：①压痛最重部位常与肌防御同时出现，该部即为腹内炎性病变部位或脓液积聚部位。②肌防御、肌紧张及反跳痛是机体一种防御功能，预示病变波及壁腹膜，称腹膜刺激征。③深压痛、肌紧张的局限与广泛程度，判断为局限性腹膜炎或弥漫性腹膜炎。④随病情好转，腹膜刺激征逐渐缩小范围或消失。⑤还有一些诊断阑尾炎、胆囊炎的特殊压痛点及体征。⑥板状腹时，腹肌持续性强直全腹压痛。

2）包块：触诊发现包块注意部位、大小、硬度、搏动感、移动度、边界、表面情况及压痛等。①肝下缘触及胀大的胆囊包块，随呼吸上下移动，如胆囊炎或胆石症。②来自胃肠道的常伴有梗阻症状，如肠套叠的包块略软，表面光滑呈腊肠状。③腹内恶性肿瘤多硬韧，表面不平。④脐轮部小硬节，有可能是腹内恶性肿瘤，特别是肝癌，通过圆韧内淋巴管的逆行性转移病灶。⑤在白线上的压痛小硬节，要注意白线疝。⑥在脐轮部的囊性小包块，可能是初期脐疝。⑦包块来自后腹壁则较固定。⑧肿大或下垂的肾可在两侧季肋下深部触及，随呼吸移动。

3）肝和脾：肝局限性肿大，多为肝肿瘤、肝囊肿、肝脓肿或肝寄生虫病。肝硬化时，肝缩小的同时有脾大和胃底或食管静脉曲张，上消化道出血时，脾缩小，出血停止后脾复增大。

（3）叩诊

1）叩痛：可见于腹内局限性或弥漫性炎症病变。肝、肾区叩痛亦提示该区有病变。

2）鼓音：胃肠部位呈鼓音，胀气时尤为明显。

3）实音：实质性肿瘤、积血、积液、积脓或胖人的较厚网膜，叩诊为实音。胆囊炎肿大的胆囊或胰腺炎症包块呈固定性实音。充盈的膀胱亦叩为实音。脾破裂时脾实音界扩大。

4）移动性浊音：腹腔积液（血）达 1500 ml 以上时可出现。

5）肝浊音界：①在膈下脓肿或肝脏膈面肿瘤时，肝浊音界扩大上界增高。②肝浊音界缩小常见于腹胀或肝硬化患者。③肝浊音界消失多见于气腹。如人工气腹、腹部手术后近期、囊样肠积气、胃肠道穿孔、产气细菌所致的腹腔感染等。

（4）听诊

（1）异常肠鸣音：肠鸣寂静为肠麻痹的征象，低血钾亦可引起肠蠕动减弱。肠鸣亢进系肠鸣的声音增强，频率增加，有时出现气过水音或金属音，为机械性肠梗阻的表现。

（2）震水音：见于幽门梗阻及机械性肠梗阻患者，常与腹绞痛同时出现，然后转为短时寂静，不久又反复出现。

（3）异常部位的肠鸣音：在下胸部如听到肠鸣应注意膈疝。在肝区如听到肠鸣应注意肝膈间位症（chilaiditi syndrome）。

（4）血管杂音：腹腔内有动脉瘤或血管瘤时可听到血管杂音。

3. 直肠检查 在急腹症诊断不十分明确时应行直肠指诊，检查肛门肌力是否减弱或松弛，直肠壁有无肿物，直肠腔有无异常隆起或压痛。女性患者宫颈有无触痛。最后检视指套上有无黏液、血液、脓液等。

（四）特殊诊查

对急腹症患者进行必要的物理检查、实验室检查，再选择适当的辅助检查，特别是根据现代影像检查设备的不同特点，给以充分利用，对提高确诊率有重要的临床意义。

1. 急诊腹腔穿刺 对于急腹症的治疗具有重要意义，具有操作简便、安全可靠、准确率高等优点，早期即可对急腹症做出病因诊断，为治疗方式的选择提供可靠依据，同时也减少非必要性剖腹探查术对患者的创伤。

（1）腹腔穿刺对急腹症类型的鉴别诊断主要依据穿刺液性状，主要包括穿刺液的颜色、浊度、成分等。

1）若穿刺液为新鲜血液，且不凝固，可诊断为腹腔内出血，同时结合患者病史可明确诊断具体出血病因，常见腹腔内出血病因包括肝脾实质性脏器破裂出血、肠系膜、大网膜血管破裂出血和腹膜后血肿渗血等，对于育龄妇女伴有停经史，则应注意宫外孕破裂出血的可能性。

2）若穿刺液为淡红色或暗红色血性渗出液，则可诊断为出血坏死性胰腺炎、绞窄性肠梗阻或卵巢囊肿蒂扭转等。

3）若穿刺液为浑浊液体，镜下可见白细胞和（或）脓细胞，则证明腹腔内存在急性炎症或脓肿，若同时伴有恶臭和食物残渣，则可诊断为阑尾或胃十二指肠等空腔脏器穿孔，混有胆汁时，则为胆囊炎坏疽穿孔。

4）若穿刺液为淡黄色液体，伴有尿味，同时患者少尿或无尿，则可考虑诊断为膀胱破裂。

5）若穿刺液淀粉酶增高，则可诊断为急性胰腺炎。

（2）误诊原因：虽然腹腔穿刺的诊断准确率较高，但临床实际应用中常出现一定的假阳性和假阴性结果，造成误诊。造成误诊的主要原因有以下几点。

1）穿刺操作不规范，穿刺针未进入腹腔，造成假阴性结果。

2）腹腔积液过于黏稠时，可造成针头堵塞或注射器型号较小抽吸力不足而抽不出液体，此时应更换注射器和针头，减少阻塞并提供足够大的吸力。

3）穿刺针头误入实质脏器或被腹腔内组织堵塞，造成抽不出液体，此时应调整针头方向或更换穿刺部位进行抽吸。

4）穿刺针头误入腹内脏器血管，抽取出血性液体，造成假阳性结果，误抽腹内脏器血管血液时，血液凝固较快，可与腹腔内出血鉴别；因此腹腔穿刺应用过程中需严格掌握适应证、禁忌证及操作规范，全面详细的询问病史，认真细致的体格检查，同时结合实验室检查结果综合分析，可有效提高诊断准确率，避免误诊。

（3）腹腔穿刺的并发症：腹腔穿刺过程中主要的并发症为穿刺针误穿腹腔内血管、肠管及膀胱等，造成人为损伤，因此穿刺过程中，穿刺点应选择在腹直肌外侧缘，尽量避开血管，同时还应避开腹部手术瘢痕部位；穿刺前要排尿，避免损伤膀胱；对于孕周超过 34 周的孕妇则不宜行腹腔穿刺。

2. 超声 现代超声检查仪主要是 B 型超声、彩色超声。B 超具有检查范围广，阳性率高的优势，同时在确定是否有内脏损伤，发现腹腔积液方面也较为可靠，可以有效弥补 X 线检查的不足，与 X 线检查结果互相验证，对诊断及确定保守治疗和需手术治疗及手术切口大小具有较大帮助。同时 B 型超声具有安全、简便、价廉、诊断准确率高等优点，是首选的临床诊断检查。彩色超声可以显示主要血管与病变的关系，也可以显示病灶内的血流状态，并依此判断病变的部位和性质。

多普勒超声对肠梗阻的诊断不仅可发现肠管扩张、肠腔内积气和积液，还可提供腹腔内是否有腹腔积液、是否有占位性病变等信息，容易发现梗阻的原因。多普勒彩色超声可看到扩张的小肠肠祥和水肿的肠壁，以及肠管蠕动的状态，鉴别机械性肠梗阻和麻痹性肠梗阻。超声对急性胃肠疾病有一定的诊断意义，特别是对小儿肠套叠、肥大性幽门狭窄、中肠扭转和急性阑尾炎的正确诊断率较高。超声对脾破裂、泌尿系、妇科和腹膜后疾病等都有较好的诊断意义。现代医学发展要求急诊科医生实施超声检查时，直接从适时超声影像中捕捉到瞬间的信息，以指导他们的工作。超声检查仪作为一种无创的床旁辅助诊断工具已经被临床普遍接受，同时也逐渐成为急诊科医生安全和便利的诊疗工具。

3. 计算机断层扫描　大部分急腹症经过一般检查、X 线以及超声检查后可以确诊，并能够依此决策治疗。但由于超声检查结果的描述不可避免的带有一定程度的主观性，使其结果的客观性受到影响。特别是需要对患者做出是否实施有创治疗的决定时，临床上往往需要进行计算机断层扫描（CT），以进一步证实超声所见。目前可应用螺旋 CT 结合计算机分析技术，进行快速平扫CT、三维重建、血管增强 CT 等检查。

通过计算机处理能够获得冠状面、矢状面、轴面、斜位及曲面图像，解剖关系显示清晰，组织对比好，能够对病变进行准确定位。通过动态增强扫描，可以显示病变在动脉、门静脉和延迟期密度特点，观察其血供特点，为病变的定性诊断提供有价值的信息。肠梗阻表现为小肠及结肠扩张，肠壁水肿、增厚、粘连以及肠腔积液积气，肠管均匀扩张和腹腔内渗出，梗阻部位肠管呈鸟嘴样改变。肠套叠表现为同心圆征象。肠道穿孔表现为肠道极度空虚，被邻近肠道推压，腹腔内可以显示游离气体，增强扫描，病变肠道 CT 值由 28 HU 升至 86 HU。肠道肿瘤表现为肠壁局限性增厚，呈结节状或表现为肿块，或呈浸润性生长，邻近肠腔变窄，增强扫描，肿瘤呈不同程度强化，程度强于正常肠壁。平扫及动脉、静脉期双期增强：动脉期有利于显示消化道出血部位和出血病变性质；静脉期图像则有利于显示占位病变的强化；薄层重建图 CT 动脉血管造影除能显示出血病变及供血动脉、肠系膜动静脉有无血栓外，因肠系膜血管各分支起始部位相对固定而易于识别，借助 CT 动脉血管造影还可判断有无肠系膜扭转和受累范围。

4. 腹腔镜　腹腔镜已经是外科一项成熟的技术。

（1）急诊腹腔镜检查的应用范围：各类原因不明腹腔积液；明显的腹膜炎体征，需外科手术干预者；复杂的腹腔脏器闭合性损伤，有剖腹探查指征者。既可进一步证实此前的诊断，又可对适当的病例实施腹腔镜手术治疗。

腹腔镜技术用于急腹症最大的优点是它不仅具有诊断意义，同时还可以进行及时和必要的治疗。腹腔镜视野清晰，可探查到腹腔内大多数脏器，如 2/3 肝脏表面、脾、部分胰腺、腹膜、绝大多数空腔脏器。其能有效发现微小结节、转移性病灶以及腹腔内的粘连性、炎症性改变及出血性病变。在对急腹症病例进行的研究中，12% 急腹症剖腹探查是不必要的，盲目的剖腹探查更是给患者带来巨大的痛苦。相关研究证实，腹腔镜可明确诊断且准确率高，能在最短的时间内予以明确诊断，为急腹症患者的治疗争取宝贵时间。

（2）腹腔镜其诊疗优势：①了解病灶的分布及病情的进展程度，从而确定进一步的治疗方案，指导术式及准确、合理的剖腹手术切口的选择。②创伤小、恢复快。③有效地提高诊断准确率，减少误诊、漏诊，避免不必要的剖腹探查。④术后出现切口感染、肠梗阻等并发症明显减少，胃肠道恢复快。随着腹腔镜技术的发展，腹腔内多数治疗可在腹腔镜下进行，如阑尾切除、脓肿切开引流、穿孔修补、粘连松解、实性脏器的破裂修补等。

（3）腹腔镜在急腹症患者应用中的注意事项：普外科急腹症患者采取腹腔镜技术进行手术治疗应严格把握其适应证和禁忌证。腹腔镜技术应用于急腹症的适应证：经结合病史、体征、实验室检查、影像学相关检查等无创检查尚不能明确诊断的患者；可在腹腔镜下完成手术的患者。血流动力学不稳定，心肺功能差，不能耐受全麻手术，严重腹胀，严重凝血功能障碍，怀疑有腹膜后脏器损伤，估计在腹腔镜下完成困难程度较大者应列为腹腔镜手术的禁忌证。同时注意应适时把握中转开腹手术时机，当局部解剖变异，粘连致密，操作困难，腹腔污染严重，腹腔镜下不能明确诊断，并发大出血等情况出现，应不失时机地选择开腹手术，避免盲目追求微创，延误病情，增加手术风险。

（4）腹腔镜在急腹症患者诊疗中的局限性：虽然腹腔镜技术有着诸多优势，但其在普外科急腹症患者的应用中尚存在一定的局限性，并非所有的疾病都适用。腹腔镜手术过程中，不能用手触摸，缺乏探查病变部位所需要的手感；另外对于腹膜间位及后位的病变或损伤，探查及操作均很困难；对于病情非常危重，尤其是脏器破裂大出血的患者，传统开腹手术能更快速地抢救患者的生命。有学者认为，腹腔镜在腹部疾病诊断方面并不能完全代替其他的诊断方法，应结合临床体征、生化检查及影像学等诊断技术，提高疾病的定性、定位诊断的准确度。

（五）急腹症的治疗

急腹症根据病因的不同其治疗方法亦有别，内科疾病主要是采取非手术治疗，但一些疾病在其发展的某一阶段可能需要转为外科治疗。因此急腹症的非手术治疗和手术治疗没有固定不变的界限。

1. 非手术治疗 非手术治疗方法除了传统的药物、维持或纠正体液的离子紊乱和酸碱代谢平衡以外，还要考虑针对病因采取适当的治疗方法。对一些腹腔脏器供血不足导致的急腹症，应给予高压氧、溶栓、祛聚或扩张血管的治疗。某些疾病如消化道出血，可进行急诊胃镜下套扎止血以及球囊压迫止血，即可进行的最终治疗，也可在手术治疗之前，以明确诊断和病变部位，为手术治疗提供参考和依据。对于实质脏器破裂，被膜完整，或损伤较小的患者可给予介入栓塞治疗。

2. 手术治疗 急腹症的手术治疗主要是针对外科疾病，部分内科疾病发展到一定阶段，有时也可能需要外科的手术治疗，如消化性溃疡穿孔、坏死性肠炎、下消化道出血等。手术治疗的最大特点同时也是它的缺点，手术创伤给患者带来的损害和全身的应激状态，对急腹症患者尤为重大。现代医学技术的发展给手术本身带来的最大进步是微创外科。内镜和腹腔镜技术是急腹症手术治疗范畴中最能反映"微创"理念的新技术领域。

（1）内镜技术：应用于急腹症治疗的内镜技术主要是十二指肠镜治疗技术。急性胆管炎或重症急性胆管炎是急腹症中十二指肠镜治疗的最佳适应证。重症急性胆管炎又称急性化脓性梗阻性胆管炎，解除胆道梗阻是治疗的关键。此类患者往往已经进入休克期或休克早期，手术耐受性极差，手术死亡率高，特别是患者常常已经反复接受过多次开腹手术，再次手术的难度极大。此时选择急诊十二指肠镜治疗技术，用十二指肠镜插管经鼻或经口有效引流胆管内淤滞、感染的胆汁，可以迅速地缓解病情，即所谓经十二指肠镜鼻胆管引流术和经十二指肠镜逆行胆管内引流术。此项技术还可以用于部分急性胰腺炎的急诊治疗。

（2）剖腹探查术：剖腹探查在外科急腹症的诊断、治疗中有重要意义。剖腹探查术手术是一种诊断急腹症的有效方法，现在常用于急腹症的手术前诊断以及治疗。在诊断治疗过程中要根据患者可能发生的病变进行切口，但老年人尽量避免做经腹直肌切口或过大切口，通过腹部切口对患者进行探查时要仔细有序，避免反复探查对患者造成损伤，同时也要避免漏诊误诊的发生。

（3）腹腔镜技术：传统的手术治疗方法通常采用剖腹探查术进行治疗，但存在手术创伤较大，术后患者恢复慢的弊端。目前腹腔镜手术在急诊中应用逐渐增多。腹腔镜手术对诊断、定位和选择安全的治疗方法回旋余地较大。但腹腔镜在急腹症诊疗中亦有其局限性；①只能看到脏器的外观改变，对于实质病变、肠壁或腹膜后病变难以确诊；②缺乏经验性手感，容易漏诊脏器内部疾病；③对出血性急症有潜在危险性。因此，在诊疗过程中不可过分扩大腹腔镜的手术适应证，应严格把握中转开腹的手术指征和时机。

　　急腹症是临床医学极为重要的领域，发病率高、常见病多、死亡率高、手术治疗并发症率高，现代医学的进步带动了急腹症诊治水平的提高，同时也要求临床医生能够根据不同患者的情况，选择必要的、适当的检查，特别强调的是现代影像学检查，这既是对患者负责，也是循证医学的要求。更重要的是临床医生不应只满足于影像检查科室的汇报结果，必须自己提高读片能力和理解汇报结果的描述，才能最大限度地发挥和利用现代诊疗技术的优势，提高诊治水平，使千千万万个患者受益。

参考文献

［1］胡靓，黄凌娜，郑毅雄，等. 急性单纯性粘连性肠梗阻的手术时机及其预测因子探讨［J］. 中华急诊医学杂志，2014，23（6）：704-706.

［2］耿小平. 急腹症诊治仍是今日外科的挑战［J］. 国际外科学杂志，2014，41（10）：649-651.

［3］Papandria D，Goldstein SD，Rhee D，et al. Risk of perforation increases with delay in recognition and surgery for acute appendicitis［J］. J Surg Res，2013，184（2）：723-729.

［4］李嘉，宋越，张彩云，等. 单孔腹腔镜在急腹症诊治中的应用（附34例分析）［J］. 中国现代普通外科进展，2015，18（7）：520-522.

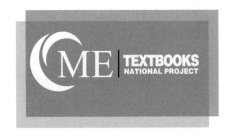

急性冠状动脉综合征诊治进展

田朝伟　陈晓辉
广州医科大学附属第二医院

第 9 章

一、概述

　　急性冠状动脉综合征（acute coronary syndrome，ACS）是一大类包含不同临床特征、临床危险性及预后的临床症候群，它们有共同的病理生理机制，即不稳定的冠状动脉硬化斑块（易损斑块，vulnerable plaque）破裂、糜烂和血栓形成，并导致病变血管不同程度的阻塞。根据心电图有无 ST 段持续性抬高，可将 ACS 分为 ST 段抬高和非 ST 段抬高两大类，前者主要为 ST 段抬高型心肌梗死（ST elevation myocardial infarction，STEMI），后者根据心肌损伤血清生物标志物测定结果分为不稳定型心绞痛（unstable angina，UA）和非 ST 段抬高型心肌梗死（non-ST elevation myocardial infarction，NSTEMI）。

　　2014 年 9 月，美国心脏病学会（ACC）和美国心脏协会（AHA）发布了 2014 版非 ST 段抬高型急性冠状动脉综合征（non-ST elevation acute coronary syndrome，NSTE-ACS）患者管理指南。新指南采用了新的名称和术语，用 NSTE-ACS 替代了不稳定型心绞痛和 NSTEMI，反映了目前临床上对这种频发而且紧急的心脏疾病的思考方式。新版指南是对 2007 版 ACC/AHA 不稳定型心绞痛和非 ST 段抬高型心肌梗死管理指南及其后续更新的首次完整修订，强调不稳定型心绞痛和 NSTEMI 在病理生理方面是连续的，其临床表现无异。

　　NSTE-ACS 占所有 ACS 的 75%，其远期病死率与 STEMI 相当，血运重建治疗缓解症状并改善预后。在制定血运重建治疗策略时需要综合考虑患者的生活质量、住院时间、介入治疗及药物治疗的可能风险。欧洲心脏病协会（ESC）2014 年会上发布了 2014 ESC/欧洲心脏外科协会（EACTS）心肌血运重建指南。这版指南综合分析了 1980 年后有关冠心病血运重建的 100 多个随机对照试验，在血运重建的适应证选择、方法及实践等方面为临床医生提供了切实的指导。

二、病因与发病机制

　　动脉粥样硬化斑块的不稳定是 ACS 发病的共同机制，绝大多数 ACS 是冠状动脉粥样硬化斑块不稳定的结果。极少数 ACS 由非动脉粥样硬化性疾病所致（如动脉炎、外伤、夹层、血栓栓塞、先天异常、滥用可卡因或心脏介入治疗并发症）。当冠状动脉血流量不能满足心肌代谢的需要，引起心肌急剧的、暂时的缺血缺氧时，即可发生心绞痛。STEMI 是不稳定的冠状动脉粥样硬化斑块破裂及伴随的血小板聚集、血栓形成，并诱发血管收缩和痉挛，造成冠状动脉闭塞，从而导致急性心肌缺血、心肌坏死。

尽管 STEMI 和 NSTE-ACS 的病理机制均包括冠状动脉粥样硬化斑块破裂、血栓形成，但 STEMI 时，冠状动脉常发生急性完全阻塞，因此需直接行冠状动脉介入治疗（PCI）或静脉溶栓，以早期、充分和持续开通血管，使心肌充分再灌注。然而，NSTE-ACS 时，冠状动脉虽严重狭窄但常存在富含血小板的血栓性不完全阻塞。ACS 患者通常存在多部位斑块破裂，因此多种炎症、血栓形成及凝血系统激活的标志物增高。

三、病理生理

患者在心绞痛发作之前，常有血压增高、心率增快、肺动脉压和肺毛细血管压增高的变化，反映心脏和肺的顺应性减低。发作时可有左心室收缩力和收缩速度降低、射血速度减慢、左心室收缩压下降、心搏量和心排血量降低、左心室舒张末期压和血容量增加等左心室收缩和舒张功能障碍的病理生理变化。左心室壁可呈收缩不协调或部分心室壁有收缩减弱的现象。

STEMI 时主要出现左心室舒张和收缩功能障碍的一些血流动力学变化，其严重度和持续时间取决于梗死的部位、程度和范围，可出现心脏收缩力减弱、顺应性减低、心肌收缩不协调、左心室压力曲线最大上升速度（dp/dt）减低、左心室舒张末期压增高、舒张和收缩末期容量增多。急性大面积心肌梗死者，可发生泵衰竭——心源性休克或急性肺水肿。右心室梗死在急性心肌梗死（acute myocardial infarction，AMI）患者中少见，其主要病理生理改变是急性右心衰竭的血流动力学变化，右心房压力增高，高于左心室舒张末期压，心排血量减低，血压下降。

发生于 AMI 的心力衰竭称为泵衰竭：根据 Killip 的分级，第 I 级泵衰竭是左心衰竭代偿阶段，第 II 级为左心衰竭，第 III 级为肺水肿，第 IV 级为心源性休克；肺水肿和心源性休克可以同时出现，是泵衰竭的最严重阶段。

四、临床表现

（一）诱因

有超过一半的患者在发生 STEMI 之前都会有前驱症状，例如剧烈的运动（特别是对于疲惫或运动量较少的人）和情绪激动等。这样导致的梗死通常是因为心肌耗氧量的突然增加和严重的冠状动脉狭窄。非心脏性手术、呼吸系统的感染、任何原因的血氧浓度低、肺栓塞、低血糖症、可卡因滥用或服用可卡因、交感神经兴奋、免疫性疾病、过敏等都是 AMI 的诱发因素。

（二）前驱症状

AMI 患者中，30%~40% 于心肌梗死前 1 周内具有前驱症状，少则不到 24 h，多则达 4 周。恶化性心绞痛和静息性心绞痛是 STEMI 最常见的前驱症状。

（三）症状

典型表现为发作性胸骨后闷痛，紧缩压榨感或压迫感、烧灼感，可向左上臂、下颌、颈、背、肩部或左前臂尺侧放射，呈间断性或持续性，伴有出汗、恶心、呼吸困难、窒息感、甚至晕厥。

大多数 AMI 患者疼痛剧烈甚至难以忍受，有濒死感，持续时间超出 30 min，多为数小时，甚至数日，休息和服用硝酸酯类药物不能缓解。

（四）不典型表现

常见于老年、女性、糖尿病、慢性肾功能不全或痴呆患者，可出现牙痛、咽痛、上腹隐痛、消化不良、胸部针刺样痛或仅有呼吸困难。临床缺乏典型胸痛，特别当心电图正常或临界改变时，常易被忽略和延误治疗，应注意连续观察。

（五）体征

大多数 ACS 患者无明显的体征。重症患者可出现皮肤湿冷、面色苍白、烦躁不安、颈静脉怒张等，听诊可闻肺部啰音、心律不齐、心脏杂音、心音分裂、第三心音、心包摩擦音和奔马律。乳头肌功能不全或乳头肌部分断裂、室间隔破裂时，可听到心尖部全收缩期杂音，强度易变，可短暂或呈持续性，沿胸骨左缘或右缘传导，常伴有全收缩期震颤。肺动脉高压、右心室梗死、右心室乳头肌梗死等伴有右心衰竭时，可闻及三尖瓣区收缩期杂音，亦可沿胸骨左缘传导，吸气时增强。如出现心包摩擦音，提示透壁性心肌坏死达心外膜后引起的纤维素性心包炎，多在第 2～3 天出现。

（六）并发症

1. 心律失常　见于 75%～95% 的 AMI 患者，多发生在起病 1～2 天，而以 24 h 内最多见。各种心律失常中以室性心律失常最多，尤其是室性期前收缩。室颤是 AMI 早期，特别是入院前主要的死因。房室传导阻滞和束支传导阻滞也较多见，室上性心律失常则较少，多发生在心力衰竭者中。

2. 低血压和休克　休克多在起病后数小时至数日内发生，约 20% 的 AMI 患者可见，主要是心源性，为心肌广泛（40% 以上）坏死，心排血量急剧下降所致。

3. 心力衰竭　主要是急性左心衰竭，可在 AMI 起病最初几天内发生，或在疼痛、休克好转阶段出现，为梗死后心脏舒缩力显著减弱或不协调所致，发生率为 32%～48%。出现呼吸困难、咳嗽、发绀、烦躁等症状，严重者可发生肺水肿，随后可有颈静脉怒张、肝大、水肿等右心衰竭表现。右心室 AMI 者一开始即可出现右心衰竭表现，伴血压下降。

4. 乳头肌功能失调或断裂　总发生率可高达 50%。造成不同程度的二尖瓣脱垂并关闭不全，引起心力衰竭。重症者可在数日内死亡。

5. 心脏破裂　少见，常在起病 1 周内出现，多为心室游离壁破裂，造成猝死。偶为心室间隔破裂造成穿孔，可引起心力衰竭和休克而在数日内死亡。心脏破裂也可为亚急性，患者能存活数月。

6. 栓塞　发生率 1%～6%，见于起病后 1～2 周，可为左心室附壁血栓脱落所致，引起脑、肾、脾或四肢等动脉栓塞。也可因下肢静脉血栓形成部分脱落所致，则产生肺动脉栓塞。

7. 心室壁瘤　主要见于左心室，发生率 5%～20%。瘤内可发生附壁血栓而导致栓塞。

8. 心肌梗死后综合征　发生率约 10%。于 AMI 后数周至数月内出现，可反复发生，表现为心包炎、胸膜炎或肺炎，有发热、胸痛等症状。

五、实验室和其他检查

（一）实验室检查

心肌损伤标志物可以帮助诊断 ACS，并且提供有价值的预后信息。心肌损伤标志物水平与预后密切相关。ACS 时常规采用的心肌损伤标志物及其检测时间见表 9-1。

表 9-1　心肌损伤标志物及其检测时间

检测时间	肌红蛋白	肌钙蛋白（μg/L）		CK-MB
		cTnT	cTnI	（U/L）
开始升高时间（h）	1~2	2~4	2~4	6
峰值时间（h）	4~8	10~24	10~24	18~24
持续时间（d）	0.5~1.0	5~10	5~14	3~4

注：cTnT，心脏肌钙蛋白 T；cTnI，心脏肌钙蛋白 I；CK-MB，肌酸激酶同工酶

肌酸激酶同工酶（CK-MB）一直是评估 ACS 的主要血清心肌损伤标志物。心脏肌钙蛋白（troponin）复合物包括 3 个亚单位肌钙蛋白 T（cTnT）、肌钙蛋白 I（cTnI）和肌钙蛋白 C（cTnC）。目前已开发出单克隆抗体免疫测定方法检测心脏特异的 cTnT 和 cTnI。由于心肌和平滑肌都有 cTnC 亚型，所以目前尚无用于临床的 cTnC。cTnT 和 cTnI 诊断心肌损伤有很高的特异性，采用现有的方法测定 cTnT 和 cTnI 对于发现心肌损伤的敏感度和特异度相当。就诊 3 h 内第二次测定高敏肌钙蛋白诊断心肌梗死的敏感度接近 100%。肌红蛋白既存在于心肌中，同时也存在于骨骼肌中。由于它的分子量较小，因而它从损伤心肌中释放的速度快于 CK-MB 或肌钙蛋白，在心肌坏死后 2 h 即可从血液中检出。

（二）心电图

静息心电图是诊断 ACS 的最重要的方法，并可提供预后方面的信息。ST-T 动态变化是 ACS 最可靠的心电图表现。当患者诉心绞痛或其他症状提示为 ACS 可能时，应于患者在到达急诊室后的 10 min 之内完成 18 导联心电图。如果最初的心电图不能诊断 ACS，但患者仍有症状且临床高度怀疑为 ACS，应每隔 5~10 min 做一次心电图或持续进行 ST 段监测以发现潜在的 ST 段改变。

1. STEMI 心电图的特征性改变　①ST 段抬高呈弓背向上型，在面向坏死区周围心肌损伤区的导联上出现。②宽而深的 Q 波（病理性 Q 波），在面向透壁心肌坏死区的导联上出现。③T 波倒置，在面向损伤区周围心肌缺血区的导联上出现。在背向梗死区的导联则出现相反的改变，即 R 波增高、ST 段压低和 T 波直立并增高。

2. NSTE-ACS 的心电图　改变 ST-T 波动态变化是 NSTE-ACS 最有诊断价值的心电图表现。症状发作时可记录到一过性 ST 段（抬高或压低）和 T 波（低平或倒置）改变，其中 ST 段的动态改变（≥0.1 mV 的抬高或压低）是严重冠状动脉病变的表现，可能会发生 AMI 或猝死。初始心电图正常或临界改变，不能排除 NSTE-ACS 的可能性；患者出现症状时应再次记录心电图，且与无症状时或既往心电图对比，注意 ST-T 波的动态变化。若心电图改变持续 12 h 以上，则提示 NSTE-ACS 的可能。

（三）X 线图像

胸片多为正常，可表现为左心室衰竭和心脏增大征象。CT 可测量心室的厚度和心室腔大小，检出室壁瘤，对心室内附壁血栓检出的敏感度高于三维超声心动图。

（四）放射性核素

静脉注射锝（$^{99}Tc^m$）焦磷酸盐（$^{99}Tc^m$-Pyp），血流中的$^{99}Tc^m$-Pyp 与坏死心肌细胞中钙离子结合，能直接显示坏死的心肌组织，即梗死部位显影称"热区"扫描或照相。利用缺血和坏死的心肌对放射性核素标记的钾及其同族元素失去摄取能力的特点，静脉注射^{201}Tl、^{301}Cs、^{43}K 等放射性核素，在心肌灌注图像上梗死病变部位呈现放射性稀疏或缺失的"冷区"扫描或照相，心肌梗死诊断敏感度及特异度均较高，并可显示心肌梗死的部位和范围。

（五）磁共振成像

AMI 部位因水肿和血小板聚集，质子密度增加，而陈旧性心肌梗死部位为瘢痕组织质子密度正常或低于正常心肌组织，故磁共振图像的信号不同，可对急性和陈旧性心肌梗死进行鉴别。此外，磁共振成像尚可对 AMI 进行定位、定量、梗死与非梗死心肌灌注的判断、心肌厚度的识别、心室壁运动和心室腔大小的检测、缺血与梗死之间短暂变化的观测和冠状动脉狭窄程度判定等。

（六）超声心动图

二维超声心动图可观察心脏各壁的运动情况。几乎全部 STEMI 均示区域性室壁运动异常，约 1/3NSTEMI 的患者可不出现室壁运动异常。二维超声心动图对于鉴别真、假性室壁瘤，诊断心室间隔破裂、心肌破裂、二尖瓣反流、心包积液、左心室附壁血栓等 AMI 的并发症极有帮助且可靠。此外，二维超声心动图还可较准确地评判心功能状态、识别陈旧性心肌梗死瘢痕等。

（七）冠状动脉造影

冠状动脉造影是诊断冠心病的金标准。造影提示左前降支闭塞者为前壁梗死，对角支或回旋支的钝缘支闭塞者临床多为侧壁梗死，右冠状动脉或左回旋支的后降支闭塞者多为下壁或后壁梗死。左心室造影可提供室壁运动情况。

（八）血管镜

血管镜显像可为冠状动脉造影所示的充盈缺损提供有价值的解释。血管镜可判断红血栓和白血栓以判别血栓类别，也可了解冠状动脉内粥样硬化斑块的性状。纤维帽中纤维斑块早期为隆起于内膜表面的灰黄色斑块。由于斑块表层纤维帽中胶原纤维不断地增加及玻璃样变，使斑块变为瓷白色。血管镜下斑块的颜色分黄色和白色，黄色斑块表示的纤维帽薄而不稳定，易于破裂，以此可预测心脏事件的发生。血管镜的不足是只能检测较大的冠状动脉。

（九）血管内超声

血管内超声因能区分各种斑块的组成，从而能判别斑块是否为易于破裂的斑块。冠状动脉内超声根据回声强度来决定斑块的性质：软斑块即易损斑块，内含有大量脂质、增生内壁、血栓，超声回声低；纤维斑块，超声回声高，无超声阴影；钙化性斑块，超声回声强并有钙化性超声阴影。

六、ACS 诊断与危险评估

（一）诊断

根据典型的心绞痛症状、典型的缺血性心电图改变以及心肌损伤标志物测定，可以做出 ACS 的诊断。诊断未明确的不典型患者病情稳定，可在出院前作负荷心电图，或负荷超声心动图、核素心肌灌注显像、冠状动脉造影等检查。

目前冠状动脉造影是诊断冠心病的"金标准"，可直接显示冠状动脉狭窄程度，对决定治疗策略有重要意义。床旁胸部 X 线，便携式超声心动图能对 ACS 危险度分层提供信息。

1. 心肌梗死的诊断 存在下列任何一项均符合心肌梗死的诊断。

（1）心脏生物标志物（最好是肌钙蛋白）增高或增高后降低，至少有一次数值超过参考值上限的 99 百分位值，并有以下至少一项心肌缺血的证据：缺血症状、新的 ST 段改变或左束支传导阻滞、心电图出现病理性 Q 波、影像学证据提示新的活力心肌丧失或新的区域性心壁运动异常。

（2）突发、未预料到的心脏性死亡，涉及心脏停搏，常伴有提示心肌缺血的症状、推测为新的 ST 段抬高或左束支传导阻滞、冠状动脉造影或尸检有新鲜血栓的证据。死亡发生在可取得血标本之前或生物标志物在血中出现之前。

（3）基线肌钙蛋白正常，做经皮冠状动脉介入术（PCI）治疗的患者，生物标志物升高超过正常上限的 3 倍定义为与 PCI 相关的心肌梗死。

（4）基线肌钙蛋白值正常，行冠状动脉旁路移植术（CABG）治疗的患者，心脏生物标志物升高超过正常上限的 5 倍加上新的病理性 Q 波或新的左束支传导阻滞，或冠状动脉造影证实新的移植，或自身的冠状动脉闭塞，或有活力心肌丧失的影像学证据，定义为与 CABG 相关的心肌梗死。

（5）有 AMI 的病理学发现。

2. 心肌梗死的临床分型 心肌梗死分为五型。1 型：与缺血相关的自发性心肌梗死，由一次原发性冠状动脉事件如斑块侵蚀和（或）破裂、裂隙或夹层引起。2 型：继发于缺血的心肌梗死，由于需氧增多和供氧减少引起，例如冠状动脉痉挛、冠状动脉栓塞、贫血、心律失常、高血压或低血压。3 型：突发、未预料到的心脏性死亡，包括心脏停搏，常有提示心肌缺血的症状，伴有推测为新的 ST 段抬高，或新的左束支传导阻滞，或冠状动脉造影和（或）病理上一支冠状动脉有新鲜血栓的证据，但死亡发生于可取得血样本之前或血中生物标志物出现之前。4a 型：伴发于 PCI 的心肌梗死；4b 型：伴发于支架血栓形成的心肌梗死。5 型：伴发于 CABG 的心肌梗死。

（二）危险评估

对 NSTE-ACS 进行危险性分层对指导治疗意义深远（表 9-2）。对 ACS 的危险评估有益于指导临床对 ACS 患者进行最初的诊治决策（图 9-1）。

表 9-2　NSTE-ACS 早期危险分层

项目	高度危险性（至少具备下列一条）	中度危险性（无高度危险特征但具备下列任何一条）	低度危险性（无高度、中度危险特征但具备下列任何一条）
病史	缺血性症状在 48 h 内恶化	既往心肌梗死，或脑血管疾病，或冠状动脉旁路移植术，或使用阿司匹林	
疼痛特点	长时间（>20 min）静息性胸痛	长时间（>20 min）静息胸痛，目前缓解，并有高度或中度冠心病可能。静息胸痛（<20 min）或因休息或舌下含服硝酸甘油缓解	过去 2 周内新发加拿大心血管学会（CCS）劳累性心绞痛分级Ⅲ级或Ⅳ级心绞痛，但无长时间（>20 min）静息性胸痛，有中度或高度冠心病可能
临床表现	缺血引起的肺水肿，新出现二尖瓣关闭不全杂音或原杂音加重，S3 或新出现啰音或原啰音加重，低血压、心动过缓、心动过速，年龄>75 岁	年龄>70 岁	
心电图	静息性心绞痛伴一过性 ST 段改变（>0.05 mV），新出现束支传导阻滞或新出现的持续性心动过速	T 波倒置>0.2 mV，病理性 Q 波	胸痛期间心电图正常或无变化
心脏标志物	明显增高（即 cTnT>0.1 μg/L）	轻度增高（即 cTnT>0.01 μg/L，但<0.1 μg/L）	正常

注：预测中短期缺血事件可选用全球急性冠状动脉事件注册评分（Global Registry of Acute Coronary Events，GRACE，http：//www. outcomes. org/grace）和心肌梗死溶栓治疗（TIMI）评分系统。GRACE 风险评分系统可提供更准确的风险分层

七、鉴别诊断

由于 NSTE-ACS 和 STEMI 的治疗原则不同，因此需要进行鉴别诊断。ACS 与其他疾病的鉴别诊断见表 9-3。

表 9-3　ACS 常见的鉴别诊断

心脏	肺血管	血液	血管	胃肠道	整形外科/传染性疾病
心肌炎	肺栓塞	镰状细胞危象	主动脉夹层	食管痉挛	脊椎椎间盘病变、肋骨骨折
心包炎	肺梗死	贫血	主动脉瘤	食管炎	肌损伤、肌炎
心肌病	肺炎和胸膜炎		脑血管疾病	消化性溃疡	肋软骨炎
瓣膜病	气胸			胰腺炎	带状疱疹
Tako-Tsubo 心肌病				胆囊炎	
心脏创伤					

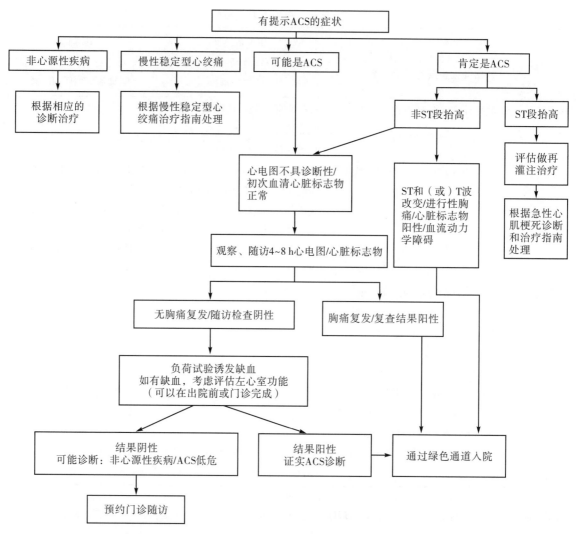

图 9-1 ACS 患者评估与处理流程

八、治疗

（一）ST 段抬高型心肌梗死的治疗

1. 一般治疗 包括卧床休息、吸氧（使 $SaO_2>90\%$）、生命体征监测、镇痛、合理饮食、运动与体重控制、健康教育、戒烟和抗焦虑、抑郁等。伴有严重低氧血症者，需面罩加压给氧或气管插管并机械通气。

2. 溶栓治疗 STEMI 急性期行直接 PCI 已成为首选方法。STREAM 研究对早期 STEMI 患者（发病<3 h）在首次医疗接触 1 h 内无法行直接 PCI 的情况下接受"院前溶栓+及时冠状动脉造影"这种治疗模式进行了调查显示，只要 PCI 可行，即使处于溶栓的最佳条件，溶栓治疗仍是二线选择。但对于不能开展直接 PCI 的医院，溶栓治疗具有快速、简便、经济、易操作的特点，静脉溶栓仍然是较好的选择。

发病 3 h 内行溶栓治疗，其临床疗效与直接 PCI 相当。发病 3~12 h 内行溶栓治疗，其疗效不如直接 PCI，但仍能获益。发病 12~24 h 内，如果仍有持续或间断的缺血症状和持续 ST 段抬高，溶栓治疗仍然有效。STEMI 发生后，血管开通时间越早，则挽救的心肌越多。目标是在救护车到达的 30 min 内开始溶栓。

3. 冠状动脉血运重建　PCI 可快速有效开通梗死相关动脉，是 STEMI 急性期的首选治疗。

（1）直接 PCI：2014 ESC/EACTS 心肌血运重建指南对 STEMI 心肌再灌注直接 PCI 治疗的建议见表 9-4。

表 9-4　STEMI 心肌再灌注直接 PCI 治疗的建议

推荐	类别和等级
对于所有症状出现<12 h 且 ST 段持续性升高或新出现左束支传导阻滞的患者，建议行再灌注治疗	I A
如果有经验丰富的团队及时实施直接 PCI，推荐行直接 PCI 再灌注	I A
对于症状出现>12 h，缺血持续存在、出现危及生命的心动过速或间歇性疼痛和心电图改变的患者，建议直接 PCI	I C
对于因 STEMI 引起急性心力衰竭或心源性休克患者，建议直接 PCI（与症状出现时间无关）	I B
对于症状出现 12~48 h 后的患者可以考虑采用直接 PCI 再灌注治疗	Ⅱ aB
推荐快速有效提供再灌注治疗和对尽可能多的患者实施直接 PCI 的合理网络作为 STEMI 患者院前管理基础	I B
推荐所有急救医疗服务、急诊室、心内监护室（CCU）和导管室拥有一份书面的更新的 STEMI 管理协议	I C
推荐直接 PCI 中心全天候服务，保证尽早、最迟在达到医院 60 min 内实施直接 PCI	I B
转运至直接 PCI 中心的患者跨过急诊科直接送至心导管室	Ⅱ aB

（2）转运 PCI：高危 STEMI 患者就诊于无直接 PCI 条件的医院，尤其是有溶栓禁忌证或虽无溶栓禁忌证但已发病>3 h 的患者，可在抗栓（抗血小板或抗凝）治疗同时，尽快转运患者至可行 PCI 的医院。

（3）溶栓后管理和血运重建：2014 ESC/EACTS 心肌血运重建指南对溶栓后管理和血运重建建议见表 9-5。

表 9-5　溶栓后管理和血运重建

推荐	类别和等级
所有患者溶栓后 24 h 内送至 PCI 中心	I A
溶栓成功 24 h 内建议冠状动脉造影并行梗死相关动脉血运重建	I A
溶栓后出现心源性休克或重度急性心力衰竭建议急诊造影并血运重建	I B
溶栓失败（ST 段下降<50%或持续胸痛 60 min）建议行急诊补救性 PCI	I A
出现再发缺血、血流动力学不稳定、危及生命的室性心动过速或最初溶栓成功后再次出现阻塞等情况建议急诊 PCI	I A
成功溶栓后病情稳定患者最佳造影时间为 3~24 h	Ⅱ aA

4. 抗栓治疗

（1）抗血小板治疗

1）阿司匹林：所有患者只要无禁忌证，均应立即口服水溶性阿司匹林或嚼服肠溶阿司匹林 300 mg，继以 100 mg/d 长期维持。

2）噻吩并吡啶类：在首次或再次 PCI 前或当时应尽快服用氯吡格雷初始负荷量 300 mg（拟直接 PCI 者最好服用 600 mg）。住院期间，所有患者继续服用氯吡格雷 75 mg/d。出院后，未置入支架患者，应使用氯吡格雷 75 mg/d，至少 28 d，条件允许者也可用至 1 年。因 ACS 接受支架置入的患者，术后使用氯吡格雷 75 mg/d，至少 12 个月。置入药物洗脱支架的患者可考虑氯吡格雷 75 mg/d 治疗 15 个月以上。对阿司匹林禁忌者，可长期服用氯吡格雷。2014 ESC/EACTS 心肌血运重建指南推荐普拉格雷和替格瑞洛作为初次使用 P2Y12 抑制剂的首选药物（Ⅰb 级推荐），而氯吡格雷只被推荐用于普拉格雷或替格瑞洛为禁忌或无法获得的情况。

3）GPⅡb/Ⅲa 受体拮抗剂：阿昔单抗、依替非巴肽、替罗非班等，可选择性用于血栓负荷重的患者和噻吩并吡啶类药物未给予适当负荷量的患者。

（2）抗凝治疗

1）普通肝素。

2）低分子量肝素。

3）磺达肝癸钠。

4）比伐卢定：EUROMAX 试验的结果将比伐卢定的推荐等级由原来的Ⅰ级降为了Ⅱa 级，拟行 PCI 手术患者转运途中使用比伐卢定可降低大出血及死亡风险。

5）口服抗凝剂治疗：STEMI 急性期后，以下情况需口服抗凝剂治疗：超声心动图提示心腔内有活动性血栓，口服华法林 3~6 个月；合并心房颤动者；不能耐受阿司匹林和氯吡格雷者，可长期服用华法林，维持国际标准化比值（INR）2~3。若需在阿司匹林和氯吡格雷的基础上加用华法林时，需注意出血的风险，严密监测 INR，缩短监测间隔。若合并心房颤动，血运重建及 CHA_2DS_2-VASc 评分≥2 分，建议氯吡格雷联用口服抗凝药，不建议使用阿司匹林（推荐等级Ⅱb，证据水平 B）。

5. 抗心肌缺血和其他治疗

（1）硝酸酯类：如患者收缩压低于 90 mmHg 或较基础血压降低>30%、严重心动过缓（心率<50 次/分）或心动过速（心率>100 次/分）、拟诊右心室梗死，则不应使用硝酸酯类药物。

（2）β-受体阻滞剂：缩小心肌梗死面积，减少复发性心肌缺血、再梗死、心室颤动及其他恶性心律失常，对降低急性期病死率有肯定的疗效。无该药禁忌证时，应于发病后 24 h 内常规口服应用。

（3）血管紧张素转换酶抑制剂（ACEI）和血管紧张素受体阻滞剂（ARB）：可减少充盈性心力衰竭的发生，降低病死率。如无禁忌证，所有 STEMI 患者均应给予 ACEI 长期治疗。如果患者不能耐受 ACEI，可考虑换用 ARB。

（4）醛固酮受体拮抗剂：对 STEMI 后左心室射血分数（LVEF）≤0.4、有心功能不全或糖尿病，无明显肾功能不全［血肌酐男性≤221 μmol/L（2.5 mg/dl），女性≤177 μmol/L（2.0 mg/dl）、血钾≤5 mmol/L］的患者，应给予醛固酮受体拮抗剂。

（5）钙拮抗剂：不推荐使用短效二氢吡啶类钙拮抗剂。

（6）他汀类药物：除调脂作用外，他汀类药物还具有抗炎、改善内皮功能、抑制血小板聚集的多效性，因此，所有无禁忌证的 STEMI 患者入院后应尽早开始他汀类药物治疗，且无需考虑胆固醇水平。他汀类治疗的获益不仅见于胆固醇升高患者，也见于胆固醇正常的冠心病患者。所有心肌梗死后患者都应该使用他汀类药物将低密度脂蛋白胆固醇水平控制在 2.6 mmol/L（100 mg/dl）以下。

6. 冠状动脉旁路移植术 STEMI 患者在以下情况下应该进行急诊 CABG：①PCI 失败后，持续胸痛或血流动力学不稳定且冠状动脉解剖适合手术的患者；②难以用药物控制的持续或反复缺血的患者，有大面积心肌梗死的危险，不适合溶栓和 PCI 但冠状动脉解剖适合外科手术；③外科修补梗死后室间隔破裂或二尖瓣关闭不全时；④伴 ST 段抬高或左束支阻滞或后壁心肌梗死的 36 h

内发生心源性休克的患者，有严重多支血管或左主干病变，适合血运重建，而血运重建能在发生休克的 18 h 内完成，除非因患者不同意或禁忌/不适合进一步血运重建治疗；⑤≥50%的左主干狭窄和（或）三支病变者，出现威胁生命的室性心律失常。

7. 治疗并发症　在有关急性心力衰竭患者发生 ACS 的管理方面，新指南将对心源性休克患者进行主动脉内球囊反搏术（intra-aortic balloon pump）的推荐等级降至了Ⅲ级（即不推荐作为常规治疗），但推荐可以考虑让心源性休克患者接受短期机械辅助循环支持（Ⅱb 级推荐）。

（二）NSTE-ACS 的治疗

1. 一般治疗　卧床休息，消除情绪负担和顾虑，保持环境安静，应用小剂量的镇静剂和抗焦虑药物是极其重要的。约半数患者通过上述处理可减轻或缓解静息时心绞痛。疼痛发作期或有发绀者应吸入纯氧，维持血氧饱和度在 90% 以上。应连续监测心电图，多次测定血清心肌酶 CK-MB 和肌钙蛋白。

2. 危险分层　NSTE-ACS 的处理旨在根据危险分层采取适当的药物治疗和冠状动脉血运重建策略。可使用 TIMI 或 GRACE 评分系统对 NSTE-ACS 患者的缺血风险进行危险分层。使用 CRUSADE 出血评分系统对 NSTE-ACS 患者的出血风险进行危险评估。

3. 药物治疗　NSTE-ACS 的治疗在过去十年发展迅速，根据 ACC/AHA 心肌缺血处理原则，所有 NSTE-ACS 患者均应给予常规抗血小板、抗凝和缓解心肌缺血治疗，包括阿司匹林、低分子肝素、硝酸酯类和 β_2-受体阻滞剂。ACS 患者入院时应当停用非类固醇类消炎药［环氧酯 1（COX-1）或 COX-2 抑制剂］。2014 ESC/EACTS 心肌血运重建指南对有关糖蛋白Ⅱb/Ⅲa 抑制剂的推荐做出了一些修改——将对冠状动脉解剖情况不明确患者的推荐等级降为Ⅲ级（无需使用），对冠状动脉解剖情况不明确患者的普拉格雷预处理也给予Ⅲ级推荐。

4. 冠状动脉血运重建　目前提倡在药物干预的前提下，对患者进行危险分层，从而决定是否早期进行介入干预，对低危患者推荐保守治疗，对高危患者则推荐有创性治疗。2014 ESC/EACTS 心肌血运重建指南对 NSTE-ACS 血运重建的建议如下。

（1）高危标准

1）主要标准：①肌钙蛋白上升或下降；②ST 段或 T 波动态演变；③GRACE 评分>140 分。

2）次要标准：①糖尿病；②肾功能不全［eGFR<60 ml/（min·1.73 m²）］；③左心室功能下降（射血分数<0.40）；④心肌梗死后早期心绞痛；⑤近期曾行 PCI；⑥之前有 CABG 史；⑦GARCE 评分在中度以上。

（2）NSTE-ACS 侵入性评估和血运重建推荐见表 9-6。

表 9-6　NSTE-ACS 侵入性评估和血运重建推荐

推荐	类别和等级
对于缺血极高危患者（难治性心绞痛、心力衰竭、心源性休克、危及生命的室性心动过速或血流动力学不稳定），推荐实施紧急冠状动脉造影（<2 h）	Ⅰ C
对于至少符合一项主要高危标准的患者，推荐早期行侵入性诊治（<24 h）	Ⅰ A
对于符合至少一项高危标准或症状反复的患者，推荐行侵入性诊治（<72 h）	Ⅰ A
对于无症状反复发作的低危患者，决定侵入性评估之前推荐行非侵入性诱导心肌缺血检查	Ⅰ A
推荐根据患者一般情况、并发症和疾病严重程度制订血运重建策略	Ⅰ C
对于冠状动脉明显病变的 ACS 患者，推荐使用新一代药物洗脱支架	Ⅰ A

5. 美国心脏病学会和美国心脏协会发布的 2014 版 NSTE-ACS 患者管理指南建议

（1）疑似 ACS 的患者应该基于 ACS 可能性和不良预后进行危险分层，决定是否需要住院治疗并帮助进行治疗方案的选择。

（2）对于胸痛患者或者其他症状提示 ACS 的患者，应该进行 12 导联心电图检查，在到达急诊的 10 min 内评估缺血改变。

（3）所有出现与 ACS 相符症状的患者应立即检测心脏特异的肌钙蛋白（肌钙蛋白 I 或 T）水平，并在症状出现后 3~6 h 进行检测，以确定这一指标的上升或下降模式。

（4）没有下列任何情况的患者应该在首个 24 h 内口服 β-受体阻滞剂：①心力衰竭征象；②低输出量的证据；③心源性休克风险增加；④其他 β-受体阻滞剂的禁忌证（例如，PR 间期>0.24 s，二或三度心脏传导阻滞且未安装心脏起搏器，活动期哮喘或气道反应性疾病）。

（5）所有无禁忌证的 NSTE-ACS 患者均应开始或继续高强度他汀类药物治疗。

（6）所有无禁忌证的 NSTE-ACS 患者无论是接受早期介入治疗还是缺血指导的治疗策略，均应给予 P2Y12 抑制剂（氯吡格雷或替格瑞洛）联合阿司匹林治疗 12 个月。接受冠状动脉 PCI 治疗的患者应使用 P2Y12 抑制剂（氯吡格雷、普拉格雷或替格瑞洛）治疗至少 12 个月。对于接受早期介入治疗或缺血指导策略的 NSTE-ACS 患者，在选用 P2Y12 抑制剂时替格瑞洛优先于氯吡格雷是合理的。对于接受 PCI 且非出血高危的 NSTE-ACS 患者，在选用 P2Y12 抑制剂时普拉格雷（PCI 期间开始使用）优先于氯吡格雷是合理的。

（7）无论初始治疗策略如何，所有 NSTE-ACS 患者均推荐给予抗凝联合抗血小板治疗。对于 NSTE-ACS 患者，PCI 治疗后应停止抗凝治疗，除非有令人信服的理由需要继续该治疗。

（8）难治性心绞痛或血流动力学/电不稳定的 NSTE-ACS 患者（无严重并发症或介入禁忌证）应采取紧急/直接介入治疗。对于临床实践风险升高、初期稳定的 NSTE-ACS 患者（无严重并发症或介入禁忌证）应采取早期介入治疗。早期介入治疗不推荐用于以下患者：①有广泛的并发症者，如肝、肾、肺衰竭及癌症患者；②血运重建风险及并发症可能超过获益的患者；③肌钙蛋白阴性、ACS 可能性较小的急性胸痛患者，特别是女性。

（9）所有符合适应证的 NSTE-ACS 患者均应该在出院前或第一次门诊随访时制定一个全面的心血管康复计划。

（10）应提供给 NSTE-ACS 患者一项基于证据的管理计划（例如，指南指导的药物治疗），包括改善药物治疗依从性、医疗团队及时跟进、适当的饮食和运动以及依从二级预防的干预措施。除了日常锻炼的详细说明，还应该指导患者进行具体的日常活动，例如举重物、爬楼梯、园艺和家庭活动等，哪些活动是允许的、哪些活动是应该避免的，特别提到可以恢复开车、重返工作岗位和性生活这一内容。

参考文献

[1] Amsterdam EA, Wenger NK, Brindis RG, et al. 2014 AHA/ACC Guideline for the Management of Patients With Non-ST-Elevation Acute Coronary Syndromes: A Report of the American College of Cardiology/American Heart Association Task Force on Practice Guidelines. J Am Coll Cardiol, 2014, 64 (24): e139-e228.

[2] Kolh P, Windecker S, Alfonso F, et al. 2014 ESC/EACTS Guidelines on myocardial revascularization: The Task Force on Myocardial Revascularizationof the European Society of Cardiology (ESC) and the European Association for Cardio-Thoracic Surgery (EACTS) Developed with the special contribution of the European Association of Percutaneous Cardiovascular Interventions (EAPCI). Eur J Cardiothorac Surg, 2014, 46

（4）：517-592.

［3］Armstrong PW, Gershlick AH, Goldstein P, et al. Fibrinolysis or primary PCI in ST-segment elevation myocardial infarction. N Engl J Med, 2013, 368 （15）：1379-1387.

［4］颜红兵，马长生，霍勇，等. 美国不稳定型心绞痛和非 ST 段抬高心肌梗死治疗指南（2007 修订版）. 北京：中国环境科学出版社，2007.

［5］胡大一，马长生. 心脏病学实践. 北京：人民卫生出版社，2007.

［6］Joint ESC/ACCF/AHA/WHF Task Force for the Redefinition of Myocardial Infarction. Universal definition of myocardial infarction. J Am Coll Cardiol, 2007, 50 （22）：2173-2195.

［7］Task Force for Diagnosis and Treatment of Non-ST-Segment Elevation Acute Coronary Syndromes of European Society of Cardiology. Guidelines for the diagnosis and treatment of non-ST-segment elevation acute coronary syndromes. Eur Heart J, 2007, 28 （13）：1598-1660.

［8］Anderson JL, Adams CD, Antman EM, et al. ACC/AHA 2007 guidelines for the management of patients with unstable angina/non-ST-Elevation myocardial infarction. J Am Coll Cardiol, 2007, 50 （7）：e1-e157.

［9］2007 Writing Group to Review New Evidence and Update the ACC/AHA 2004 Guidelines for the Management of Patients With ST-Elevation Myocardial Infarction, Writing on Behalf of the 2004 Writing Committee. 2007 focused update of the ACC/AHA 2004 guidelines for the management of patients with st-elevation myocardial infarction. J Am Coll Cardiol, 2008, 51 （2）：210-247.

［10］中华医学会心血管病学分会，中华心血管病杂志编辑委员会. 不稳定性心绞痛和非 ST 段抬高心肌梗死诊断与治疗指南. 中华心血管病杂志，2007, 35 （4）：295-304.

［11］O'Connor RE, Brady W, Brooks SC, et al. Acute coronary syndromes：2010 American Heart Association Guidelines for Cardiopulmonary Resuscitation and Emergency Cardiovascular Care. Circulation, 2010, 122：S787-S817.

［12］The Task Force for the management of acute coronary syndromes （ACS） in patients presenting without persistent ST-segment elevation of the European Society of Cardiology （ESC）. Eur Heart J, 2011, 32 （23）：2999-3054.

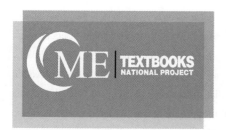

心源性猝死研究进展

第10章

杨光田　吴自谦
华中科技大学同济医学院附属同济医院

一般认为，以急性症状发病、突然意识丧失为首要表现，1 h 以内心脏原因导致的突然死亡为心源性猝死（sudden cardiac death，SCD）。目前，SCD 已经成为全球范围内，无国界、无种族界限的公共健康问题。尽管随着医学的进步，心脏病的预防和治疗取得了很大的进展，但 SCD 的发病率在全球范围内仍逐年增长。据统计，在北美和欧洲 SCD 的发病率为（50~100）/10 万，有研究表明，中国 SCD 的发病率为 41.8/10 万，且 SCD 的发病率男性高于女性。即便是在发达国家，SCD 的存活率也很低，多数社区平均仅 5%~8%。

一、流行病学

（一）年龄

SCD 在婴儿、儿童、青少年和年轻的成人中发病率较低[（1.3~8.5）/10 万]。Bo Gregers Winkel 等对丹麦 2000—2006 年间死亡的全部 1~18 岁儿童研究表明：猝死和 SCD 的发病率分别为 1.5/10 万和 1.1/万，最近来自加拿大的一项回顾性研究表明，SCD 在 1~2 岁的人群中发病率为 3.14/10 万，随着年龄的增长有所下降，15~19 岁人群中发病率又上升至 1.01/10 万。年轻人中的 SCD 主要发生于有基础心脏病的情况下，这些基础心脏病包括急性心肌炎、扩张型心肌病（dilated cardiomyopathy，DCM）、肥厚型心肌病（hypertrophic cardiomyopathy，HCM）、法洛四联症、Ebstein 畸形、主动脉瓣狭窄、先天性心脏病手术治疗后、完全性房室传导阻滞、预激综合征（WPW）、长 QT 综合征、肺动脉高压、冠状动脉畸形、右心室双出口和大血管移位等。18~25 岁的成年人中，酒精中毒和非冠心病心脏病是最常见的猝死原因。在中老年人群中，随着冠心病的一级预防和二级预防以及治疗手段的提高，冠心病的死亡率在过去 30 年间已经大幅降低，但 SCD 的发生率无明显下降；SCD 仍然占所有冠心病死亡数的 50% 以上，整体死亡数的 15%~20%。研究已经证实，随着年龄的增长，SCD 的发病率明显升高。例如，50 岁的男性发病率为 10/万，而 75 岁的男性发病率为 80/万。

（二）性别、种族

由于女性在绝经前受到雌激素的保护而不易患冠状动脉粥样硬化，因此在年轻和中年人群中，男性 SCD 的危险性是女性的 4~7 倍，绝经期女性的冠状动脉事件危险性增加，SCD 的危险性也增加，逐渐与男性持平。对于不同种族，美国有研究表明，非洲裔美国人心脏骤停和 SCD 的危险性高于白种人，西班牙裔的 SCD 发生率较低。中国不同地区的 SCD 发病率仍缺少相关研究。

（三）运动员

运动员的 SCD 发病率并不高，为（1~3）/10 万，但随着运动对抗性增强，猝死率上升。Maron 等研究发现，在美国大学生运动员中，SCD 的死亡率与自杀和药物滥用相当。

（四）遗传流行病学

有研究证实 SCD 的家族聚集形式，当父母一方有 SCD 家族史时，急性冠状动脉综合征首发表现为猝死的危险性显著增加，而当父母的双方家庭都患病时则更高。家族中有 SCD 患者时，家族其他成员心血管疾病的发病率也较高。

二、病因与发病机制

（一）病因

事实上，任何累及心脏的疾病都可能通过不同的机制发生心律失常而导致 SCD。下面主要从器质性心脏病变、心脏电活动异常及其他疾病三个方面叙述。

1. 器质性病变

（1）冠心病：在一般人群中，SCD 最常见的病因是冠状动脉粥样硬化，西方国家冠心病占猝死原因的 80%，20%~25% 的冠心病以猝死为首发症状。来自国内的一项 SCD 尸检研究表明：在 553 个患者中，冠状动脉硬化性疾病（50.3%）和心肌炎（14.8%）为主要的死因。有高度猝死危险的冠心病患者一般具有以下特点：严重弥散的冠状动脉病变；左心功能减退；动态心电图记录到的先兆心律失常及恶性心律失常；心肌组织坏死；瘢痕形成等。最终，发生急性冠状动脉痉挛或冠状动脉栓塞，引发心肌急性缺血，造成局部电生理紊乱，引起严重的心律失常（特别是心室颤动，简称室颤），导致猝死。Newby 等研究，在急性 ST 段抬高型心肌梗死中，室性心动过速（室速）或室颤的发生率为 10%，且 85% 是在发病的前 48 h 内出现。在梗死后的数周到数月内，胶原蛋白的沉积形成的瘢痕形成了折返的基质。

（2）心肌病：心肌病是继冠心病后导致 SCD 的主要病因。HCM、DCM 和致心律失常性右室心肌病（arrhythmogenic right ventricular cardiomyopathy，ARVC）是这类疾病中的三种主要疾病。HCM 和 ARVC 常常以 SCD 作为首发临床表现，尤其是在剧烈运动的年轻人当中特别值得注意。心肌病患者往往年轻，除心肌病表现外健康状况良好。在 HCM 和 ARVC 中，心律失常危险性很高但不伴收缩功能不全或衰竭的症状。有研究指出，ARVC 患者在 20~50 岁发生猝死的概率为 23%。

（3）浸润性心肌病：主要包括心肌瘢痕、心肌炎、心脏原发性淀粉样变。

（4）心脏瓣膜病：心脏瓣膜病是继冠心病、心肌病、心脏传导疾病后猝死的第四大原因。尽管瓣膜病仅占总猝死的一小部分，但在一般人群中心脏瓣膜病的相对高发率增加了其作为诱发心源性猝死疾病的重要性。

（5）心力衰竭：有临床表现的心力衰竭患者，无论其病因如何，发生 SCD 的风险增加了 5倍。SCD 的发生与急性或者慢性泵衰竭、急性缺血、冠状动脉血栓、电活动异常或者血流动力学不稳定有关。

2. 电活动异常

（1）长 QT 间期综合征：QT 间期延长综合征（long QT syndrome，LQTS）是指心电图表现 QT

间期延长，室性心律失常，晕厥和猝死的一组综合征。分为先天性和获得性 LQTS。获得性 LQTS 主要是由电解质紊乱或者药物所致。在美国，每年有 3000～4000 名儿童死于先天性 LQTS。

（2）短 QT 间期综合征：短 QT 间期综合征是由基因突变引起心肌离子通道功能异常而导致恶性心律失常的遗传疾病。以 QT 间期（通常<300 ms）和心室或心房有效不应期明显缩短、阵发性心房颤动、室性心动过速或心室颤动、晕厥的反复发作和 SCD、心脏结构无明显异常为特征。

（3）Brugada 综合征：Brugada 综合征是一种编码离子通道基因异常所致的家族性原发心电疾病。患者的心脏结构多正常，心电图具有特征性的"三联征"：右束支阻滞、右胸导联（$V_1 \sim V_3$）ST 呈下斜形或马鞍形抬高、T 波倒置。在东南亚，Brugada 综合征是年轻人猝死的最常见原因，50 岁以下人群中发病率为（26～38）/10 万。

（4）儿茶酚胺敏感性多形性室速：儿茶酚胺敏感性多形性室速是 Coumel 等在 1978 年描述的以体力活动或情绪激动诱发的多形性室性心律失常和晕厥、静息心电图和心脏结构正常为特征的一种疾病。30% 有一个或多个心源性猝死病例的家族史。大多数于儿童或青少年时期出现症状。大约 15% 的患者以心脏骤停为首发表现。

（5）特发性心室颤动：又称为原发性心电疾病，指不明原因的心室颤动，患者多为中青年人，既往无心脏病的临床表现。

（6）预激综合征：人群中呈现 WPW 心电图图形者为 0.1%～0.3%。当房颤伴快速的心室率，进而演变成心室颤动时，WPW 可导致 SCD。

3. 其他疾病与 SCD

（1）糖尿病：糖尿病是影响人类健康的一大问题，往往发生多种并发症，如冠心病、心力衰竭和卒中等。目前有许多研究已经证实了糖尿病增加 SCD 的风险。Balkau 等的研究表明，在调整了心血管相关危险因素后，糖尿病是 SCD 的一个独立危险因素，相对危险度为 2.21（95% 可信区间为 1.10～4.44）。一项来自美国护士群体中的研究和 Jouven 等进行的一项回顾性数据分析也得出了相似的结果。糖尿病导致 SCD 的发病机制主要有以下几点：无症状的心肌缺血；自主神经功能紊乱；传导减慢；QTc 间期延长；心肌损伤和瘢痕形成。糖尿病患者正规治疗，控制糖尿病，既可以减少大血管及微循环并发症，也可以降低 SCD 发生率。

（2）阻塞性睡眠呼吸暂停综合征：主要表现为睡眠中反复出现上气道阻塞，导致反复的呼吸暂停和低通气，从而发生间歇性低氧血症、高碳酸血症和睡眠紊乱。目前，很多证据表明了阻塞性睡眠呼吸暂停综合征与多种心血管疾病有关，如高血压、冠心病、左心功能不全和心律失常。Apoor 等的研究表明：阻塞性睡眠呼吸暂停综合征是 SCD 的一个独立危险因素。

（3）慢性阻塞性肺疾病：是一种以持续气流受限为特征的可预防、可治疗的疾病，其气流受限多呈进行性发展。慢性阻塞性肺疾病患者较非慢性阻塞性肺疾病者心血管事件发生风险增加 2～3 倍。Warnier 等进行的一项病例对照分析表明：慢性阻塞性肺疾病患者 SCD 的发病率较非慢性阻塞性肺疾病患者增加了 40%。慢性阻塞性肺疾病增加 SCD 的机制尚未完全明确，可能与气流受限、缺氧、全身炎症反应与氧化应激、血管内皮功能减退、治疗药物使用有关。

（4）艾滋病：是威胁人类健康的又一难题。艾滋病患者与未感染者相比有更高的心血管疾病发病率，这可能与人类免疫缺陷病毒（HIV）相关性的感染、抗反转录病毒治疗有关。Tseng 等的研究证实：艾滋病患者 SCD 的发病率明显高于同地区的普通人群。

（二）发病机制

促使发生 SCD 的机制可能是缺血性、机械性或心电性的。其中最常见的发病机制为室性心动过速，包括单形性室速、多形性室速、尖端扭转型室速和室颤。Carsten 总结了院外 SCD 心律失常类型的构成：室颤（30%）、多形性室速（25%）、单形性室速（10%）、尖端扭转型室速（10%），无脉性电活动（10%）、心动过缓（10%）、原因不明（5%）。近年来随着治疗手段的提高〔如 β-受体阻滞剂、血管紧张素转化酶抑制剂（ACEI）类药物的应用、介入治疗〕，室速的发病率有所下降，但无脉性电活动的发病率却上升了，尤其是在晚期慢性心脏病患者中。心律失常产生的机制简单说来主要为自律性异常、触发活动和折返。

三、临床表现

（一）前驱症状

新的心血管症状的出现或原有的症状加重，诸如胸痛、呼吸困难、心悸或疲乏无力，发生在终末事件之前的数天、数周或数月。可惜所有的研究资料表明，前驱症状既不敏感也无特异性。

（二）终末事件的发生

特异的症状一般是急骤发生的心悸或心跳快速、头晕、呼吸困难、软弱无力或胸痛。在猝死前数小时或数分钟内畅游心电活动的改变，其中以心率加快和室性异搏增加最多见。许多病例，这段时间非常短暂，患者往往不能回忆起在晕厥发生前有什么症状。

（三）心脏骤停

心脏骤停（cardiac arrest）是由于心脏射血量不足而致的意识突然丧失、呼吸停止和脉搏消失。

（四）进展到生物学死亡

如无治疗干预，持续 4~6 min 的心脏骤停引起不可逆的大脑损害。8 min 内若缺乏生命支持治疗措施，即刻复苏和长时间存活几乎不可能。但也有延迟 16 min 以上仍能成功复苏的个案报告。

（五）危险分层

SCD 发病率高，致死率高，建立合适的 SCD 危险分层工具以筛选出高危人群进行一级和二级预防是一项重要的工作。目前，SCD 的危险分层工具主要包括以下几种：心脏电生理检查、信号平均心电图、T 波电交替、自主神经系统活性、QRS 波时程、左心室射血分数、基因检测、磁共振评估心脏瘢痕负担、运动试验以及生物化学标志物。

四、治疗

（一）病因治疗

患有冠心病、心脏瓣膜病、糖尿病等基础疾病的人，应积极治疗基础病，从而减少心源性猝死的发病率。

（二）药物治疗

药物治疗能够改善引起室速（VT）/室颤（VF）的疾病，从而达到预防猝死的目的。主要的治疗药物有：胺碘酮、β-受体阻断剂、ACEI/血管紧张素受体阻断剂（ARB）、醛固酮拮抗剂、他汀类药物、阿司匹林、n-3 多不饱和脂肪酸。

1. 胺碘酮 与其他的钠通道或钾通道阻断剂不同，研究结果都显示胺碘酮对缺血性心脏病患者 VT/VF 的二级预防有效。CASCADE 试验证实了胺碘酮与传统钠通道阻断剂相比的优越性。两项随机、双盲、安慰剂对照试验（EMIAT、CAMIAT）在陈旧性心肌梗死患者中评估了胺碘酮对其预后的影响，结果均显示胺碘酮显著降低猝死率，但总死亡率未受影响。

2. β-受体阻断剂 β-受体阻断剂是唯一被证明对致命性心律失常一级预防有效的药物。许多研究（如 MERIT-HF 试验）已经证实了 β-受体阻断剂可以降低多种心脏疾病（尤其是心肌梗死和心力衰竭）的死亡率和猝死发生率。

3. 血管紧张素转化酶抑制剂（ACEI）/血管紧张素受体阻断剂（ARB） ACEI 类药物已经成为左心功能受损患者的首要治疗，能够预防梗死的复发并改善死亡率，也能阻止心功能不全的进展并稳定自主神经活性。ARB 类药物疗效与 ACEI 类相似，但没有干咳的不良反应，且可以降低发生 SCD 的风险。

4. 醛固酮拮抗剂 随机对照试验结果显示螺内酯能降低充血性心力衰竭的总死亡率和心血管病死亡率，减少心力衰竭所致的住院率，改善症状，并减少猝死。

5. 他汀类药物、阿司匹林 他汀类及阿司匹林主要是通过预防急性心肌梗死而减少猝死。

6. n-3 多不饱和脂肪酸 既往一些研究认为在鱼和鱼油中发现的多不饱和脂肪酸能减少所有心血管原因的死亡率和猝死率。但新英格兰杂志 2013 年 5 月 9 日发表一项纳入 12 513 例存在心血管风险因素或动脉硬化的人群，结果并未发现 n-3 多不饱和脂肪酸能降低心血管死亡率或发病率。

（三）植入式心脏复律除颤器

已经有一系列的随机临床试验报道了植入式心脏复律除颤器（ICD）在高危心脏病患者中治疗的安全性和有效性（如 MADIT、SCD-HeFT、MADIT Ⅱ、AVID、CIDS 等研究），这些试验的总结果明确表明在 SCD 高危人群中 ICD 治疗的生存获益优于传统药物治疗。Peck 等针对左心收缩功能不全以及心力衰竭患者的 Meta 分析表明：对于预防猝死，ICD 治疗相比药物治疗更加有效。虽然 ICD 治疗效果较好，但与其相关的并发症和不良反应也较多，且费用较高，限制了 ICD 在临床上广泛应用。

（四）射频消融术

对于某些类型的心律失常，如 WPW、特发性室速、房颤等，可以采用射频消融治疗，从而达到预防猝死的目的。

总之，心血管疾病严重威胁着人类的健康，降低 SCD 是降低心血管疾病死亡率的重要环节。对于猝死来说，最重要的是预防，其次是早发现、早治疗，以及复苏后的综合处理。

参考文献

［1］Fishman GI, Chugh SS, DiMarco JP, et al. Sudden cardiac death prediction and prevention report from a National Heart, Lung, and Blood Institute and Heart Rhythm Society workshop. Circulation, 2010, 122（22）：2335-2348.

［2］Hua W, Zhang LF, Wu YF, et al. Incidence of Sudden Cardiac Death in ChinaAnalysis of 4 Regional Populations. J Am Coll Cardiol, 2009, 54（12）：1110-1118.

［3］Liberthson RR. Sudden death from cardiac causes in children and young adults. N Engl J Med, 1996, 334（16）：1039-1044.

[4] Winkel BG, Risgaard B, Sadjadieh G, et al. Sudden cardiac death in children （1－18 years）: symptoms and causes of death in a nationwide setting. Eur Heart J, 2014, 35 （13）: 868-875.

[5] Pilmer CM, Kirsh JA, Hildebrandt D, et al. Sudden cardiac death in children and adolescents between 1 and 19 years of age. Heart Rhythm, 2014, 11 （2）: 239-245.

[6] Deo R, Albert CM. Epidemiology and genetics of sudden cardiac death. Circulation, 2012, 125 （4）: 620-637.

[7] Gillum RF. Geographic variation in sudden coronary death. Am Heart J, 1990, 119 （2）: 380-389.

[8] Albert CM, Chae CU, Grodstein F, et al. Prospective study of sudden cardiac death among women in the United States. Circulation, 2003, 107 （16）: 2096-2101.

[9] Becker LB, Han BH, Meyer PM, et al. Racial differences in the incidence of cardiac arrest and subsequent survival. N Engl J Med, 1993, 329 （9）: 600-606.

[10] Gillum RF. Sudden cardiac death in Hispanic Americans and African Americans. Am J Public Health, 1997, 87 （9）: 1461-1466.

[11] Corrado D, Migliore F, Bevilacqua M, et al. Sudden cardiac death in athletes. Herz, 2009, 34 （4）: 259-266.

[12] Harmon KG, Asif IM, Klossner D, et al. Incidence of sudden cardiac death in national collegiate athletic association athletes. Circulation, 2011, 123 （15）: 1594-1600.

[13] Maron BJ, Haas TS, Murphy CJ, et al. Incidence and Causes of Sudden Death in US College Athletes. J Am Coll Cardiol, 2014, 63 （16）: 1636-1643.

[14] Friedlander Y, Siscovick DS, Weinmann S, et al. Family history as a risk factor for primary cardiac arrest. Circulation, 1998, 97 （2）: 155-160.

[15] Ranthe MF, Winkel BG, Andersen EW, et al. Risk of cardiovascular disease in family members of young sudden cardiac death victims. Eur Heart J, 2013, 34 （7）: 503-511.

[16] Wang H, Yao Q, Zhu S, et al. The autopsy study of 553 cases of sudden cardiac death in Chinese adults. Heart Vessels, 2014, 29 （4）: 486-495.

[17] Newby KH, Thompson T, Stebbins A, et al. Sustained ventricular arrhythmias in patients receiving thrombolytic therapy incidence and outcomes. Circulation, 1998, 98 （23）: 2567-2573.

[18] Dalal D, Nasir K, Bomma C, et al. Arrhythmogenic right ventricular dysplasia a United States experience. Circulation, 2005, 112 （25）: 3823-3832.

[19] Gaita F, Giustetto C, Bianchi F, et al. Short QT syndrome a familial cause of sudden death. Circulation, 2003, 108 （8）: 965-970.

[20] Priori SG, Napolitano C, Tiso N, et al. Mutations in the cardiac ryanodine receptor gene （hRyR2） underlie catecholaminergic polymorphic ventricular tachycardia. Circulation, 2001, 103 （2）: 196-200.

[21] Priori SG, Napolitano C, Memmi M, et al. Clinical and molecular characterization of patients with catecholaminergic polymorphic ventricular tachycardia. Circulation, 2002, 106 （1）: 69-74.

[22] Mandavia CH, Aroor AR, DeMarco VG, et al. Molecular and metabolic mechanisms of cardiac dysfunction in diabetes. Life Sci, 2013, 92 （11）: 601-608.

[23] Balkau B, Jouven X, Ducimetière P, et al. Diabetes as a risk factor for sudden death. Lancet, 1999, 354 （9194）: 1968-1969.

[24] Jouven X, Lemaître RN, Rea TD, et al. Diabetes, glucose level, and risk of sudden cardiac death. Eur Heart J, 2005, 26 （20）: 2142-2147.

[25] Cardoso CRL, Salles GF, Deccache W. QTc interval prolongation is a predictor of future strokes in patients with type 2 diabetes mellitus. Stroke, 2003, 34 （9）: 2187-2194.

[26] Junttila MJ, Barthel P, Myerburg RJ, et al. Sudden cardiac death after myocardial infarction in patients with type 2 diabetes. Heart Rhythm, 2010, 7 （10）: 1396-1403.

[27] Gami AS, Olson EJ, Shen WK, et al. Obstructive sleep apnea and the risk of sudden cardiac death: a longitudinal study of 10, 701 adults. J Am Coll Cardiol, 2013, 62 （7）: 610-616.

[28] Warnier MJ, Blom MT, Bardai A, et al. Increased risk of sudden cardiac arrest in obstructive pulmonary disease: A case-control study. PLoS ONE, 2013, 8: e65638.

[29] Friis-Moller N, Sabin CA, Weber R, et al.

Combination antiretroviral therapy and the risk of myocardial infarction. N Engl J Med, 2003, 349 (21): 1993-2003.

[30] Hsue PY, Giri K, Erickson S, et al. Clinical features of acute coronary syndromes in patients with human immunodeficiency virus infection. Circulation, 2004, 109 (3): 316-319.

[31] Tseng ZH, Secemsky EA, Dowdy D, et al. Sudden cardiac death in patients with human immunodeficiency virus infection. J Am Coll Cardiol, 2012, 59 (21): 1891-1896.

[32] Rubart M, Zipes DP. Mechanisms of sudden cardiac death. J Clin Invest, 2005, 115 (9): 2305-2315.

[33] Julian DG, Camm AJ, Frangin G, et al. Randomised trial of effect of amiodarone on mortality in patients with left-ventricular dysfunction after recent myocardial infarction: EMIAT. Lancet, 1997, 349 (9053): 667-674.

[34] Cairns JA, Connolly SJ, Roberts R, et al. Randomised trial of outcome after myocardial infarction in patients with frequent or repetitive ventricular premature depolarisations: CAMIAT. Lancet, 1997, 349 (9053): 675-682.

[35] Huikuri HV, Castellanos A, Myerburg RJ. Sudden death due to cardiac arrhythmias. N Engl J Med, 2001, 345 (20): 1473-1482.

[36] Francia P, Palano F, Tocci G, et al. Angiotensin Receptor Antagonists to Prevent Sudden Death in Heart Failure: Does the Dose Matter? ISRN Cardiol, 2014, 2014.

[37] Roncaglioni MC, Tombesi M, Avanzini F, et al. n - 3 fatty acids in patients with multiple cardiovascular risk factors. N Engl J Med, 2013, 368 (19): 1800-1808.

[38] Peck KY, Lim YZ, Hopper I, et al. Medical therapy versus implantable cardioverter -defibrillator in preventing sudden cardiac death in patients with left ventricular systolic dysfunction and heart failure: a meta-analysis of > 35, 000 patients. Int J Cardiol, 2014, 173 (2): 197-203.

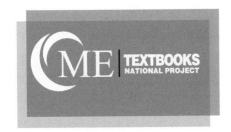

恶性心律失常诊治进展

楚英杰
河南省人民医院

第 **11** 章

一、恶性心律失常的基本概念

恶性心律失常指能在短时间内引起严重血流动力学障碍，导致患者晕厥甚至猝死的心律失常。我国每年死于心源性猝死（sudden cardiac death，SCD）的人数超过 50 万，且 75%~80% 的 SCD 由恶性心律失常引起。

恶性室性心律失常主要分为以下几种类型：①频率>230 次/分的单形性室性心动过速。②心室率逐渐加速的室性心动过速（VT），有发展成心室扑动（简称室扑）或心室颤动（简称室颤，VF）的趋势。③室性心动过速伴有严重血流动力障碍如低血压、休克、左心衰竭。④多形性（包括长 QT 综合征合并的尖端扭转型）室性心动过速，发作时伴晕厥。⑤特发性室扑或室颤，起始的心律失常即为室扑或室颤（如特发性室颤、Brugada 综合征）。恶性心律失常还包括预激综合征合并心房颤动以及严重的缓慢型心律失常，如严重的病态窦房结综合征、三度房室传导阻滞等。

电风暴是指 24 h 内室速、室扑或室颤或者植入式心律转复除颤器（ICD）置入后不恰当放电发作 3 次或 3 次以上，需要立即电复律等治疗的急性致命性症候群。

二、恶性心律失常的病因

恶性心律失常通常发生于器质性心脏病患者，最常见的是冠心病，包括急性或陈旧性心肌梗死、急性冠状动脉供血不足等；各种心肌病如扩张型心肌病、肥厚性心肌病、右心室发育不良性心肌病；特发性离子通道病包括原发性长 QT 综合征、原发性短 QT 综合征、Brugada 综合征等；各种原因所致的心脏扩大、低心排血量状态。

另外，交感神经系统过度激活、电解质紊乱、抗心律失常药物的应用，以及自主神经功能严重失衡是发生恶性心律失常的主要促发因素。

三、恶性心律失常的诊断

恶性心律失常的急救过程中，快而准的诊断是采取最佳治疗的必要前提，而临床症状、体征、心电图为重要的诊断依据。心脏骤停后出现晕厥的多为室扑、室动。对于宽 QRS 心动过速，当合并心肌梗死时高度提示室速；体检的重点为寻找室房分离的体征，如颈静脉"炮 A 波"、第一心音强弱不等及逐次心搏间的收缩压不等。对于窄 QRS 心动过速，能通过迷走神经刺激终止的多为房室结折返性心动过速或房室折返性心动过速，出现晕厥者多为急性室上性心动过速（简称室上速）、心房颤动伴预激、器质性心脏病。缓慢型心律失常常表现为低血压、头晕、先兆晕厥、晕厥。慢-快综合征患者常可在快慢交替过程中出现长停搏。

心电图为心律失常诊断及治疗过程中的重要依据，不同类型心动过速的 QRS 波宽度、图形特征（右束支或左束支阻滞图形）、Q 波等各有不同。1991 年 Brugada 等提出了四步法鉴别室速与室上速。第一步：观察 V_1~V_6 导联 QRS 波群形态有无 RS 型，无 RS 型则诊断为室速，否则进入第二步；第二步：观察胸导联 RS 间期（R 始点至 S 波谷点的间期），在一个胸导联 RS 间期>100 ms 时诊断室速，<100 ms 时进行第三步分析；第三步：有无室房分离，若有室房分离时，诊断为室速，否则进入第四步分析；第四步：观察 V_1、V_2 和 V_6 导联有无室速的 QRS 波图形：右束支阻滞图形时，V_1 导联呈 R、QR 或 RS 型，V_6 导联 R/S<1、呈 QS 或 QR 型波；呈左束支阻滞图形时，V_1 或 V_2 导联 R 波>30 ms 或 RS 间期>70 ms，S 波有明显切迹，V_6 导联呈 QS 或 QR 型波。当有室速特征性心电图表现时，诊断为室速，不符合者为室上速伴差异性传导。

2008 年 1 月 Vereckei 等又提出单一 aVR 导联鉴别宽 QRS 波心动过速的方法：第一步：aVR 导联有初始 R 波，则诊断为室速；否则进入第二步；第二步：测量 r 波或 q 波是否>40 ms，如果>40 ms 诊断室速，否则进入第三步；第三步：观察以负向为主 QRS 波群的降支是否有顿挫，有顿挫则诊断为室速，否则进入第四步；第四步：测定心室初始激动速度（Vi）与终末激动速度（Vt）的比值：Vi/Vt≤1 支持室速，Vi/Vt>1 支持室上速（图 11-1）。

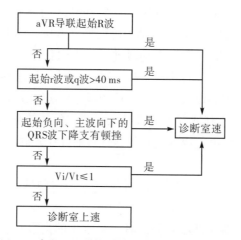

图 11-1　应用 aVR 导联鉴别宽 QRS 波心动过速流程

四、恶性心律失常的治疗

消除病因及各种可变的危险因素是终止和预防恶性心律失常的基础。应及时停用所有可能致心律失常的药物，并纠正酸碱平衡和水电解质紊乱，针对急性心肌缺血、心力衰竭加重等常见病因进行治疗。

1. 恶性心律失常的药物治疗　胺碘酮为一广谱的抗心律失常药物，其电生理作用复杂，具有Ⅳ类抗心律失常作用的所有电生理作用。胺碘酮具有轻度阻断钠通道作用，尤其在心率快时明显，表现为正性频率使用依赖性，但没有Ⅰ类抗心律失常药物的促心律失常作用。胺碘酮还具有Ⅱ类抗心律失常药物的作用，与 β-受体阻滞剂相似，但又没有 β-受体阻滞剂的不良反应。胺碘酮广泛阻断钾通道，对 IKs、Ikr、Ikur 都具有阻断作用。当 Ikr 及 Iks 钾通道阻滞时，QT 间期将延长，但因胺碘酮能阻滞心室肌三层的钾通道，故在一定剂量范围内，胺碘酮引起的跨室壁复极的离散度反而缩小，不易产生 2 相折返，不易引发尖端扭转型室速。故胺碘酮已成为治疗室性心律失常，特别是合并有器质性心脏病患者的重要药物。

决奈达隆是一种新型Ⅲ类抗心律失常药，其结构及电生理特性与胺碘酮相似，但不含有碘，这一结构改变使其组织内蓄积减少，对器官的毒性降低，临床证据显示决奈达隆可用于心房颤动的复律治疗，降低首次心血管住院率和死亡率，降低脑卒中的发生。值得注意的是，决奈达隆不能应用于中重度心力衰竭患者，因为可增加心力衰竭患者死亡率［要求使用于左心室射血分数（LVEF）>35% 的患者］，对心房颤动复发者无效，对胺碘酮无效者亦不建议使用。

β 受体阻滞剂竞争性与 β 受体结合后，能够阻止交感神经激活或过度激活，使 Na+ 和 Ca+ 内流减少，K+ 外流减少，降低 4 相自动除极速率，抑制触发活动，因此是一类广泛应用的抗心律失常药物。特别是因为各种原因所致儿茶酚胺浓度急剧增加所致的交感兴奋、交感过度、交感风暴引起的各种室性心律失常。多项循证医学证据显示 β-受体阻滞剂能够减少恶性心律失常的发生率和死亡率，也是唯一证明能降低猝死的药物。

2. 恶性心律失常的非药物治疗　直流电复律是抢救致命性心律失常行之有效的重要手段。在致命性心律失常发生时，尽快进行电除颤和电复律是恢复血流动力学稳定的首要措施。需要注意的是，在治疗室速或室颤的过程中不能完全依赖电复律，必须将电复律与药物疗法结合起来。在转复心律后，必须进行合理的心肺脑复苏治疗，以保证重要脏器的血供。

床旁紧急心脏临时起搏是对原发基础疾病合并严重缓慢型心律失常患者实施的重要干预措施。各种原因导致的严重的急性缓慢性心律失常，是临床的危重症，病死率高，一般治疗难以奏效，及时进行人工床旁临时起搏是有效救治手段。临时起搏器在严重的缓慢性心律失常中的治疗效果肯定，能有效改善血流动力学，抢救成功率高，安全有效。

食管调搏术是一种无创性的临床电生理诊断和治疗技术，它无抗心律失常药物的负性肌力和致心律失常作用，不改变心肌电生理，见效快，不良反应少，已成为治疗阵发性室上速的一种安全有效方法。亦可用于终止药物治疗无效或不能耐受药物治疗的室速。当出现宽 QRS 心动过速不能明确室上速或室速时，可通过观察心动过速时室房传导关系及起搏终止心动过速时的情况进行初步的鉴别诊断。

参考文献

［1］Zipes DP, Camm AJ, Borggrefe M, et al. ACC/AHA/ESC 2006 Guidelines for Management of Patients With Ventricular Arrhythmias and the Prevention of Sudden Cardiac Death: a report of the American College of Cardiology/American Heart Association Task Force and the European Society of Cardiology Committee for Practice Guidelines (writing committee to develop Guidelines for Management of Patients With Ventricular Arrhythmias and the Prevention of Sudden Cardiac Death): developed in collaboration with the European Heart Rhythm Association and the Heart Rhythm Society. Circulation, 2006, 114 (10): e385-e484.

［2］ESTES NA 3rd. Predicting and preventing sudden cardiac death. Circulation, 2011, 124 (5): 651-656.

［3］Henkel DM, Witt BJ, Gersh BJ, et al. Ventricular arrhythmias after acute myocardial infarction: a 20-year community study. Am Heart J, 2006, 151 (4): 806-812.

［4］Adlan AM, Lip GY. Benefit-riskassessment of dronedarone in the treatment of atrial fibrillation. Drug Saf, 2013, 36 (2): 93-110.

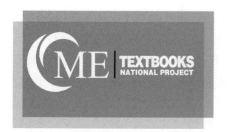

急性心力衰竭的诊治进展

郑亚安　杜兰芳
北京大学第三医院

第 **12** 章

　　急性心力衰竭（心衰）是急诊科经常遇到的急危重症之一，临床上以急性左心衰竭最为常见，急性右心衰竭则较少见。急性左心衰竭指急性发作或逐渐加重的左心舒缩功能障碍，导致左心室充盈压升高，进而出现严重肺淤血，伴或不伴组织器官灌注不足和心源性休克的临床综合征。它可以发生于左心室射血分数（LVEF）正常的患者。急性心衰可以突然起病或在原有慢性心衰基础上急性加重；大多数表现为收缩性心力衰竭，也可以表现为舒张性心力衰竭。

一、流行病学

　　美国过去 10 年中，因急性心力衰竭而急诊就医者达 1000 万例次。急性心力衰竭患者中 5%～20% 为首诊心衰，大部分则为原有的心衰加重。急性心衰预后很差，住院病死率为 3%，60 天病死率为 9.6%，3 年和 5 年病死率分别高达 30% 和 60%。急性心肌梗死所致的急性心衰则病死率更高。急性肺水肿患者的院内病死率为 12%，1 年病死率达 30%。

二、病因

（一）慢性心衰急性加重

　　短时间内急剧恶化，心功能失代偿，表现为急性心衰。其促发因素中较多见的为药物治疗缺乏依从性、严重心肌缺血、重症感染、严重的影响血流动力学的各种心律失常、肺栓塞以及肾功能损伤等。

（二）急性心肌坏死和（或）损伤

　　①急性冠状动脉综合如急性心肌梗死或不稳定型心绞痛、急性心肌梗死伴机械并发症、右心室梗死；②急性重症心肌炎；③围生期心肌病；④药物所致的心肌损伤与坏死，如抗肿瘤药物和毒物等。

（三）急性血流动力学障碍

　　①急性瓣膜大量反流和（或）原有瓣膜反流加重，如感染性心内膜炎所致的二尖瓣（或）主动脉瓣穿孔、二尖瓣腱索和（或）乳头肌断裂、瓣膜裂（如外伤性主动脉瓣撕裂）以及人工瓣膜

的急性损害等；②高血压危象；③重度主动脉瓣或二尖瓣狭窄；④主动脉夹层；⑤心包压塞；⑥急性舒张性左心衰竭，多见于控制不良的老年高血压患者。

三、病理生理

（一）血流动力学变化

①左心室舒张末压和肺毛细血管楔压（PCWP）升高，可发生急性肺水肿、低氧血症、代谢性酸中毒。②心排血量（CO）下降，血压绝对或相对下降以及外周组织和器官灌注不足，导致出现脏器功能障碍和末梢循环障碍，发生心源性休克。③右心室充盈压升高，使体循环静脉压升高、体循环和主要脏器淤血、水钠滞留和水肿等。

（二）心肌坏死或损伤

缺血性心脏病可以导致急性心衰，如急性大面积心肌梗死、急性大面积心肌缺血或原有慢性心衰在缺血的诱因下可出现急性心衰。急性心衰本身是否可导致心肌损伤或坏死尚无定论，已有研究表明细胞缺氧、肾素-血管紧张素-醛固酮系统（RAAS）的激活以及肾上腺素和细胞因子的释放可以导致细胞凋亡和坏死，而急性心衰患者存在上述病理生理改变，所以未来需要更多的研究去证实急性心衰本身是否可以导致心肌坏死以及减轻这种心肌损伤是否可以改善远期预后。

（三）神经内分泌激活

急性心衰时，交感神经兴奋，RAAS激活，多种内源性神经内分泌与细胞因子激活，短时间内是机体的一种保护性代偿机制，但长期的过度兴奋就会产生不良影响，加重心肌结构和功能损伤，造成血流动力学紊乱、冠状动脉灌注不足和肾功能恶化，这又反过来刺激交感神经系统和RAAS的兴奋，形成恶性循环。

（四）冠状动脉的灌注

急性心衰时，由于左心室舒张末期压力升高，以及应用血管扩张剂后血压的下降，多种内源性神经内分泌与细胞因子激活导致的内皮功能障碍，冠状动脉的血流量会下降，这对于存在心肌顿抑的冠心病患者影响最大。

（五）肾功能

心衰和肾衰竭常并存，并互为因果，临床上将此种状态称为心肾综合征。心肾综合征可分为5种类型：1型是迅速恶化的心功能导致急性肾功能损伤；2型为慢性心衰引起进展性慢性肾病；3型是原发、急速的肾功能恶化导致急性心功能不全；4型系由慢性肾病导致心功能下降和（或）心血管不良事件危险增加；5型特征是由于急性或慢性全身性疾病导致心肾功能同时出现衰竭。急性心衰合并肾功能不全预后较差。值得注意的是1型心肾综合征，急性心衰在住院治疗过程中经常发生急性肾功能不全，通常表现为利尿剂治疗后尽管仍然存在液体潴留但血清中尿素氮/肌酐比值已显著增加，发生机制是急性心衰时的血流动力学紊乱及内源性神经内分泌和炎症因子激活，导致入球和出球小动脉灌注不匹配，进而导致急性肾功能不全。

（六）治疗急性心衰药物引起的病理生理变化

①袢利尿剂及噻嗪类利尿剂：静脉应用利尿剂可以改善症状，减轻液体潴留，但可导致肾功能恶化，发生机制一方面与循环血容量减少有关，另一方面，利尿剂可以激活神经内分泌系统，导致肾血管收缩进而导致肾功能不全。②正性肌力药物：正性肌力药物可以增加心肌耗氧量，加重冬眠心肌的心肌损伤，且可增加死亡率。③血管扩张剂：可导致血压下降，加重心肌缺血，导致肾脏低灌注。

四、临床分类

急性心衰可以分为 3 种类型：①慢性心衰急性加重，LVEF 可正常或降低，约占 70%。②首次发作的急性心衰，约占 25%。③进展性心衰，左心室收缩功能严重受损，对治疗反应差，心排血量明显下降，外周组织和器官灌注不足，甚至出现心源性休克。

五、临床表现

（一）早期表现

原来心功能正常的患者出现原因不明的疲乏或运动耐力明显降低以及心率增加 15~20 次/分，可能是左心功能降低的最早期征兆。继续发展可出现劳力性呼吸困难、夜间阵发性呼吸困难、睡觉高枕卧位；检查可发现左心室增大、闻及舒张早期或中期奔马律、P2 亢进、两肺尤其肺底部有细湿性啰音，还可有干啰音和哮鸣音，提示已有左心功能障碍。

（二）急性肺水肿

起病急骤，病情可迅速发展至危重状态。突发的严重呼吸困难、端坐呼吸、烦躁不安并有恐惧感，呼吸频率可达 30~50 次/分；频繁咳嗽并咯出大量粉红色泡沫样血痰；听诊心率快，心尖部常可闻及奔马律；双肺满布湿性啰音和哮鸣音。

（三）心源性休克

1. 持续低血压，收缩压降至 90 mmHg 以下（或原有高血压的患者收缩压降幅≥60 mmHg，且持续 30 min 以上）。

2. 组织低灌注状态，可有：①皮肤湿冷、苍白和发绀，出现花斑；②心动过速>110 次/分；③尿量显著减少（<20 ml/h），甚至无尿；④意识障碍，常有烦躁不安、激动焦虑、恐惧和濒死感；收缩压低于 70 mmHg，可出现抑制症状如意识恍惚、表情淡漠、反应迟钝，逐渐发展至意识模糊甚至昏迷。

3. 血流动力学障碍：PCWP≥18 mmHg，心脏排血指数（CI）≤2.2 L/（min·m^2）。

4. 低氧血症和代谢性酸中毒。

六、辅助检查

（一）心电图

心电图能提供许多重要信息，包括心率、心脏节律、心律失常的类型及其严重程度如各种房性或室性心律失常以及某些病因依据如心肌缺血性改变、ST 段抬高或非 ST 段抬高型心肌梗死以及陈旧性心肌梗死的病理性 Q 波等。

（二）胸部 X 线检查

胸部 X 线检查可显示肺淤血程度和肺水肿，如出现肺门血管影模糊、蝶形肺门，甚至弥漫性肺内大片阴影等。还可根据心影增大及其形态改变，评估基础的或伴发的心脏和（或）肺部疾病以及气胸等。

（三）超声心动图

超声心动图可用以了解心脏的结构和功能，可测定 LVEF，检测急性心衰时的心脏收缩/舒张功能相关的数据，且可发现导致急性心衰的基础疾病。

（四）动脉血气分析

急性心衰时肺淤血，可影响肺泡氧气交换，导致低氧血症，当心力衰竭严重到一定程度时，可致呼吸肌疲劳进而影响通气功能，出现 CO_2 潴留。本症患者常有酸中毒，与组织灌注不足、CO_2 潴留有关，且可能与预后相关，及时处理纠正很重要。

（五）常规实验室检查

常规实验室检查包括血常规和血生化检查，如电解质（钠、钾、氯等）、肝功能、血糖、白蛋白及高敏 C 反应蛋白（hsCRP）。

（六）心衰标志物

pro-B 型利钠肽（proBNP）自心肌细胞释放出来后，降解为有活性的 B 型利钠肽（BNP）及无活性的 N 末端 B 型利钠肽原（NT-proBNP），BNP 及 NT-proBNP 的浓度增高已成为公认的诊断心衰的客观指标，其临床意义如下：①心衰的诊断和鉴别诊断：如 BNP<100 ng/L 或 NT-proBNP<400 ng/L，心衰可能性很小，其阴性预测值为 90%；如 BNP>400 ng/L 或 NT-proBNP>1500 ng/L，心衰可能性很大，其阳性预测值为 90%。②心衰的危险分层：有心衰临床表现，BNP/NT-proBNP 水平又显著增高者属高危人群。

目前多数学者认为 BNP 和 NT-proBNP 对急性心力衰竭综合征的诊断价值等同，但仍有一些细微的差别，例如肾功能不全患者 BNP 和 NT-proBNP 均会升高，有 4 项研究直接比较了肾功能对 BNP 和 NT-proBNP 的影响，其中 3 项表明两者升高水平是相似的，仅有 1 项研究显示肾功能不全患者 BNP 水平高于 NT-proBNP 水平。长期慢性心衰的患者 BNP 或 NT-proBNP 水平会升高，干体重状态下的 BNP 水平更有助于判断患者是否存在慢性心衰急性发作，研究显示 BNP 升高 70% 以上，NT-proBNP 升高 50% 以上才具有临床意义。

（七）心肌坏死标志物

心肌坏死标志物旨在评价是否存在心肌损伤或坏死及其严重程度，包括肌钙蛋白 T 或 I（cTnT 或 cTnI）和肌酸肌酶同工酶（CK-MB）。

七、诊断

应根据基础心血管疾病、诱因、临床表现（病史、症状和体征）以及各种检查（心电图、胸部 X 线检查、超声心动图和 BNP/NT-proBNP）作出急性心衰的诊断，并完成包括病情的分级、严重程度和预后等的临床评估。

八、严重程度分级

严重程度分级主要有 Killip 法（表 12-1）、Forrester 法（表 12-2）。Killip 法主要用于急性心肌梗死患者，根据临床和血流动力学状态来分级，Forrester 法可用于急性心肌梗死或其他原因所致的急性心衰，分级的依据为血流动力学指标如 PCWP、心脏排血指数（CI）以及外周组织低灌注状态，故适用于心脏监护室、重症监护室和有血流动力学监测条件的病房。

表 12-1　急性心肌梗死的 Killip 法分级

分级	症状与体征
I 级	无心衰
II 级	有心衰，两肺中下部有湿啰音，占肺野下 1/2，可闻及奔马律，X 线胸片有肺淤血
III 级	严重心衰，有肺水肿，双肺较多细湿啰音，超过 1/2 肺野
IV 级	急性肺水肿、心源性休克

表 12-2　左心衰竭的 Forrester 法分级

分级	PCWP（mmHg）	CI［L/（min·m²）］	组织灌注状态
I 级	≤18	>2.2	无肺淤血，无组织灌注不良
II 级	>18	>2.2	有肺淤血，无组织灌注不良
III 级	<18	≤2.2	无肺淤血，有组织灌注不良
IV 级	>18	<2.2	有肺淤血，有组织灌注不良

注：PCWP：肺毛细血管楔压。CI：心脏排血指数

九、治疗

急性心衰的治疗分为三个阶段：急诊室阶段、住院阶段和出院前阶段。

（一）急诊室阶段

呼吸困难及其他肺淤血的征象是急性心衰最主要的临床表现，在急诊室需要引起足够的重视，需要尽早应用利尿剂、血管活性药以及必要时应用无创通气，目标是尽快地缓解症状，改善血流动力学，保证器官灌注，减轻心肾损害。

1. 一般处理

（1）体位：静息时明显呼吸困难者应半卧位或端坐位，双腿下垂以减少回心血量，降低心脏前负荷。

（2）氧疗：对血氧饱和度<90% 或 PaO_2<60 mmHg，可给氧疗纠正低氧血症，低氧与短期死亡率风险增高相关。对非低氧血症的患者，不应常规给氧，因为它可引起血管收缩并降低心排血量。

（3）出入量管理：肺淤血、体循环淤血及水肿明显者应严格限制饮水量和静脉输液速度，无

明显低血容量因素（大出血、严重脱水、大汗淋漓等）者的每天摄入液体量一般宜在 1500 ml 以内，不要超过 2000 ml。保持每天水出入量负平衡 500 ml/d，严重肺水肿者的水负平衡为1000~2000 ml/d，甚至可达 3000~5000 ml/d，以减少水钠潴留和缓解症状。3~5 天后，如淤血、水肿明显消退，应减少水负平衡量，逐渐过渡到出入水量大体平衡。在水负平衡下应注意防止发生低血容量、低血钾和低血钠。

2. 药物治疗

（1）利尿剂：非保钾利尿剂尤其是袢利尿剂是治疗急性心衰最重要的药物之一，可以迅速缓解症状。最佳剂量和给药途径（弹丸式或连续输注）尚未明确，推荐用现有口服剂量的 2.5 倍，静脉注射利尿剂初始反应不足（经导尿证实）表现为观察 1~2 h 尿量<100 ml/h。大剂量利尿剂可以引起肾功能短暂的恶化。袢利尿剂疗效不佳、加大剂量仍未见良好反应以及容量负荷过重的急性心衰患者，可考虑加用噻嗪类和（或）醛固酮受体拮抗剂：氢氯噻嗪 25~50 mg，每日 2 次，或螺内酯 20~40 mg/d。

（2）血管扩张剂：虽然血管扩张剂可降低前负荷和后负荷并增加心排血量，但没有确切的证据表明其改善急性心衰患者的临床预后。血管扩张剂最常用于急性心衰伴有血压增高的患者，但应避免用于收缩压<110 mmHg 的患者，也应当避免收缩压的过度降低，因为急性心衰患者低血压死亡率更高。对有明显二尖瓣狭窄或主动脉瓣狭窄、梗阻性肥厚型心肌病的患者，血管扩张剂应慎用。另外需要特殊提出的是近几年刚应用于临床的奈西利肽，可同时扩张静脉和动脉的重组人BNP，可以降低左心室充盈压，缓解呼吸困难的症状，但对急性心衰远期预后的影响尚不明确。常用的血管扩张剂及用法用量见表 12-3。

表 12-3　静脉内用于治疗急性心衰的血管扩张剂

血管扩张剂	剂　　量	主要不良反应	注意事项
硝酸甘油	开始 10~20 μg/min，逐渐增加到 200 μg/min	低血压、头痛	连续使用可耐药
硝酸异山梨酯	开始 1 mg/h，逐渐增加到 10 mg/h	低血压、头痛	连续使用可耐药
硝普钠	开始 0.3 μg/（kg·min），逐渐增加到5 μg/（kg·min）	低血压、异氰酸盐中毒	对光过敏
奈西立肽	静推 2 μg/kg，之后 0.01 μg/（kg·min）输注	低血压	

（3）吗啡：用法为 2.5~5.0 mg 静脉缓慢注射，亦可皮下或肌内注射。伴 CO_2 潴留者则不宜应用，可产生呼吸抑制而加重 CO_2 潴留；也不宜大剂量使用，因可促进内源性组胺释放，使外周血管扩张导致血压下降。应密切观察疗效和呼吸抑制的不良反应。伴明显和持续低血压、休克、意识障碍、慢性阻塞性肺疾病（COPD）等患者禁忌使用。老年患者慎用或减量。

（4）升压药及正性肌力药物：此类药物适用于低心排血量综合征，如伴症状性低血压或 CO 降低伴有循环淤血的患者，可缓解组织低灌注所致的症状，保证重要脏器的血液供应。血压较低和对血管扩张药物及利尿剂不耐受或反应不佳的患者尤其有效。常用的药物及用法用量见表 12-4。

3. 非药物治疗手段

（1）机械通气：主要包括无创呼吸机辅助通气和气管插管有创通气。

1）无创通气：对有肺水肿和呼吸频率>20 次/分伴发绀的患者，应考虑无创通气（如 CPAP），以改善呼吸急促、降低高碳酸血症和酸中毒。无创通气可降低血压，对收缩压<85 mmHg 的患者一般不用。然而，最近一项大型随机对照临床试验显示，无创通气与标准治疗包括硝酸酯和鸦片制剂相比，既未降低死亡率也未降低气管内插管率。

表 12-4 用于治疗急性心衰的正性肌力和升压药物

药物	静脉推注	输入速率
多巴酚丁胺	否	$2\sim20~\mu g/~(kg\cdot min)~(\beta+)$
多巴胺	否	$<3~\mu g/~(kg\cdot min)$：肾作用（$\delta+$）
		$3\sim5~\mu g/~(kg\cdot min)$；正性肌力作用（$\beta+$）
		$>5~\mu g/~(kg\cdot min)$：（$\beta+$），升压作用（$\alpha+$）
米力农	$25\sim75~\mu g/kg$ 持续 $10\sim20$ min	$0.375\sim0.75~\mu g/~(kg\cdot min)$
左西孟坦	$12~\mu g/kg$ 持续 10 min	$0.1~\mu g/~(kg\cdot min)$，可增加到 0.05 或 $0.2~\mu g/~(kg\cdot min)$
去甲肾上腺素	否	$0.2\sim1.0~\mu g/~(kg\cdot min)$
肾上腺素	复苏时可用 1 mg，静脉滴注，每 $3\sim5$ min可重复用	$0.05\sim0.5~\mu g/~(kg\cdot min)$

注：α，肾上腺能受体；β，肾上腺能受体；δ，多巴胺受体

2）气管插管和有创通气：严重低氧血症、高碳酸血症、体力耗竭、意识障碍和不能维持或保护气道要考虑气管插管和有创通气

（2）主动脉内球囊反搏：适应证包括：急性机械问题如室间隔破裂和急性二尖瓣反流未手术前、急性重症心肌炎、某些未血运重建的急性心肌缺血和梗死患者的术前、术中和术后支持。对其他原因的心源性休克，主动脉内球囊反搏（IABP）是否有益尚无定论。

（3）超滤：单纯静脉超滤可以清除心衰患者体内过多的液体，但仅用于对利尿剂无效或抵抗的患者。

（4）血运重建：对再灌注治疗时间窗内的 ST 段抬高心肌梗死以及高危的非 ST 段抬高心肌梗死患者，尽早血运重建。

（5）心室机械辅助装置：急性心衰经常规药物治疗无明显改善时，有条件的可应用此种技术。此类装置有：体外模式人工肺氧合器（ECMO）、心室辅助泵（如可置入式电动左心辅助泵、全人工心脏）。根据急性心衰的不同类型，可选择应用心室辅助装置，在积极纠治基础心脏病的前提下，短期辅助心脏功能，可作为心脏移植或心肺移植的过渡。

（二）住院阶段

继续稳定患者的临床症状，并优化治疗策略，加用并上调可改变远期预后的药物，包括血管紧张素转化酶抑制剂（ACEI）/血管紧张素受体阻断剂（ARB）、β-受体阻滞剂、盐皮质激素受体拮抗剂（螺内酯）。

（三）出院前阶段

制定长期的随访策略，教育和启动适宜的生活方式，评估是否需要植入式心脏复律除颤器（ICD）、心脏再同步治疗（CRT）等治疗措施，预防早期再入院，改善生活质量和生存率。

参考文献

[1] Weintraub NL, Collins SP, Pang PS, et al. Acute heart failure syndromes: emergency department presentation, treatment, and disposition: current approaches and future aims: a scientific statement

from the American Heart Association. Circulation, 2010, 122 (19): 1975-1996.

[2] Gheorghiade M, Zannad F, Sopko G, et al. Acute heart failure syndromes: current state and framework for future research. Circulation, 2005, 112 (25): 3958-3968.

[3] Writing Committee Members, Yancy CW, Jessup M, et al. 2013 ACCF/AHA guideline for the management of heart failure: a report of the American College of Cardiology Foundation/ American Heart Association Task Force on practice guidelines. Circulation, 2013, 128 (16): e240-e327.

[4] McMurray JJ, Adamopoulos S, Anker SD, et al.

ESC Guidelines for the diagnosis and treatment of acute and chronic heart failure 2012: The Task Force for the Diagnosis and Treatment of Acute and Chronic Heart Failure 2012 of the European Society of Cardiology. Developed in collaboration with the Heart Failure Association (HFA) of the ESC. Eur Heart J, 2013, 34 (2): 158.

[5] 急性心力衰竭诊断和治疗指南. 中华医学会心血管病学分会中华心血管病杂志编辑委员会. 中华心血管病杂志, 2010, 38 (3): 195-208.

[6] 杨水祥. 急性心力衰竭防治应与急诊科联手规范诊疗: 2011 美国心脏协会急性心力衰竭处理科学声明解读. 中国医学前沿杂志（电子版）, 2012, 4 (4): 57-60.

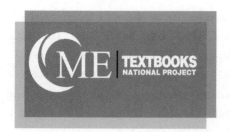

高血压急症急诊处理

第13章

李 莉 黄 丽

郑州大学第一附属医院

一、高血压急症的定义

高血压急症指血压明显升高［舒张压（diastolic blood pressure，DBP）达 120～130 mmHg（1 mmHg＝0.133 kPa）以上］，同时合并靶器官损害（如高血压脑病、心肌梗死、不稳定型心绞痛、肺水肿、子痫、脑卒中、致命性动脉出血或主动脉夹层），需要住院和进行胃肠外药物治疗。

特殊情况：①在临床上，当患者收缩压（systolic blood pressure，SBP）>220 mmHg 和（或）DBP>140 mmHg，无论有无脏器功能损害的症状均应视为高血压急症；②妊娠期妇女或某些急性肾小球肾炎患者，特别是儿童，高血压急症的血压升高可不显著，但危害极大（对脏器损害较重），也应视为高血压急症；③某些患者既往血压显著增高，已造成相应靶器官损害，就诊时 SBP<210～240 mmHg 和（或）DBP<120～130 mmHg，但检查明确提示已经并发急性肺水肿、主动脉夹层、心肌梗死或脑血管意外者，即使血压仅为中度升高，也应视为高血压急症。

二、高血压急症的病因及发病机制

高血压急症的发病原因是各种原因引起的高血压，在疾病发展过程中由于各种原因如精神刺激、过度劳累、情绪失控、嗜铬细胞瘤发作性高血压发作时等，导致全身小动脉痉挛，周围血管阻力明显上升，进而血压急剧升高，影响重要脏器的血液供应，而发生相应脏器损害。血压急剧升高时，引起脑血管过度自动调节，发生弥漫性小动脉痉挛、缺血，小动脉被动性扩张、渗出，进而发生脑功能障碍，引起高血压脑病。小动脉痉挛还可引起肾素-血管紧张素-醛固酮系统（RAAS）激活，使血压进一步增高，更加重血管壁的损伤及内脏器官缺血缺氧，继而形成恶性循环，心脏、肾脏、脑及血管壁均有 RAAS 的组成成分，进而累及靶器官，出现相应的症状。

三、临床表现

高血压急症的临床表现为短时间内出现血压急剧升高，较严重的血压 SBP 可升至 210～240 mmHg，DBP 可高达 120～130 mmHg；同时伴有靶器官的功能障碍，如头晕、头痛、烦躁、恶心、呕吐、心慌、胸闷气急、视物不清等。常见的临床症状见表 13-1。

表 13-1　高血压急症患者靶器官损害临床症状

高血压急症	靶器官损害临床症状
脑血管意外	脑梗死：失语、面舌瘫、偏身感觉障碍、肢体偏瘫、意识障碍、癫痫样发作 脑出血：意识障碍、瞳孔散大、不同程度偏瘫、失语、抽搐、喷射性呕吐 蛛网膜下腔出血：剧烈头痛、恶心、呕吐、颈背疼痛、意识障碍、脑膜刺激征（包括颈项强直、克氏征和巴宾斯基征阳性）、抽搐、偏瘫、失语
充血性心力衰竭	呼吸困难、胸痛、发绀、肺部啰音、心率增快、心脏扩大，咳粉红色泡沫痰等
急性冠状动脉综合征	急性胸痛、胸闷，心电图有明显缺血表现，心肌梗死患者可出现心肌损害标志物阳性
急性主动脉夹层	撕裂样疼痛，波及血管范围不同可有不同的临床表现，影像学检查可确诊
高血压脑病	急性发作剧烈头痛、恶心及呕吐，精神症状（意识模糊、嗜睡、抽搐、视力异常，甚至出现昏迷），进展性视网膜病变
先兆子痫和子痫	孕妇在妊娠 20 周到分娩后第一周之间高血压、蛋白尿或水肿，可伴头痛、头晕、上腹部不适、视物不清、恶心等症状，可伴有抽搐或昏迷
肾功能不全	少尿、无尿、蛋白尿、管型、血肌酐和尿素氮升高
眼底改变	视觉障碍，眼底检查出现视盘水肿，视网膜出血和渗出

四、诊断

通过详细询问病史，结合症状、体征及辅助检查，即可快速诊断高血压急症。

（一）病史

通过询问了解患者是否有高血压病史、有无正规服用降压药物、血压控制情况，了解有无引起血压急剧升高的诱因及其他可引起血压急剧升高的疾病。通过详细询问靶器官相关症状，判断有无重要靶器官损伤及潜在的重要靶器官损伤。引起血压急剧升高的常见诱因包括：①停用降压治疗（较大剂量中枢降压药）；②急性感染；③急性尿潴留；④急、慢性疼痛；⑤应用拟交感毒性药物（如可卡因、麦角酸二乙酰胺、安非他命）；⑥惊恐发作；⑦服用限制降压治疗效果的药物（非甾体消炎药、胃黏膜保护剂）。

（二）症状和体征

高血压急症表现的症状除了血压明显升高外还有重要靶器官的损伤，具体临床症状如上所述。测量血压时注意测量双上肢、双下肢及立卧位血压差异。其体征除了测量血压明显增高外，还要注意重要靶器官的体征：①神经系统，患者意识状态、是否存在病理性反射、有无脑膜刺激征、有无视野改变、有无肢体偏瘫等。②心血管系统，有无胸痛、心慌胸闷、呼吸困难，听诊肺部有无湿啰音等。③眼底检查，有无视乳头水肿、视网膜出血渗出。

（三）辅助检查及检验

对于考虑高血压急症的患者，应常规行血常规、尿常规、肝功能、肾功能、心电图检查。根据患者具体临床表现可选择性行心脏彩超、胸部 X 线、胸部计算机断层扫描（CT）、颅脑 CT、大动脉血管彩超、颅脑磁共振成像、计算机断层扫描血管成像（CTA）等检查。

五、急诊处理

（一）高血压急症常用药物

1. 硝普钠　该药对动脉和静脉血管平滑肌均有扩张作用，降低周围血管阻力，降低血压。减轻心脏前后负荷，可减低心肌耗氧量，使左心室心排血量增加，改善心力衰竭。常用剂量为 25～100 mg，加入 5% 葡萄糖溶液 500 ml，输液瓶避光静脉滴注，滴速 0.5～10.0 μg（kg·min），滴注时应密切监测血压，根据血压下降情况调整滴速。应即配即用，药液超过 6 h 无效，持续静脉滴注一般不应超过 3 天，如应用超过 72 h 者，应隔日测定血中硫氰酸盐浓度。主要适用于急性充血性心力衰竭、急性肺水肿、围术期的高血压急症。

2. 硝酸甘油　该药主要药理作用是松弛血管平滑肌。扩张动静脉血管床，以扩张静脉为主，其作用强度呈剂量相关性。外周静脉扩张，使血液潴留在外周，回心血量减少，左心室舒张末压（前负荷）降低。扩张动脉使外周阻力（后负荷）降低。初始滴速可为 5 μg/min，之后每 3～5 min 增加 5 μg/min，直至 20 μg/min 后，每 3～5 min 增加 10 μg/min，最大滴速可达 200 μg/min。可用于高血压急症合并急性充血性心力衰竭、急性冠状动脉综合征、急性肺水肿、围术期高血压。

3. 尼卡地平　该药为二氢吡啶类钙拮抗剂，可阻滞钙离子流入血管平滑肌细胞内，从而扩张血管，使血压下降。还可降低周围血管阻力，此作用在高血压患者大于正常血压者，降压时会有反射性心率加快。能降低心肌耗氧量及总外周阻力，也可增加冠状动脉侧支循环，使冠状血流增加。初始剂量 5 mg/h，依据降压每 5 min 增加 2.5 mg/h，最大剂量 15 mg/h。主要适用于急性颅内出血、急性缺血性脑卒中、急性冠状动脉综合征、高血压脑病、子痫或子痫前期、围术期高血压等。

4. 拉贝洛尔　该药为 α、β-受体阻断药物，阻断 β-受体的作用为阻断 α-受体作用的 4～8 倍；本品阻断 α-受体所致的血管舒张作用也参与降压和抗心绞痛机制。与单纯的 β-受体阻断药相比，该药在立位和运动试验时的降压作用较强。此外可使肾血流量增加。初始剂量 20 mg，可以每 5～10 min 单次剂量 20～80 mg 重复给药，或以 2 mg/min 速率静脉滴注。主要适用于急性脑出血、急性缺血性脑卒中、高血压脑病、子痫或子痫前期。

5. 乌拉地尔　该药为苯哌嗪取代的尿嘧啶衍生物，本品具有外周和中枢双重降压作用。外周主要阻断突触后 α₁-受体，使血管扩张显著降低外周阻力。同时也有较弱的突触前 α₂-受体阻滞作用，阻断儿茶酚胺的收缩血管作用；中枢作用主要通过激动 5-羟色胺-1A（5-HT1A）受体，降低延髓心血管中枢的交感反馈调节而降压（不同于可乐定的中枢作用）。在降血压同时，本品一般不会引起反射性心动过速。对高血压病效果显著。而对血压正常者无降压效果。还可降低心肌氧耗量、降低外周阻力，改善左心室功能，增加心排血量。12.5～25.0 mg 稀释后静脉注射，10～15 min 后效果不明显可重复应用；静脉泵滴注初始速度为 2 mg/min，依据降压需要调整速度。

6. 地尔硫䓬　通过抑制钙离子向末梢血管、冠状动脉血管平滑肌细胞及房室结细胞内流，而达到扩张血管及延长房室结传导的作用，从而对高血压、心律失常和心绞痛产生疗效。以 5～15 mg/h 速率静脉滴注，根据血压变化调整速率。尤其适用于高血压急症伴急性冠状动脉综合征患者。

7. 酚妥拉明　该药为 α-肾上腺素受体阻滞药，对 α₁ 与 α₂-受体均有作用，能拮抗血液循环中肾上腺素和去甲肾上腺素的作用，使血管扩张而降低周围血管阻力。拮抗儿茶酚胺效应，用于诊治嗜铬细胞瘤，但对正常人或原发性高血压患者的血压影响甚小。还能降低外周血管阻力，使心脏后负荷降低，左心室舒张末期压与肺动脉压下降，心排血量增加，可用于治疗心力衰竭。20~50 mg加入 5% 葡萄糖溶液 250 ml 中静脉滴注，以 0.1 mg/min 开始，每 10~15 min 增加 0.1 mg/min；亦可先予 5~10 mg 加入葡萄糖溶液 20 ml 缓慢静脉注射，再静脉滴注维持。注意防止血压下降过度。主要用于嗜铬细胞瘤高血压危象。

（二）治疗原则

1. 一般措施　卧床休息，吸氧，头部抬高 30°，消除患者的紧张恐惧心理，酌情使用镇静药。监测血压或作无创性血压连续监护。高血压急症的治疗应根据其靶器官损害类型不同决定具体降压方案。治疗目的是尽快使血压降至足以阻止脑、肾、心等靶器官的进行性损害，但又不影响重要器官灌注水平。做到迅速、安全、有效。去除引起血压急剧升高的诱因。

2. 血压控制目标　2010 中国急诊高血压专家共识指出要有节奏、有目的的降压，并指出降压治疗第一目标：在 30~60 min 内将血压降至安全水平。因患者基础血压水平不一，合并的靶器官损害不同，因此具体的安全水平应根据具体情况而定。2013 欧洲高血压管理指南建议大多数患者最初 1 h 血压迅速降低 <25%。第二目标：在达到第一目标后，可减低降压的速度，改为缓慢静脉注射或者口服，将血压降至第二目标值。在第 2~6 h 将血压降至约 160/100 mmHg，具体值可根据患者情况酌情调整。第三目标：如患者已达第二目标，且病情稳定，则可在之后的 24~48 h 逐步将血压降至正常范围。具体值根据受损靶器官的不同而不同。

（三）高血压急症合并不同靶器官损害的治疗

1. 高血压脑病　是常见内科急症，尽快采取降压措施，控制抽搐，降低颅内压，可望很快得到好转，否则常因颅内压持续升高，造成不可逆转的脑损害或形成脑疝而死亡。降压需谨慎，迅速逐步控制血压；避免使用降低脑血流量的药物，同时兼顾减轻脑水肿、降低颅内压。降压目标：1 h 内将平均动脉压降低 20%~25%，或将舒张压降至 100 mmHg（取决于哪一个更异常）。

可选择药物拉贝洛尔、尼卡地平。应避免应用硝普钠和肼苯达嗪。虽然尼莫地平可预防迟发性缺血性神经缺损，但急性高血压并非治疗适应证。

2. 缺血性脑卒中　急性缺血性脑卒中患者降压应谨慎。降压过快或降压幅度过大可减少脑灌注，并加重脑损伤。急性缺血性脑卒中降低血压的目的主要是避免发生脑出血及减少脑水肿。

（1）对于接受静脉内溶栓或其他再灌注干预的患者可将 SBP 降低至 185 mmHg 和 DBP 降低至 110 mmHg 以下，防止血压过高引起脑出血。在再灌注治疗后 24 h 内，SBP 应维持在 180 mmHg 以下，DBP 应持续降至 105 mmHg 以下。

（2）对于无法接受溶栓治疗的患者，如果 SBP>220 mmHg 或 DBP>120 mmHg，须给予降压治疗，合理的降压应在脑卒中发生 24 h 内将血压降低约 15%。如 SBP<220 mmHg 且 DBP<120 mmHg，可密切观察，并不直接干预血压，除非同时伴有其他的靶器官损害，如主动脉夹层，肾衰竭或急性心梗。

降压药物主要以利尿剂为主，可静脉滴注拉贝洛尔和尼卡地平等。拉贝洛尔是脑血管急症时控制高血压而不影响脑血流的理想药物，尼卡地平可减轻控制不佳的高血压患者的脑循环及冠状动脉循环。如 SBP 高于 220 mmHg 或 DBP 在 121~140 mmHg，可选用拉贝洛尔和尼卡地平，并在 24 h 内将血压降低 10%~15%；如 DBP 在 140 mmHg 以上，可选择使用硝普钠，并在超过 24 h 的时间内降低 10%~15%。但有证据表示硝普钠可能对脑血管急症和难治性高血压患者有害。可导致脑水肿和颅内压升高。尽量不用硝普钠降血压。缺血性脑卒中患者，如伴有合并靶器官损害如急性心肌梗死、主动脉夹层、高血压脑病、急性肾衰竭和急性肺水肿，或血压严重升高的患者，临床医生很难处理，最好使用拉贝洛尔或尼卡地平。急性期不宜应用 β-受体阻滞剂，可使脑血流量降低。

3. 脑出血　脑出血治疗的关键是监测及控制血压。降低血压可以预防或延缓血肿的扩大和降低再次出血的风险，降低脑灌注压，可缓解血流量增加引起的颅内压过高。急性期严禁使用可以增加颅内压的药物，以避免引起颅内压增高导致脑疝形成。

自发性脑出血的高血压治疗推荐指南：①如果 SBP>200 mmHg 或平均动脉压（MAP）>150 mmHg，考虑持续静脉给药积极降压，同时每 5 min 测量血压 1 次。②如果 SBP>180 mmHg 或 MAP>130 mmHg 并且可能存在颅内压（ICP）增高，考虑监测 ICP，同时间断性或持续性静脉给药降低血压，并使脑灌注压（CPP）维持在≥60 mmHg。③如果 SBP>180 mmHg 或 MAP>130 mmHg 并且没有证据提示 ICP 增高，考虑间断性或持续性静脉给药适当降压（即 MAP 110mmHg 或目标血压 160/90 mmHg），同时每 15 min 对患者进行重复临床检查 1 次。④推荐药物，一线治疗药物为拉贝洛尔和尼卡地平。硝普钠降低脑血流量且增加颅内压，故不推荐用于神经系统急症。如果患者无 ICP 升高的证据，二线药物可使用硝普钠；但如存在 ICP 升高或可疑升高，则硝普钠为禁忌。肝肾功能不全的患者也应避免使用硝普钠。

4. 蛛网膜下腔出血的血压管理　对于怀疑蛛网膜下腔出血（SAH）的患者，应第一时间行颅脑 CT 检查，条件允许的可行 CTA 检查。治疗目的是阻止继续出血、防治再出血、防治脑血管痉挛、缓解临床症状、去除病因。

（1）一般处理及对症处理：绝对一般处理及对症处理：绝对卧床，监测生命体征和神经系统体征变化，保持气道通畅，维持呼吸、循环稳定，降低 ICP，防治再出血，防治脑血管痉挛和迟发性脑缺血，控制血压，介入或外科手术治疗。

（2）血压管理：①动脉瘤性 SAH 患者一般在 MAP>130 mmHg 时开始降压。在降压之前，应进行镇痛和镇静，并重新评估。②建议将收缩压维持在 160 mmHg 以下，但脑血管痉挛和迟发性脑缺血的降压需要讨论。③从 SAH 症状发作后到动脉瘤治疗完成前，均应该采用静脉滴注药物的方式控制血压，并在预防脑卒中、预防高血压性再出血、维持脑灌注三者间权衡利弊，及时调整药量。④脑血管痉挛和迟发性脑缺血发生时，曾经国外普遍采取 3H 疗法（血液稀释、高容量、高血压 SBP>200 mmHg），但目前推荐维持等容量和正常血液循环，维持血压轻度增高，除非心力衰竭不允许继续保持高血压。⑤尼莫地平可以减少迟发性脑缺血的发生，改善神经系统预后，所有患者均应常规口服，但不适用于急救降压治疗。

5. 合并心力衰竭　高血压急症合并急性心力衰竭（急性左心衰）是临床上常见的急危重症，其发病急，进展快，死亡率较高。高血压急症患者血压速升高，外周血管急剧收缩，使得心脏负荷增加，增加左心室充盈压，进一步导致肺淤血、肺水肿，引发急性左心衰竭。因此，及时有效的降低血压对于此类患者预后至关重要。其治疗除休息、氧疗、利尿剂应用等常规治疗外，应注意控制血压。应用扩血管药物扩张动、静脉，降低血压，减低心脏前后负荷，降低心肌耗氧量，纠正心力衰竭。

高血压合并急性心力衰竭患者应迅速降压，在 1 h 内将血压降至正常范围，SBP≥90 mmHg 或降低 10%～15%。主要选择袢利尿剂和血管扩张剂如硝酸盐类、硝普钠等药物，扩张静脉血管及降低后负荷。

6. 合并急性主动脉夹层　急性主动脉夹层是指主动脉内膜发生撕裂，主动脉腔流速较快的血液通过撕裂口进入壁内并沿主动脉进一步扩展，造成内膜与中膜分离，即夹层形成，是临床上病死率极高的一种疾病。主动脉壁承受的剪切力大小与心室搏动的力度、速率以及每搏量有关。

　　高血压急症并急性主动脉夹层患者应绝对卧床休息，吸氧，心电监护，镇静，适当镇痛，迅速有效降低血压，扩张血管，控制心率，抑制心脏收缩，减少左心室射血分数，减低主动脉所承受的剪切力。急性主动脉夹层最终需行外科手术治疗。目前认为，对于非低血压患者，均需尽快通过静脉应用降压药物，在确保脏器血流灌注的情况下，尽可能降低血压。一般情况下，要求在 30 min 内将血压降至（90~110）/（60~70）mmHg，心率控制在 60~70 次/分。如患者出现重要脏器灌注不足或无法耐受上述血压时，可将血压维持在 120/80 mmHg 以下。药物主要应用血管扩张剂及 β-受体阻滞剂。首选硝普钠和尼卡地平，同时应用 β-受体阻滞剂控制心率，降低心肌收缩力，也可应用乌拉地尔、拉贝洛尔、艾司洛尔等。

　　7. 急性冠状动脉综合征　是心肌缺血急性发作的一类综合征，包括急性心肌梗死及不稳定型心绞痛。根据心电图 ST 段是否抬高又分为 ST 段抬高及非 ST 段抬高两类，其中前者主要包括 ST 段抬高型心肌梗死，后者包括非 ST 段抬高型心肌梗死及不稳定型心绞痛。其共同的病理机制为冠状动脉粥样硬化斑块破裂，血小板聚集黏附血栓形成，导致血管不同程度的阻塞。

　　目前急性冠状动脉综合征的治疗主要包括药物溶栓治疗，血运重建术、冠状动脉搭桥术。高血压急症合并急性冠状动脉综合征的主要治疗除了积极治疗原发病外，还包括控制血压、降低心肌耗氧量，但又不能影响心肌细胞的血液供应。首选药物为硝酸酯类药物，降压目标为使 SBP 降低约 10%~15%。早期可联合其他降压药物，如尼卡地平、地尔硫䓬、拉贝洛尔等，降血压的同时还可减少心肌耗氧量、增加冠状动脉血流。对于心肌梗死的患者还可以选用 ACEI 类、β-受体阻滞剂及醛固酮拮抗剂。需溶栓治疗的 ST 段抬高的患者，溶栓治疗前应将血压控制在 160/110 mmHg 以下。

参考文献

[1] Chobanian AV, Bakris GL, Black HR, et al. The seventh report of the joint national committee on prevention, detection, evaluation, and treatment of high blood pressure. JAMA, 2003, 289 (19): 2560-2572.

[2] 中国医师协会急诊医师分会. 2010 中国急诊高血压诊疗专家共识. 中国急救医学, 2010, 30 (10): 865-876.

[3] Elliott WJ. Clinical features and management of selected hypertensive emergencies. J Clin Hypertens (Greenwich), 2004, 6 (10): 587-592.

[4] Mancia G, Fagard R, Narkiewicz K, et al. 2013 ESH/ESC Guidelines for the management of arterial hypertension: The Task Force for the management of arterial hypertension of the European Society of Hypertension (ESH) and of the European Society of Cardiology (ESC). J Hypertens, 2013, 31 (7): 1281-1357.

[5] Aiyagari V, Gorelick PB. Management of Blood Pressure for Acute and Recurrent Stroke. Stroke, 2009, 40 (6): 2251-2256.

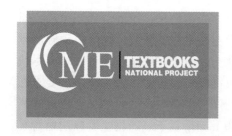

急性心肌梗死并发心源性休克的诊治进展

第14章

秦海军　封启明
上海市第六人民医院

急性心肌梗死（acute myocardial infarction，AMI）会导致很多并发症，其中心源性休克（cardiogenic shock，CS）是最严重的并发症之一。CS通常发生在超过40%左心室心肌坏死的情况下，但也有20%的CS是由于右心室梗死导致的，心肌泵血功能严重受损、心排血量减少、体循环低血压、进而导致组织器官灌注不足的一组临床综合征。CS是AMI后最常见的死因，国外统计，AMI合并CS的30 d病死率为40%~50%。大部分CS患者在AMI 48 h内发病，总体发病率为5%~15%。研究报道CS发病趋势随着近年来临床医疗水平的提高，以及经皮冠状动脉介入治疗（percutaneous coronary intervention，PCI）的使用而有所下降。

一、心源性休克的诊断标准

CS的诊断标准为：①没有低血容量存在的情况下收缩压<90 mmHg（1 mmHg=0.133 kPa）持续超过30 min，或需要血管活性药物才能维持收缩压>90 mmHg；②在没有支持治疗的情况下心脏指数<1.8 L/（min·m²），或在有支持治疗的情况下心脏指数<2.2 L/（min·m²）；③左心室充盈压升高（肺毛细血管楔压>15 mmHg）。诊断CS时需要注意，首先患者存在原发性心脏功能异常的证据，同时伴有发绀、四肢发冷、皮肤潮湿、精神状态改变、持续性少尿、肺部充血等症状。值得注意的是，目前临床上不把由心脏节律和传导功能异常所导致的休克看作CS。

二、病因

AMI并发左心室功能障碍是CS的主要病因，非ST段抬高型心肌梗死后CS的发病率略小于ST段抬高性心肌梗死后CS的发病率。通常认为CS发生在大面积心肌缺血和坏死之后，临床实践中发现在广泛心肌损伤的基础上一个相对较小面积的再梗死，同样也有可能导致CS的发生。AMI后的并发症比如室间隔穿孔、游离壁破裂和乳头肌断裂等也会导致CS的发生。这些并发症目前可以利用超声心动图进行准确的评估诊断。

心源性休克的发展过程中医源性因素的作用也不容忽视。3/4的伴发CS的AMI患者在入院后出现休克，住院期间的药物使用是休克发生和发展的因素。已经证明β-受体阻滞剂、血管紧张素转换酶抑制剂（angiotensin converting enzyme inhibitor，ACEI）、利尿剂和吗啡与休克相关。

三、病理生理机制

心源性休克的病理生理机制见图 14-1。CS 是循环系统急性或亚急性功能障碍，是心力衰竭至终末期的一种状态。急性大面积心肌梗死时，心肌收缩功能严重下降，心输出量减少，导致体循环灌注不足，甚至低血压，一方面造成冠状动脉灌注压下降，加重心肌缺血，使心肌受损进行性加重；另一方面机体通过交感神经系统和肾素-血管紧张素-醛固酮系统的激活收缩血管、增加水钠潴留，虽然维持了重要器官的组织灌注，但使心脏后负荷加重、心肌耗氧量增加。同时由于心肌收缩功能异常，使得左心室舒张末期容积增大、左心室充盈压增加，造成肺淤血、肺水肿，产生低氧血症，加重心肌功能异常。另外心肌梗死时全身炎症反应（systemic inflammatory response syndrome，SIRS）已逐步得到认可，由于炎症因子的产生增加，使一氧化氮合成酶也增加，催化产生大量一氧化氮和过氧硝酸盐，导致内皮细胞和血管平滑肌细胞对缩血管药物反应低下，血管扩张，体循环血管阻力下降，造成体循环灌注减少和冠状动脉灌注压下降，通过上述机制再次加重心肌损害，影响到心脏泵血功能。SIRS 在一些动物实验中已被证实是导致 CS 的一个重要因素，而不仅仅是我们通常所认为的梗死面积和病变支数。目前认为 SIRS 的持续存在是 CS 病死率高的一个重要原因。因此，如不及时进行干预治疗，CS 患者产生恶性循环（低心排血量-冠状动脉灌注不足-更弱的心脏收缩力）会使休克持续发展直至死亡。

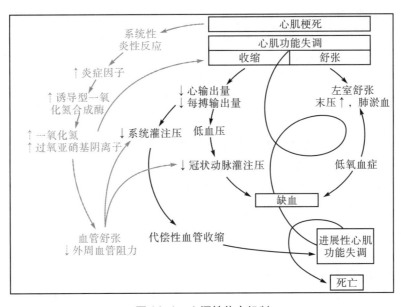

图 14-1　心源性休克机制

四、治疗

尽早发现高危患者，尽快实施有效的治疗措施是主要策略。急性期力求稳定血流动力学状态，之后对梗死相关动脉尽快实施再血管化治疗。CS 治疗的首要目的是建立和维持满足重要器官灌注水平的血压，以及减少和降低肺充血程度。首先应利用超声心动图排除机械源性并发症如二尖瓣断裂、乳头肌断裂、房间隔缺损、游离壁破裂、室间隔缺损及心包压塞所导致的 CS。这些并发症应及时进行外科治疗，否则病死率接近 100%；其次，快速的恢复梗死相关动脉的血供，这是急性心肌梗死合并 CS 患者治疗的最重要手段。由于重组组织型纤溶酶原激酶等溶栓药物的作用有限且再通率低，所以仅对无法进行 PCI 治疗或超过治疗时限的 CS 患者使用；第三，常规使用阿司匹林、氯吡格雷、他汀类药物、肝素等；第四，除了常规进行血流动力学检测外，还应该使用导尿管精确测量尿量，以及心导管对中心静脉压、肺楔嵌压进行测量，以便及时反馈调整补液及给药。

（一）再灌注治疗

1. 溶栓　随着经皮冠状动脉介入治疗（PCI）在临床越来越广泛的应用，及受溶栓有效性和再闭塞的局限，其在国内大医院的使用正逐渐减少。但对于无法行 PCI 或无法行转运 PCI 时，在 AMI 3 h 内、最晚 12 h 内溶栓，带来的临床获益是不容忽视的。溶栓治疗快速、简便、经济、易行，尤其适用于无 PCI 技术的二级医院。Sanborn 等从 36 个中心入选 884 例 AMI 并发 CS 患者，随机将其分为溶栓联合主动脉内球囊反搏（IABP）组（160 例）、仅 IABP 组（279 例），仅溶栓组（132 例）以及未溶栓也未使用 IABP 组（313 例）。结果病死率依次为 47%、52%、63% 和 77%，各组差异均有统计学意义；另外，NRMI-2 试验中 IABP 联合溶栓比单独 IABP 病死率下降 18%，可见溶栓的有效性尤其体现在与 IABP 联用时。但由于 AMI 并发心源性休克多发于老年患者，多存在肾功能不全、胃肠道淤血等，溶栓后出血发生率高，尤其是消化道出血及颅内出血，死亡率高达 40%。

2. 经皮冠状动脉介入治疗　目前的指南中，在血管条件允许的情况下对 AMI 合并 CS 患者进行 PCI 和冠状动脉旁路移植术（coronary artery bypass grafting，CABG）是 IA 类的指征。1~2 支病变以及中等程度的 3 支病变都推荐使用 PCI 进行血管再通治疗。欧洲的一项研究表明，在 CS 急性期广泛地使用 PCI 技术是患者病死率大幅度下降的一个重要原因，相较单纯药物治疗能大幅度提高 1 年期生存率（从 22% 到 40.5%）。这也从另一个侧面有力地验证了 PCI 对于 AMI 急性期的重要作用。加拿大的一项研究表明，随着 1992—2008 年美国心脏学会（ACC）/美国心脏协会（AHA）指南的变化，对 75 岁以上患者使用 PCI 比例的提高，使心肌梗死后合并 CS 的比例从 3.4% 显著下降至 2.6%。由于超过 3/4 的患者存在多支病变，目前的指南鼓励对多支病变患者进行多支血管 PCI，但并不鼓励对血流动力学稳定的患者进行多支血管 PCI。不过目前对于多支病变的 CS 患者究竟 PCI 和 CABG 孰优孰劣目前尚无定论，尚缺乏对 CS 患者进行的随机对照研究目前对于心肌梗死合并 CS 患者可以考虑使用较为激进的治疗策略，包括对于 75 岁以上的老人在合适的条件下也要考虑进行 PCI，因为早期的血管再通对于降低 CS 患者病死率起到了非常重要的作用。

3. CABG　CABG 也是 AMI 合并 CS 的常用治疗手段，急诊 CABG 是严重 3 支病变和左主干病变的首选治疗措施。研究表明，对于 CS 患者而言，PCI 的成功率小于非 CS 患者，并且复杂 3 支病变的患者使用 CABG 治疗效果更优。该报道还显示，尽管进行 CABG 的患者比进行 PCI 的患者拥有更多支、更广泛的病变，但两者 30 d 病死率和 1 年生存率无统计学差异。原因可能是进行 CABG 的患者比 PCI 治疗患者达到了更好的血运重建。

（二）药物治疗

1. 儿茶酚胺类药物　CS 患者药物治疗的基石是正性肌力药物和血管升压药物的使用。如果收缩压<90 mmHg，则可考虑使用多巴胺进行升压治疗，使用多巴胺时需根据血压水平从合适剂量开始，逐渐滴定直到维持患者正常收缩压。如果需要长时间大剂量使用多巴胺，则应考虑使用去甲肾上腺素替代。去甲肾上腺素是 α-受体介导的强有力的动静脉收缩剂，有轻微的 β-受体激动剂效

果，同时较少产生变时和致心律失常效果。去甲肾上腺素也应该从低剂量开始（1~4 μg/min），同时避免溢出，否则有可能导致组织蜕皮及局部坏死。当患者的血压恢复到 90 mmHg，则可考虑使用多巴酚丁胺，可有效地增加心排血量，同时不会造成血压的大幅度波动。

发表在新英格兰杂志上的一项研究结果表明，对于休克患者而言，多巴胺比去甲肾上腺素发生更多的不良反应，特别是心房颤动等心律失常，而且在 CS 的患者亚组发现多巴胺的使用会增加病死率。确切原因尚不明，推断为多巴胺使心率升高，增加了缺血性事件的发生率。因此，从目前的研究来看，CS 患者更适合使用去甲肾上腺素，在血压维持正常水平之后则可以使用多巴酚丁胺，因为它具有较好的增强心肌收缩力的效果。

尽管这些儿茶酚胺类药物能够维持 CS 患者血流动力学的稳定，但并不能长久改善症状甚至会缩短生存期。这可能与儿茶酚胺类药物增加心肌氧耗、提高 cAMP 浓度、使细胞内钙增高，导致心肌细胞死亡以及增加了致死性心律失常的发生等有关。同时，肾上腺素能受体的激活也降低免疫系统功能。因此，在维持血流动力学稳定的情况应尽可能少的使用儿茶酚胺类药物。

2. 左西孟旦　左西孟旦是一种钙离子增敏剂，为西孟旦的光学异构体，是一种正性肌力药物。该药物能有效地增强肌丝对钙离子的敏感性和反应性，使心肌细胞在较低的内钙浓度下即可产生收缩，其机制可能是稳定和延长肌钙蛋白结合后的构象改变。左西孟旦能改善心脏泵血功能，增加心脏输出，同时扩张血管，在心肌缺血和再灌注时有心肌保护作用。左西孟旦并不增加心肌耗氧量，对心率也未见明显影响、不影响心肌舒张，也不增加心律失常，但由于它的血管舒张以及降血压作用，使之尚无法成为 CS 的一线用药。左西孟旦和儿茶酚胺类药物联用在一些研究中取得了良好的效果，但由于目前尚缺乏 CS 患者使用左西孟旦的大样本研究，因此它在 CS 中的作用需要进一步研究论证。

（三）机械辅助治疗

1. 主动脉球囊反搏　IABP，图 14-2 是一项有着近 50 年历史的技术，也是目前应用最广泛的机械性血流动力学支持设备。在美国和欧洲的指南中，IABP 作为 IB 和 IC 类治疗推荐手段。其原理是在心脏舒张期球囊充气、主动脉舒张压升高同时冠状动脉压升高，使心肌供血供氧增加；心脏收缩前，气囊排气，使主动脉压力下降、心脏后负荷下降、心脏射血阻力减小同时降低心肌耗氧量。其功效主要在于增强心室舒张功能同时改善冠状动脉血流，增强主要器官的血液灌注，并能降低 SIRS 和脑钠肽水平。IABP 的缺点是增加脑血管意外和使用肝素后的出血倾向，以及对血压及冠状动脉血流的影响依赖于左心室功能状态。通常认为 IABP 只能产生暂时性的血流动力学改善，并且常出现"气囊依赖性"。对血流动力学完全崩溃的患者，只能提供很小的循环支持。研究显示 IABP 对心指数的提高效果和常规疗法相比无显著差异，并无降低病死率的效果，Meta 分析也仅证明 IABP 只有轻微的效力。而且目前随着 IABP-SHOCK II 试验结果的发表，已较为明确的论证了对于已进行血管再通治疗的 AMI 合并 CS 患者，使用 IABP 并不能降低 30 d 病死率。因此，学术界认为指南中使用 IABP 治疗 CS 的观念已经到了需要修改和转变的阶段了。

2. 心室辅助装置　心室辅助装置（ventricular assist devices，VAD）主要用在常规疗法无效的患者，相比 IABP，

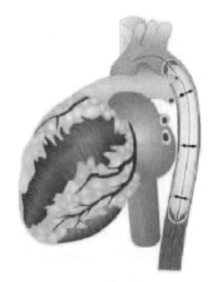

图 14-2　主动脉球囊反搏

它能够更好地改善血流动力学，但也有较高的不良反应发生率以及尚未证明能够有效地提高患者生存率。所以当前指南不推荐对于 AMI 合并 CS 患者使用 VAD 作为一线治疗手段。目前常用的 VAD 有 TandemHeart 系统（图 14-3）和 Impella® 2.5/5.0 系统（图 14-4）。

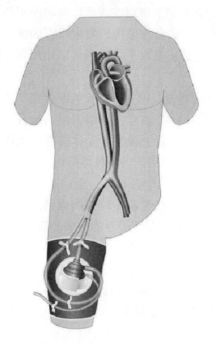

图 14-3　TandemHeart 系统

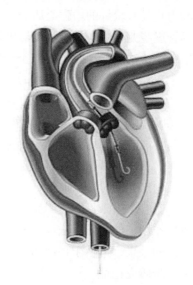

图 14-4　Impella® 系统

　　TandemHeart 系统的原理是利用体外低速离心泵供能，通过房间隔穿刺，将左心房中动脉化的血液通过导管运送至股静脉，再将股静脉的血液转送至股动脉这样相当于间接地把左心房的动脉化血液输送至腹主动脉或髂动脉来重新灌注腹主动脉和胸主动脉，经研究该设备可向动脉内提供 3.5~4.0 L/min 的血流。目前有研究表明，该系统用于行 PCI 治疗的高危患者的支持治疗，是一种可行的治疗策略，后期仍需继续对其进行随机对照研究来论证该设备治疗效果。

　　Impella® 系统是一种微型的潜水泵，工作原理是使用微型轴流泵模拟正常生理过程将血泵至升主动脉以直接降低左心室负荷，并主动地向全身供血。目前的 Impella® 系统能提供 2.5 L/min 或 5.0 L/min 血流。但目前关于该设备应用于 CS 患者的研究报告较少，小范围样本的研究显示这些设备尚不能明显改善 CS 患者的 30 d 病死率。

　　3. 体外膜氧合　体外膜氧合（extracorporeal membrane oxygenation，ECMO）是将血液从体内引流到体外，经氧合器氧合后再用泵将血液注入体内。其与 VAD 的区别是不仅提供循环支持，还提供呼吸支持，避免持续高流量吸氧导致的氧中毒以及长期机械通气所致的气道损伤，适用于合并呼吸功能不全的低氧血症者。ECMO 之前主要用于病毒性心肌炎、心脏外科术后的支持及心脏移植前的过渡治疗。但最近 Kim 等研究显示，ECMO 可改善 AMI 并发 CS 患者的预后，而且越早使用越好；Li 等研究提示其适用于 IABP 及血运重建后仍不能缓解者；Tsao 等也证实 ECMO 可作为辅助，提高 PCI 患者 30 d 及 1 年的生存率。虽然现在对 ECMO 的使用有了新的探索及部分支持证据，但仍缺乏大规模临床研究。

　　综上所述，由于目前缺乏大样本随机对照研究以及存在着发生全身炎症反应综合征、多器官功能障碍综合征和出血的风险，加之设备昂贵（左心室辅助装置价格大约是 IABP 的 10 倍），所以在对 CS 患者使用左心室辅助装置时仍需谨慎全面地评估个体风险和获益。

五、结语

尽管药物治疗和机械辅助治疗有了一定进展，CS 仍是 AMI 的最主要死亡原因。AMI 并发 CS 治疗的关键是早期诊断、积极脏器功能支持和急性血运重建，目的是恢复血流动力学。由于 CS 较高的病死率，以后应重点研究新药物和新设备的开发，及多种治疗手段联用的获益和风险。进一步研究应包括抑制心肌及脏器功能损伤的方法，优化脏器灌注，机械循环辅助治疗的性能提高，从而进一步降低 AMI 患者 CS 的病死率。

参考文献

[1] Hasdai D, Topol EJ, Califf RM, et al. Cardiogenic shock complicating acute coronary syndromes. Lancet, 2000, 356 (9231): 749-756.

[2] O'Connor CM, Rogers JG. Evidence for overturning the guidelines in cardiogenic shock. N Engl J Med, 2012, 367 (14): 1349-1350.

[3] Thiele H, Allam B, Chatellier G, et al. Shock in acute myocardial infarction: the Cape Horn for trials. Eur Heart J, 2010, 31 (15): 1828-1835.

[4] Aissaoui N, Puymirat E, Tabone X, et al. Improved outcome of cardiogenic shock at the acute stage of myocardial infarction: a report from the USIK 1995, USIC 2000, and FAST-MI French Nationwide Registries. Eur Heart J, 2012, 33 (20): 2535-2543.

[5] Abdel-Qadir HM, Ivanov J, Austin PC, et al. Temporal trends in cardiogenic shock treatment and outcomes among ontario patients with myocardial infarction between 1992 and 2008. Circ Cardiovasc Qual Outcomes, 2011, 4 (4): 440-447.

[6] Buerke M, Lemm H, Dietz S, et al. Pathophysiology, diagnosis, and treatment of infarction-related cardiogenic shock. Herz, 2011, 36 (2): 73-83.

[7] Babaev A, Frederick PD, Pasta DJ, et al. Trends in management and outcomes of patients with acute myocardial infarction complicated by cardiogenic shock. JAMA, 2005, 294 (4): 448-454.

[8] Jeger RV, Harkness SM, Ramanathan K, et al. Emergency revascularization in patients with cardiogenic shock on admission: a report from the SHOCK trial and registry. Eur Heart J, 2006, 27 (6): 664-670.

[9] Shpektor A. Cardiogenic shock: the role of inflammation. Acute Cardiac Care, 2010, 12 (4): 115-118.

[10] Prondzinsky R, Lemm H, Swyter M, et al. Intra-aortic balloon counterpulsation in patients with acute myocardial infarction complicated by cardiogenic shock: the prospective, randomized IABP SHOCK Trial for attenuation of multiorgan dysfunction syndrome. Crit Care Med, 2010, 38 (1): 152-160.

[11] Windecker S, Kolh P, Alfonso F, et al. 2014 ESC/EACTS Guidelines on myocardial revascularization. Eur Heart J, 2014, 35 (37): 2541-2619.

[12] Sanborn TA, Sleeper LA, Bates ER, et al. Impact of thrombolysis, intra-aortic balloon pump counterpulsation, and their combination in cardiogenic shock complicating acute myocardial infarction: a report from the SHOCK Trial Registry. SHould we emergently revascularize Occluded Coronaries for cardiogenic shock. Am Coll Cardiol, 2000, 36 (3 Suppl A): 1123-1129.

[13] Barron HV, Every NR, Parsons LS, et al. The use of intra-aortic balloon counterpulsation in patients with cardiogenic shock complicating acute myocardial infarction: data from the National Registry of Myocardial Infarction 2. Am Heart J, 2001, 141 (6): 933-939.

[14] Van de Werf F, Bax J, Betriu A, et al. Management of acute myocardial infarction in

patients presenting with persistent ST-segment elevation: the Task Force on the Management of ST-Segment Elevation Acute Myocardial Infarction of the European Society of Cardiology. Eur Heart J, 2008, 29 (23): 2909-2945.

[15] White HD, Assmann SF, Sanborn TA, et al. Comparison of percutaneous coronary intervention and coronary artery bypass grafting after acute myocardial infarction complicated by cardiogenic shock: results from the Should We Emergently Revascularize Occluded Coronaries for Cardiogenic Shock (SHOCK) trial. Circulation, 2005, 112 (13): 1992-2001.

[16] De Backer D, Biston P, Devriendt J, et al. Comparison of dopamine and norepinephrine in the treatment of shock. N Engl J Med, 2010, 362 (9): 779-789.

[17] Nativi-Nicolau J, Selzman CH, Fang JC, et al. Pharmacologic therapies for acute cardiogenic shock. Curr Opin Cardiol, 2014, 29 (3): 250-257.

[18] De Luca L, Colucci WS, Nieminen MS, et al. Evidence-based use of levosimendan in different clinical settings. Eur Heart J, 2006, 27 (16): 1908-1920.

[19] Thiele H, Zeymer U, Neumann FJ, et al. Intraaortic balloon support for myocardial infarction with cardiogenic shock. N Engl Journal Med, 2012, 367 (14): 1287-1296.

[20] O'Gara PT, Kushner FG, Ascheim DD, et al. 2013 ACCF/AHA guideline for the management of ST-elevation myocardial infarction. Catheter Cardiovasc Interv, 2013, 82 (1): E1-E27.

[21] Werdan K, Gielen S, Ebelt H, et al. Mechanical circulatory support in cardiogenic shock. Eur Heart J, 2014, 35 (3): 156-167.

[22] Cassese S, de Waha A, Ndrepepa G, et al. Intra-aortic balloon counterpulsation in patients with acute myocardial infarction without cardiogenic shock. A meta-analysis of randomized trials. Am Heart J, 2012, 164 (1): 58-65.

[23] Sjauw KD, Engstrom AE, Vis MM, et al. A systematic review and meta-analysis of intra-aortic balloon pump therapy in ST-elevation myocardial infarction: should we change the guidelines. Eur Heart J, 2009, 30 (4): 459-468.

[24] Alli OO, Singh IM, Holmes DR Jr, et al. Percutaneous left ventricular assist device with TandemHeart for high-risk percutaneous coronary intervention: the Mayo Clinic experience. Catheter Cardiovasc Interv, 2012, 80 (5): 728-734.

[25] Werdan K, Gielen S, Ebelt H, et al. Mechanical circulatory support in cardiogenic shock. Eur Heart J, 2014, 35 (3): 156-167.

[26] Kim H, Lim SH, Hong J, et al. Efficacy of veno-arterial extracorporeal membrane oxygenation in acute myocardial infarction with cardiogenic shock. Resuscitation, 2012, 83 (8): 971-975.

[27] Li YW, Rosenblum WD, Crass AL, et al. Combination use of a TandemHeart with an extracorporeal oxygenator in the treatment of five patients with refractory cardiogenic shock after acute myocardial infarction. Am J Ther, 2013, 20 (2): 213-218.

[28] Tsao NW, Shih CM, Yeh JS, et al. Extracorporeal membrane oxygenation—assisted primary percutaneous coronary intervention may improve survival of patients with acute myocardial infarction complicated by profound cardiogenic shock. J Crit Care, 2012, 27 (5): 530. e1-e11.

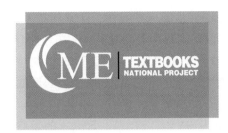

右心室心肌梗死诊治进展

第15章

李冬宝　谢苗荣
首都医科大学附属北京友谊医院

自1930年报道第一例急性心肌梗死（acute myocardial infarction，AMI）并发右心室梗死的尸检结果以来，右心室心肌梗死（right ventricular myocardial infarction，RVMI）才逐渐被临床所重视。国内外报道，RVMI占AMI的12%～43%，单纯RVMI的患病率更低，仅为2.5%～4.6%，24.0%～40.0%下壁和后壁心肌梗死的患者合并RVMI，约13%的前壁心肌梗死伴发RVMI。由于RVMI临床表现多不明显，易造成误诊、漏诊。随着对RVMI认识的不断深入及血流动力学、心肌核素显像、超声心动图、冠状动脉造影等检查技术的临床应用，右心室梗死的诊断水平不断提高，但早期、动态心电图检查并结合临床症状和体征，仍是急性RVMI早期诊断的重要手段。

一、临床表现

（一）症状和体征

大多数RVMI患者无明显的临床症状，只有约25%的患者有明显的血流动力学紊乱表现。RVMI患者常表现有恶心、呕吐、出汗、上腹疼痛、低血压、心动过缓、房室传导阻滞、心房颤动（房颤）、交界性逸搏心律、室性心律失常、心源性休克等，也可有胸痛、气促、头晕、晕厥等表现。

急性RVMI有典型三联征表现，即低血压、颈静脉压力升高、肺野清晰。右心室扩张和三尖瓣环扩大导致三尖瓣相对关闭不全，有收缩期杂音，持续时间不定，在胸骨左缘低位最响，吸气时杂音增强。另外，在胸骨左缘可听到S3、S4心音，颈静脉压力波形异常，表现为a波和v波大小相等，y下降支≥x下降支，提示右心室的顺应性下降，吸气时明显。可能会发现奇脉（即吸气时脉搏减弱或消失）、颈静脉压力升高和Kussmaul征，这是右心室心肌缺血和坏死典型的表现。

（二）心电图表现

1. 胸前导联变化

（1）$V_{3R} \sim V_{5R}$导联：右胸导联（$V_{3R} \sim V_{5R}$）是诊断RVMI最经典、最敏感的导联，ST段抬高>0.1 mV（尤其是V_{4R}）诊断阳性率可达79%～100%。

（2）$V_1 \sim V_4$导联：RVMI时，右心室腔压力升高，右心扩张，使心脏发生顺钟向转位，右心室的大部分游离壁面向前方，此时可能在心前导联出现损伤电流，表现为$V_1 \sim V_3$导联ST段抬高。心电图特点：①ST段抬高最常见于V_1导联，罕见于V_6导联，抬高幅度由V_1、V_2向V_5、V_6递减，并且ST段回降后一般无Q波形成或r波丢失；②ST段抬高幅度很少超过1 mV，合并的下壁导联

ST 段无或轻度抬高，很少超过 0.5 mV；③ST 段抬高的多样性形态对诊断无特异性；④常伴有 Ⅰ、aVL 导联对应性 ST 段压低。故若心电图的胸导联（$V_1 \sim V_5$）ST 段抬高程度逐渐减少且无病理性 Q 波形成时要想到可能存在急性单纯 RVMI。如果 $STV_{4R} \geqslant 0.1$ mV，下壁 AMI 时 $ST_{Ⅲ} \uparrow / ST_{Ⅱ} \uparrow > 1$ 和（或）$ST_{V1} \downarrow / ST_{aVF} \uparrow \leqslant 0.5$，$V_1 \sim V_4$ 导联 ST 段抬高程度逐渐减小，正后壁 AMI 时 $ST_{V1 \sim V3}$ 压低不明显时均应高度怀疑 RVMI 的可能；在 Ⅲ 导联 ST 段抬高的下壁 AMI 演变过程中，如果 V_1 与 V_2 导联没有对应性 ST 段压低或 ST 段压低呈显著不对称，则提示并发 RVMI。$ST_{V1} \uparrow$，$ST_{V2} \downarrow$ 的矛盾现象为诊断急性 RVMI 的重要征象。

2. 肢体导联变化

（1）Ⅰ、aVL、V_5 及 V_6 导联：下壁导联 ST 段抬高时，ST_{aVL} 压低被认为是右冠状动脉（right coronary artery，RCA）闭塞的早期敏感心电图指标，而 ST_{aVL} 不压低或抬高则提示左回旋支闭塞，其发生机制与 aVL 导联面对左心室壁的高侧壁段有关。当下壁导联 ST 段抬高是由左回旋支闭塞时，可致高侧壁缺血并出现 Ⅰ、aVL 导联 ST 段抬高，这些改变可能与下壁缺血引起的对应性 ST 段压低互相抵消，从而使 ST_{aVL} 不压低或抬高，而 RCA 闭塞不会引起 Ⅰ、aVL 导联 ST 段抬高，因而出现 ST_{aVL} 压低。ST_{aVL} 压低 $\geqslant 0.1$ mV 可有效识别出 RVMI。另外 Ⅰ、aVL、V_5、V_6 导联 Q 波消失被考虑为急性 RVMI 时右心室除极向量消失，QRS 波初始向量由右下转为左上。对陈旧下壁心肌梗死的室间隔 Q 波的改变进行分析研究，提出 Ⅰ 导联室间隔 Q 波消失是下壁心肌梗死累及右心室的良好诊断指标。

（2）Ⅱ、Ⅲ、aVF 导联：在 RCA 近段急性闭塞时，胸前导联的 ST 段因右心室缺血而抬高；左回旋支闭塞时，下壁导联的 ST 段抬高较轻，而前壁导联由于受下后壁的影响以致 ST 段下移较重，利用这特点，可用 $ST_{V3} \downarrow / ST_{Ⅲ} \uparrow$ 比值来判断 RCA 近段闭塞。$ST_{V2} \downarrow / ST_{aVF} \uparrow \leqslant 0.5$ 往往提示急性 RVMI。

（3）aVR 导联：若 $V_{3R} \sim V_{6R}$ 导联 ST 段抬高，aVR 导联 ST 段压低，则表示 RVMI。前壁 AMI 有 aVR 导联 ST 段压低，提示病变累及右心室。

3. 特殊导联变化　RVMI 时，CR4（双极导联、位于右锁骨中线第五肋间）导联 ST 段抬高可达 0.1 mV 以上。

4. 心律失常　RVMI 常合并房室阻滞，下壁心肌梗死合并 RVMI 患者高度房室传导阻滞的发生率高达 48%。房室传导阻滞患者多数为右冠状动脉近端闭塞，回旋支闭塞引起的房室传导阻滞少见。早期房室传导阻滞于心肌梗死发生 24 h 内出现，其中 40% ~ 60% 的患者于症状发生 4 h 内出现，最初 30 ~ 60 min 的发生率最高。晚期房室传导阻滞在心肌梗死发生 24 h 后出现，发生率是 12% ~ 25%。进一步研究发现，下壁合并 RVMI 患者，早期易发生二度或三度房室传导阻滞，平均心室率常为（37.9±8.9）次/分，房室传导阻滞大多为暂时性的，仅少数患者梗死后不能恢复。晚期房室传导阻滞组心室率相对较快，平均（50.9±2.1）次/分，持续时间大于 3 日，平均（114.9±45.4）h。这些患者对阿托品治疗的反应差，有些患者需要临时起搏治疗。因为急性 RVMI 多为 RCA 近中端病变，房室结 90.3% 由 RCA 供血。右束支传导阻滞一般见于左心室前壁心肌梗死，如见于下壁心肌梗死且呈一过性，则提示合并急性 RVMI。另外 RVMI 常并发有房性心律失常，其中 1/2 表现为心房颤动。下壁心肌梗死合并 RVMI 时房颤多在心肌梗死发生后 24 h 内发生，而左心室心肌梗死房颤多发生于 24 h 后。

简而言之，在 RVMI 的心电图诊断标准中，WHO 建议参考如下：①$V_{3R} \sim V_{5R}$ 导联 ST 抬高 $\geqslant 0.1$ mV，其中 V_{4R} 导联 ST 抬高 $\geqslant 0.1$ mV 是诊断 RVMI 特异性指标；②V_{3R}、V_{4R}、V_{5R} 导联均呈 QR 型；③Ⅲ 导联出现异常 Q 波，ST 段抬高，Ⅱ、aVF 导联无明显改变；④$V_1 \sim V_3$ 导联 ST 抬高的程度逐渐减轻；⑤Ⅰ、aVL、V_5、V_6 导联 Q 波消失。

二、病理及病理生理变化

（一）冠状动脉解剖结构与右心室梗死

右心室梗死的发生率明显低于左心室。约 90% 的 RVMI 患者病变血管是 RCA。RCA 发出右心室分支供应右心室游离壁，右心室分支的灌注情况是右心室功能的决定因素。大多数右心室功能不全、血流动力学紊乱患者是由于右冠状动脉近端闭塞，右心室分支的灌注受损。RCA 远端闭塞很少会影响到右心室功能。有些患者，即使发生了 RCA 近端闭塞，但由于冠状动脉的右心室分支形成侧支循环和自发再灌注，其血流常能够维持，右心室功能不受影响，因而可不表现出明显的血流动力学紊乱。尸体解剖研究发现，75% 有右心室坏死的心脏标本中同时存在前降支超过 75% 的狭窄，提示在 RVMI 的发生中，由于左冠状动脉狭窄导致的左向右侧支循环的缺乏在 RVMI 的发病机制中起重要作用。

（二）右心房功能异常

右心房收缩力增强是使右心室功能和心排血量优化的重要代偿机制。当 RVMI 病变血管仅累及右心室，但未累及右心房分支时，右心室的舒张功能障碍使右心房的前负荷和后负荷增强，导致右心房收缩力增强，右心室充盈增加。相反，如果病变血管更近端闭塞同时累及右心房与右心室的分支时，右心房收缩功能也下降，进一步降低右心室心排血量。如果合并房室不同步，会进一步加重血流动力学紊乱。尸检发现 RVMI 的患者中约 20% 累及心房，右心房心肌梗死比左心房心肌梗死更为常见，是左心房心肌梗死的 5 倍。

（三）右心室壁功能异常

RVMI 血流动力学异常的严重程度主要与右心室缺血导致的右心室功能不全有关，RCA 近端闭塞会损害右心室游离壁的灌注，导致右心室游离壁运动障碍和右心室整体收缩功能的下降，进一步导致左心室前负荷减少及心排血量下降。右心室收缩功能异常会影响右心室舒张，缺血本身也会导致右心室舒张功能异常，急性右心室扩张和右心室舒张末压力升高使室间隔向容量减少的左心室移动，因此影响了左心室的顺应性和充盈，且急性右心室扩张会导致心包内压力升高，进一步减少右心室和左心室的顺应性和充盈。RVMI 面积越大，其心功能越差。如果同时合并左心室心肌梗死，特别是累及室间隔，会加重 RVMI 的血流动力学紊乱。

（四）迷走反射

早期心动过缓主要是在房间隔的后基底部有大的胆碱能神经节和节后纤维，这些组织在 RCA 闭塞时会出现缺血，导致心动过缓和外周血管扩张，迷走神经是这些反应的传导通路。急性 RVMI 患者溶栓或经皮冠状动脉介入治疗开通 RCA 后会出现短暂但显著的心动过缓-低血压。其特点是突然发生，对药物及起搏治疗反应快。这种现象多发生在 RCA 近端闭塞时，远端闭塞较少出现这种情况。其发生快、持续时间短暂的特点提示其发生是一种反射机制，可能源于 Bezold-Jarisch 反射，或源于右心室缺血自身反射。

三、诊断

临床表现为体循环淤血征，低血压、低心排状态，并且对硝酸甘油等扩血管药反应异常敏感，小剂量即有可能引起血压下降。同时结合心电图变化，故能及时、准确地识别出急性 RVMI。

四、治疗

（一）再灌注治疗

通过溶栓或经皮冠状动脉介入完全并持续开通梗死相关动脉、尽早恢复心肌灌注是急性心肌梗死的治疗关键。溶栓治疗能很好地改善下壁伴 RVMI 患者的预后，接受溶栓治疗与未接受溶栓治疗两组的死亡率与并发症发生率差异显著。溶栓治疗后梗死相关血管再通与否是影响严重 RVMI 预后的主要因素，重症 RVMI 患者溶栓治疗后冠状动脉血流量心肌梗死溶栓治疗评分（TIMI）Ⅲ级患者的心功能恢复较 TIMI Ⅰ～Ⅱ级患者更快。经静脉溶栓治疗的急性 RVMI 患者的死亡率、心功能≥Killlip Ⅲ级的比例和严重心律失常发生率等方面均显著低于未经溶栓或溶栓不成功的患者。因此，急性 RVMI 从溶栓治疗中的获益比各种非急性 RVMI 患者更大。如果临床判断溶栓治疗失败，则应进行补救性经皮冠状动脉介入治疗。2009 年急性 ST 段抬高型心肌梗死溶栓治疗中国专家共识中指出，RVMI 患者常合并低血压，尽管溶栓疗效不确切，但如不能行经皮冠状动脉介入治疗，仍可考虑溶栓治疗。国外研究表明，70 岁以上高龄患者接受溶栓治疗后的死亡率明显高于 70 岁以下的患者。高龄与合并心源性休克的 RVMI 患者均属于溶栓治疗的高风险患者，应及时进行冠状动脉介入治疗。然而，国内研究结果显示年龄因素（65～75 岁）并非溶栓禁忌，静脉溶栓可明显改善老年 AMI 患者住院期间心功能状态，降低恶性心律失常等心脏并发症的发生率及病死率。

（二）血流动力学改善

1. 前负荷的优化治疗 对于 RVMI 的治疗，传统的观念认为首先而且最重要的是补充血容量。增加容量负荷的意义在于提高右心房及右心室的充盈压，增大右心室容量和残余右心室心肌收缩的驱动作用，被动地增加肺血流量，从而提高左心室充盈压，增加左心排血量，以纠正低血压和休克。但后来临床实践发现，增加容量负荷对于急性 RVMI 并不是万能的，过度的容量负荷往往会增加心室壁张力，降低心肌收缩性，而且会通过心室间的相互作用机制影响左心室的充盈，从而导致心排血量下降，血压进一步降低。

如何进行前负荷优化治疗？首先我们要了解急性 RVMI 时的血流动力学和病理生理学。急性 RVMI 的血流动力学改变是右心室收缩和舒张功能障碍共同作用的结果，包括低心排血量和右心室充盈压不成比例地升高。右心室收缩功能减弱导致心排血量减低和低血压。右心室舒张功能障碍引起右心房压的升高，吸气时会增加右心室充盈压（临床上表现为 Kussmaul 征）。右侧充盈压的异常不仅仅是舒张期右心房的顺应性下降所致，还是心包限制作用共同导致的结果，这是因为心肌梗死时右心室急剧扩张膨胀，但是心包囊的容积是固定的，肯定会限制右心室的扩张和充盈。因而心包的限制和右心室顺应性的下降会导致吸气时右心房压明显增加。临床研究发现容量负荷可以增加急性下壁心肌梗死患者伴发急性 RVMI 的比例。许多急性下壁心肌梗死患者血流动力学稳定，并无明显右心室功能障碍的证据，少量患者左右心室充盈压均升高，是由于同时合并有左心室心肌梗死。虽然 RVMI 血流动力学障碍的严重性和右心室收缩异常的程度有关，但是在许多右心室收缩功能严重下降的患者中仍有足够的体循环动脉压。这是因为，在右心室收缩功能衰竭的患者中有许多其他的代偿机制可以维持右心的血流量。实验动物学和临床研究表明右心房的收缩增强可以增加右心室舒张期的充盈、增强右心室的收缩功能和心排血量。相反，如果右心房缺血或者房室不同步，减弱或者缺少右心房的收缩功能，则减少右心室的充盈，会进一步损害右心室的收缩功能，使低心排血量更加恶化。通过超声心动图可以观察到，强有力的右心房收缩可以使肺动脉瓣开放得更早，从而增加肺动脉的血流。

临床研究发现，在符合血流动力学诊断标准的急性 RVMI 患者中，增加容量负荷并不能使所有患者的心排血量增加。因此，增加容量负荷时，肺动脉楔压并不能精确反映真实的左心室前负荷和舒张末期容积。通过增加容量负荷可使右心室腔进一步增大，由于心室间的相互作用机制，反而会限制左心室的充盈。在右冠状动脉发生急性阻塞的情况下，室间隔通过心室之间的相互作用机制，对左右心室的收缩和舒张都发挥着重要的作用。

综上所述，在急性 RVMI 的患者中，右心室舒张时顺应性降低，心室的充盈要依靠前负荷，和左心室一样，急性 RVMI 时室壁会发生僵硬，往往会导致右心室前负荷减少，任何减少右心室前负荷的因素都是有害的，所以治疗急性 RVMI 时任何血管扩张剂和利尿剂都是禁忌的。虽然早期很多急性 RVMI 的实验动物学研究显示低血流动力学从增加容量负荷中获益，但是这些动物模型都是开放心包的，在心包完整时输液治疗往往得出相反的结果。临床研究也发现增加容量负荷会有不同的反应，如果患者初始容量不足，补液往往可以获益。相反，对一些血管内容量正常的患者，此时相对于右心室的排血量而言，右心室的前负荷已经是最大化，液体负荷并未增加心脏指数和血压。何时需要补液来增加患者的心脏前负荷，绝大多数学者认为：急性 RVMI 临床表现为低心排血量，无明显肺充血，评估中心静脉压小于 15 mmHg 的患者，扩容治疗是合适的。总之，补液时应小心谨慎，以避免容量负荷过度，超过最大容量负荷的极限，这样右心腔将在 Starling 曲线的降支收缩，从而导致右心室泵血功能的进一步下降，同样也会诱导全身性的静脉性充血。同时，过度增加容量负荷还会通过心室相互作用机制，阻碍左心室充分的充盈，导致动脉收缩压的进一步下降，甚至休克或者更加严重的后果。

2. 利尿剂的应用　早期报道的证据大都偏向于扩容是传统预防和治疗 RVMI 患者心源性休克的方法，利尿剂通常避免使用，从病理生理的角度来看，右心室扩张反映了 Franck-Starling 机制，增加前负荷，能保障当右心室功能突然受损时维持一定的心排血量，目前治疗 RVMI 的建议是用一定的液体负荷保持右心室的充盈压。

最近几项研究结果表明，扩容和利尿剂均可以激活利尿，但只有低剂量的呋塞米可以改善收缩压和静脉淤血。相反，液体增加似乎加重肝、肾充血。结果表明，右心室扩张加重右心室壁的张力，引起心室壁的不协调运动，左心室顺应性会下降，从而降低了心排血量，尽管最初有一定的血流动力学效益，但右心室进一步扩大会成为恶性循环而影响心排血量。心排血量与右心室扩张成负相关关系。研究也表明，利尿剂有助于减轻右心室负荷，逆转恶性循环，静脉充血减少，右心室压力下降和左右心室缺血减轻，同时利尿剂组的临床获益增加，还可能与右心室缺血降低和右心室壁对迷走神经刺激下降有关。总的来说，这些结果让我们更小心评估扩容给 RVMI 带来的真正获益。在右心室扩张的患者，应预防静脉淤血，利尿剂可以很好地改善血流动力学。

3. 强心剂应用　急性 RVMI 早期给予容量负荷治疗。一旦血容量正常、血压稳定后，治疗的关键在于改善右心室功能。而针对心功能改善，则需要正性肌力药物及血管活性药物的使用。另有研究发现急性 RVMI 伴顽固性低血压患者，除大面积右心室梗死外，多同时存在左心室心功能障碍，RVMI 往往合并存在左心室下壁或前壁心肌梗死，而对治疗反应和预后主要决定于左心室损伤程度和功能，故治疗方面，需兼顾左心功能不全。尽管很多证据表明长期或过度应用正性肌力药可能扩大能量的供需矛盾，甚至导致死亡率反而增高，但其改善心力衰竭症状的作用是肯定的。

急性血流动力学紊乱的右心衰竭患者需使用正性肌力药优化心肌收缩力，正性肌力药物可增加双心室的功能，增加心排血量，使用正性肌力药可能导致的问题是，如果不同时对后负荷进行处理，心肌收缩力的增加可能导致心肌耗氧量增加，部分正性肌力药有扩张血管的作用，在改善右心后负荷的同时，可能导致体循环低血压；正性肌力药与血管活性药物合用可增加其致心律失常作用，但如果正性肌力药与血管活性药物应用得合理，其效果是增加心排血量而无低血压、不减少外周及冠状动脉血液供应。

多巴酚丁胺和多巴胺是治疗右心功能衰竭的首选药物。多巴酚丁胺可增加心肌收缩力，增加心排血量，加快心率。病理学研究证实，急性 RVMI 时有部分心肌细胞处于顿抑状态，多巴酚丁胺除使正常心肌收缩增强外，还可促使顿抑心肌功能的恢复，因此在扩容后心排血量不增时，应用多巴酚丁胺有助于改善心排血量和纠正低血压状态。临床上由于单纯右心室梗死少见，往往合并左心室部分心肌梗死，应用多巴酚丁胺可以同时改善左、右心室功能。因此，对于急性 RVMI 合并缓慢心律失常及低血压患者，在补充血容量基础上，应用较大剂量多巴酚丁胺可以有效缓解病情，能显著改善预后。小剂量多巴胺可以扩张肾动脉，改善肾血流量，增加尿量，中等剂量多巴胺可以起到正性肌力作用，增强心肌的收缩，随剂量增加还可以收缩动脉，大剂量多巴胺可收缩外周血管，提高血压，因此对于急性 RVMI 出现血压偏低的患者应首选多巴胺。米力农具有正性肌力作用和血管扩张作用，可降低肺血管阻力和增加右心室收缩力，米力农可减少急性 RVMI 后的梗死面积。地高辛不是右心衰竭的常规用药，因其具有正性肌力作用、抗肾上腺素、抗心律失常作用，肺动脉高压患者短期应用地高辛可提高心排血量10%。右心衰竭合并窦性心率大于100次/分或快速心房颤动也是应用地高辛的指征。左西孟旦是一种新型正性肌力药。目前研究证实，左西孟旦可增加左心衰竭患者心肌收缩力，扩张肺动脉、外周血管及冠状动脉，具有不增加细胞内钙离子浓度、不增加心律失常、不影响舒张功能、不增加心肌耗氧量的特点。左西孟旦在 RVMI 及右心衰竭患者的治疗中有良好的应用前景。

（三）右心辅助装置的应用

右心室辅助装置是指将右心房或者右心室的血流引入泵体，泵体驱动血液流入肺动脉，从而部分或者完全代替右心功能，达到辅助循环的作用。右心室辅助装置的适应证：①心肌功能的恢复期，当右心肌梗死患者发生右心衰竭时，右心室辅助装置可使心肌得到充分的休息从而有利于功能的恢复；②等待心脏移植的过渡期，帮助等待供体的患者顺利安全度过过渡期，提高患者的生存率；③永久性植入装置替代心脏移植，提供长期的循环支持治疗。右心功能具有较大的可逆性，残存心功能直接影响辅助治疗的效果，因此目前对于右心辅助装置的使用时机尚无定论。一般认为当右心房压或中心静脉压>20 mmHg，左心房压<15 mmHg，心脏指数<1.8 L/（min·m²）时应及时应用右心辅助装置；当中心静脉压和肺动脉舒张压降低，心脏指数上升，尿量增加时说明右心功能改善。但右心辅助装置仍处于早期发展阶段，其发展还有很大的空间，从目前临床应用效果看，右心室辅助循环是一项可以挽救严重右心功能衰竭的强有力的措施，有着很好的前景。

右心室梗死虽然比较少见，但一旦发生，尤其是合并于左心室梗死时会严重影响到心脏泵功能及预后，应该予以高度重视，及早识别并积极处理。

参考文献

［1］冯庚. 急性右心室心肌梗死的院前诊断和治疗. 中国全科医学, 2007, 10（1）：85-86.

［2］郑剑武, 隋向前. 下壁心肌梗死合并右心室心肌梗死诊断进展. 浙江中西医结合杂志, 2014, 24（8）：739-940.

［3］Chhapra DA, Mahajan SK, Thorat ST. A study of the clinical profile of right ventricular infarction in context to inferior wall myocardial infarction in a tertiary care centre. J Cardiovasc Dis Res, 2013, 4（3）：170-176.

［4］Iannetta L, Puddu PE, Missiroli B, et al. Pathophysiology and ECG patterns of isolated right ventricular infarction with nondominantright coronary artery. J Cardiovasc Med（Hagerstown），2013，14（10）：740-744.

［5］Palfy JA，Tomas M，Farre J，et al. Pure right ventricular infarction resulting from coronary ectasia：importance of diagnostic imaging. Can J Cardiol，2014，30（4）：464，e9-e11.

［6］Shturman A，Gellerman M，Atar S. Isolated right ventricular myocardial infarction from occlusion of a dominant right coronary artery mimicking anterior myocardial infarction. Isr Med Assoc J，2013，15（5）：252-253.

［7］Goldstein GA，Lee DT，Pica MC，et al. Patterns of coronary compromise leading to bradyarrhythmias and hypotension in inferior myocardial infarction. Coronary Artery Disease，2005，16（2）：265-274.

［8］Kosuge M，Kimura K，Ishikawa T，et al. Implications of the absence of ST-segment elevation in lead V4R in patients who have inferior wall acute myocardial infarction with right ventricular involvement. Clin Cardiol，2001，24（3）：225-230.

［9］Fiol M，Carrillo A，Cygankiewicz I，et al. New criteria based on ST changes in 12 leads surface ECG to detect proximal vs distal right coronary artery occlusion in case of an acute inferoposterior myocadial infarction. Ann Noninvasive Electrocardiol，2004，9（4）：383-388.

［10］郭继鸿，洪江. 周氏实用心电图学. 5 版，北京：北京大学医学出版社，2003：139.

［11］关敬树，杨震坤，沈卫峰，等. aVL 导联 ST 段压低在诊断右心室梗死中的价值. 临床心电学杂志，2006，15（2）：175-176.

［12］Turhan H，Yilmaz MB，Yetkin E，et al. Diagnostic value of aVL derivation for right ventricular involvement in patients with acute inferior myocardial infarction. Ann Noninvasive Electrocardiol，2003，8（3）：185-188.

［13］刘玉昌. 常规 12 导联心电图对右心室心肌梗死的诊断价值. 中国医药指南，2013，11（15）：616-617.

［14］何秉贤. 值得重视的 aVR 导联的特殊作用. 心电学杂志，2004，23（1）：52.

［15］邓少雄，郭南鸥，洪美满. 急性右心室心肌梗死并左心室不同范围梗死的心律失常机制及预后. 中国老年学杂志，2009，29（7）：2018-2020.

［16］Ma SH，Kim DH，Hur JY，et al. Right ventricular myocardial infarction due to right coronary artery total occlusion originating from the distal left circumflex artery. Korean Circ J，2012，42（8）：565-567.

［17］李益民. 右心室心肌梗死. 北京：人民军医出版社，2005：232.

［18］急性 ST 段抬高心肌梗死溶栓治疗中国专家共识组. 急性 ST 段抬高心肌梗死溶栓治疗中国专家共识（2009 年版）. 中国内科杂志，2009，48（10）：885-890.

［19］刘桂清，钱久光. 老年人急性下壁心肌梗死并右心室受累的溶栓治疗的可行性研究. 中国全科医学，2005，8（12）：1001-1002.

［20］Ondrus T，Kanovsky J，Novotny T，et al. Right ventricular myocardial infarction：From pathophysiology to prognosis. Exp Clin Cardiol，2013，18（1）：27-30.

［21］McNamara MW，Dixon SR，Goldstein JA. Impact of intra-aortic balloon pumping on hypotension and outcomes in acute right ventricular infarction. Coronary Artery Disease，2014，25（7）：602-607.

［22］Ternacle J，Gallet R，Cognet T，et al. Should furosemide be avoided in acute right ventricular myocardial infarction？Ann Cardiol Angeiol（Paris），2013，62（2）：95-100.

［23］Brookes C，Ravn H，White P，et al. Acute right ventricular dilatation in response to isehemia significantly impairs left ventricular systolic performance. Circulation，1999，100（7）：761-767.

［24］Inohara T，Kohsaka S，Fukuda K，et al. The challenges in the management of right ventricular infarction. Eur Heart J Acute Cardiovasc Care，2013，2（3）：226-234.

［25］Peltan J，Oses P，Calderon J，et al. Impella 5.0 microaxial pump as a right ventricular assist device after surgical treatment of posterior postinfarction ventricular septal defect. Perfusion，2014，29（5）：472-476.

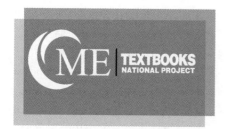

重症支气管哮喘的诊治进展

第 **16** 章

张国强
中日医院

一、重症哮喘的定义

在过去 1 年需要大剂量吸入性糖皮质激素（ICS）联合长效 β_2-受体激动剂或白三烯调节剂/茶碱，或全身激素治疗时间占一半以上，以防止变成未控制哮喘，或即使在上述药物治疗下仍表现为未控制哮喘。未控制哮喘须至少符合以下一条。

1. 症状控制差　哮喘控制问卷（ACQ）评分持续>1.5，哮喘控制测试（ACT）评分<20 ［或全球哮喘防治倡议（GINA）定义为"非良好控制"］。

2. 频繁重度发作　在过去 1 年中 2 次或 2 次以上全身激素治疗（每次治疗超过 3 天）。

3. 严重发作　在过去 1 年中至少 1 次住院、入住重症监护室（ICU）或接受机械通气治疗。

4. 气流受限　适当停用支气管扩张剂后，一秒钟用力呼气容积（FEV_1）<80%预计值 ［同时 FEV_1 与用力肺活量（FVC）比值（FEV_1/FVC）降至<正常下限］。得到控制的哮喘在上述大剂量 ICS 或全身激素（或联合生物制剂）减量时恶化。

二、重症哮喘的临床表现

（一）症状

患者被迫采取坐位或呈端坐呼吸，干咳或咳大量白色泡沫痰，烦躁不安，大汗淋漓，讲话不能连成句。

（二）体征

呼吸>30 次/分，胸廓饱满，运动幅度下降，胸锁乳突肌收缩、三凹征（辅助呼吸肌参与工作），心率>120 次/分，常出现奇脉，甚至发绀。病情更为严重者嗜睡或意识模糊，胸腹呈矛盾运动（膈肌疲劳），哮鸣音可从明显变为消失（寂静肺）。

（三）辅助检查

可出现成人的呼气流量峰值（PEF）低于本人最佳值的 60% 或<100 L/min，PaO_2<60 mmHg（1 mmHg=0.133 kPa），$PaCO_2$>45 mmHg，血 pH 值下降，X 线表现为肺充气过度，气胸或纵隔气肿，心电图可呈肺型 P 波，电轴右偏，窦性心动过速。

多数哮喘患者的肺功能是在几天内逐渐恶化的，但也有少数患者的急性发作病情演变迅速，在几分钟到数小时内即可出现呼吸、循环衰竭危象。因此有学者将发生急性呼吸衰竭的哮喘分成两类，即急性严重哮喘和急性窒息性哮喘。

三、重症哮喘的发生机制

重症哮喘形成的原因较多，发生机制也较为复杂，哮喘患者发展成为重症哮喘的原因往往也是多方面的。作为临床医师在抢救重症哮喘患者时应清醒地认识到，若要有效地控制病情，除对重症哮喘进行及时的诊治外，寻找每个患者发展成重症哮喘的病因并排除也是非常重要的。目前已基本明确的病因主要有以下几点。

（一）变应原或其他致喘因素

持续存在哮喘是由于支气管黏膜感受器在特定的刺激后发生速发相及迟发相变态反应而引起支气管痉挛、气道炎症和气道高反应性，造成呼吸道狭窄所致。如果患者持续吸入或接触变应原或其他致喘因子（包括呼吸道感染），可导致支气管平滑肌的持续痉挛和进行性加重的气道炎症，上皮细胞剥脱并损伤黏膜，使黏膜充血水肿、黏液大量分泌甚至形成黏液栓，加上气道平滑肌极度痉挛，可严重阻碍呼吸道，引起哮喘持续状态，难以缓解。

（二）β_2-受体激动剂的应用不当和（或）抗炎治疗不充分

目前已证实，哮喘是一种气道炎症性疾病，因此抗炎药物已被推荐为治疗哮喘的一线药物。然而临床上许多哮喘患者长期以支气管扩张剂为主要治疗方案，抗炎治疗不充分或抗炎治疗药物使用不当，导致气道变态反应性炎症未能有效控制，使气道炎症日趋严重，气道高反应性加剧，哮喘病情日益恶化。而且长期盲目大量应用 β_2-受体激动剂，可使 β_2-受体发生下调，导致其"失敏"。在这种情况下突然停止用药可造成气道反应性显著增高，从而诱发危重哮喘。

（三）脱水、电解质紊乱和酸中毒

哮喘发作时，患者出汗多和张口呼吸使呼吸道丢失水分增多；吸氧治疗时，加温湿化不足；氨茶碱等强心、利尿药使尿量相对增加；加上患者呼吸困难，饮水较少等因素。因此，哮喘发作的患者常存在不同程度的脱水。因而造成组织脱水、痰液黏稠，形成无法咳出的黏液痰栓，广泛阻塞中小气道，加重呼吸困难，导致通气功能障碍，形成低氧血症和高碳酸血症。同时，由于缺氧、进食少、体内酸性代谢产物增多，可合并代谢性酸中毒。在酸中毒情况下，气道对许多平喘药的反应性降低，进一步加重哮喘病情。

（四）突然停用激素，引起"反跳现象"

某些患者因对一般平喘药无效或因医师治疗不当，长期反复应用糖皮质激素，使机体产生依赖性或耐受性，如果由于某种原因（如缺药、手术、妊娠、消化道出血、糖尿病或治疗失误等）导致突然停用糖皮质激素可使哮喘不能控制并加剧。

（五）情绪过分紧张

一方面患者对病情的担忧和恐惧可通过皮质和自主神经反射加重支气管痉挛和呼吸困难；另

一方面昼夜不眠，使患者体力不支；此外，临床医师和家属的精神情绪也会影响患者，促使哮喘病情进一步恶化。

（六）理化因素和因子的影响

有些报道发现，一些理化因素如气温、湿度、气压、空气离子等，对某些哮喘患者可产生不同程度的影响，但迄今为止机制不清楚。有学者认为气候因素能影响人体神经系统、内分泌、体液中的 pH 值、钾离子与钙离子的平衡及免疫机制等。空气中阳离子过量也可使血液中钾离子与钙离子变化，导致支气管平滑肌收缩。

（七）有严重并发症

如并发气胸、纵隔气肿或伴发心源性哮喘发作、肾衰竭、肺栓塞或血管内血栓形成等均可使哮喘症状加重。

（八）其他

近年来有研究表明中性粒细胞炎性反应、真菌致敏、氧化应激都可能参与重症哮喘的发病，但有待于进一步阐明。

四、重症哮喘的治疗

（一）一般治疗

1. 吸氧　重症哮喘常有不同程度的低氧血症存在，因此原则上都应吸氧。脉搏氧饱和度保持在 93%～95% 为宜。有研究表明，控制性氧疗比高流量吸氧以保持氧饱和度在 100% 的临床效果更好。此外，为避免气道干燥，吸入氧气应尽量温暖湿润。

2. 纠正脱水　重症哮喘患者由于存在摄水量不足，加之过度呼吸及出汗，常存在不同程度的脱水，使气道分泌物黏稠，痰液难以排出，影响通气，因此补液有助于纠正脱水，稀释痰液，防止黏液栓形成，根据心脏及脱水情况，一般每日输液 2000～3000 ml。

3. 积极纠正酸碱失衡和电解质紊乱　重症哮喘时，由于缺氧、过度消耗和入量不足等原因。易于出现代谢性酸中毒，而在酸性环境下，许多支气管扩张剂将不能充分发挥作用，故及时纠正酸中毒非常重要，建议 pH 值<7.2 时可使用碱性药物，每次 5% 碳酸氢钠溶液 150 ml 静脉滴注。如果要立即实施机械通气，补碱应慎重，避免过度通气造成呼吸性碱中毒。由于进食不佳和缺氧造成胃肠道反应，患者常伴呕吐，出现低钾、低氯性碱中毒，故应予以补充。

（二）药物治疗

1. β₂-受体激动剂　重症哮喘患者不宜口服或直接经定量雾化吸入器（MDI）给药，因为此时患者无法深呼吸、屏气，也不能协调喷药与呼吸同步。可供选择的给药方式如下。

（1）持续雾化吸入：以高压氧（或压缩空气）为动力，雾化吸入 β₂-受体激动剂。一般情况下，成人每次雾化吸入沙丁胺醇雾化溶液 1～2 ml（含沙丁胺醇 5～10 mg），在第一小时内每隔 20 min 重复 1 次。中高档呼吸机一般配备可进行雾化吸入的装置，故对于插管患者，雾化吸入也可经呼吸机相连的管道给药。

（2）静脉或皮下给药：沙丁胺醇 0.5 mg（或特布他林 0.25 mg）皮下注射，以后再将沙丁胺

醇1 mg加入 100 ml 液体内缓慢滴注（每分钟 2～8 μg）。无心血管疾病的年轻患者可皮下注射
1：1000肾上腺素 0.3 ml，1 h 后可重复注射 1 次。高龄、患有严重高血压、心律失常的患者或成
人心率超过 140 次/分时慎用 β$_2$-受体激动剂。

2. 糖皮质激素　一旦确诊患者为重症哮喘，应在给予支气管扩张剂的同时，及时足量从静脉
快速给予糖皮质激素，常用琥珀酸氢化可的松每天 400～800 mg 稀释后静脉注射，或甲泼尼龙每天
80～160 mg，分次给予。待病情控制和缓解后再逐渐减量。

3. 氨茶碱　如果近期未使用茶碱，首剂氨茶碱 0.25 g 加入 100 ml 葡萄糖溶液中静脉滴注或推
注（不少于 20 min），继而以 0.5～0.8 mg/（kg·h）的速度持续静脉滴注，建议成人每日氨茶碱
总量不超过 1 g。对于老年人、幼儿及肝功能障碍、甲状腺功能亢进或同时使用西咪替丁、喹诺酮
或大环内酯类抗生素等药物者，应监测氨茶碱血药浓度。如果平时已经应用茶碱，则应先查茶碱
的血药浓度，再决定是否静脉应用茶碱。

4. 抗胆碱能药物　吸入抗胆碱能药物，如异丙托溴铵，可阻断节后迷走神经传出支，通过降
低迷走神经张力而舒张支气管，其扩张支气管的作用较 β$_2$-受体激动剂弱，起效也较缓慢，但不良
反应很少，可与 β$_2$-受体激动剂联合吸入，使支气管扩张作用增强并持久。可用 100～150 μg /ml
的溶液 3～4 ml 加入雾化器持续雾化吸入。

（三）针对诱因和并发症的预防及处理

及时脱离致敏环境；对于感染加重哮喘的患者，应积极进行针对性的抗感染治疗，包括使用
抗生素，但抗生素的使用不能泛滥，除非有证据表明患者存在肺部感染，否则不提倡常规使用抗
生素。另外，也应对危重哮喘并发症进行预防及处理，包括心律失常、颅内高压、脑水肿、消化
道出血等。

（四）重症哮喘的机械通气治疗

哮喘患者进行机械通气的绝对适应证为呼吸、心搏骤停，呼吸浅表伴意识不清或昏迷。一般
适应证为具有前述临床表现，特别是 PaCO$_2$ 进行性升高伴酸中毒者。凡 PaCO$_2$>45 mmHg 又具有以
下情况之一者可考虑机械通气：①以前因哮喘严重发作致呼吸停止曾行气管插管者；②以往有哮
喘持续状态，在使用糖皮质激素的情况下，此次又再发作严重哮喘持续状态者。

1. 无创正压通气　两项前瞻性研究发现，具有正常 PaCO$_2$ 或存在高碳酸血症的重症哮喘患者，
在经短时间的无创正压通气（NIPPV）试验后，患者呼吸窘迫症状明显缓解；另有研究显示，在
因急性呼吸衰竭而进入 ICU 的重症哮喘患者中发现，应用 NIPPV 治疗成功的患者［平均 PaCO$_2$
（53±13）mmHg；平均 pH 值 7.28±0.008］较最终气管插管患者［平均 PaCO$_2$（89±29）mmHg；
平均 pH 值 7.05±0.21］的呼吸性酸中毒程度轻。可见，虽然 NIPPV 对重症哮喘有效，但亦可能
延误气管插管时机，因此，识别哪类患者能从 NIPPV 中获益很重要。

针对重症哮喘患者的具体操作，最理想的是先使用简易呼吸囊随患者的呼吸进行较高氧浓度
的人工辅助呼吸，待患者适应，酸中毒缓解后再行呼吸机辅助通气，则更加安全。现提倡联合压
力支持通气（PSV），也称为双水平气道正压（BiPAP）。其方法为起始持续正压通气（CPAP）水
平为 0，PSV 为10 cmH$_2$O。患者逐渐适应后，调节 CPAP 为 5 cmH$_2$O，以后 PSV 逐步增加以达到
最大呼气潮气量（VT）≥7 ml/kg，呼吸频率<25 次/分。在无创通气的同时也可利用呼吸机雾化
吸入支气管扩张剂。

2014 年的 GINA 认为，目前无创正压通气治疗重症哮喘的证据仍较弱，不作推荐，可在严密
监护条件下试用。

NIPPV 过程中应注意如下问题：①危重哮喘，紧扣面罩。患者常觉憋气更严重而不能耐受。②由于患者呼吸频率快、焦虑烦躁，人机协调不好。③胃肠胀气时增加胃内容物吸入的危险性。④张口呼吸时，易出现气道分泌物干燥。另外，面罩不利于分泌物清除。

下列情况不宜进行 NIPPV：①收缩压<90 mmHg 或应用升压药物。②心电图显示心肌缺血或严重心律失常。③昏迷、抽搐或需建立人工气道以清除分泌物。④危及生命的低氧血症。

2. 气管插管进行机械通气　若经积极治疗无效，患者出现极度呼吸肌疲劳低血压、心律失常、意识异常，应建立人工气道。推荐经口气管插管，经口插管相对容易，操作快，必要时可予镇静剂后再操作；经口气管插管口径相对较大，有利于减少阻力并便于吸痰；再者哮喘患者插管上机时间一般较短，无须长期进行口腔护理。

为避免肺过度膨胀，甚至造成气压伤，目前多主张低通气、低频率、可允许性高碳酸血症（PHC）的通气策略。虽然各类文献中并没有最高安全性的 $PaCO_2$ 及最低安全性的 pH 值范围，但许多报道指出，$PaCO_2$ 80~100 mgHg 及 pH 值 7.15 较由于过高的通气压力所造成的肺损伤更为安全。也有学者认为，PHC 时主要注意 pH 值，而并非 $PaCO_2$ 的水平。呼吸机的起始设置模式以容量控制通气（VCV）为宜，各参数可设置为：潮气量 8~10 ml/kg，频率 10~15 次/分，每分通气量≤115 ml/kg（8~10 L），呼气末正压（PEEP）= 0，呼吸比 1:3。通过调整吸气流速，或采用 auto-flow 方式，在保持较合适的每分通气量的前提下，尽可能保持吸气末平台<30 cmH_2O。应强调 PHC 是为避免并发症的一个过渡阶段，待肺过度充气缓解，胸廓运动幅度增大，气道压力降低，则不必追求允许性高碳酸血症通气策略的应用，所以要结合不同患者及不同阶段的具体情况妥善应用机械通气。

3. 镇静剂、肌松剂的应用　对危重哮喘患者在使用气管插管或气管切开行机械通气时要重视镇静剂及肌松剂的应用。镇静剂能给患者以舒适感，防止人机对抗，降低氧耗和二氧化碳的产生。常用的镇静药物有地西泮、咪达唑仑和丙泊酚等。地西泮常用剂量为 10 mg 静脉注射；与地西泮比较，咪达唑仑是一种快速和相对短效的苯二氮䓬类药物，注射部位疼痛和血管刺激少，可比地西泮产生更舒适的催眠作用，同时产生明显的抗焦虑作用，咪达唑仑达到中枢峰值疗效的时间为 2~4 min，其消除半衰期为 2 h，多采用连续输注给药，先静脉注射负荷量 0.025~0.05 mg/kg 后，以 1.0~2.0 μg/（kg·min）维持。患者血压低时应慎用地西泮、咪达唑仑。丙泊酚具有起效快、过程平稳、不良反应少、镇静水平易于调节等特点，还有一定的扩张支气管作用。用法：连续输注给药 50 μg/（kg·min），可根据患者镇静状态进行调节。

有时尽管已用镇静剂，但人机对抗仍未解决、造成气道高压，甚至 PaO_2 下降，此时需要应用肌松剂，但肌松剂应用时间不宜太长，特别是合并使用大剂量糖皮质激素的危重哮喘患者，以免产生甾体类肌松药综合征，导致撤机困难。

4. 湿化吸入气体　气道湿化推荐采用通过串联的加热湿比器，而不要使用热湿交换器（HME），原因主要有两方面：①使用 HME 增加呼气气道阻力，对减少过度充气无任何帮助；②被安放在"Y"形接头和气管插管之间，易增加无效腔量，从而导致不必要的高碳酸血症。

5. 关于机械通气的撤离　一旦气道阻力开始下降，$PaCO_2$ 恢复正常，镇静药及肌松剂已撤除，症状也明显好转，则应考虑撤机。

（五）重症哮喘的其他治疗措施

1. 硫酸镁静脉注射　有证据表明，硫酸镁静脉注射可降低住院率。作用机制尚未明了，可能与降低细胞内钙离子浓度致气道平滑肌舒张及其镇静剂作用有关。常用方法：①静脉注射：25% 硫酸镁 4~8 ml 加入 40 ml 葡萄糖溶液中静脉注射，20 min 推完。②静脉滴注法：25% 硫酸镁 10 ml 加入 5% 葡萄糖溶液 250 ml，速度 30~40 滴/分。使用该药时应注意低血压、心率减慢的发生。

2. 吸入氦氧混合气　氦气密度较低，能使哮喘时小气道狭窄及黏膜表面分泌物增多所引起的涡流减轻，从而降低气道阻力，减少呼吸功、氧耗和二氧化碳产量。此外，氦气能加强 CO_2 的弥散，从而使单位时间内 CO_2 排气量增加，已有多个研究报道，气管插管或非气管插管哮喘患者伴高碳酸血症性呼吸衰竭时，在吸入氦氧混合气（氦浓度为 60%~80%）20 min 内 $PaCO_2$ 显著降低，pH 值明显增高。但在治疗过程中需密切监测氧浓度。

（六）重症哮喘的监护

重症哮喘能引起呼吸衰竭，如不及时纠正还可并发心、脑、肝、肾等重要脏器衰竭，危及生命，此外，在插管进行机械通气时还应警惕机械通气相关肺损伤的出现。因此，在有条件的地方，重症监护室是最好的抢救场所，它集中了有经验的专科医护人员和有关的抢救监护设备。在重症哮喘患者旁边进行连续、密切的生理学及病理学监测，包括及时观察病情变化、心肺等重要脏器的功能变化以及呼吸力学参数的变化，随时采取必要的加强治疗措施，可使患者生命得到最大限度的高质量的保证和支持。

五、重症哮喘的预后

对于哮喘发作前身体基本状况好的患者来说，重症哮喘预后良好。哮喘相关死亡的高危因素包括：①曾经有过气管插管和机械通气的濒于致死性哮喘病史。②在过去 1 年中因为哮喘而住院或到急诊就诊。③正在使用或最近刚刚停用口服激素。④目前未使用吸入激素。⑤过分依赖速效 β_2-受体激动剂，特别是每月使用沙丁胺醇（或等效药物）超过 1 支的患者。⑥有心理疾病或社会心理问题，包括使用镇静剂。⑦有对哮喘治疗计划不依从的历史。⑧有食物过敏。

为了减少因延误治疗出现严重的并发症，建议在医疗条件允许的情况下，插管上机宜早不宜迟，当患者出现呼吸肌疲劳迹象，估计 $PaCO_2$ 开始超过患者基础值时，就应准备插管上机，以免失去最佳抢救时机。

参考文献

[1] Gina Assembly Member Contributors. Global Strategy for Asthma Management and Prevention [EB/OL]. (2014-08-12) [2015-01-06]. http：//www. ginasthma. org/local/uploads/files/GINA_ Report_ 2014_ Aug12_ 1. pdf.

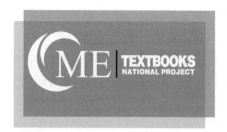

急性肺栓塞诊治进展

第17章

刘 志
中国医科大学附属第一医院

肺栓塞（pulmonary embolism，PE）是以各种栓子阻塞肺动脉系统为发病原因的一组疾病的总称，包括肺血栓栓塞（pulmonary thromboembolism，PTE）、脂肪栓塞、羊水栓塞和空气栓塞等。静脉系统或右心的血栓脱落后阻塞肺动脉或其分支导致的PTE是PE最常见的类型，以肺循环和呼吸功能障碍为主要临床表现和病理生理特征。近年来，PTE的患者有逐渐增多的倾向，据统计，PE的总体年发生率为（23~69）/10万，该病可以引起猝死，因PE的严重程度不同，病死率有很大差异，确诊2周内的平均病死率约为11%，正确的早期诊断是降低其病死率的关键。

一、病理与病理生理

引起PTE的血栓可以来源于下腔静脉径路、上腔静脉径路或右心腔，主要来源于深静脉血栓形成（deep venous thrombosis，DVT），特别是下肢腘静脉上端到髂静脉段的深静脉血栓，PTE常为DVT的并发症。

栓子阻塞肺动脉及其分支达到一定程度后，通过机械阻塞作用，及神经体液因素和低氧所引起的肺动脉收缩，导致肺循环阻力增大，肺动脉高压；右心室后负荷增加，右心室壁张力增高，右心室扩大，可引起右心功能不全；右心扩大使室间隔左移，左心功能受损，心排血量下降，引起体循环低血压或者休克。

栓塞部位肺血流减少，肺泡无效腔增多，肺内血流重新分布，通气-血流比例失调；右心房压增高可引起未闭合的卵圆孔开放，产生右向左分流；神经体液因素引起支气管痉挛；栓塞部位肺泡表面活性物质分泌减少，肺泡萎陷，呼吸面积减小；毛细血管通透性增高，间质或者肺泡内液体增多或出血；肺顺应性下降，肺体积缩小并可出现肺不张，如累及胸膜可以出现胸腔积液。以上因素综合作用，患者出现呼吸功能不全。

肺动脉发生栓塞后，若其支配区的肺组织因为血流受阻或中断而发生坏死，称为肺梗死。

二、危险因素

PTE的危险因素包括任何可以导致静脉血液淤滞、静脉系统内皮损伤和血液系统高凝状态的因素，分原发性和继发性危险因素两大类。前者较少见，主要由于遗传变异引起，包括抗凝血酶缺乏、先天性异常纤维蛋白原血症、血栓调节因子异常、抗心磷脂抗体综合征等，常导致反复静脉血栓栓塞。继发性危险因素是指后天获得的易发生DVT的多种病理生理异常（表17-1）。

表 17-1 PTE 的继发性危险因素

基础疾病	各种原因的制动
• 脑卒中	• 长期卧床
• 创伤/骨折	• 长途航空或乘车旅行
• 外科手术后	生活习惯
• 肾病综合征	• 口服避孕药物
• 急性心肌梗死	• 吸烟
• 充血性心力衰竭	其他
• 慢性阻塞性肺疾病	• 妊娠/产褥期
• 风湿性心脏病	• 肥胖
• 心房颤动	• 高龄
• 心肌病	• 植入人工假体
• 血栓性静脉炎	• 中心静脉插管
• 恶性肿瘤	• 血液黏滞度增高
• 克罗恩病	• 肿瘤静脉内化疗
• 慢性静脉功能不全	• 血小板异常
• 真性红细胞增多症	

三、临床表现

PTE 患者临床症状无特异性，各病例所表现的症状严重程度也有很大差别，可从无症状到血流动力学不稳定，甚至猝死。多数起病急骤，以呼吸困难和气促为最常见的症状，尤其在活动后明显，其他症状包括胸痛、晕厥、烦躁不安、咯血、咳嗽和心悸等。PE 引起的晕厥可以是唯一或首发症状，可引起小量咯血，大咯血少见。查体多数患者有呼吸频率加快，可见心动过速、血压下降、发绀、发热、颈静脉充盈或搏动，肺部可闻及哮鸣音和细湿啰音，心脏听诊可有肺动脉瓣区第二心音亢进或分裂，$P_2 > A_2$，三尖瓣收缩期杂音。

引起 PTE 的血栓主要来源于下肢深静脉血栓，后者表现为患肢肿胀、周径增粗、疼痛或压痛、浅静脉扩张、皮肤色素沉着、行走后患肢易疲劳或肿胀加重。

四、诊断

（一）疑诊肺血栓栓塞

PTE 的临床表现缺乏特异性，确诊需要特殊检查，检出 PTE 的关键是提高诊断意识，对于存在危险因素，有呼吸困难、胸痛、原因不明的右心衰竭、晕厥和休克者应疑诊 PTE，应及时安排相应检查。

1. 动脉血气分析 常为低氧血症、低碳酸血症，肺泡-动脉血氧分压差增大。

2. 心电图 心电图的改变多在发病后即刻出现并随着病程的进展呈动态变化，可表现非特异性的心电图异常，包括 $V_1 \sim V_4$ 的 T 波改变和 ST 段异常，部分病例可出现典型的 $S_1 Q_{III} T_{III}$ 改变（即 I 导联 S 波加深，III 导联出现 Q/q 波及 T 波倒置），其他改变包括右束支传导阻滞、肺型 P 波、电轴右偏和顺钟向转位等。

3. 胸部 X 线片　单凭胸部 X 线片不能确诊或者排除 PTE，但可提供疑似 PTE 的线索和除外其他肺内病变。PTE 时胸部 X 线可表现为：肺动脉阻塞征——区域性肺纹理变细、稀疏或者消失，肺野透过度增加；肺动脉高压以及右心扩大征——右下肺动脉干增宽或伴截断征，肺动脉段膨隆以及右心室扩大；肺组织继发改变——肺野局部片状阴影，尖端指向肺门的楔形阴影，肺不张或者膨胀不全，肺不张侧可见横膈抬高，有时合并胸腔积液。

单个症状如呼吸困难、胸痛或咳嗽，临床体征如呼吸急促、心动过速或者 DVT 的证据，心电图、X 线以及常规实验室检查所见，包括低氧血症和低碳酸血症，对诊断的敏感性以及特异性均较低，但这些表现有助于强化临床疑似度。根据患者一般情况和血气分析、胸部 X 线片结果可对临床诊断 PTE 的可能性进行评估（表 17-2）。

表 17-2　PTE 临床可能性评估量表

项目	评分
$PaO_2 < 50$ mmHg	4 分
$PaO_2 \, 50 \sim 60$ mmHg	3 分
$PaO_2 \, 61 \sim 70$ mmHg	2 分
$PaO_2 \, 71 \sim 80$ mmHg	1 分
有肺不张	1 分
有横膈抬高	1 分
$PaCO_2 < 35$ mmHg	2 分
$PaCO_2 \, 35 \sim 39$ mmHg	1 分

注：总分 ≤4 分，低度可能性；总分 5~8 分，中度可能性；总分 >9 分，高度可能性

4. 血浆 D-二聚体　采用高度敏感的酶联免疫吸附分析法测得 D-二聚体水平，如果低于 0.5 mg/L，能够可靠的排除血液循环存在纤维蛋白的可能，因此可基本除外 PTE。但不应给 PE 临床概率高的患者进行 D-二聚体检测（图 17-1），因为 D-二聚体对这些患者的阴性预测价值低。而对于 80 岁以上的老人、住院患者或癌症患者以及妊娠妇女，D-二聚体浓度常呈非特异性升高，进行 D-二聚体检测对于诊断 PE 的意义有限。

5. 超声心动图　PTE 后心脏结构的改变多数在发病 24 h 后出现肺动脉高压、右心室高负荷和肺源性心脏病征象。对于严重病例，可发现右心室壁局部运动幅度减低，右心室和（或）右心房扩大，室间隔左移和运动异常，近端肺动脉扩张，三尖瓣反流，下腔静脉扩张，吸气时不萎陷。临床上可以根据三尖瓣反流速度，估算肺动脉压力，公式为：肺动脉压 = $4V^2$ +（10 或 15）mmHg（V 指三尖瓣反流速度）。

6. 下肢深静脉超声　下肢为 DVT 最多发部位，若发现下肢 DVT，对 PTE 有重要提示意义。

临床上可以根据韦尔斯（Wells）评分来评估临床概率（范围在 0~12.5，评分越高提示临床概率越高），对于不伴或伴低血压或者休克的疑似肺栓塞患者的诊断流程分别见图 17-1、17-2。

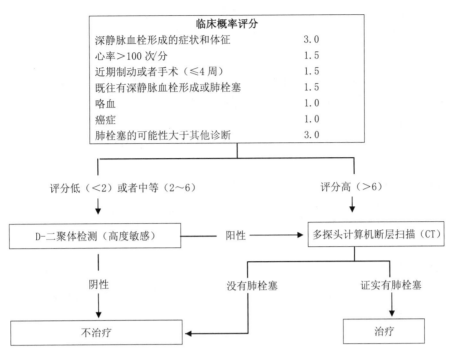

图 17-1　不伴低血压或者休克的疑似肺栓塞患者的诊断流程

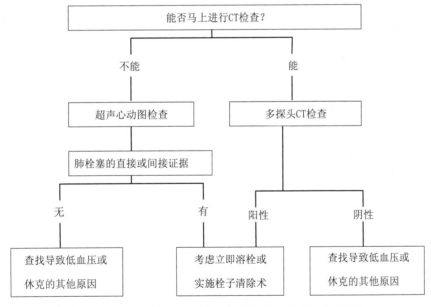

图 17-2　伴低血压或者休克的疑似肺栓塞患者的诊断流程

（二）对疑诊病例进行确诊检查

在临床表现和初步检查提示 PTE 的情况下，应该进行确诊检查，包括以下 4 项，其中 1 项阳性即可确诊。

1. 螺旋计算机断层扫描增强检查　能够准确发现段以上肺动脉内的栓子，其直接征象为肺动脉内的低密度充盈缺损，部分或完全包围在不透光的血流之间，或呈完全充盈缺损，远端不显影；间接征象包括肺野楔形密度增高影，条带状的高密度区或盘状肺不张，中心肺动脉扩张及远端血管分支减少或消失。

2. 放射性核素肺通气/血流灌注扫描　当对注射造影剂有顾虑时，肺通气-灌注扫描是肺 CT 和血管造影的一种替代检查，扫描结果正常可以除外肺栓塞，典型征象是呈肺段分布的肺灌注缺损，并与通气显像不匹配。

3. 磁共振成像　对于段以上肺动脉内栓子诊断的敏感性和特异性均较高，适用于碘油造影剂过敏的患者。

4. 肺动脉造影　是一种有创性检查，目前应用呈下降趋势，多数用于准备进行导管介入治疗的患者。直接征象为肺血管内造影剂充盈缺损，伴或不伴轨道征的血流阻断。如果肺动脉造影未见 PTE 的直接征象则不能诊断 PTE。

（三）鉴别诊断

急性肺栓塞需与急性心肌梗死、气胸、哮喘、主动脉夹层、慢性心力衰竭、肺炎、COPD 急性加重期、急性呼吸窘迫综合征等鉴别。

五、临床分型

（一）大面积肺血栓栓塞（高危肺栓塞）

大面积 PTE 占所有 PE 病例的 5%，患者死亡危险高，临床上以休克和低血压为主要表现，即体循环动脉收缩压<90 mmHg 或较基础值下降幅度≥40 mmHg，持续15 min以上。需除外新发生的心律失常、低血容量或感染中毒症所致的血压下降。

（二）非大面积肺血栓栓塞（非高危肺栓塞）

不符合以上大面积 PTE 标准的 PTE。但此型中有一部分患者的超声心动图表现有右心室运动功能减弱或临床上出现心功能不全的表现，归为次大面积 PTE 亚型。

六、治疗

（一）一般处理

对于疑诊或确诊 PTE 的患者，应该严密监护呼吸、心率、血压、心电图以及动脉血气分析的变化，为防止栓子再次脱落，患者保持绝对卧床休息，避免用力和情绪激动，保持大便通畅，适当给予止痛、镇咳、镇静等对症处理。

（二）呼吸循环支持治疗

采用经鼻导管或者面罩吸氧以纠正低氧血症，合并严重呼吸衰竭时可使用无创或有创机械通气，但不主张气管切开，以免在抗凝或溶栓过程中局部大量出血。对于右心功能不全，心排血量下降但血压正常的患者，可给予多巴酚丁胺，如果血压下降，可以增大剂量或使用其他血管加压药物，如去甲肾上腺素。但是对于液体负荷疗法需审慎。

（三）抗凝治疗

对于确诊 PE 的所有患者都应该启动肝素抗凝治疗，对于高度疑诊 PTE，但不具备检查条件或因为病情尚不能进行相关确诊检查的病例，在能够比较充分的排除其他可能诊断，并且无显著出血的前提下，可以考虑给予抗凝或者溶栓治疗。一般认为，抗血小板药物的抗凝作用不能满足PTE 的抗凝要求，常用的抗凝药物主要有普通肝素、低分子肝素和华法林。肝素或者低分子肝素至少应用 5 天，在开始应用后的第 1~3 天加用口服剂华法林。

1. 普通肝素 一般先予静脉注射负荷量 80 IU/kg，然后按照 18 IU/（kg·h）剂量，连续静脉输注，在开始治疗的 24 h 内每 4~6 h 监测激活的部分促凝血酶原激酶时间（APTT），治疗目标是使 APTT 达到并维持于正常值的 1.5~2.5 倍。肝素也可以用皮下注射的方式给药，一般先予静脉注射负荷量 2000~5000 IU，然后按照 250 IU/kg 剂量每 12 h 皮下注射。因肝素可能引起血小板减少，使用肝素的 14 天内应检测血小板计数，如血小板$<100×10^9$/L，或者血小板迅速或持续降低达 30%以上，应停用肝素。

2. 低分子肝素 因不同的制剂，其用法也不尽相同。一般常用低分子肝素，4100 IU，每 12 h 皮下注射。低分子肝素与普通肝素的抗凝作用相仿，但引起出血和血小板减少的发生率低。低分子肝素由肾脏清除，对于肌酐清除率低于 30 ml/min 的肾功能不全患者需慎用。

3. 华法林 初始剂量为 3~5 mg/d，与肝素/低分子肝素至少重叠应用 4~5 天，连续 2 天监测国际标准化比值（INR）达到 2.5（2~3）或者凝血酶原时间（PT）延长至 1.5~2.5 倍时，可停止使用肝素/低分子肝素，单独口服华法林。一般口服华法林的疗程至少为 3~6 个月。部分病例的危险因素短期可以消除，如口服雌激素或者临时制动，疗程 3 个月即可；对于栓子来源不明的首发病例，至少需要抗凝 6 个月；对于复发性 VTE、合并肺源性心脏病或危险因素长期存在者，抗凝时间应该在 12 个月以上，甚至终生抗凝。

（四）溶栓治疗

溶栓治疗主要适用于大面积 PTE，也可在在介入下对栓塞动脉进行局部溶栓治疗。对于次大面积 PTE 亚型可溶可不溶，对于血压和右心室功能均正常的病例不推荐溶栓治疗。溶栓治疗宜个体化，时间窗一般定为发病后 14 天以内，其主要并发症为出血。常用的药物有尿激酶、链激酶和重组组织型纤溶酶原激活剂。禁忌证见表 17-3。

1. 尿激酶 负荷量 4400 U/kg，静脉注射 10 min，随后 2200 U/（kg·h），持续静脉滴注 12~24 h；可考虑 2 h 方案即 20 000 U/kg，2 h 内持续静脉滴注。

2. 链激酶 负荷量 250 000 U/kg，静脉注射 30 min，随后 100 000 U/h 持续静脉滴注 12~24 h。应用前需要肌内注射地塞米松防止过敏反应。

3. 重组组织型纤溶酶原激活剂 50~100 mg，持续静脉滴注 2 h。

溶栓治疗结束后，应该每 2~4 h 监测 PT 和 APTT，当其水平低于正常值的 2 倍，应重新开始规范的肝素治疗。

（五）手术以及介入治疗

对于大面积（高危）PE，如果溶栓失败或者存在溶栓绝对禁忌证，应考虑外科手术或介入治疗，包括肺动脉血栓摘除术、经静脉导管碎解和抽吸血栓、放置腔静脉滤器等。

表 17-3　溶栓治疗的禁忌证

溶栓治疗的绝对禁忌证

- 活动性内出血
- 近期自发性颅内出血

溶栓治疗的相对禁忌证

- 2 周内的大手术、分娩、器官活检等
- 不能以压迫止血部位的血管穿刺
- 2 个月内的缺血性脑卒中
- 10 天内的胃肠道出血
- 15 天内的严重创伤
- 1 个月内的神经外科或眼科手术
- 难以控制的重度高血压（收缩压>180 mmHg，舒张压>110 mmHg）
- 近期曾行心肺复苏
- 血小板计数低于 100×10^9/L
- 妊娠
- 细菌性心内膜炎
- 严重肝肾功能不全
- 糖尿病出血性视网膜病变
- 出血性疾病

参考文献

［1］ Limbrey R, Howard L. Developments in the management and treatment of pulmonary embolism. Eur Respir Rev, 2015, 24 (137)：484-497.

［2］ Rich JD, Rich S. Clinical diagnosis of pulmonary hypertension. Circulation, 2014, 130 (20)：1820-1830.

［3］ Meyer G. Effective diagnosis and treatment of pulmonary embolism：Improving patient outcomes. Arch Cardiovasc Dis, 2014, 107 (6-7)：406-414.

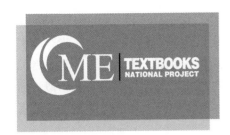

重症肺炎诊治进展

王　瑶　张劲松

第18章

南京医科大学第一附属医院

　　重症肺炎（sever pneumonia，SP）是近年来急诊临床关注的病情危重、病死率高的一类肺炎。它从局部的炎症反应发展至全身性炎症反应综合征（systemic inflammatory response syndrome，SIRS），导致一系列感染相关的进行性发展的并发症：如严重脓毒症、感染性休克（septic shock）、呼吸衰竭、多器官功能障碍综合征（multiple organ dysfunction syndrome，MODS）。入住重症监护室（ICU）的 SP 病死率高达 30%~40%。目前将 SP 定义为因病情严重需要机械辅助通气和（或）循环支持，易于出现严重并发症，存在预后不良可能，而需要入住 ICU 进行加强监护和治疗的肺炎。根据获得环境不同，将其分为重症社区获得性肺炎（sever community-acquired pneumonia，SCAP）和重症医院获得性肺炎（sever hospital-acquired pneumonia，SHAP）。

　　社区获得性肺炎（community-acquired pneumonia，CAP）是否需要住院治疗和病情严重程度与患者既往的基础疾病、抗生素的使用、病原体的毒力等均有密切的关系。目前我国缺乏大规模的流行病学研究，缺少 SP 病原谱的确切资料。2013 年北京地区的一项调查显示我国急诊 SCAP 高龄、男性多见，且合并多种基础疾病，存在多器官功能受损及机体免疫力低下。有文献报道 50% 的 SCAP 患者患有慢性阻塞性肺疾病（chronic obstructive pulmonary disease，COPD），其次为酗酒、慢性心脏病、糖尿病等。另一项老年 SCAP 研究显示，80.4% 的患者至少合并一种基础疾病，如 COPD、支气管扩张、慢性充血性心力衰竭、糖尿病、脑血管意外、肿瘤、慢性肾衰竭等。

　　近来研究发现 CAP 患者的心脏并发症较常见，且和其发病后短期内的死亡增加相关。一项来自加拿大的纳入 1343 例 CAP 住院患者研究显示，心脏并发症发生病例数为 358 例，达 26.7%，这些并发症包括新发生和加重的心功能不全、心律失常及心肌梗死等。对于既往有冠心病和 SCAP 患者，这些心脏并发症大多数（50%以上）在 24 h 内得以诊断。

　　尽管新的抗感染药物不断被研发，但愈发严峻的细菌耐药甚至多重耐药，新型致病菌［如严重急性呼吸综合征（SARS）、禽流感］的发现、流行，社会老龄化、环境污染、感染的高危人群增多等因素，SP 仍是临床诊治困难、预后较差的感染性疾病。

　　此外，对于进入急诊就诊的肺炎患者，急诊医师要进行动态病情观察，并对病情严重程度进行判断。对于进展性肺炎，急诊就诊过程中出现呼吸衰竭或者感染性休克等，急诊医师需要及时发现并进入 ICU 强化治疗，否则将会影响患者的预后，导致病死率增加。

　　本文主要介绍 SCAP 的研究进展。

一、病原学

2008 年一项研究指出我国 SCAP 的发病率占住院 CAP 的 6.3%，病死率占 45%。肺炎链球菌是最常见 SCAP 的病原菌，占 33.6%～36%，病死率达 10%～30%，最新研究显示仅 10%～15%住院 CAP 患者可培养获得。但由于肺炎链球菌疫苗的限制使用，欧洲其他国家住院 CAP 患者，肺炎链球菌发病率达 32.6%，而入住 ICU 的 CAP 患者肺炎链球菌的发病率更高，是非住院 CAP 患者的 2.33 倍。2013 年我国 SCAP 研究显示肺炎链球菌发病率占 SCAP 的 22.7%，与既往文献相似。随着大环内酯类抗生素的使用，肺炎链球菌的耐药性也逐渐增加。2011 年我国阿奇霉素和克拉霉素耐药率分别达到 83.2%和 84.9%。

其次 SCAP 常见的病原体是流感嗜血杆菌、金黄色葡萄球菌、军团菌、革兰阴性杆菌（大肠埃希菌、克雷白杆菌属、铜绿假单胞菌）。与普通 CAP 患者相比，金黄色葡萄球菌和革兰阴性杆菌在 SCAP 感染中发病比例更高，2013 年台湾 CAP 患者中检出的多重耐药菌（MDR）占 13%，尤其高发于近期接受抗生素治疗或者患有肿瘤、神经系统并发症的高龄患者。

SP 患者耐药菌感染的发生比例相对较高，研究发现我国 CAP 中金黄色葡萄球菌的发病率为 3.8%，在 SCAP 中金黄色葡萄球菌的检出率则高达 24.3%。耐甲氧西林金黄色葡萄球菌（MRSA）、泛耐药铜绿假单胞菌、嗜麦芽窄食单胞菌、耐万古霉素肠球菌、鲍曼不动杆菌、其他非发酵革兰阴性杆菌等 MDR 也与 SCAP 的发病及预后相关。MDR 导致的 SCAP 病情更加凶险，

病毒性肺炎往往也是 SCAP 的重要病原之一，2012 年美国研究显示约有 1/3 的 SCAP 患者患有病毒感染，病毒感染病死率与细菌感染病死率相当，并且继发的细菌感染是 CAP 病情危重的主要原因。暴发流行的禽流感病毒、冠状病毒感染，病情危重，病死率极高，对于高龄和免疫抑制患者，由呼吸道合胞病毒和副流感病毒等引起的病毒性肺炎是致命性的，易继发细菌感染，包括肺炎链球菌、金黄色葡萄球菌、革兰阴性肠杆菌等。真菌也是引起 SCAP 的病原体之一，近年来发病率逐步升高，常见于器官移植、人类免疫缺陷病毒（HIV）等患者中，主要为白色念珠菌，约占 50%。但近几年来病非白念珠菌所占比例却逐渐增高，如光滑念珠菌、热带念珠菌、克柔念珠菌等。曲霉菌的发病率、病死率也逐渐增高，特别发生于器官移植患者。此外，目前研究表明多重感染导致 SCAP 高达 20%，临床上易被忽视，病情危重。

尽管病原学检查方式多种多样，目前仍有约 50%的住院 CAP 患者病原菌无法确定，但预后与其可确定的病原菌无明显差异（表 18-1）。

表 18-1　SCAP 宿主常见易感因素与病原菌

常见易感因素	病原体
COPD，吸烟和（或）支气管扩张、激素治疗	肺炎链球菌、流感嗜血杆菌、革兰阴性杆菌、铜绿假单胞菌
酗酒	肺炎链球菌、厌氧菌、革兰阴性杆菌、肺炎克雷白杆菌
居住于护理院，或最近抗菌治疗	MRSA、革兰阴性杆菌、铜绿假单胞菌
皮肤感染	社区获得性耐甲氧西林金黄色葡萄球菌（CA-MRSA）
其他基础疾病（肾衰竭、脑血管疾病、慢性肝炎）	肺炎链球菌、流感嗜血杆菌、革兰阴性杆菌、非典型性病原体
其他	暴发型：军团菌、病毒（禽流感、SARS 冠状病毒等）

二、病因学确诊相关技术

尽早查明病原学，针对特定的病原体采取相应的治疗。病原学检查包括：痰标本行革兰染色，

痰培养，血培养，军团菌属和肺炎球菌尿抗原检测，肺炎支原体、肺炎衣原体和呼吸道病毒 PCR 检测，以及特定危险因素相关的其他检测。

痰检能够即时检出可能的病原微生物。研究显示在抗生素治疗前或用药后 6~12 h 内采集的合格（炎症细胞/上皮细胞>10）的分泌物样本进行检测，超过 80% 的肺炎球菌肺炎患者的合格标本革兰染色和痰培养呈阳性。然而检测的成功率会随着抗生素使用时间的延长和痰标本的质量下降而下降。此外，高渗盐水雾化诱痰（即诱导痰）能提高合格样本的获取率。

血行感染引起金黄葡萄球菌肺炎的患者血培养结果常呈阳性，但吸入或误吸引起的 SCAP 血培养检测的阳性率仅达 25%。2012 年欧洲"挽救严重脓毒症运动"指南中建议对于脓毒血症及脓毒性休克的患者应在初始使用抗生素前留取血培养。

分子诊断技术日渐重要。酶联免疫吸附试验（ELISA）通过检测菌血症的肺炎球菌肺炎患者尿标本中的肺炎球菌细胞壁多糖来确定肺炎球菌感染，其检出率达 77%~80%，该检出率在无菌血症的肺炎球菌肺炎患者中为 64%。ELISA 检测 1 型军团菌引起 CAP 患者尿军团菌抗原的阳性率为 74%，该方法对检测病情更重的病例的敏感性更高。PCR 检测也已成为诊断的标准之一，用于多数呼吸道病毒和肺炎支原体、肺炎衣原体检测，其特异性及敏感性较高。研究表明 PCR 检测结果能鉴别出 20%~40% 的入院治疗的成人 CAP 患者的呼吸道病毒感染。此外，PCR 检测流感嗜血杆菌的敏感性高于快速抗原检测试验，但对呼吸道标本采用 PCR 检测细菌仍有待进一步研究，并且 PCR 检测的阳性结果则只能提示存在细菌感染或定植，对于是否存在急性感染仍存有疑问，需行进一步研究。

新的分子生物学技术（如：多重实时聚合酶链反应、核糖体 RNA 技术、焦磷酸测序）的产生，为 CAP 患者早期发现病原体和降阶梯治疗提供可能，比血培养发现细菌有更高的敏感性。

三、评估病情严重程度

延期转入 ICU 将使 CAP 患者的病死率增加 2~2.6 倍，因此一旦肺炎诊断成立后，评价病情的严重程度对于 CAP 患者是否需要入院治疗或收入 ICU 治疗至关重要。临床应用的评价肺炎严重程度的工具包括：肺炎严重程度评分（pneumonia severity index，PSI）、CURB-65、CRB-65、IDSA/ATS 2007、澳大利亚 SMART-COP、CAP-PIRO、SCAP 预计标准（SCAP rule）、REA-ICU（Risk of Early Admission to ICU）、SOAR 等。

PSI 评分是从 1977 年 Fine 等学者研究中得出，以 PSI 作为 SCAP 的评价判断，其敏感性为 70.7%，特异性为 72.4%。PSI 适合轻中度的 CAP 患者病情判断，在临床上尤其是急诊医师操作较为烦琐。2003 年 Lim 等学者发现 CURB-65（年龄>65 岁、意识、尿素氮、呼吸频率、收缩压），当评分≥2 分时可诊断为 SCAP，其敏感性为 78%，特异性为 68%。尽管 PSI 和 CURB-65 是常见的肺炎严重程度评分标准，但是对于是否入住 ICU 的 SCAP 患者未见有效的预测性。

2007 年美国感染病学会和美国胸科协会(IDSA/ATS)制定了关于 SCAP 指南提出的评判标准(表18-2)。包括主要标准和次要标准，其中主要标准为 2 项，次要标准为 9 项。指南规定只要符合 1 项主要标准或者至少 3 项次要标准即可诊断为 SCAP。IDSA/ATS 2007 较适合用于急性患者的病情评估，研究认为 IDSA/ATS 2007 的敏感性达 78%，特异性达 94%，阳性预测价值达 75%，阴性预测价值达 95%。此外，2009 年一项研究显示对于仅符合 3 项以上次要标准的 SCAP，无论符合次要标准的项目多与少，患者的病死率均不会增加。

表 18-2 IDSA/ATS 2007

主要标准	次要标准
需要血管活性药物治疗的感染性休克	呼吸频率≥30 次/分
机械通气	双侧或者多肺叶浸润
	意识障碍或者定向力异常
	BUN≥7.14 mmol/L
	白细胞减少（<4×10^9/L）
	血小板减少（<100×10^9/L）
	低体温（肛温<36℃）
	低血压，需要积极的液体复苏
	$PaO_2/FiO_2<250$

注：BUN，尿素氮

由于以上三种评分各有不足，新的临床评估工具主要用于呼吸、循环衰竭的早期评估。包括：澳大利亚 SMART-COP、CAP-PIRO、SCAP、REA-ICU、SOAR 等。2008 年澳大利亚 Patrick 等学者针对需要机械通气或者血管活性药物的使用研究得出 SMART-COP 评分（表 18-3、18-4），包括收缩压、多肺叶浸润、白蛋白浓度、呼吸频率、心跳过速、意识障碍，氧和 pH 值，其敏感性能达92%，优于 PSI（74%）和 CURB-65（39%）的敏感性，并且包含了 84% 不需要立即进入 ICU 治疗的但需要血管活性药物支持治疗的 SCAP 患者。但 SMART-COP 评分计算烦琐，不适用于急诊医生快速评估病情。2014 年研究认为对于评价 CAP 进入 ICU 治疗的严重程度评估，PSI 优于SMART-COP 评分，而 SMART-COP 评分优于 CURB-65。

2010 年 Espana 等提出的 SCAP 的预计标准（SCAP rule），与其他标准相比能更好地预测 CAP 的并发症，包括 30 天病死率和 ICU 转入率。它包括 2 个主要标准（动脉 pH 值<7.35，SBP<90 mmHg）和 6 个次要标准［意识障碍，尿素氮>10.71 mmol/L（30 mg/dl），呼吸频率>30 次/分，多肺叶浸润，$PaCO_2<54$ mmHg 或者 $PaO_2/FiO_2<250$，年龄>80 岁］。至少 2 个次要标准或 1 个主要标准诊断为 SCAP，其敏感性为 84% 和特异性为 60%。

表 18-3 SMART-COP 评分

评价指标	分数
收缩压<90 mmHg	2 分
多肺叶浸润	1 分
白蛋白<3.5 g/L	1 分
呼吸频率≥25 次/分，年龄≤50 岁	1 分
呼吸频率≥30 次/分，年龄>50 岁	1 分
心率>125 次/分	1 分
新发的意识不清	1 分
年龄≤50 岁；$PO_2<70$ mmHg 或 $SaO_2≤93\%$ 或氧合指数<333 mmHg	2 分
年龄>50 岁；$PO_2<60$ mmHg 或 $SaO_2≤90\%$ 或氧合指数<250 mmHg	2 分
动脉 pH 值<7.35	2 分

表 18-4　SMART-COP 评分分值及相关危险度

分值（分）	需要机械通气或者血管活性药物率
0~2	低危
3~4	中危（1/8）
5~6	高危（1/3）
≥7	极高危（2/3）

目前上述评价 CAP 病情严重程度的工具各有其优缺点，为临床 SCAP 的病情评估提供了较好的方法和依据，但不可避免的这些评价手段也存在各自的不足，不能完全避免 CAP 患者转入 ICU 的时间延误及时以及降低其病死率，因此判断和决定患者是否需要入院或者进入 ICU 治疗最终还需要临床医师在应用上述评分的基础上，结合自己的评估和判断。此外，还有其他一些病情评估工具，如 A-DROP、CORB 等，处于研究性使用阶段，临床数据还在积累中，需要进一步的研究证实。

四、生物学指标

由于评价工具的复杂性不能在临床日常应用，因而需要一些简单的血液检测能快速的预测与评分相类似的危险程度分级。目前很多学者对血清中具有预测性的新型生物标志产生兴趣，如降钙素原（PCT）、C-反应蛋白（CRP）、肾上腺髓质素原（pro-ADM）、心房尿钠肽前体（MR-proANP）、血管加压素前体（pro-AVP）和肽素等，其中 PCT 和 CRP 研究和应用最为广泛，其余标志物需在未来进一步研究，用来辅助 CAP 诊断、病情评估、预测预后和疗效观察。

当 CRP>6 mg/L 时，CAP 诊断敏感性达 90%，特异性达 38%，与 CAP 的炎症程度相关。2008 年一项大型研究表明 CRP 是 SCAP 的一个独立预测因子，当 CRP≥100 mg/L 时，不仅能有效预测 30 天病死率，还可以预测使用有创机械通气和（或）强心剂的预测指标。当 CRP≤100 mg/L 具有与 CURB-65 和 PSI 评分相似的阴性预测效力。但由于 CRP 受抗生素影响，特异性低下导致其使用受限。

2010 年的一项研究显示，PCT>1 μg/L 对于诊断 CAP 的敏感性为 90%，特异性为 83%，优于 CRP。此外，PCT 与 CURB-65 评分相似能较准确地预测严重程度，对 SCAP 的病情评估有一定的临床价值。PCT 能较好地预测急诊科 CAP 患者和脓毒血症患者的病死率和疾病的严重程度，纳入我国 2010 年《急诊成人社区获得性肺炎诊治专家共识》和 2012 年欧洲"挽救严重脓毒症运动"指南中用来指导抗生素的使用。

炎症因子〔白介素（IL）-6、IL-8、肿瘤坏死因子（TNF-α）〕和抗炎因子〔如 IL-1、转化生长因子（TGF）-β1〕等与肺炎的炎症反应调节相关，检测这些因子能提高 CAP 诊断、病情评估、预测预后及疗效观察。研究表明 SCAP 患者中 IL-6 的水平明显高于普通 CAP 患者。此外，与传统临床指标相比，IL-6 水平被认为是治疗反应最敏感及最具有特异性的指标。IL-10 在 SCAP 中起关键作用，直接与入住 ICU、机械通气和高病死率相关。2012 年 CAPNET2 研究认为 IL-6、IL-10 与 CRB 评分一样，反映了 CAP 病情的严重程度。其他心血管生物标志，如 pro-ANP、pro-AVP、proADM 等反映了心血管并发症和长期病死率。上述因子由于技术、价格等原因未能大量应用到临床，需进一步研究。

五、治疗

1. 抗生素治疗 我国2011年CAP指南中推荐联合应用抗生素治疗SCAP。研究显示合理正确的抗生素能改善SCAP的预后及生存率。2003年IDSA/ATS指南则推荐入院后4 h内使用抗生素。2012年"挽救严重脓毒症运动"中则推荐抗生素应在1 h内选用广谱而强有力的抗生素方案。但近年来随着细菌耐药的日益严峻，强调起始时间容易导致抗生素的过度使用，加重耐药发生，增加了药物的不良反应。因此，目前我国2011年CAP指南和最新研究不再界定具体的用药时间窗，而强调根据患者病情，尽早给予合理的抗菌药物，并且推荐急诊患者首剂药物在急诊完成。

CAP的初始治疗常为经验性。根据疾病的严重性、特殊病原体出现的概率、本地区的细菌耐药形式和药物的安全性，选择适当的抗感染治疗能够最大限度地增加SCAP患者生存率。早期广谱经验性抗生素治疗应当覆盖典型和非典型病原菌，若存在铜绿假单胞菌感染的诱发因素，则应当选用相关抗生素。我国及欧美国家最新指南中相关用药推荐见表18-5。由于流行病学及个体差异，因此每位临床医生还应根据每位患者的情况具体分析，选择最恰当的抗生素方案。

表18-5 BTS、IDSA/ATS、我国等制定的相关用药指南

项目	IDSA/ATS	BTS	我国
一线用药	β-内酰胺类（头孢噻肟、头孢曲松或氨苄西林/舒巴坦）+阿奇霉素/呼吸喹诺酮类 青霉素过敏者：可选呼吸喹诺酮类+氨曲南	β-内酰胺类/β-内酰胺类抑制剂（阿莫西林克拉维酸/头孢呋辛/头孢噻肟/头孢曲松）+大环内酯类[红霉素/克拉霉素（±利福平）]	1. 青霉素类/β-内酰胺酶抑制剂（如大剂量阿莫西林克拉维酸、氨苄西林/舒巴坦）/头孢菌素类（如头孢噻肟、头孢曲松等）+大环内酯类（如阿奇霉素、克拉霉素等）/呼吸喹诺酮类（如左氧氟沙星、莫西沙星） 2. 厄他培南+阿奇霉素
特殊病原体	存在铜绿假单胞菌诱因患者： 抗铜绿β-内酰胺类（哌拉西林/他唑巴坦，头孢吡肟、亚胺培南、美罗培南）+环丙沙星/左氧氟沙星（750 mg） 或者 上述抗铜绿β-内酰胺类+氨基糖苷类+阿奇霉素 或者 上述抗铜绿β-内酰胺类+氨基糖苷类+抗肺炎球菌喹诺酮类 存在CA-MARS诱因患者： 加用万古霉素或利奈唑胺	喹诺酮类	存在铜绿假单胞菌诱因患者： 1. 抗假单胞菌活性的β-内酰胺酶抑制剂（头孢他啶、头孢哌酮/舒巴坦、哌拉西林/他唑巴坦、头孢吡肟、亚胺培南、美罗培南）+环丙沙星/左氧氟沙星 2. 抗假单胞菌活性的β-内酰胺酶抑制剂+氨基糖苷类+阿奇霉素/环丙沙星/左氧氟沙星 存在CA-MARS诱因患者： 加用万古霉素/利奈唑胺/替考拉宁

后期SCAP患者则根据痰培养、气管插管内分泌物培养、血培养及血清学等结果对抗生素进行调整。一旦获得可靠的病原学结果，直接进行针对病原体的抗生素降阶梯治疗。

对于流感流行，如2009年H1N1和2013年H7N9暴发流行，许多研究显示尽早使用神经氨酸

苷酶抑制剂，如奥司他韦或扎那米韦。研究认为禽流感合并肺炎的患者中，2 天内抗病毒治疗可以减少机械通气的 H1N1 患者的病死率。此外，由于肺炎链球菌和金黄色葡萄球菌是病毒性肺炎患者继发细菌感染的最常见病原体，因此除了使用奥司他韦或扎那米韦抗病毒性肺炎，还可加用抗肺炎链球菌和金黄色葡萄球菌的药物治疗。

2. 抗生素治疗时间窗　目前 SCAP 的最佳疗程国内外尚无定论，往往根据患者病情而异。近年来临床研究证明，短疗程具有相同的疗效，并且能减少对正常菌群的破坏、减少耐药筛选，提高患者的依从性、降低医疗费用。目前我国 CAP 指南对于无铜绿假单胞菌感染风险的 SCAP 患者推荐疗程为 8~10 天，对于铜绿假单胞菌感染风险的 SCAP 推荐疗程为 2 周，若病情需要部分患者可达 3 周。此外，近年来很多大型多中心随机对照研究表明，可在 PCT 的指导下制定停用抗生素的时间，疗效与指南推荐治疗方案相当，还能明显缩短药物疗程，可成为临床启用及停用抗菌药物较为客观的判断指标。一旦当患者血流动力学稳定，临床症状改善，能够口服药物及胃肠道功能正常时，给药方式应从静脉向口服转换。

3. 机械通气　SCAP 往往引起严重的呼吸衰竭，研究表明延迟氧疗的时间超过 3 h 是 SCAP 患者死亡的独立风险因素，因而需要机械通气辅助治疗，包括无创通气和有创通气治疗。根据患者的意识、缺氧程度、呼吸肌疲劳情况、分泌物的多少等决定合适的通气方式。无创辅助通气治疗一般用于病情轻、合并 COPD 的患者。研究证实在部分肺炎患者中，特别是在 COPD 患者中使用无创辅助通气对患者是有效的。当合并严重呼吸衰竭或急性呼吸窘迫综合征（ARDS）时，应行有创辅助通气。目前使用 ARDS 的保护性通气策略，通常采用低潮气量和高水平呼吸末正压通气［高呼气末正压通气（PEEP）］，允许一定程度的高碳酸血症。此外，还有学者推荐应用高频震荡通气或俯卧位通气等。

4. 糖皮质激素　糖皮质激素在 SCAP 中仍争议较多，目前多数研究认为当合并感染性休克时有应用糖皮质激素的治疗指征。当发生感染性休克时，患者存在相对性肾上腺皮质功能不全、糖皮质抵抗等，补充一定的糖皮质激素对于改善炎症治疗有一定疗效。研究认为早期使用小剂量糖皮质激素对 SCAP 是有效的，可改善患者预后，但大剂量长期使用糖皮质激素则是有害的，造成消化道出血、高血糖、真菌感染等并发症的发生，增加病死率。当合并感染性休克时，2012 年欧洲 "挽救严重脓毒症运动" 指南中推荐氢化可的松 200 mg/d，当不再需要血管活性药物时应停用氢化可的松。

5. 免疫调节药物　大环内酯类药物除了抗菌作用外，还能够阻断重要的细胞内传导通路，减少炎症细胞因子的生成。多项回顾性研究表明在 β-内酰胺类药物的基础上加用大环内酯类药物治疗肺炎球菌肺炎或各种病因引起的 CAP，能够降低发病率和病死率。

他汀类药物阻断了 β-羟-β-甲戊二酸单酰辅酶 α（HMG-CoA）降解酶的合成，降低炎症反应。研究表明在入院时接受他汀类药物治疗的肺炎患者的预后较好，但此项研究患者中大部分存在冠状动脉疾病相关的基础疾病。目前临床尚无随机临床研究来证明大环内酯类或他汀类药物治疗 CAP 的疗效，还需进一步研究证实。

最后，目前国际国内还有一些可应用的新的疗法，包括强化胰岛素降血糖治疗、免疫调节剂、乌司他汀、单克隆抗体、中医中药等疗法，需要进一步研究并应用。

参考文献

［1］Armstrong GL, Conn LA, Pinner RW. Trends in infectious disease mortality in the United States during the 20th century. JAMA, 1999, 281（1）：61-66.

［2］Confalonieri M, Meduri GU. Glucocorticoid treatment in community-acquired pneumonia. Lancet, 2011, 377（9782）：1982-1984.

［3］Heron MP, Hoyert DL, Murphy SL, et al. Deaths：final data for 2006. National Vital Statistics Reports. Hyattsville, MD：National Center for Health Statistics, 2009.

［4］蹇在金，廖纪南. 老年人肺炎的病因与临床. 中华老年医学杂志，2004，23（10）：758-760.

［5］Mandell LA, Wunderink RG, Anzueto A, et al. Infectious Diseases Society of America/American Thoracic Society consensus guidelines on the management of community-acquired pneumonia in adults. Clin Infect Dis, 2007, 44（Suppl 2）：S27-S72.

［6］刘又宁，曹彬，王辉，等. 中国九城市成人医院获得性肺炎微生物学与临床特点调查. 中华结核和呼吸杂志，2012，35（10）：739-746.

［7］American Thoracic Society, Infectious Diseases Society of America. Guidelines for the management of adults with hospital-acquired, ventilator-associated, and healthcare-associated pneumonia. Am J Respir Crit Care Med, 2005, 171（4）：388-416.

［8］Curtis L. Comment on：Guidelines for the management of hospital-acquired pneumonia in the UK：Report of the Working Party on Hospital-Acquired Pneumonia of the British Society for Antimicrobial Chemotherapy. J Antimicrob Chemother, 2008, 62（3）：641.

［9］Fernandez JF, Sibila O, Restrepo MI. Predicting ICU admission in community-acquired pneumonia：clinical scores and biomarkers. Expert Rev Clin Pharmacol, 2012, 5（4）：445-458.

［10］Chalmers JD, Rutherford J. Can we use severity assessment tools to increase outpatient management of community-acquired pneumonia? Eur J Intern Med, 2012, 23（5）：398-406.

［11］Irfan M, Farooqi J, Hasan R. Community-acquired pneumonia. Curr Opin Pulm Med, 2013, 19（3）：198-208.

［12］Bodmann KF. Current guidelines for the treatment of severe pneumonia and sepsis. Chemotherapy, 2005, 51（5）：227-233.

［13］Gattarello S, Borgatta B, Solé-Violán J, et al. Decrease in mortality in severe community-acquired pneumococcal pneumonia：impact of improving antibiotic strategies（2000-2013）. Chest, 2014, 146（1）：22-31.

［14］Brown SM, Dean NC. Defining and predicting severe community-acquired pneumonia. Curr Opin Infect Dis, 2010, 23（2）：158-164.

［25］Clark JE. Determining the microbiological cause of a chest infection. Arch Dis Child, 2014, 100（2）：193-197.

［16］Japanese Respiratory Society. Establishment of new severity ratings based on analysis of hospital-acquired pneumonia. Respirology, 2009, 14（Suppl 2）：S4-S9.

［17］Ramírez P, Ferrer M, Martí V, et al. Inflammatory biomarkers and prediction for intensive care unit admission in severe community-acquired pneumonia. Crit Care Med, 2011, 39（10）：2211-2217.

［18］Martin-Loeches I, Deja M, Koulenti D, et al. Potentially resistant microorganisms in intubated patients with hospital-acquired pneumonia：the interaction of ecology, shock and risk factors. Intensive Care Med, 2013, 39（4）：672-681.

［19］Restrepo MI, Jorgensen JH, Mortensen EM, et al. Severe community-acquired pneumonia：current outcomes, epidemiology, etiology, and therapy. Curr Opin Infect Dis, 2001, 14（6）：703-709.

［20］中华医师协会急诊医师学分会. 急诊成人社区获得性肺炎诊治专家共识. 中国急救医学，2011，10（31）：865-967.

［21］王肖，尹文. 社区获得性肺炎相关生物标志物的研究进展. 中国急救医学，2012，6（32）：481-485.

［22］Musher DM, Thorner AR. Community-acquired pneumonia. N Engl J Med, 2014, 371（17）：1619-1628.

［23］Liapikou A, Rosales-Mayor E, Torres A. The management of severe community acquired pneumonia in the intensive care unit. Expert Rev Respir Med, 2014, 8（3）：293-303.

［24］陈旭岩，于学忠，沈洪，等. 北京地区三级甲等综合医院急诊科成人重症社区获得性肺炎诊治现状和致病原调查. 中国急救医学，2013，6（33）：511-515.

［25］易慧，谢灿茂. 重症肺炎临床及预后分析. 中华医院感染学杂志，2008，18（1）：56-58.

[26] 范家珊，李有霞，陆莎，等. 重症社区获得性肺炎的病原分布及药物敏感性分析. 实用医学杂志，2011，27（11）：2047-2049.

[27] 刘又宁，陈民钧，赵铁梅，等. 中国城市成人社区获得性肺炎 665 例病原学多中心调查. 中华结核和呼吸杂志，2006，1（29）：3-8.

[28] 肖永红，沈萍，魏泽庆，等. Mohnarin 2011 年度全国细菌耐药监测. 中华医院感染学杂志，2012，22（22）：4946-4952.

[29] Cillóniz C，Ewig S，Polverino E，et al. Microbial aetiology of community-acquired pneumonia and its relation to severity. Thorax，2011，（21）：340 -346.

[30] Rozenbaum MH，Pechlivanoglou P，van der Werf TS，et al. The role of Streptococcus pneumoniae in community-acquired pneumonia among adults in Europe：a meta-analysis. Eur J Clin Microbiol Infect Dis，2013，32（3）：305-316.

[31] Huijts SM，Pride MW，Vos JM，et al. Diagnostic accuracy of a serotype-specific antigen test in community-acquired pneumonia. Eur Respir J，2013，42（5）：1283-1290.

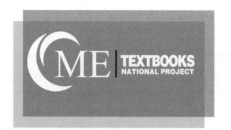

急性肝衰竭的诊治进展

徐 杰 李 琳
天津市泰达医院

第**19**章

肝脏是人体最大的腺体，参与人体的消化、代谢、排泄、解毒及免疫等多种功能。同时肝脏也是最大的代谢器官，由胃肠道吸收的物质几乎全部进入肝脏，在肝内合成、分解、转化、贮存。肝脏是由肝细胞和非实质细胞构成，非实质细胞包括肝巨噬细胞（库普弗细胞）、肝星形细胞（贮脂细胞）、肝脏相关淋巴细胞（Pit 细胞）和肝窦内皮细胞。

各种病因作用于肝脏后，可引起不同程度的细胞损害及肝功能障碍，使肝脏代谢、分泌、合成、解毒、免疫等功能严重障碍，机体可出现黄疸、出血、感染、肾功能障碍及肝性脑病（hepatic encephalopathy，HE）等临床综合征，称为肝功能不全（hepatic insufficiency），最终可发生 HE。急性肝衰竭（acute hepatic failure，AHF）是由多种原因引起的大量肝细胞坏死和（或）严重的肝功能障碍，患者短期内迅速发生 HE 的一种综合征。具有以下三个特点：①既往无肝脏疾病史；②迅速发生肝细胞功能障碍或 HE；③好发于青壮年，年龄多在 23~35 岁。病因是影响本病和并发症进展及预后的主要因素，肝功能下降程度预示了其临床表现形式。

一、肝衰竭命名

1946 年 Lucke 和 Mallory 在一组流行性肝炎中发现约 53% 的患者在发病 10 天内死亡，与之相对应的病理学变化为大量肝细胞坏死，首次提出急性重型肝炎的概念。1970 年 Trey 和 Davidson 首次提出暴发性肝衰竭（fulminant hepatic failure，FHF）的概念，定义为：既往无肝病史，出现急性肝炎首发症状 8 周内发生 HE 者。1986 年 Bernuan 等根据黄疸出现至 HE 发生的相距时间不同提出：黄疸出现 2 周内发生 HE 者，定义为暴发性肝衰竭；黄疸出现 2~12 周内发生 HE 者，定义为亚暴发性肝衰竭（subfulminant hepatic failure，SFHF）。Gimson 提出迟发性肝衰竭（late-onset hepatic failure），定义为：急性肝炎首发症状 8~24 周发生 HE 者。1993 年 O'Grady 等首次提出 AHF 的命名，并区分为 3 种类型：①超急性肝衰竭（hyperacute hepatic failure，HAHF）黄疸出现后 7 天内发生 HE 者，以脑水肿出现为主要特点，预后相对较好；②急性肝衰竭，黄疸出现后 8~28 天发生 HE 者，脑水肿发生概率也较高，预后差；③亚急性肝衰竭（subacute hepatic failure，SHF），黄疸出现后 4~24 周出现 HE 者，脑水肿发生概率较低，但常伴发有腹腔积液，预后差。

国内直至 2006 年尚无关于肝衰竭的诊断治疗指南。2006 年，中华医学会感染病学分会肝衰竭与人工肝学组和中华医学会肝病学分会重型肝病与人工肝学组共同协作，在 2005 年美国肝病学会关于 AHF 处理建议的基础上，结合中国国情，发表了 2006 年《肝衰竭诊疗指南》（简称《指南》）。《指南》定义肝衰竭为：肝衰竭是多种因素引起的严重肝脏损害，导致其合成、解毒、排泄和生物转化等功能发生严重障碍或失代偿，出现以凝血机制障碍和黄疸、HE、腹腔积液等为主要表现的一组临床症候群。《指南》定义肝衰竭分类如下（表19-1）。

表 19-1　肝衰竭的分类

命名	定义
急性肝衰竭	急性起病，2 周以内出现以 Ⅱ 度以上 HE 为特征的肝衰竭
亚急性肝衰竭	起病较急，15 天~26 周出现肝衰竭的临床表现
慢加急性（亚急性）肝衰竭	在慢性肝病基础上，出现急性肝功能失代偿
慢性肝衰竭	在肝硬化基础上，出现慢性肝功能失代偿

二、肝衰竭的病因

我国引起肝衰竭的主要病因是肝炎病毒，主要是乙型肝炎病毒（HBV），其次是药物及肝毒性物质（如乙醇、化学制剂等）。在欧美国家，药物（如对乙酰氨基酚）是引起急性、亚急性肝衰竭的主要原因；酒精性肝损害常导致慢性肝衰竭。儿童肝衰竭还可见于遗传代谢性疾病，见表19-2。

表 19-2　急性肝衰竭的病因

病毒性肝炎	药物/毒物	代谢异常	循环障碍	其他
肝炎病毒	药物	妊娠急性脂肪肝	巴德-基亚里综合征	创伤
甲型	对乙酰氨基酚	Wilson 病	静脉阻塞病	肝叶切除术
乙型	异烟肼	肝豆状核变性	缺血性肝病	肝移植术
丙型	利福平	Reye 综合征	右心衰竭	肿瘤浸润
丁型	抗抑郁药	半乳糖血症	心肌梗死	自身免疫性肝炎
戊型	氟烷	酪氨酸血症	心搏骤停	隐源性
协同感染	抗惊厥药		心脏压塞	
非肝炎病毒	抗肿瘤药		低血容量性休克	
疱疹病毒	四环素		中暑（高热）	
巨细胞病毒	磺胺类药物			
EB 病毒	毒物			
其他病毒	四氯化碳			
	菌类（毒蕈）			
	氯仿			

（一）病毒性肝炎

乙型肝炎病毒最为常见，通常表现出急性或超急性病理过程，以 HE 为首发症状。

（二）药物性肝炎

药物所致的肝损伤通常有两种模式：①直接肝毒性，包括对乙酰氨基酚、抗惊厥药物、四环素及抗肿瘤药等；②间接肝毒性，仅引起少数敏感者发生 AHF，如异烟肼、磺胺类药物、阿司匹林等。通常药物所致肝衰竭需考虑肝移植可能。

（三）妊娠期肝病

妊娠偶可引起 AHF，预后较好，肝功能可在胎儿分娩后恢复正常。临床类型包括：先兆子痫、HELLP 综合征（hemolysis, elevated liver enzymes and low platelet）、肝破裂、急性妊娠脂肪肝。HELLP 综合征发生率为 0.1%，多见于妊娠晚期妇女，以溶血、肝功能异常及血小板减少为主要特点，常并发先兆子痫，一经确诊应立即终止妊娠。

（四）遗传代谢性疾病

包括 Wilson 病、肝豆状核变性、Reye 综合征、半乳糖血症、酪氨酸血症、乳糖失耐受等，常发生于婴幼儿。

（五）循环障碍性疾病

巴德-基亚里综合征通常以肝大、腹腔积液、侧支循环开发、黄疸为临床表现，主要发生在青年人群，女性多于男性，极少数患者由于血栓、静脉隔膜导致肝静脉主干完全迅速阻塞，短期内不能形成侧支循环，出现腹痛、腹腔积液、凝血功能异常等症状。静脉阻塞性肝病（veno-occlusive disease，VOD）多见于骨髓移植及放化疗后，VOD 阻塞的是肝中央小静脉，阻塞因素多为非血栓性、纤维增生性，治疗效果较差。右心衰竭、心肌梗死、心搏骤停、心脏压塞、低血容量性休克、长时间癫痫发作均可引起缺血性肝炎，在缺血后 24～48 h 临床表现最明显，表现为急剧的氨基转移酶升高、凝血时间延长、HE、低血糖、黄疸及肾衰竭，一旦血流动力学恢复，血清氨基转移酶水平也会迅速下降。

（六）其他

其他如创伤、肝胆外科手术、肿瘤、自身免疫性疾病、食物中毒等。还有 10%～20% 的 AHF 找不到明确原因，称为隐源性 AHF，可能由未被认识的药物、毒物或其他因素所致。

三、肝衰竭的组织病理学

根据病理组织学特征和病情发展速度，肝衰竭被分为四类：急性肝衰竭（acute liver failure，ALF）、亚急性肝衰竭（subacute liver failure，SALF）、慢加急性（亚急性）肝衰竭（acute-on-chronic liver failure，ACLF）和慢性肝衰竭（chronic liver failure，CLF）。肝衰竭（慢性肝衰竭除外）时，肝脏组织学可观察到广泛的肝细胞坏死，坏死的部位和范围因病因和病程不同而不同。按照坏死的范围及程度，可分为大块坏死（坏死范围超过肝实质的 2/3）、亚大块坏死（坏死范围占肝实质的 1/2～2/3）、融合性坏死（相邻成片的肝细胞坏死）及桥接坏死（较广泛的融合性坏死并破坏肝实质结构）。在不同病程肝衰竭肝组织中，可观察到一次性或多次的新旧不一肝细胞坏死的病变情况。《指南》以 HBV 感染所致的肝衰竭为例，介绍各类肝衰竭的典型病理表现。

（一）急性肝衰竭

肝细胞呈一次性坏死，坏死面积≥肝实质的 2/3，149 或亚大块坏死，或桥接坏死，伴存活肝细胞严重变性，肝窦网状支架不塌陷或非完全性塌陷。

（二）亚急性肝衰竭

肝组织呈新旧不等的亚大块坏死或桥接坏死，较陈旧的坏死区网状纤维塌陷，或有胶原纤维沉积；残留肝细胞有程度不等的再生，并可见细、小胆管增生和胆汁淤积。

（三）慢加急性（亚急性）肝衰竭

在慢性肝病病理损害的基础上，发生新的程度不等的肝细胞坏死性病变。

（四）慢性肝衰竭

CLF 主要为弥漫性肝脏纤维化以及异常结节形成，可伴有分布不均的肝细胞坏死。

四、肝衰竭的发病机制

AHF 发病机制较复杂，是多种因素综合作用的结果，总结起来包括两个发病环节：①由免疫反应介导的原发肝损伤；②在原发性肝损伤基础上因细胞因子网络激活和细胞代谢紊乱引起的继发性肝损伤。

（一）免疫反应与原发性肝损伤

体液免疫学说认为外周淋巴器官产生的特异性抗体，随门静脉血流进入肝脏，与肝细胞释放的特异性抗原结合形成抗原-抗体复合物，沉积于肝窦，并激活补体系统，诱导淋巴细胞、中性粒细胞浸润，血小板聚集，引起肝脏局部微循环障碍，导致大量肝细胞发生出血性坏死，从而造成原发性肝损伤，但尚未得到广泛认可。细胞免疫学说包括：①细胞毒性 T 细胞（cytotoxic T-lymphocyte，CTL）、单核/巨噬细胞是引起肝细胞坏死的主要效应细胞；②肝细胞膜上的靶抗原与细胞膜上表达的主要组织相容性复合物（MHC）-Ⅰ类抗原结合，形成"杂交抗原"后才能被 CTL 识别，引起细胞免疫反应；③肝细胞大量表达细胞间黏附因子-1（intercellular adhesion molecule-1，ICAM-1），效应细胞则大量表达淋巴细胞功能相关抗原-1（lymphocyte function-associated antigen-1，LFA-1），ICAM-1 与 LFA-1 结合，形成效应细胞和靶细胞之间的纽带，促进细胞免疫反应的发生；④CTL 活化后，通过增强其溶细胞作用及上调其 FasL（细胞凋亡）的表达，引起肝细胞大量凋亡。而药物性 AHF，主要是特异性药物在肝内生成的代谢中间产物，与肝细胞成分共价链接，形成新抗原或损伤肝细胞成分形成自身抗原，两种抗原分别或同时激活 T、B 细胞，形成细胞免疫和（或）体液免疫介导的免疫学原发性肝损伤。

（二）细胞因子与继发性肝损伤

细胞因子作用于靶细胞，可生成其他的细胞因子，形成细胞因子网状级联反应，其中最重要的是单核/巨噬细胞激活释放的细胞因子，如肿瘤坏死因子（TNF）-α、白介素（IL）-1、IL-6。炎性介质包括血小板活化因子（platelet-activating factor，PAF）和白三烯（LT）。

1. 肿瘤坏死因子-α　TNF-α 与肝细胞膜上的 TNF 受体结合，通过一系列信号传导，引起磷脂

酶 A_2 活性升高，导致肝细胞膜结构破坏及肝细胞变性坏死，并可引起肝细胞 DNA 链断裂导致凋亡；TNF-α 间接性通过自分泌，促进单核/巨噬细胞分泌其他致肝损伤细胞因子，如 IL-1、IL-6，也可通过旁分泌激活 CTL、中性粒细胞、NK 细胞释放 LFA-1、细胞因子及炎性介质，促进肝细胞凝血及炎症过程。

2. 白介素-1 能增强靶细胞对 TNF-α 的敏感性及致肝损伤作用，可刺激靶细胞表达 ICAM-1，加强 CTL 对靶细胞的攻击；能刺激内皮细胞合成和释放单核-巨噬细胞集落刺激因子（GM-CSF）、中性粒细胞及淋巴细胞趋化因子、PAF，促进肝血管内皮细胞的炎症病变及凝血过程。

3. 白介素-6 由单核/巨噬细胞、活化 T 细胞、内皮细胞分泌的细胞因子，可诱导 B 细胞的增殖分化并产生抗体；能活化 CTL，并促进其分化成熟，加强其细胞毒性；能促进 NK 细胞杀伤靶细胞；能诱发肝细胞生成大量急性反应蛋白，加强局部炎症反应。

4. 血小板活化因子 由血小板、单核/巨噬细胞、内皮细胞及库普弗细胞释放。可活化多形核粒细胞（PMN），导致聚集，脱颗粒产生具有细胞毒性的氧自由基和蛋白水解物，导致肝脏氧化应激性损伤；增加 PMN 与血管内皮的黏附；诱导血小板聚集，增加血栓素 A_2 生成，甚至形成微血栓。

5. 白三烯 能活化 PMN，导致与肝脏内皮细胞的黏附增加，释放具有细胞毒性的氧自由基、蛋白水解物和其他炎性介质，共同参与肝细胞的损伤；能增加肝窦的通透性，引起肝脏血流减少而导致缺血性肝损伤。

（三）细胞代谢紊乱与继发性肝损伤

1. 自由基生成过多 肝线粒体在氧化还原过程中，能产生超氧自由基及过氧化氢，生理情况下可及时清除。病毒性肝炎或缺血再灌注损伤所致的免疫病理反应过程中，CTL 及单核/巨噬细胞启动的网络因子引起的缺血缺氧再灌注损伤所致的免疫病理反应过程中，CTL 及单核/巨噬细胞启动的网络因子引起的缺血缺氧及代谢异常，均可产生大量的氧自由基，由此启动自由基连锁反应，诱发肝细胞坏死凋亡。

2. 谷胱甘肽消耗过多 谷胱甘肽（glutathione，GSH）是强力的抗氧化剂，是机体清除反应性代谢产物的重要成分，对维持细胞结构完整性及功能稳定起重要作用。氧自由基可在消耗细胞内 GSH 的基础上，发挥其肝损伤作用。

3. 细胞膜脂质过氧化 肝细胞及细胞器的细胞膜为磷脂，容易受到自由基攻击导致连锁性脂质过氧化过程，从而改变肝细胞膜的结构及其液态状态，改变膜细胞的镶嵌状态及许多酶系统的空间结构，增大膜空隙，增加膜通透性，破坏细胞内环境的自稳机制，引起肝细胞坏死凋亡。

4. 钙自稳态调节机制破坏 钙泵是含有半胱氨酸-SH 的大分子物质，免疫病理反应、缺血缺氧、代谢异常、药物、毒物及化学物质在肝内代谢所产生的多种反应性代谢物，可通过与钙泵-SH 结合，抑制 Ca^{2+}-ATP 酶活性，引起细胞质内 Ca^{2+} 聚集，导致细胞凋亡。

（四）高胆红素血症对中枢神经系统的影响

1. 胆红素形成、运输及代谢 机体胆红素 70%～80% 来源于衰老的红细胞，红细胞在脾、肝或骨髓中由单核-巨噬细胞识别并吞噬，降解释放的血红蛋白分解形成胆红素，另外 10%～20% 来源于无效红细胞生成及其他血红蛋白；开始形成的胆红素为游离胆红素，因未经肝细胞摄取、未与葡萄糖醛酸结合，称非结合胆红素（间接胆红素），非水溶性，不能从肾小管滤过。非结合胆红素与人血白蛋白结合输送，通过血循环运输至肝脏，经葡萄糖醛酸转移酶（UGT）的催化作用和葡萄糖醛酸结合，形成结合胆红素，变为水溶性，可通过肾小球滤过从尿中排出；在肝细胞形成的结合胆红素被运送至毛细胆管面肝细胞膜上。在肝细胞窦膜和毛细胆管膜上分布许多转运蛋白，包括钠-牛磺胆汁酸共转运多肽（NTCP）、有机阴离子转运多肽（OATP）、有机阳离子转运器（OCTI）、毛细胆管多特异性有机阴离子转运器（cMOAT）、多重耐药蛋白（MDR）和毛细胆管胆盐转运器（cBST）等，对结合胆红素通过主动转运的耗能过程分泌入毛细胆管腔及毛细胆管排泄起重要作用。任何损伤这些转运蛋白功能的因素都可能影响结合胆红素的排泄而诱发高胆红素血症。结合胆红素进入肠腔后，经肠道细菌脱氢作用还原为尿胆原，大部分随粪便排出，称为粪胆原。少部分（10%~20%）经回肠下段或结肠重吸收，通过门静脉血回到肝脏，转变为胆红素或未经转变再次随胆汁排入肠内，这一过程称为胆红素的"肠肝循环"。

2. 黄疸及分类　血清胆红素浓度增高（>34.2 μmol/L 或 2 mg/dl）沉积于组织中，引起巩膜、皮肤、黏膜以及其他组织和体液发生黄染的现象称为黄疸。当胆红素超过正常值但<34.2 μmol/L 时无肉眼黄疸，称为隐形或亚临床黄疸。非结合胆红素升高为主的黄疸：胆红素生成过多，如先天性和获得性溶血性黄疸、旁路性高胆红素血症等；胆红素摄取障碍，如 Gilbert 综合征、某些药物及检查用试剂引起的黄疸等；胆红素结合障碍，为 UGT 活力减低或缺乏引起的黄疸，如 Gilbert 综合征、Crigler-Najjar 综合征、新生儿生理性黄疸等。以结合胆红素增高为主的黄疸：结合胆红素在总胆红素中所占比例>30%，可由胆红素在肝内转运、排泄障碍或同时有胆红素摄取、结合和排泄障碍引起。肝外胆管阻塞，如胆结石、胰头癌等；肝内胆管阻塞，如广泛肝内胆管结石、华支睾吸虫病等；肝内胆汁淤积，如肝炎、药物性肝病、妊娠期黄疸、Dubin-Johnson 综合征等。

3. 胆红素的神经毒性　在 AHF 当中，胆红素明显升高，特别是游离胆红素升高。目前认为游离胆红素可直接影响中枢神经系统（CNS）。

正常情况下只有极少数胆红素以游离形式存在于血浆中，游离胆红素浓度不到血清总胆红素浓度的 1%。但在一些病理情况下，增高的胆红素会与白蛋白竞争同一个受体的位点，当白蛋白联结能力变弱时，白蛋白的结合部位减少，其浓度也会下降。低体温、低氧血症、酸中毒、高碳酸血症、窒息、脓毒血症、严重的血管内出血和溶血，以及低蛋白血症被用于解释在较低的血清总胆红素水平时游离胆红素神经毒性的发生。因疾病或缺氧缺血性损伤所致血-脑脊液屏障破坏或部分破坏将促进胆红素白蛋白复合物转运入脑，白蛋白和靶神经元的黏附对接将决定组织的游离胆红素负荷是否足以导致毒性产生。

胆红素对神经系统的毒性易造成患者死亡或遗留手足徐动、眼球运动障碍、听觉障碍和智力低下等严重神经系统后遗症。目前大多数关于游离胆红素神经毒性的体外研究表明，游离胆红素神经毒性的浓度为 71~770 μmol/L。

游离胆红素通过以下途径可影响 CNS：游离胆红素可直接通过血-脑脊液屏障；抑制海马的突触传递长时程，其通过增加突触前膜 Ca^{2+} 的内流来抑制外侧上橄榄核体 P13~15 神经元的突触传递，说明高胆红素血症会引发听力损坏；通过氧化损伤增加神经元细胞膜的通透性，减少细胞膜的脂质，破坏细胞膜蛋白质的排列从而进一步改变细胞内环境；扰乱了从星形胶质细胞分离出来的线粒体膜的脂质的极性，蛋白质的排列顺序和氧化还原状态；胆红素升高直接导致神经细胞凋亡；胆红素升高抑制神经细胞的兴奋性。

五、肝衰竭的临床表现

根据临床表现的严重程度，SALF 和 ACLF 可分为早期、中期和晚期。

（一）早期

①极度乏力，并有明显厌食、呕吐和腹胀等严重消化道症状；②黄疸进行性加深（血清总胆

红素 ≥ 171 μmol/L 或每日上升 ≥ 17.1 μmol/L）；③有出血倾向，30% < 凝血酶原活动度（prothrombin activity，PTA）≤40%；④未出现 HE 或明显腹腔积液。

（二）中期

在肝衰竭早期表现基础上，病情进一步发展，出现以下两条之一者：①出现Ⅱ度以下 HE 和（或）明显腹腔积液；②出血倾向明显（出血点或淤斑），且 20% < PTA ≤ 30%。

（三）晚期

在肝衰竭中期表现基础上，病情进一步加重，出现以下三条之一者：①有难治性并发症，例如肝肾综合征、上消化道大出血、严重感染和难以纠正的电解质紊乱等；②出现Ⅲ度以上 HE；③有严重出血倾向（注射部位淤斑等），PTA ≤ 20%。

六、肝外器官衰竭的临床表现

（一）肝性脑病

AHF 患者由于严重的肝功能障碍，使内源性或外源性代谢产物未经肝脏生物转换或代谢清除，毒性物质在体内蓄积，影响 CNS 功能，出现以精神、神经症状为主的肝脑综合征，称为 HE，是 AHF 的特征性表现与诊断的必要条件。轻者表现为性格、行为、智力方面的细微改变，重者可出现明显的意识障碍，并可随 AHF 改善好转，呈可逆性，非致死性。根据意识障碍程度、神经系统表现和脑电图改变，将 HE 分为四期：①一期（前驱期），轻度性格改变和行为失常，应答尚准确，吐字不清且较缓慢，可见睡眠改变，多为昼夜倒错，扑翼样震颤（flapping tremor），亦称肝震颤（asterixis）可引出，病理反射多阴性，脑电图多数正常，可历时数日或数周，有时症状不明显，易被忽略。②二期（昏迷前期），以意识错乱、睡眠障碍及行为失常为主，前期症状加重，定向力及理解力均减退，对时间、空间、人的概念混乱，不能完成简单的计算和智力构图，言语不清、书写障碍，举止反常。睡眠时间倒错明显，昼睡夜醒，甚至有幻觉、恐惧、狂躁；患者常有明显神经体征，如腱反射亢进、肌张力增高、踝痉挛及巴宾斯基征阳性等；扑翼样震颤存在，脑电图可见特征性 θ 波，患者可出现不随意运动及运动失调，并有肝臭。③三期（昏睡期），以昏睡及精神错乱为主，各种神经体征持续或加重，大部分时间处于昏睡状态，但可唤醒，醒时可应答，但常有意识不清和幻觉，锥体束征呈阳性，脑电图有异常波形 θ 波。④四期（昏迷期），意识完全丧失，不能被唤醒。浅昏迷时，对痛刺激和不适体位尚有反应，腱反射和肌张力仍亢进；深昏迷时，各种反应消失，肌张力降低，瞳孔常散大，并可出现阵发性咀嚼、踝阵挛或换气过度，脑电图出现极慢的 δ 波。

目前 HE 的发病机制存在多种学说，包括氨中毒学说、γ-氨基丁酸/苯二氮䓬学说、假神经递质学说、氨基酸失衡学说等。

（二）脑水肿

脑水肿是毒性物质在 CNS 内蓄积，引起脑容积（包括脑、脑脊液及血液）增加，导致颅内高压、脑疝甚至死亡，呈不可逆性，是 AHF 最常见且最严重的并发症。其发病机制包括：①细胞毒性水肿，AHF 是高渗透性物质包括氨、谷氨酰胺、内毒素在肝脏降解减弱或生成增加，随血液循环进入脑细胞内异常蓄积，引起渗透压升高导致脑细胞水肿，主要见于星形细胞及内皮细胞。②

血管源性水肿，AHF 时多种毒性物质及低氧血症导致血-脑脊液屏障损伤，导致通透性增加，造成脑间质水肿。③能量代谢性水肿，AHF 时细胞内增加的谷氨酰胺和氨，可引起线粒体 α-酮戊二酸脱氢酶功能障碍，导致星状细胞产能障碍和糖酵解增加，从而引起脑细胞水肿。颅内压（intracranial pressure，ICP）升高及脑灌注压（cerebral perfusion pressure，CPP）降低是脑水肿的两个重要病理生理特征，当 ICP>25 mmHg，称为颅内高压，CPP＝平均动脉压（MAP）－ICP，正常值为 70~90 mmHg，如果 ICP 不断增高使 CPP<40 mmHg，可导致脑血流量骤然减少，引起脑细胞缺血甚至死亡。脑水肿临床表现为：头痛、血压升高、呕吐、嗜睡、视物模糊、球结膜水肿等，严重可出现瞳孔大小改变、反射异常、去大脑强直、呼吸改变甚至骤停。

（三）凝血功能障碍

AHF 引起凝血功能障碍与以下因素有关：①凝血因子合成减少，尤其是 Ⅱ、Ⅴ、Ⅶ、Ⅸ、Ⅹ 等因子；②弥散性血管内凝血（disseminated intravascular coagulation，DIC），肝脏合成抗凝血酶Ⅲ减少，促进血液呈高凝状态，造成 DIC；③原发性纤维蛋白溶解，肝脏合成抗纤维蛋白溶酶及清除纤溶酶激活物功能下降，造成原发性纤溶；④其他，如血小板功能减退、毛细血管脆性增加等。

（四）多器官功能衰竭综合征

AHF 患者常可同时或短时间内相继出现低血压、肺水肿、急性肾小管坏死、DIC 等多个器官衰竭，称为多器官功能衰竭综合征（multiple organ failure syndrome，MODS）。

1. 肾衰竭　其发生率为 30%~70%，临床表现为少尿或无尿，氮质血症，重者可发展成尿毒症。大部分为功能性衰竭，少数可归因为急性肾小管坏死（如对乙酰氨基酚）及肾前性氮质血症（如消化道大出血、利尿剂使用等），常提示预后不良。其发病机制与以下有关：AHF 时舒血管物质在肝脏降解减弱或生成增加，其在血内含量增加，引起外周血管阻力降低或血管舒张，导致有效动脉血容量相对充盈不足，激活肾外、肾内因素；通过激活肾素-血管紧张素-醛固酮系统（RAAS）、交感神经系统（SNS）、精氨酸血管加压素（AVP）等，导致肾血管收缩、水钠潴留，引起有效动脉血容量升高；肾脏合成和释放舒肾血管激素（如前列腺素、缓激肽等），导致肾血管扩张与排钠利尿，拮抗肾外因素引起的肾血管收缩、水钠潴留。如果肾内因素失调，肾外因素持续存在且不断加剧，占主导地位则导致肾衰竭的发生。

2. 心功能异常　可出现多种心律失常，包括心动过速、期前收缩或传导阻滞，心电图可见非特异的 T 波和 ST 改变，与酸中毒、低氧血症有关。同时可出现高动力循环综合征（hyperdynamic circulation syndrome），表现为外周血管阻力下降，心排血量增加，呈高排低阻型休克表现，是 AHF 主要特征之一，对缩血管药物治疗不敏感。

3. 肺功能异常　AHF 时扩血管物质经肝脏灭活减少或产生增多，通过血循环到达肺，引起肺内血管扩张，导致肺内血管静水压增加，常导致肺功能不全和肺水肿，合并感染时甚至出现急性呼吸窘迫综合征（acute respiratory distress syndrome，ARDS）。

（五）感染

肝外器官衰竭并发感染的发生率高达 80%，其中有 40% 为致死性感染。其致病菌主要为革兰阳性球菌（葡萄球菌、链球菌等），其次为革兰阴性杆菌（大肠埃希菌、副大肠埃希菌等），部分合并真菌感染，主要为白色念珠菌。感染部位主要为呼吸道、泌尿道、胆道、肠道等。其原因包括：①AHF 患者库普弗细胞、单核巨噬细胞功能减退，引起内毒素及肠道致病性病原微生物清除能力降低；②血清补体、调理素等物质减少，导致中性粒细胞功能障碍；③AHF 常接受各种侵入性诊断治疗。

七、肝衰竭的治疗

（一）内科基础治疗

肝衰竭的内科治疗尚缺乏特效药物和手段。原则上强调早期诊断、早期治疗，针对不同病因采取相应的综合治疗措施，并积极防治各种并发症。

1. 一般支持治疗

（1）卧床休息，减少体力消耗，减轻肝脏负担。

（2）加强病情监护，必要时可尝试高压氧治疗。

（3）高碳水化合物、低脂、适量蛋白质饮食，进食不足者，每日静脉补给足够的液体和维生素，保证每日 6272 kJ（1500 kcal）以上总热量。防止低血糖发生，维持血糖浓度在 3.3 mmol/L 以上。

（4）积极纠正低蛋白血症，补充白蛋白或新鲜血浆，并酌情补充凝血因子。

（5）注意纠正水、电解质及酸碱平衡紊乱，特别要注意纠正低钠、低氯、低钾血症和碱中毒。当血清钠≥120 mmol/L，并且无 CNS 症状时，可不必静脉补充钠盐，以限制水的摄入为主。如血清钠<120 mmol/L 且合并 CNS 症状时，可积极处理：应用渗透性利尿剂，排水多于排钠；应用抗利尿激素（ADH）受体拮抗剂及 κ 阿片样受体激动剂，作用于肾集合管及抑制神经垂体 AVP 的释放，单纯排水，特异性 AVP V$_2$ 受体拮抗剂 vaptans 使用可恢复大部分肝硬化伴低钠血症肾脏排出无溶质水的能力，纠正血钠浓度；慎用高张盐水（3%氯化钠溶液），高钠液体会导致脑桥中央髓鞘溶解症。当单纯补钾不能纠正低血钾时，考虑补镁。

（6）注意消毒隔离，加强口腔护理，预防院内感染发生。

2. 针对病因和发病机制的治疗

（1）针对病因治疗或特异性治疗：对 HBV DNA 阳性的肝衰竭患者，在知情同意的基础上可尽早酌情使用核苷类似物，如拉米夫定、阿德福韦酯、恩替卡韦，但应注意后续治疗中病毒变异和停药后病情加重的可能。对于药物性肝衰竭，应首先停用可能导致肝损害的药物。对乙酰氨基酚中毒所致者，给予 N-乙酰半胱氨酸（NAC）治疗，最好在肝衰竭出现前即用口服活性炭及 NAC 静脉滴注。毒蕈中毒根据欧美的临床经验可应用水飞蓟宾或青霉素 G。急性妊娠脂肪肝考虑终止妊娠。急性巴德-基亚里综合征或血管闭塞性疾病，可考虑行血管减压分流术，介入手术包括经颈静脉肝内门体分流术（transjugular intrahepatic portosystemic shunt，TIPS）、肝静脉成形术或下腔静脉支架置入术。

（2）免疫调节治疗：目前对于肾上腺皮质激素在肝衰竭治疗中的应用尚存在不同意见。非病毒感染性肝衰竭，如自身免疫性肝病及急性乙醇中毒（严重酒精性肝炎）等是其适应证。其他原因所致的肝衰竭早期，若病情发展迅速且无严重感染、出血等并发症者，可酌情使用。为调节肝衰竭患者机体的免疫功能、减少感染等并发症，可酌情使用胸腺素 α$_1$ 等免疫调节剂。

（3）促肝细胞生长治疗：为减少肝细胞坏死，促进肝细胞再生，可酌情使用促肝细胞生长素和前列腺素 E$_1$ 脂质体等药物，但疗效尚需进一步确认。

（4）其他治疗：可应用肠道微生态调节剂、乳果糖或拉克替醇，以减少肠道细菌易位或内毒素血症。酌情选用改善微循环药物及抗氧化剂，如 NAC 和还原型谷胱甘肽等治疗。

3. 防治并发症

（1）肝性脑病：去除诱因，如严重感染、出血及电解质紊乱等；限制蛋白质饮食；应用乳果糖或拉克替醇，口服或高位灌肠，可酸化肠道，促进氨的排出，减少肠源性毒素吸收；视患者的电解质和酸碱平衡情况酌情选精氨酸、苯甲酸钠、鸟氨酸-门冬氨酸等降氨药物；酌情使用支链氨基酸或支链氨基酸、精氨酸混合制剂以纠正氨基酸失衡；促进 CNS 神经递质恢复正常：支链氨基酸、苯二氮䓬拮抗剂，如氟马西尼等药物；左旋多巴通过血-脑脊液屏障进入 CNS，转化为多巴胺，形成真性神经递质去甲肾上腺素，恢复 CNS 正常功能，但可能抑制肝血流量，引起肝细胞缺血缺氧导致肝功能进一步恶化；人工肝支持治疗。

（2）脑水肿：监测 ICP 变化，可选用侵入性方法或监测颈静脉血氧饱和度，颈静脉血氧饱和度<55% 提示有脑缺血发生，可能与 AHF 患者高通气时易发生低碳酸血症，继而引起脑血管收缩及脑水肿，最终导致脑血流量减少有关；颈静脉血氧饱和度>80% 可能提示脑充血，若合并 ICP 升高应采取措施降低脑灌流量，常见于疾病终末期，提示大脑释放氧的功能完全丧失。无创方法如计算机断层扫描（CT）、磁共振成像（MRI）、单光子发射计算机断层成像（SPECT）、超声多普勒、近红外光谱检查（near infrared spectroscopy）是评估多种器官氧含量的非侵入性检查技术，可用于 AHF 患者脑氧含量及脑血流量的变化情况。有 ICP 增高者，给予高渗性脱水剂，如 20% 甘露醇或甘油果糖，但肝肾综合征患者慎用，合并肾功能不全的患者可选用硫喷妥钠；袢利尿剂一般选用呋塞米，可与渗透性脱水剂交替使用；低温治疗，体温可下降至 32～33℃，通过降低脑代谢及氧耗量，可降低 ICP，增加脑灌流量及 CPP，同时可减少亚临床型癫痫发生，减轻无氧酵解及星形细胞的氧化应激，降低脑细胞外谷氨酸盐，并使脑渗透压正常化，降低一氧化氮代谢，有利于脑保护；适度控制性过度通气，使二氧化碳分压（$PaCO_2$）下降至 25～30 mmHg，使脑血管收缩，脑血流量减少，从而降低 ICP；抬高头颈胸部 30°。人工肝支持治疗。

（3）肝肾综合征：大剂量袢利尿剂冲击，可用呋塞米持续泵入；限制液体入量，24 h 总入量不超过尿量加 500～700 ml；肾灌注压不足者可应用白蛋白扩容或加用特利加压素（terlipressin）等药物，但 AHF 患者慎用特利加压素，以免因脑血流量增加而加重脑水肿。人工肝支持治疗。

（4）感染：肝衰竭患者容易合并感染，常见原因是机体免疫功能低下、肠道微生态失衡、肠黏膜屏障作用降低及侵袭性操作较多等。肝衰竭患者常见感染包括自发性腹膜炎、肺部感染和败血症等。感染的常见病原体为革兰阳性球菌（如葡萄球菌、肺炎链球菌）、革兰阴性杆菌（如大肠埃希菌）、厌氧菌、肠球菌、真菌（如假丝酵母菌）等。一旦出现感染，首先应根据经验用药，选用强效抗生素或联合应用抗生素，同时可加服微生态调节剂。目前预防性使用抗生素尚存在争议，一旦出现感染，应积极抗感染治疗，选用对肝肾无毒性的药物，在细菌培养和药敏试验尚未出结果前，首先选用对金黄色葡萄球菌和革兰阴性菌有效的抗菌药物，推荐使用新霉素、哌拉西林及第一代头孢类抗生素如头孢拉定、头孢唑啉，厌氧菌感染者可选用甲硝唑或替硝唑，真菌感染可口服氟康唑或伊曲康唑，然后根据细菌培养和药敏试验结果选用。静脉导管相关性脓毒症或（和）甲氧西林耐药金黄色葡萄球菌感染推荐万古霉素，应用抗生素后未取得快速显效者，考虑加用抗真菌药物。尽可能在应用抗生素前进行病原体分离及药敏试验，并根据药敏试验结果调整用药。同时注意防治二重感染。

（5）出血：对门静脉高压性出血患者，为降低门静脉压力，首选生长抑素类似物，也可使用垂体后叶素（或联合应用硝酸酯类药物）；可用三腔管压迫止血，或行内镜下硬化剂注射或套扎止血。内科保守治疗无效时，可行急诊手术治疗。对 DIC 患者，可给予新鲜血浆、凝血酶原复合物和纤维蛋白原等补充凝血因子，血小板显著减少者可输注血小板，可酌情给予小剂量低分子肝素或普通肝素，对有纤溶亢进证据者可应用氨甲环酸或氨甲苯酸等抗纤溶药物。目前认为应用新鲜冰冻血浆（fresh frozen plasma，FFP）指征如下：有活动性出血；侵入性检查或治疗者；如患者同时合并肾功能不全，为了避免血容量超负荷，应考虑血浆置换。

（6）细胞因子拮抗剂：目前还存在一定的难度。给药时机的选择、持续时间以及给药途径等尚待解决。细胞因子在机体的炎症防御反应中起一定的保护作用，某些细胞因子可能对某些患者不利。由于细胞表面膜蛋白 14（CD14）是内毒素（LPS）的膜受体，因此，阻断两者的结合是抗内毒素治疗的重要手段，细胞外的可溶性 CD14 和内毒素的结合蛋白是内源性 LPS 清除剂，针对可溶性 CD14 和 LPS 结合位点的单克隆抗体目前已在研究中。

（二）人工肝支持治疗

1. 机制和方法　人工肝是指通过体外的机械、物理、化学或生物装置，清除各种有害物质，补充必需物质，改善内环境，暂时替代衰竭肝脏部分功能的治疗方法，能为肝细胞再生及肝功能恢复创造条件或等待机会进行肝移植。人工肝支持系统分为非生物型、生物型和组合型三种。非生物型人工肝已在临床广泛应用并被证明确有一定疗效。目前应用的非生物型人工肝方法包括血浆置换（plasma exchange，PE）、血液灌流（hemoperfusion，HP）、血浆胆红素吸附（plasma bilirubin absorption，PBA）、血液滤过（hemofiltration，HF）、血液透析（hemodialysis，HD）、白蛋白透析（albumin dialysis，AD）和持续性血液净化疗法（continuous blood purification，CBP）等。由于各种人工肝的原理不同，因此应根据患者的具体情况选择不同方法单独或联合使用：伴有脑水肿或肾衰竭时，可选用 PE 联合 CBP、HF 或血浆透析滤过（PDF）；伴有高胆红素血症时，可选用 PBA 或 PE，伴有水、电解质紊乱时，可选用 HD 或 AD。应注意人工肝治疗操作的规范化。

（1）血液透析：利用某些中小分子物质可以通过半透膜的特性，借助膜两侧的浓度梯度及膜两侧的压力梯度将血液中的毒素和小分子清除至体外。标准透析膜孔径较小，可清除分子量 300 以下的小分子物质，如尿素氮、肌酐、血氨等；高通量透析，应用较大孔径膜，如聚丙烯腈膜（PAN）等透析，可通过分子量在 15 000 以内的物质，包括游离胆红素、游离脂肪酸、芳香族氨基酸等。可纠正肝衰竭中常见的水、电解质和酸碱失衡，适用于各种肝衰竭伴肝肾综合征、HE、水和电解质紊乱及酸碱平衡紊乱等。

（2）血液滤过：应用孔径较大的膜，依靠膜两侧液体的压力差作为跨膜压，以对流的方式使血液中的毒素随着水分清除，更接近人体肾脏肾小球滤过的功能，对中分子清除更有效，需同时补充大量置换液。主要清除中分子及部分大分子物质，可纠正肝衰竭中常见的水、电解质和酸碱平衡紊乱，适用于各种肝衰竭伴肝肾综合征、HE、水和电解质紊乱及酸碱平衡失调等。

（3）血浆置换：将患者血液引出体外，经过膜式血浆分离方法将患者血浆从全血中分离出弃去，补充等量的新鲜冰冻血浆或人血白蛋白等置换液，清除患者体内的各种代谢毒素和致病因子，从而达到治疗目的，PE 不但可清除体内中小分子的代谢毒素，还清除了蛋白、免疫复合物等大分子物质，对有害物质的清除远超过 HD、HP 及 HF，同时又可补充机体缺乏的白蛋白、凝血因子等必需物质。但对水负荷过重的情况无改善作用。

（4）血液灌流：通过吸附剂特殊的孔隙结构将血液中的毒性物质吸附并清除，活性炭或吸附树脂对中分子物质及与蛋白结合的物质清除率较高，肝衰竭物质以及胆红素、芳香族氨基酸、酚、短链脂肪酸可被有效吸收，易出现低血压及血小板减少，但对水、电解质、酸碱失衡者无纠正作用。

（5）血浆灌流（plasma perfusion，PP）：应用血浆膜式分离技术，将血浆从血液中直接分离，送入灌流器中，使血浆中的各种毒素吸附后再返回体内，对血小板、红细胞等有效成分无任何破坏，但对水、电解质、酸碱失衡者无纠正作用。

（6）血浆胆红素吸附：应用的灌流器对胆红素有特异的吸附作用，对胆汁酸有少量吸附作用，对其他代谢毒素无作用或吸附作用很小。

（7）白蛋白透析：包括单次白蛋白通过透析（single pass albumin dialysis，SPAD）、分子吸附再循环系统（molecular absorbent recycling system，MARS）和连续性白蛋白净化系统（continue albumin purification system，CAPS）等，基于亲脂性毒素与白蛋白呈配位键结合的原理，在透析液中加入白蛋白，与血浆白蛋白竞争结合毒素，而达到跨膜清除亲脂性毒素的目的，可有效清除蛋白结合毒素和水溶性毒素，纠正电解质、水、酸碱失衡，对 HE 及肝肾综合征改善明显。

（8）持续性血液净化疗法：24 h 或更长时间连续不断地进行某种血液净化治疗肾、肝、心、肺等多脏器衰竭，替代受损脏器的部分功能，更符合生理状态，可持续保持机体内环境、水、电解质、酸碱平衡和血流动力学稳定，清除炎性介质，改善营养支持，操作方便，有利于床旁进行。包括连续性静脉-静脉血液透析（continuous veno-venous hemodialysis，CVVHD）、连续性静脉-静脉血液滤过（continuous veno-venous hemofiltration，CVVHF）、连续性静脉-静脉血液透析滤过（continuous veno-venous hemodiafiltration，CVVHDF）、高容量血液滤过（high volume hemofiltration，HVHF）、连续性动静脉血液滤过（continuous arteriovenous hemofiltration，CAVHF）、连续性动静脉血压透析滤过（continuous arteriovenous hemodiafiltration，CAVHDF）、改良后的日间 CRRT 等。

（9）血浆透析滤过：用血浆分离器同时进行 PE、HD 和滤过等方法。

目前国内外进行的对照研究认为，非生物型人工肝支持系统可改善肝衰竭患者血清氨基酸紊乱状态，有助于疾病恢复。

生物型及组合生物型人工肝不仅具有解毒功能，还具备部分合成和代谢功能，是人工肝发展的方向，现正处于临床研究阶段。

2. 适应证　①各种原因引起的肝衰竭早、中期，PTA 在 20%～40% 和血小板 $>50 \times 10^9$/L 为宜；晚期肝衰竭患者也可进行治疗，但并发症多见，应慎重；未达到肝衰竭诊断标准，但有肝衰竭倾向者，也可考虑早期干预。②晚期肝衰竭肝移植术前等待供体、肝移植术后排异反应、移植肝无功能期。

3. 相对禁忌证　①严重活动性出血或 DIC 者；②对治疗过程中所用血制品或药品如血浆、肝素和鱼精蛋白等高度过敏者；③循环功能衰竭者；④心脑梗死非稳定期者；⑤妊娠晚期。

4. 人工肝支持系统治疗的疗效判断　临床上一般用近期疗效和远期疗效进行判断。

（1）近期疗效：治疗前后有效率：患者乏力、食欲缺乏、腹胀、尿少、出血倾向和 HE 等临床症状和体征的改善；血液生化检查提示白/球蛋白比值改善，血胆红素下降，胆碱酯酶活力增高，凝血酶原活动度改善；血内毒素下降及血芳香氨基酸和支链氨基酸比值改善等。患者出院时的治愈率：急性、亚急性肝衰竭以临床治愈率为判断标准，包括食欲缺乏、乏力、腹胀、尿少、出血倾向和肝性脑病等临床症状消失，肝功能指标基本恢复正常，凝血酶原时间（PT）恢复正常。

（2）远期疗效：用存活率评价，包括治疗后 12、24 和 48 周存活率。

5. 并发症　人工肝治疗的并发症有过敏反应、低血压、继发感染、出血、失衡综合征、溶血、空气栓塞、水和电解质及酸碱平衡紊乱等。随着人工肝技术的发展，并发症发生率逐渐下降，一旦出现，可根据具体情况给予相应处理。

（三）肝移植

肝移植是治疗晚期肝衰竭最有效的治疗手段。肝移植有多种手术方式，《指南》指的是同种异体原位肝移植，见表 19-3。

1. 适应证　①各种原因所致的中晚期肝衰竭，经积极内科和人工肝治疗疗效欠佳。②各种类型的终末期肝硬化。

2. 禁忌证 ①绝对禁忌证：难以控制的全身性感染；肝外有难以根治的恶性肿瘤；难以戒除的酗酒或吸毒；合并严重的心、脑、肺等重要脏器器质性病变；难以控制的精神疾病。②相对禁忌证：年龄>65岁；肝脏恶性肿瘤伴门静脉主干癌栓或转移；合并糖尿病、心肌病等预后不佳的疾病；胆道感染所致的败血症等严重感染；获得性人类免疫缺陷病毒感染；明显门静脉血栓形成等解剖结构异常。

3. 移植肝再感染肝炎病毒的预防和治疗 ①HBV再感染：HBV再感染的预防方案是术前拉米夫定、阿德福韦酯或恩替卡韦等核苷类抗病毒药使用1个月以上，术中和术后较长时间应用高效价乙型肝炎免疫球蛋白与核苷类抗病毒药物。②丙型肝炎病毒再感染：目前对于丙型肝炎病毒感染患者肝移植术后肝炎复发，尚无有效的预防方法。移植后可酌情给予干扰素α和利巴韦林联合抗病毒治疗。

4. 肝细胞移植（hepatocyte transplantation，HCT） 包括肝干细胞、长期活化干细胞、胚胎肝细胞及冷冻肝细胞等。

表19-3 AHF紧急肝移植适应证（预后不良指标）与禁忌证

预后不良指标（King's criteria）	预后不良指标（修改标准）
对乙酰氨基酚所致AHF （1）无论HE严重程度，pH值（动脉血）<7.3 （2）HE：Ⅲ～Ⅳ级合并PT>100 s（INR>6.5）及Cr>300 μmol/L 非对乙酰氨基酚所致AHF （1）无论HE严重程度，PT>100 s（INR>6.5）或具有以下任何两项者 （2）年龄<10岁或>40岁 （3）病因是丙型肝炎、药物性肝毒性、Wilson病 （4）出现黄疸至HE发生时间>7天 （5）血清胆红素>300 μmol/L 禁忌证 （1）不可逆性脑损害 （2）ARDS麻醉师不能进行氧合作用 （3）CPP<40 mmHg （4）ICP>50 mmHg （5）脓毒性休克 （6）获得性免疫缺陷综合征 （7）严重心、肺疾病 （8）门静脉、肠系膜静脉广泛血栓形成 （9）严重出血性胰腺炎	对乙酰氨基酚所致AHF （1）无论HE严重程度，pH值<7.25超过24 h （2）HE：Ⅲ～Ⅳ级合并PT>100 s（INR>6.5）及Cr>300 μmol/L或出现无尿症状 （3）血清乳酸>3.5 mmol/L或>3 mmol/L超过24 h （4）无感染情况下，具有标准（2）任何两项指标恶化 非对乙酰氨基酚所致AHF （1）病因是甲、乙型病毒性肝炎，药物性肝毒性及不明原因肝炎 ①无论HE严重程度，PT>100 s（INR>6.5）或具有以下任何两项者 ②年龄>40岁 ③出现黄疸至HE发生时间>7天 ④血清胆红素>300 μmol/L ⑤PT>50 s（INR>3.5） （2）病因是Wilson病及巴德-基亚里综合征，合并HE及凝血功能障碍 肝移植后 （1）肝移植14天出现肝动脉血栓形成 （2）具有下列任何两项早期移植物失功能指标 ①AST>10 000 U/L ②INR>3 ③血清乳酸>3 mmol/L ④胆汁分泌障碍 儿童AHF 除外白细胞或淋巴瘤、DIC，具有INR>4或HE：Ⅲ～Ⅳ级

注：Kingcriteria：英国皇家医学院标准；INR：国际标准化比值；Cr：血清肌酐；ARDS：急性呼吸窘迫综合征；AST：天冬氨酸氨基转移酶

参考文献

[1] 中华医学会感染病学分会肝衰竭与人工肝学组，中华医学会肝病学分会重型肝病与人工肝学组. 肝衰竭诊疗指南. 中华肝脏病杂志，2006，14（9）：643-646.

[2] 姚永明. 急危重症病理生理学. 北京：科学出版社，2013：827-852.

[3] 陈灏珠. 实用内科学. 13 版. 北京：人民卫生出版社，2009：2116-2126.

[4] 周霞秋. 肝功能衰竭的诊断和处理. 第四届全国肝脏疾病学术研讨会论文汇编，2003：48-52.

[5] 杨光英，孔祥英. 胆红素脑病与神经细胞凋亡. 医学综述，2004，10（3）：166-167.

[6] 孙逸，俞惠民. 胆红素神经毒性及其分子机制研究进展. 国际儿科学杂志，2008，35（2）：113-116.

[7] 张奕，梁勇. 高胆红素神经毒性的研究现状和进展. 中国听力语言康复科学杂志，2014，12（3）：189-192.

[8] 中华医学会感染病分会肝衰竭与人工肝学组. 非生物型人工肝支持系统治疗肝衰竭指南（2009 版）. 国际流行病学传染病学杂志，2009，36（6）：365-369.

[9] 郭永征，陈佳佳，李建州，等. 非生物人工肝支持系统治疗肝功能衰竭的血清氨基酸谱变化. 中华传染病杂志，2011，29（4）：211-215.

[10] Rifai K, Das A, Rosenau J, et al. Changes in plasma amino acids during extracorpeal liver support by fractionated plasma separation and adsorption. Artif Organs, 2010, 34（1）：166-170.

[11] Chun LJ, Tong MJ, Busuttil RW, et al. Acetaminophen hepatotoxicity and acute liver failure. Clin Gastroenterol, 2009, 43（4）：342-349.

[12] 陈立艳，段钟平，周莉，等. 肝功能衰竭模型的研究进展. 中华肝脏病杂志，2010，18（10）：798-800.

[13] 丁义涛，江春平. 肝切除术后肝功能衰竭：病理生理、危险因素与临床治疗. 中华肝胆外科杂志，2011，17（4）：279-282.

[13] 丁义涛，徐庆祥. 人工肝联合肝移植治疗急性肝功能衰竭. 中华肝胆外科杂志，2006，12：589-591.

[14] Clavien PA, Petrowsky H, DeOliveira ML. Strategies for safer liver surgery and partial liver transplantation. N Engl J Med, 2007, 356（15）：1545-1559.

[15] 王宇明，汤影子，邓国宏，等. 肝衰竭合并症研究进展. 传染病信息，2010，23（2）：68-71.

[16] 肝性脑病诊断治疗专家委员会. 肝性脑病诊断治疗专家共识. 中国肝脏病杂志（电子版），2009，19（3-4）：215-221.

[17] 王宇明. 肝衰竭命名、分型和诊断的新认识. 中华肝脏病杂志，2010，18（11）：803-804.

[18] Bernal W, Auzinger G, Dhawan A, et al. Acute liver failure. Lancet, 2010, 376（9736）：190-201.

[19] Larson AM. Diagnosis and management of acute liver failure. Curr Opin Gastroenterol, 2010, 26（3）：214-221.

[20] 殷桂春，轧春妹，李谦，等. 两台血液灌流机组合实现双重血浆分子吸附系统治疗肝衰竭的临床研究. 中华危重病急救杂志，2013，25（12）：738-742.

[21] Kumar A, Tripathi A, Jain S. Extracorporeal biaoartifial liver for treating acute liver diseases. Extra Corpor Technol, 2011, 43（4）：195-206.

[22] Lee K, Mun CH, Min BG. Development of a multifunctional detoxifying unit for liver failure patients. Blood Purif, 2012, 34：225-230.

[23] Chen J, Huang J, Chen Y, et al. A clinical study on the treatment of severe hepatitis by a combined artifial liver. Hepatogastroenterology, 2012, 59（119）：2273-2275.

[24] Faleiros BE, Miranda AS, Campos AC, et al. Up-regulation of brain cytokines and chemokines mediates neurotoxicity in early acute liver failure by a mechanism independent of microglial activation. Brain Res, 2014, 1578：49-59.

[25] Subrat KA, Vikram B, Vishnubhatla S, et al. Clinical advances in liver, pancreas, and biliary tract. Gastroenterology, 2009, 136：2159-2168.

[26] Muzaale AD, Dagher NN, Montgomery RA, et al. Estimates of early death, acute liver failure, and long-term mortality among live liver donors. Gastroenterology, 2012, 142（2）：273-280.

[27] Rutherford A, King LY, Hynan LS, et al. Development of an accurate index for predicting outcomes of patients with acute liver failure. Gastroenterology, 2012, 143（5）：1237-1243.

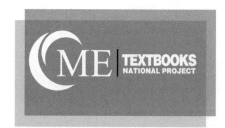

急性消化道大出血的诊治进展

肖奋强　陈立波

华中科技大学协和医院

第 20 章

消化道出血是临床上最常见的急症之一，患者病情轻重不一，初诊时约 80% 的患者出血原因无法准确判断，对于出血部位的判定有时也比较困难，因而处理时应尽快确定出血部位并控制出血。近年来随着内镜技术、介入技术、影像学手段的丰富，以及新药物的出现，消化道出血的综合诊疗水平明显提高。

一、概念

消化道出血根据解剖部位不同可分为上消化道出血和下消化道出血。上消化道出血是指 Treitz 韧带以上的消化道，包括食管、胃、十二指肠或胰胆等病变引起的出血。Treitz 韧带以下的小肠、结肠、直肠、肛管等部位的出血称为下消化道出血。根据临床表现可分为急性大出血、显性出血和隐性出血。大出血是指一次性失血超过全身总血量 20% 以上，在成人为 800~1200 ml，并引起休克症状和体征。

二、消化道出血的病因

消化道出血原因复杂，可以是局部病变出血，全身性疾病在消化道的表现，也可以是邻近器官出血流入消化道导致的临床表现。急诊处理消化道出血时应首先关注消化道出血的常见原因，包括：消化性溃疡、肿瘤、门静脉高压性食管胃底曲张静脉破裂、应激性溃疡、血管畸形等。不同地区、不同季节、不同年龄等消化道出血的原因均存在差异。

（一）上消化道出血的常见病因

1. 胃十二指肠疾病　消化性溃疡、肿瘤、急或慢性胃炎、应激性溃疡、息肉、憩室、黏膜脱垂等。

2. 肝、胆、胰疾病　肝硬化门静脉高压致食管胃底静脉曲张、胆道出血、壶腹癌、胰腺癌侵犯十二指肠、急性胰腺炎等。

3. 食管疾病　食管贲门黏膜撕裂综合征、食管溃疡、食管肿瘤、食管炎、食管憩室、化学损伤等。

4. 血管病变　过敏性紫癜、遗传性出血性毛细血管扩张、血管瘤等。

5. 全身性疾病　血液病、尿毒症、流行性出血热、钩端螺旋体病等。

（二）下消化道出血的常见病因

1. 肠道肿瘤　结/直肠癌、小肠间质瘤、脂肪瘤。

2. 息肉病变　结/直肠息肉、小肠息肉、家族性结肠息肉病。

3. 炎症性肠病　慢性溃疡性结肠炎、克罗恩病（Crohn 病）、放射性肠炎、急性坏死性肠炎、非特异性结肠炎。

4. 血管性疾病　肠系膜血管血栓形成、肠系膜动脉栓塞、肠血管畸形、遗传性毛细血管扩张症、毛细血管瘤。

5. 憩室病变　梅克尔憩室炎（Meckel 憩室）、肠道憩室病、结肠憩室。

6. 全身性疾病　败血症、流行性出血热、伤寒、过敏性紫癜、白血病、血友病、食物中毒等。

7. 其他　肠套叠、肠扭转、腹内疝、大肠缺血性疾病、腹外伤等。

三、临床表现

（一）呕血、黑便、血便

呕血、黑便和血便是消化道出血的特征性表现，具体表现还与出血速度和部位有关。一般上消化道大量出血后均有黑便，但不一定呕血。黑便常呈柏油样，黏稠而发亮，当出血量大，血液在肠内推进快，粪便可呈暗红甚至鲜红色。出血部位在幽门以下者可只表现为黑便，在幽门以上者常兼有呕血。下消化道出血一般仅表现为黑便或血便，出血速度慢时多只表现为黑便，出血速度快或出血部位距离肛门较近多表现为血便。

（二）周围循环衰竭

周围循环衰竭是消化道大出血最重要的临床表现，程度随出血量多少而异。一般表现为：脉搏细速、血压下降，收缩压在 10.7 kPa（80 mmHg）以下，呈休克状态，继之出现萎靡、意识模糊、反应迟钝等，甚至引起死亡。

（三）氮质血症

出血后数小时血尿素氮开始上升，24~48 h 达高峰，3~4 天后恢复正常。在补足血容量的情况下，如血尿素氮持续升高，提示有继续出血或出血未停止。

（四）原发病表现

肝硬化者往往有黄疸、腹腔积液等；消化性溃疡多伴有周期性、饥饿性上腹痛；应激性溃疡有消耗性疾病或特殊用药史等。

四、辅助检查

（一）血常规检查

急性出血时，一般在出血 3~4 h 后才出现贫血。出血 24 h 内网织红细胞即升高，如持续升高，提示出血未停止。出血后 2~5 h，白细胞可达（10~20）×10^9/L，止血后 2~3 天恢复正常。但肝硬化患者如同时有脾功能亢进，则白细胞计数可不增高。

（二）消化内镜检查

1. 纤维胃镜 当患者情况允许时急性上消化道出血应首选胃镜检查，急诊胃镜检查可及时获得病因诊断，同时根据病变的特征判断是否持续出血或估计再出血的危险性进行内镜止血治疗。最新国际共识推荐在出血 2~24 h 内行内镜检查。急诊胃镜检查指征：①所有上消化道出血需要明确出血病因与部位者；②心率<120 次/分；③收缩压>90 mmHg 或较基础血压降低幅度<30 mmHg；④血红蛋白>60 g/L。当患者存在以下禁忌证时应改善患者情况后再行必要的胃镜检查：①心肺功能不全；②严重心律失常；③意识不清；④血压不稳定；⑤血红蛋白<60 g/L；⑥穿孔、重症咽喉炎、腐蚀性食管损伤急性期、精神疾病、不能平卧者。

2. 纤维结肠镜 是诊断下消化道出血病因的首选检查方法。纤维结肠镜可探及全结肠和末端 30 cm 的回肠情况，具有直视的优点，可明确出血部位并做出初步诊断，同时对检查过程中的可疑病灶做活检，对息肉进行摘除。一般下消化道出血首选止血治疗，待出血停止及肠道准备后再行内镜检查，以提高内镜诊断的阳性率和准确性。

3. 小肠镜检查 小肠病变出血由于缺乏典型的临床表现，胃镜、肠镜检查受限，往往较难诊断。怀疑小肠出血时可选择小肠镜检查。

（1）推进式肠镜：用以检查小肠中的大段病变，特别是应用于不明原因的消化道出血患者。其诊断率可达 40%~65%。优点在于不仅可诊断性检查，还可进行介入治疗。可对病变进行活检，在发现出血点时可利用电凝止血。其缺点有：操作技术复杂，所需时间较长；患者常因疼痛难以完成操作。

（2）双气囊电子小肠镜：具有安全性较高、可控制镜头移动、有效选择观察病灶的视角、提供高质量图片、进行活检甚至治疗等特点。其适应证有：原因不明的消化道出血、克罗恩病、小肠造影有异常、慢性腹痛、慢性腹泻、疑有小肠器质病变及多发性息肉症候群等。

（3）胶囊内镜：胶囊内镜的问世为小肠疾病的诊断提供了一个全新的检查手段。胶囊内镜检查具有无创性、无交叉感染、易为患者所接受。但其费用高，且有自身的某些局限性，如内镜移动的不可控制性、肠道积液对观察的影响、图片分辨率不如电子内镜、无活检功能以及可能产生胶囊肠道滞留等，因而限制了其普遍应用。

（三）选择性血管造影

当消化道出血经内镜和其他检查未发现病变，或消化道活动性出血时，应做选择性动脉造影。该检查对明确出血部位很有帮助，但往往在出血速度>0.5 ml/min 时，血管造影才可发现出血病灶。此检查方法除了适用于急性、活动性消化道出血患者外，还对血管丰富的肿瘤和明显异常的血管病变具有诊断价值。该检查虽为创伤性检查，但定位相对准确，必要时可直接行血管栓塞治疗，止血率高。

（四）放射性核素扫描

锝硫黄胶体扫描对检测肠道出血极为敏感，理论上当出血速度达到0.1~0.4 ml/min 时可有阳性结果，对不明原因的显性、急性出血具有一定的诊断价值。其缺点是对出血部位不能准确定位，假阳性率较高，更不能明确出血病变的性质。

（五）全腹部计算机断层扫描

全腹部计算机断层扫描（CT）对消化道大出血的病因诊断有较大价值。

五、诊断

消化道出血的诊断包括消化道出血的识别、出血量、出血速度、出血部位和病因诊断。

（一）消化道出血的识别

一般患者出现呕血、黑便、血便症状及头晕、面色苍白、心率增快、血压降低等周围循环衰竭征象，急性消化道出血诊断基本可成立。但在某些特定情况下应注意加以鉴别。某些口、鼻、咽部或呼吸道病变出血被吞入食管，服某些药物（如铁剂、铋剂等）和食物（如动物血等）引起粪便发黑。对可疑患者可作胃液、呕吐物或粪便隐血试验。

（二）出血量的估计

病情严重度与失血量呈正相关，因呕血与黑便常混有胃内容物与粪便，而部分血液贮留在胃肠道内未排出，故难以根据呕血或黑便量来判断出血量。常根据临床综合指标判断失血量的多少，对出血量判断通常分为三类。

1. 大量出血　可出现急性周围循环衰竭表现，需输血纠正者，一般出血量在 1000 ml 以上或血容量减少 20% 以上。

2. 显性出血　有呕血或黑便，但不伴循环衰竭表现。

3. 隐性出血　粪隐血试验阳性。

临床可以根据血量减少导致周围循环的改变及实验室检查来判断失血量。

（三）出血是否停止的判断

临床上出现下列情况应考虑活动性出血，须及时处理。

1. 反复呕血，呕血由黑色、暗红变鲜红，伴有凝血块；或黑便次数增多，性状由稠变稀，或黑便转为暗红色血便，伴有肠鸣音亢进。

2. 外周循环衰竭经补液及输血后未见改善，或虽暂时好转而又恶化，中心静脉压仍有波动，稍稳定又再下降。

3. 红细胞计数、血红蛋白、血细胞比容测定继续下降，网织红细胞计数持续升高。

4. 在补液与尿量足够时，血尿素氮仍持续升高。

5. 胃管抽出物有较多新鲜血。

（四）病因及出血部位诊断

1. 便血者要立即想到动脉瘤破裂。黄疸，发热及腹痛者伴消化道出血时，首先考虑胆道源性出血。

2. 内镜检查　纤维胃镜及电子肠镜检查是消化道出血定位、定性诊断的首选方法，小肠镜检查用于诊断小肠病变。

3. 血管造影　当消化道出血量大经药物治疗效果不佳，内镜检查未能找出其出血的病因或不宜接受内镜检查时，应做选择性动脉造影。

4. 计算机断层扫描、磁共振成像、超声等影像学检查　结合内镜或单独检查可以发现消化道出血的原发病因，并评估原发病的性质、程度，指导进一步治疗方法的选择。

5. 放射性核素显像　多用于其他检查方法难以确定消化道出血部位及原因时，阳性率不高。

六、治疗原则

（一）一般治疗

①禁食并卧床休息，保持呼吸道通畅，必要时吸氧；②严密监测患者生命体征，必要时行中心静脉压测定，并根据情况进行心电监护；③呕血者放置胃管，胃肠减压，了解有无活动性出血及出血量，并可通过胃管灌注止血药物；④观察呕血与黑便情况，定期复查血红蛋白浓度、红细胞计数、血细胞比容与血尿素氮。⑤液体治疗，维持有效血容量，纠正水、电解质与酸碱平衡紊乱。

（二）补充血容量

①立即查血型和配血，尽快建立有效的静脉输液通道，尽快补充血容量；②在配血过程中，可先输平衡液或葡萄糖盐水。遇血源缺乏，可用右旋糖酐或其他血浆代用品暂时代替输血，对高龄、伴心、肺、肾疾病患者，应防止输液量过多，以免引起急性肺水肿。紧急输血指征：①改变体位出现晕厥，血压下降幅度>15 mmHg，心率>120 次/分；②收缩压<90 mmHg，或较基础收缩压降低幅度>30 mmHg；③血红蛋白<70 g/L 或血细胞比容<25%。

（三）止血治疗

1. 胃内降温和保留灌肠　通过胃管以 10~14℃ 水反复洗胃，使胃降温，收缩胃血管达到止血目的。8 mg 去甲肾上腺素加入 200~300 ml 生理盐水中保留灌肠，使局部血管收缩而止血。凝血酶保留灌肠有时对左半结肠和直肠出血有效。

2. 口服止血剂　上消化道出血可用去甲肾上腺素 8 mg 加入冰盐水 100 ml 分次口服或经胃管分次注入，可使出血的小动脉收缩而止血，但老年人或高血压患者应慎用。临床应用表明，对于上消化道出血，口服或胃管内注入凝血酶也有良好的止血效果，且明显优于传统的止血药。

3. 抑制胃酸分泌药物　抑酸药能提高胃内 pH 值，可促进血小板聚集和纤维蛋白凝块的形成，避免血凝块过早溶解，既有利于止血和预防再出血，又可治疗消化性溃疡。临床常用的制酸剂主要有质子泵抑制剂和组胺 II_2 受体拮抗剂，常用药物如奥美拉唑、泮托拉唑、兰索拉唑、雷贝拉唑、西咪替丁、雷尼替丁、法莫替丁等。

4. 血管活性药物应用　①血管加压素，是一种强效内脏血管收缩剂，可通过减少内脏血流达到止血作用，已成为急性出血期最常用的药物，并能使大约50%的患者出血得到控制。血管加压素的用法通常是先给一次冲击剂量，即在 20 min 内经静脉注射 20 U，随后以每分钟 0.4 U 的速度持续静脉给药。由于血管加压素也会导致全身小动脉收缩，可引起高血压、心动过缓、心排血量减少及冠状动脉收缩。因此，使用该药物时应严密监测患者生命体征。血管加压素对体循环的不良反应可通过同时输注硝酸甘油或硝普钠得到有效对抗。②生长抑素，通过抑制胰高血糖素等扩血管激素的释放，间接收缩内脏血管，减少内脏器官的血流达到止血目的。生长抑素的用法是：首先通过静脉注射给予 250 μg 的冲击剂量，随后以每小时 250 μg 的速度持续静脉给药，连用3~5 天。③生长抑素类似物，是环状 8 肽结构，部分氨基酸序列与生长抑素相似，生物作用也相似。临床常用的有奥曲肽，用法：每小时 25~50 μg 的速度持续静脉给药，连用3~5 天。

5. 内镜下止血　在内镜直视下将止血药物喷洒于出血处，如 5%～10% 孟氏液 40 ml、8% 去甲肾上腺素冰盐水 100 ml、凝血酶 2000 U 加入生理盐水 20 ml 等；内镜下注射硬化剂止血，如 5% 鱼肝油酸钠、1% 乙氧硬化醇等；内镜下高频电灼血管止血、激光治疗、氩气血浆凝固术、热探头、微波、止血夹等；内镜下用圈套器套扎曲张的静脉等。

6. 介入治疗　①选择性动脉内药物灌注止血，选择性腹腔干动脉、胃十二指肠动脉、胃左动脉、脾动脉、肠系膜上动脉、肠系膜下动脉、髂内动脉全面详细的造影显示造影剂外溢时，提示该处为病灶所在，可在该处经动脉导管滴入血管收缩药物。目前临床通常使用的灌注药物是血管加压素，可使内脏末梢小动脉的毛细血管前括约肌收缩，使汇入内脏循环的血流减少，达到止血目的。②选择性动脉栓塞治疗，可分为暂时性和永久性两种。经导管动脉栓塞是指将某种固体或液体物质通过导管选择性地注入某一血管并使其阻塞，以达到治疗目的的一项技术。短暂性栓塞材料有自体凝血块和吸收性明胶海绵，而永久性栓塞剂主要有聚乙烯醇（PVA）颗粒、弹簧圈和微弹簧圈。对于溃疡、糜烂、憩室或外伤性撕裂等可采用短暂性栓塞剂止血，而对动静脉畸形、血管瘤、毛细血管瘤或静脉曲张等可采用永久性栓塞剂。栓塞治疗时导管尽可能靠近供血动脉终末支，否则易引起较大范围的内脏组织器官坏死。

7. 气囊压迫术　主要用于食管胃底静脉曲张破裂出血的止血。一般将三腔双囊管或四腔双囊管插入上消化道内，将胃气囊和（或）食管气囊充气以压迫曲张静脉达到止血目的，是一种行之有效的急救方法，其疗效确切，对控制急性出血成功率高。但气囊放气后再出血率高，部分患者有并发食管溃疡和吸入性肺炎的危险。该方法目前仅作为临时性急救措施。

8. 急诊手术处理　当一般综合治疗、内镜及介入治疗无效，原发病诊断明确且可通过手术治疗时，为挽救患者生命，可考虑急诊手术。手术治疗的首要目的是控制出血，在患者条件允许的情况下，可对病变部位做较彻底的手术处理。

（四）原发病的治疗

大部分消化道出血的患者经保守治疗，在出血停止或基本控制后，通过进一步检查明确病变的部位和性质，选择合适的治疗方法。

参考文献

［1］陈达伟，江晓肖，陈少明，等. 急诊血管造影在抢救消化道动脉性大出血的临床应用. 医学研究杂志，2008，37（5）：44-45.

［2］王乃宏，王佳. 急性消化道大出血介入治疗体会. 当代医学，2013，19（25）：46-47.

［3］Bandi R，Shetty Pc，Sharma RP，et al. Superselective arterial embolization for the treatment of lower gastrointestinal hemorrhage. Vasc Interv Radiol，2001，12（12）：1399-1405.

［4］Kuo WT，Lee DE，Saad WE，et al. Superselective microcoil embolization for the treatment of lower gastrointestinal hemorrhage. J Vasc Interv Radiol，2003，14（12）：1503-1509.

［5］梁恩海，官新立，郑欣. 消化道出血腹腔动脉造影及介入栓塞应用价值. 中华全科医学，2008（10）：1083-1084.

［6］Adler DG，Knipschield M，Gostout C. A prospective comparison of capsule endoscopy and push enteroscopy in patients with GI bleeding of obscure origin. Gastrointest Endosc，2004，59（4）：492-498.

［7］Kalantzis N，Papanikolaou IS，Giannakoulopoulou E，et al. Capsule endoscopy；the cumulative experience from its use in 193patients with suspected small bowel disease. Hepatogastroenterology，2005，52（62）：414-419.

［8］黄祥成. 临床外科急诊学. 北京：科学技术文献出版社，2009：352-361.

［9］詹文华. 上消化道出血的诊断程序及治疗原则. 临床外科杂志，2002，10（3）：131-132.

［10］高枫. 下消化道大出血的诊治进展. 中国现代手术学杂志，2004，8（4）：207-209.

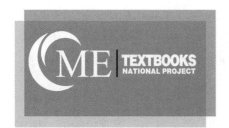

重症急性胰腺炎诊治进展

王 伟 张长乐

安徽医科大学第二附属医院

第 21 章

急性胰腺炎是一种常见的外科急腹症，轻型易于治疗，重型病情凶险，病死率高，报道可达20%，是目前外科急腹症中最棘手的疾病之一。随着临床医师对其认识的不断深入，特别是近年亚特兰大标准的最新修订、国际胰腺病联盟（IAP）指南和美国胃肠病学会（ACG）指南的发表，急性胰腺炎的诊治理念和实践发生了深刻的变化。

一、病理生理

急性胰腺炎始于胰腺腺泡细胞内胰蛋白酶异常激活，与此同时一些阻止胰蛋白酶原活化或降低胰蛋白酶活性的保护性机制也被激发，这些保护机制包括引起酶原负反馈失活的胰蛋白酶合成，活化后的胰酶自我降解，酶的阻隔，胰蛋白酶抑制因子如蛋白酶 Kazal 1 型（SPINK1）合成以及细胞内离子 Ca^{2+} 浓度降低等。胰蛋白酶原激活为胰蛋白酶后，胰蛋白酶又激活磷脂酶 A、弹性蛋白酶、糜蛋白酶及补体和激肽系统造成胰腺实质及邻近组织的自身消化，进而引起胰腺局部组织的炎症反应。而局部组织的炎症因子如肿瘤坏死因子-α（TNF-α）进入血液循环后能诱导一些中性粒细胞、巨噬细胞及淋巴细胞等释放的促炎症介质如白介素（IL）-1、IL-6 及 IL-8 等的表达，引起瀑布级联反应并致全身炎症反应综合征（systemic inflammatory response syndrome，SIRS）。除了促炎介质的释放，一些抗炎介质如 IL-10 也同时被诱导表达，而它们能降低疾病严重度。胰腺外组织炎症因子的释放对其他器官或系统造成病理损伤，如急性呼吸窘迫综合征（acute respiratory distress syndrome，ARDS）、急性肾损伤。早期胰腺组织氧供不足和氧自由基的产生会加重胰腺腺泡细胞损伤。而腺泡细胞摄入胆汁酸后，可激活 MAPK、PI3K、NF-κB 通路，诱导促炎介质表达造成胰腺腺泡损害。

二、病因

胆石症和过量酒精摄入是急性胰腺炎的常见病因，胆源性胰腺炎约占 45%，其主要致病机制是胰胆管共同通道被结石阻塞。酒精性胰腺炎约占西方胰腺炎病例的 35%，尽管其发病机制还不十分清楚，但大多数理论认为与酒精对 Oddi 括约肌的刺激作用和对胰腺的直接毒性作用有关。尽管酒精对胰腺的不利影响已十分明确，但只有少部分饮酒者发生胰腺炎，提示存在其他因素，然而，目前候选的几个可能因素（饮食、饮酒种类、饮酒频率、高脂血症、吸烟及遗传）尚未证实有确切作用。其他一些少见的病因包括毒素、药物、感染、外伤、微循环障碍、先天性胰腺解剖异常，基因突变及某些代谢性疾病等。高三酰甘油血症性急性胰腺炎发病率在我国呈上升趋势，血清三酰甘油水平>11.3 mmol/L（1000 mg/dl）是急性胰腺炎的危险因素。临床上特发性胰腺炎发生率已上升至20%，但胆源性因素可能是其主要病因，有研究显示高达75%的复发性胰腺炎患者存在胆囊内微小结石或胆泥，这些胆泥阻塞胆胰管汇合部引起急性胰腺炎。而对于已经切除胆囊的特发性胰腺炎患者，Oddi 括约肌功能失调致一过性胰管阻塞是最常见原因。自身免疫性胰腺炎更多发生于慢性胰腺炎，但也可能表现为急性胰腺炎发作或胰腺假性肿瘤。而其诊断主要依靠血清 IgG$_4$ 水平升高及特征性计算机断层扫描（CT）表现如狭窄的胰管伴随增厚的胰腺组织。细针穿刺组织学检查发现淋巴细胞及浆细胞浸润和弥漫性纤维化常可诊断。

三、分类

亚特兰大分型是评判胰腺炎严重程度的标准分类方法，近期发布的修订版分别定义了临床及影像学的重症胰腺炎。

（一）胰腺炎严重程度标准分类

1. 轻度急性胰腺炎（mild acute pancreatitis，MAP）　患者不伴器官功能障碍及系统或全身并发症，通常无需胰腺影像学检查，发病3~7天即可出院。

2. 中重度急性胰腺炎（moderately severe acute pancreatitis，MSAP）　伴短暂的器官功能障碍（<48 h），局部并发症，或伴系统及全身并发症。器官功能障碍可出现在呼吸系统、心血管系统及泌尿系统。系统并发症定义为原有并存病的恶化，如充血性心力衰竭、慢性肝病、慢性肺病等。局部并发症包括胰周液体聚集、假性囊肿等。死亡率较轻度胰腺炎略有上升（<8%），但远低于重症急性胰腺炎。

3. 重症急性胰腺炎（severe acute pancreatitis，SAP）　伴持续存在的一种或多种器官功能障碍（≥48 h），大多数患者可出现胰腺坏死，早期因器官功能衰竭出现第一个死亡高峰，后期坏死组织继发感染将再次出现死亡高峰，形成独特的"双峰现象"。

最近新出的一种四分类方法对胰腺炎严重程度进行评定：轻度（无坏死或器官障碍）；中度［无菌性坏死和（或）短暂的器官障碍］；重度（感染性坏死或持续的器官障碍）；极重度（感染性坏死且存在持续的器官障碍）。此分类法的临床适用性仍需进一步研究。

（二）胰周积液分类

亚特兰大分型修订版依据更加详细的影像学特征，对胰周积液重新进行分类。但其临床使用性还值得再评估。

1. 急性胰周液体积聚（acute peripancreatic fluid collection，APFC）　液体积聚通常在胰腺炎早期发生（起病4周内），在增强 CT 上，胰周液体积聚没有明确的壁，具有同质性，被腹膜后筋膜所限制，并且可能有多个。

2. 胰腺假性囊肿　胰腺假性囊肿（pancreatic pseudocyst）特别是指胰周组织的液体积聚（偶然的可能部分或全部位于胰腺中）。胰腺假性囊肿被明确的囊壁所包围，不含固体成分，通常发病4周后形成。

3. 急性坏死积聚（acute necrotic collection，ANC）　在坏死性胰腺炎发病最初4周，含有不同量的液体与坏死组织积聚称为急性胰腺坏死积聚。在增强 CT 上，急性胰腺或胰周坏死积聚包含不同量的固体坏死组织与液体，可能有多个，并可能是分有小腔的。连续的影像成像可能对明确急性积聚的特征有帮助。

4. 包裹性坏死（walled-off necrosis，WON）　通常出现在坏死性胰腺炎发生 4 周之后，由包裹在增强囊壁内的坏死组织组成。它是成熟的囊性包裹的胰腺及胰周坏死积聚，有明确的炎性囊壁。

5. 坏死组织感染（infected necrosis）　根据患者的临床病程或当增强 CT 上存在"气泡征"时可怀疑有胰腺坏死组织感染，细针穿刺或者引流取得的培养结果可明确诊断。

值得提出的是以前的观点认为急性坏死积聚可发生于胰腺间质和胰周组织，偶尔仅发生于胰腺间质，现在则认为急性坏死积聚只包括胰周组织坏死，而且相对于单纯胰腺间质坏死，胰周坏死的死亡率和并发症发生率明显升高。但在坏死性胰腺炎发病早期，目前的影像学手段尚不能完全将两者有效区分。

四、诊断

（一）诊断流程

根据亚特兰大分型，只要满足以下条件中的两项即可诊断为急性胰腺炎：腹痛（急性、持续性、严重的上腹疼痛、常放射至背部）、血淀粉酶或脂肪酶在正常值 3 倍以上、增强 CT 发现急性胰腺炎征象（少数情况是 MRI 或腹部超声发现）。影像学检查对血淀粉酶或脂肪酶只轻度升高的患者有重要意义，酶水平与疾病严重程度无相关性。

临床上完整的急性胰腺炎诊断应包括疾病诊断、病因诊断、分级诊断、并发症诊断等多个方面。而标准化的诊断流程（图 21-1）将有助于恰当干预急性胰腺炎并取得良好疗效。

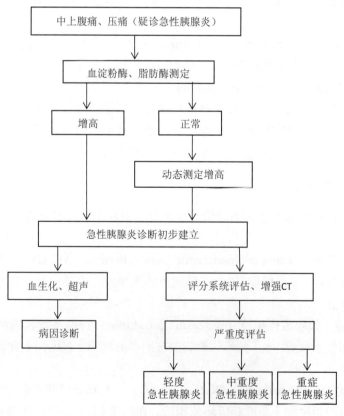

图 21-1　急性胰腺炎诊断流程图

（二）辅助诊断

1. 实验室检查　血清淀粉酶持续增高要考虑病情反复、并发假性囊肿或脓肿、疑有结石或肿瘤、肾功能不全、高淀粉酶血症等情况。其他急腹症引起的血清淀粉酶增高应注意鉴别诊断，防止误诊。患者是否开放饮食或病情程度的判断不能单纯依赖于血清淀粉酶是否正常。血清脂肪酶活性测定具有重要临床意义，尤其当血清淀粉酶活性已经下降至正常，或其他原因引起血清淀粉酶活性增高时，血清脂肪酶活性测定有互补作用。除了血淀粉酶或脂肪酶，还要注意检查患者的血常规、电解质、血尿素氮、肌酐、氨基转移酶、碱性磷酸酶、血糖、凝血常规、血胆红素等。当患者血氧饱和度低于 95% 或出现呼吸加快时，应查血气分析，根据实际情况决定重复检查频率。

2. 心电图及胸、腹部 X 线片　50% 的患者可出现心电图 ST 段抬高，主要在后壁，但其实并无心肌梗死，应注意鉴别。胸部 X 线片检查可出现胸腔积液及肺部浸润，提示病情严重。腹部 X 线片有时会出现以哨兵袢为标志的肠梗阻（左上腹或中腹的孤立性肠袢）或结肠截断征（脾曲或降结肠内无空气）。胰腺区钙化常提示慢性胰腺炎存在，说明该患者为慢性胰腺炎的急性发作。

3. 计算机断层扫描　增强 CT 评分系统可用来评估胰腺及胰周炎症情况（Balthazar 评分或胰腺体积评分）和胰腺外并发症（肠系膜水肿及腹腔积液评分系统或胰周评分或胰周炎症 CT 评分），其评价胰腺炎严重程度的准确性与临床评估系统相近，因而不推荐入院时仅为评估严重程度而行 CT 检查。早期（起病 4 天内）CT 只在临床怀疑胰腺炎诊断或需排除其他威胁生命的状况时才予以考虑。对于中度及重度急性胰腺炎患者发病后 5~7 天应行增强 CT 检查评估局部并发症以便采取合适的治疗措施。

4. 磁共振成像　磁共振胰胆管造影（magnetic resonance cholangiopancreatography，MRCP）已经用于诊断胆总管结石，并能减少体外内镜逆行胰胆管造影（endoscopil retrograde cholangiopancreatography，ERCP）在胆源性胰腺炎诊断中的应用。同时 MRI 可以用来区别包裹性坏死和胰腺假性囊肿，在 T2 相中可以发现包裹性坏死中含有一些固体碎屑，而胰腺假性囊肿中则为纯粹的液体，无固体成分。

5. 经内镜逆行性胰胆管造影术　ERCP 在胆管结石的诊断上敏感性更高，适用于 MRCP 没有发现的小结石或胆泥。对于可疑胰管漏或胰管中断综合征（disconnected pancreatic tail syndrome，DPDS）的假性囊肿和胰外瘘，ERCP 能显示胰管连续性缺失而明确诊断。

（三）并发症

1. 全身并发症　全身并发症主要包括器官功能衰竭、SIRS、全身感染、腹腔内高压（intra-abdominal hypertension，IAH）或腹腔间隔室综合征（abdominal compartment syndrome，ACS）、胰性脑病（pancreatic encephalopathy，PE）。

2. 局部并发症　包括急性胰周液体积聚、胰腺假性囊肿、急性坏死物积聚、包裹性坏死和坏死组织感染，其他局部并发症还包括胸腔积液、胃流出道梗阻、消化道瘘、腹腔出血、假性囊肿出血、脾静脉或门静脉血栓形成、坏死性结肠炎等。

（四）预后指标

由于 SAP 的病死率明显高于 MAP，所以急性胰腺炎的严重度评估及 SAP 的危险因素一直是许多研究关注的热点。SAP 入院后 12~24 h 是救治黄金期，因为这段时间常是器官功能衰竭高发期。而一些传统的评估系统如 Ranson 评分和 Imrie-Glasgow 评分却需要 48 h 才能完成，因此两种更加简便，可在入院后 24 h 内完成的评分系统应运而生。床旁评分系统（bedside index of severity in acute pancreatitis，BISAP）包含 5 个指标：血清尿素氮水平>8.93 mmol/L（25 mg/dl）；意识障碍；SIRS；年龄>60 岁；胸膜渗出。每个指标算作 1 分，最后计算累计积分（表 21-1）。若累计积分>2 分，器官功能衰竭发生率增加 7 倍，死亡风险增加 10 倍。无害性急性胰腺炎评分（harmless acute pancreatitis score，HAPS）有助于区分轻度胰腺炎，将无反跳痛或肌紧张、血细胞及肌酐正常的患者判为轻度胰腺炎，其准确度为 98%。上述两种评分系统效率与临床常用的 APACHE Ⅱ 评分接近，既可用于专科医院，也可用于社区医院，以决定哪些患者需要早期转入专科医院，给予更积极的治疗及监测。

表 21-1　AP 严重程度床边指数（BISAP 评分）

参数	结果	评分（分）
血尿素氮（mmol/L）	≤8.93	0
	>8.93	1
意识障碍（GCS 评分）	15	0
	<15	1
SIRS	无	0
	有	1
年龄（岁）	≤60	0
	>60	1
胸膜渗出	无	0
	有	1

注：以上 5 项，24 h 内出现 1 项记 1 分，BISAP 总分为 5 项参数得分之和，GCS：格拉斯哥昏迷评分

五、治疗

急性胰腺炎一旦确诊，即应给予早期治疗，主要目的是纠正水、电解质紊乱，支持治疗，防止局部和全身并发症。包括禁食、胃肠减压、减少胰酶分泌、减少胃酸分泌、液体复苏、止痛及营养支持等治疗。而 SAP 由于其病理生理过程的特殊性，其治疗更侧重于抑制炎症反应、液体复苏、器官功能维护、营养支持及并发症的治疗。

一项研究表明急性胰腺炎大型医疗中心（每年入院人数≥118）的死亡风险比小型医疗中心低25%。对于早期补液无效或者出现持续器官功能障碍或广泛的局部并发症的患者应转入多学科合作（包括内镜治疗、介入放射及手术治疗）的胰腺炎治疗中心。另外当患者出现持续 SIRS、血尿素氮、肌酐水平升高，血细胞比容增加或并存心肺疾患时，应当进行紧密监护。而目前国内针对SAP 的转诊缺乏协作，导致救治效率低下。

（一）液体复苏

急性胰腺炎特别是 SAP 早期因毛细血管渗漏及第三间隙液体积聚引起循环血量减少，应及时给予液体复苏。一项回顾性研究表明，早期液体复苏有助于减少 72 h 内 SIRS 的发生率。但过少与过多的补液量都对患者有害，一项研究就显示快速地血液稀释将增加 28 天内败血症的发生率及住院死亡率。2013 年中国急诊急性胰腺炎临床实践指南建议在 3~6 h 早期目标指导治疗（EGDT）

达标。

关于补液的种类，美国胃肠病学会（ACG）与国际胰腺协会（IAP）/美国胰腺协会（APA）的指南相似。两者均认为乳酸林格液优于等张晶体液，然而 IAP/APA 声明，乳酸林格液不得用于伴高钙血症患者的早期补液。两者对于补液速度的推荐稍有不同：ACG 推荐 250~500 ml/h，IAP/APA 推荐 5~10 ml/（kg·h），假设 ACG 推荐的量适于 70 kg 的患者，则相对的 IAP/APA 推荐量明显高于前者。只有 ACG 推荐了开始补液的时间，他们认为只有在 12~24 h 内补液才能使患者获益。上述建议来源于一项多中心的随机对照研究（RCT），该研究还发现，入院 24 h 内的血尿素氮水平是胰腺炎患者死亡的独立危险因素，因此，指南还建议根据血尿素氮水平的高低调节补液量。另外在重症患者的液体复苏中胶体并未比晶体液显示出更多的优越性。

（二）镇痛

剧烈剧痛不但引起患者精神不安，又可使 Oddi 括约肌痉挛，加重病情，因此有效地镇痛应在急性胰腺炎的治疗中优先考虑。尽管目前没有证据显示何种药物是最佳选择，但吗啡或胆碱能受体拮抗剂不值得推荐，因为前者会收缩壶腹部乳头括约肌，后者则会诱发或加重肠麻痹。Wu 等则提出了一套包括入院教育、患者慢性疼痛病史收集参考及疼痛缓解评估设备等全面镇痛处理方案。

（三）营养支持

MAP 患者短期禁食，无腹痛、恶心、呕吐时即可给予经口营养，因此营养不良风险低。但 SAP 患者早期代谢紊乱，合成代谢减弱，蛋白质分解增加而导致负氮平衡及营养不良。合理的营养支持对 SAP 是必需的。一项包含 15 项 RCT 的系统评价表明，予肠内营养或肠外营养的 SAP 患者的死亡风险低于无营养支持者，肠内营养的并发症低于肠外营养，但对死亡率无影响。由于肠内营养对肠黏膜的滋养作用和黏膜屏障的保护作用，肠内营养支持已经得到业界的一致肯定。然而，时间是一个至关重要的问题。一项包含 11 项 RCT 的系统评价表明，与肠外营养相比，入院 48 h 内给予肠内营养，能显著降低多器官障碍的风险、胰腺感染性并发症及死亡率。但一般认为当患者血流动力学及心肺功能稳定、肠道功能恢复后实施肠内营养。而当患者不能耐受肠内营养或发病后 2~4 天肠内营养不能满足能量需求时，肠外营养是必要的补充，并注意补充谷氨酰胺。有 Meta 分析显示，在给予肠外营养的患者中，补充谷氨酰胺能显著降低死亡风险及总的感染并发症发生率。谷氨酰胺仅在肠外营养有效的原因是其主要在肠内及肝脏代谢，因而经肠内营养时其入血浆浓度低于肠外营养。

肠内营养中以经鼻空肠置管最为有效。也有研究认为鼻胃管途径鼻饲安全可行，但目前尚无权威推荐意见。

（四）并发症处理

1. 全身并发症　发生 SIRS 时早期可应用乌司他丁或糖皮质激素减轻过度炎症反应对器官功能损害。连续肾脏替代治疗（CRRT）能很好清除血液中的炎症介质、毒素，同时调节体液、电解质平衡，早期可用于 SAP 并发 SIRS。对于已经出现急性肾衰竭或尿量≤0.5 ml/（kg·h），CRRT 更是应用的绝对指征。SAP 合并 ACS 不能通过体格检查确诊，需要行客观的腹腔内压力测定。一旦确诊，应尽快采取降低腹腔内压力的内科处理措施如胃肠减压、按需容量复苏、血液滤过及充分镇痛降低腹壁肌肉张力等。若腹腔内高压（>25 mmHg）持续伴有新发器官功能衰竭或内科治疗无效，可采取微创减压或开腹减压，一项 2013 年的国际指南指出由于剖腹手术明显存在弊端，针对 ACS 及 CT 发现大量腹腔积液的患者应当考虑先行经皮穿刺置管引流，若无效再行开放手术减压，避免开放手术带来的不良后果如肠切除、液体丢失及感染。

2. 局部并发症

（1）胰腺/胰周坏死：由于多数研究显示预防性抗生素并不会给无菌性胰腺坏死患者带来获益，目前多数指南均不推荐在坏死性胰腺炎早期预防性使用抗生素。

绝大多数无菌性坏死的胰腺炎患者无需行外科操作。通常在急性胰腺炎发病4周后，坏死组织会形成包裹。对于存在包裹性坏死的患者，只有出现持续腹痛、长期不适（一般在急性胰腺炎发病8周以后）、胃肠道梗阻引发的恶心及呕吐或考虑继发感染时，才考虑外科干预。

对于感染性坏死治疗经历了一个从积极外科坏死清除到更加保守及微创化治疗措施的转变。单纯抗生素即可治疗感染性坏死，约2/3的坏死性胰腺炎患者能够接受抗生素治疗，其死亡率为7%。而经验性抗生素选择碳氢酶烯类或第三、四代头孢菌素。对于需要外科干预的患者，最佳选择是首先行影像学引导下的经皮腹腔/腹膜后穿刺置管引流或内镜下经皮胃穿刺置管引流，如有需要，则接着行内镜下或外科坏死组织清除术。荷兰的一项多中心RCT试验比较了渐进式治疗（使用抗生素的同时经皮放置引流管，必要时行微创坏死切除术）与开腹坏死切除术的效果，他们发现渐进式治疗能减少29%的新发多器官衰竭及内分泌功能不全的发生率，但两者死亡率无明显差异。内镜下经胃坏死组织清除的作用已被证实。最近的一项多中心研究提示在包裹性坏死治疗中内镜下经胃坏死组织清除显著优于传统外科坏死组织清除，能明显减少新发多器官衰竭及并发症的风险。随着超声内镜的开展，距离胃壁超过1 cm的包裹性坏死也能安全地在内镜下置管引流，同时经胃壁多孔开窗、支架放置等衍生术式也取得了良好的效果。值得注意的是内镜医师的经验和合适患者的选择对于内镜治疗尤为重要。

（2）假性囊肿：按照修订后的亚特兰大标准，胰腺假性囊肿发生率远低于之前认为的数值。因为之前大部分所谓假性囊肿实际上是包裹性坏死，而积液中的固体坏死碎屑通常是引流失败的主要原因。急性胰周液体积聚通常7~10天就能消退，有报道称只有6.8%的患者会发展成为假性囊肿。而嗜酒及重症胰腺炎是假性囊肿形成的危险因素。1/3的患者囊肿可自行消退，这些患者通常无症状或症状较轻，且囊肿直径不超过4 cm。有胃肠道梗阻症状的假性囊肿可通过超声内镜引导下行胃囊肿造口减压。

（3）胰管断裂：胰管断裂存在时，持续的胰液渗漏可导致单侧胸腔积液、胰源性腹腔积液、反复发作局部液体积聚或胰外瘘。从解剖上分为局部断裂和完全中断两种类型。前者通过经皮穿刺外引流或通过ERCP放置经乳头支架引流可完全愈合。后者由于胰管连续性完全中断及远端胰腺组织持续渗漏胰液入坏死区，临床处理相当棘手，需要内镜医师、放射介入医师及外科医师等多学科合作，ERCP是明确胰管中断的金标准，内镜下经乳头及经胃、十二指肠支架放置等多种引流方式已成为首选治疗方式。而经皮穿刺引流治疗胰管中断综合征后可致胰外瘘已被逐渐淘汰。远端胰腺切除及囊肿内引流术仍是内镜引流失败后确定性手术方式。

（4）胰周血管并发症：20%行影像学检查的急性胰腺炎患者可发现存在脾静脉血栓，引起所谓"胰源性门静脉高压症"或者"区域性门静脉高压症""左侧门静脉高压症"等，但其发生胃底静脉曲张破裂出血的概率<5%，因而不建议行脾切除术。假性动脉瘤十分罕见，但4%~10%的患者将出现严重并发症。经肠系膜血管导管溶栓是肠系膜栓塞的一线治疗措施。

（五）病因治疗

胆源性胰腺炎病因治疗原则：凡伴有胆道梗阻者，应尽早手术或介入治疗解除梗阻；无胆道梗阻者，先行非手术治疗，出院前再做外科处理（ERCP、腹腔镜）。尽管一项Meta分析支持对伴有胆管炎或胆道梗阻的患者早期行ERCP，但常规行ERCP并不会影响死亡率或局部/全身并发发生率。对于高美国麻醉师协会（ASA）评分、合并脓毒症或其他严重疾病而无法手术的患者，更倾向创伤更小的经皮肝穿刺胆道引流（percutaneous transhepatic cholangial drainage，PTCD）或经皮肝穿刺胆囊引流（percutaneous transhepatic biliary drainage，PTBD）或 ERCP。对于胆源性胰腺炎伴胰周积液的患者，胆囊切除术应当延迟到积液吸收或持续积液超过 6 周后。而此类患者宜常规行 ERCP 及括约肌切开，有报道可预防胆源性胰腺炎再发。

参考文献

[1] Williams M, Simms HH. Prognostic usefulness of scoring systems in critically ill patients with severe acute pancreatitis. Crit Care Med, 1999, 27: 901-907.

[2] Lund H, Tonnesen H, Tonnesen MH, et al. Long-term recurrence and death rates after acute pancreatitis. Scand J Gastroenterol, 2006, 41: 234-238.

[3] Frossard JL, Hadengue A. Acute pancreatitis: new physiopatholological concepts. Gastro Clin Biol, 2001, 25: 164-176.

[4] Norman JG, Fink GW, Messina J, et al. Timing of tumor necrosis factor antagonism is critical in determining outcome in murine lethal acute pancreatitis. Surgery, 1996, 120: 515-521.

[5] Gloor B, Todd KE, Lane JS, et al. Mechanism of increased lung injury after acute pancreatitis in IL-10 knockout mice. J Surg Res, 1998, 80: 110-114.

[6] Pastor CM, Matthay M, Frossard JL. Pancreatitis-associated lung injury: new insights. Chest, 2003, 124: 2341-2351.

[7] Poch B, Gansauge F, Rau B, et al. The role of polymorphonuclear leukocytes and oxygen-derived free radicals in experimental acute pancreatitis: mediators of local destruction and activators of inflammation. FEBS Lett, 1999, 461: 268-272.

[8] Perides G, van Acker GJ, Laukkarinen JM, et al. Experimental acute biliary pancreatitis induced by retrograde infusion of bile acids into the mouse pancreatic duct. Nat Protoc, 2010, 5: 335-341.

[9] Sanders G, Kingsnorth AN. Gallstones. BMJ, 2007, 335: 295-299.

[10] Steinberg W, Tenner S. Acute pancreatitis. N Engl J Med, 1994, 330: 1198-1210.

[11] Pandol SJ, Raraty M. Pathobiology of alcoholic pancreatitis. Pancreatology, 2007, 7: 105-114.

[12] Toskes PP. Hyperlipidemic pancreatitis. Gastroenterol Clin North Am, 1990, 19: 783-791.

[13] Wilcox CM, Varadarajulu S, Eloubeidi M. Role of endoscopic evaluation in idiopathic pancreatitis: a systematic review. Gastrointest Endosc, 2006, 63: 1037-1045.

[14] Zandieh I, Byrne MF. Autoimmune pancreatitis: a review. World J Gastroenterol, 2007, 13: 6327-6332.

[15] Bradley EL 3rd. A clinically based classification system for acute pancreatitis. Summary of the International Symposium on Acute Pancreatitis, Atlanta, GA, September 11 through 13, 1992. Arch Surg, 1993, 128: 586-590.

[16] Sarr MG, Banks PA, Bollen TL, et al. The new revised classification of acute pancreatitis 2012. The Surg Clin North Am, 2013, 93 (3): 549-562.

[17] Dellinger EP, Forsmark CE, Layer P, et al, and the Pancreatitis Across Nations Clinical Research and Education Alliance (PANCREA). Determinant-based classification of acute pancreatitis severity: an international multidisciplinary consultation. Ann Surg, 2012, 256: 875-880.

[18] Balthazar EJ, Ranson JH, Naidich DP, et al. Acute pancreatitis: prognostic value of CT. Radiology, 1985, 156: 767-772.

[19] London NJ, Neoptolemos JP, Lavelle J, et al. Contrast-enhanced abdominal computed tomography scanning and prediction of severity of acute pancreatitis: a prospective study. Br J Surg, 1989, 76: 268-272.

[20] King NK, Powell JJ, Redhead D, et al. A simplified method for computed tomographic estimation of prognosis in acute pancreatitis. Scand J Gastroenterol, 2003, 38: 433-436.

[21] Schröder T, Kivisaari L, Somer K, et al. Significance of extrapancreatic findings in computed tomography (CT) of acute pancreatitis. Eur J

Radiol, 1985, 5: 273-275.

[22] De Waele JJ, Delrue L, Hoste EA, et al. Extrapancreatic inflammation on abdominal computed tomography as an early predictor of disease severity in acute pancreatitis: evaluation of a new scoring system. Pancreas, 2007, 34: 185-190.

[23] Bollen TL, Singh VK, Maurer R, et al. A comparative evaluation of radiologic and clinical scoring systems in the early prediction of severity in acute pancreatitis. Am J Gastroenterol, 2012, 107: 612-619.

[24] Spanier BW, Nio Y, van der Hulst RW, et al. Practice and yield of early CT scan in acute pancreatitis: a Dutch observational multicenter study. Pancreatology, 2010, 10: 222-228.

[25] Wu BU, Banks PA. Clinical management of patients with acute pancreatitis. Gastroenterology, 2013, 144 (6): 1272-1281.

[26] Kotwal V, Talukdar R, Levy M, et al. Role of endoscopic ultrasound during hospitalization for acute pancreatitis. World J Gastroenterol, 2010, 16: 4888-4891.

[27] Fischer TD, Gutman DS, Hughes SJ, et al. Disconnected pancreatic duct syndrome: disease classification and management strategies. J Am Coll Surg, 2014, 219 (4): 704-712.

[28] Harrison DA, D'Amico G, Singer M. Case mix, outcome, and activity for admissions to UK critical care units with severe acute pancreatitis: a secondary analysis of the ICNARC Case Mix Programme Database. Crit Care, 2007, 11 (Suppl 1): S1.

[29] Wu BU, Conwell DL. Update in acute pancreatitis. Curr Gastroenterol Rep, 2010, 12: 83-90.

[30] Wu BU, Johannes RS, Sun X, et al. The early prediction of mortality in acute pancreatitis: a large population-based study. Gut, 2008, 57: 1698-1703.

[31] Singh VK, Wu BU, Bollen TL, et al. A prospective evaluation of the bedside index for severity in acute pancreatitis score in assessing mortality and intermediate markers of severity in acute pancreatitis. Am J Gastroenterol, 2009, 104: 966-971.

[32] Papachristou GI, Muddana V, Yadav D, et al. Comparison of BISAP, Ranson's, APACHE-II, and CTSI scores in predicting organ failure, complications, and mortality in acute pancreatitis. Am J Gastroenterol, 2010, 105: 435-441, quiz 442.

[33] Mounzer R, Langmead CJ, Wu BU, et al. Comparison of existing clinical scoring systems to predict persistent organ failure in patients with acute pancreatitis. Gastroenterology, 2012, 142: 1476-1482; quiz e15-e16.

[34] Singla A, Simons J, Li Y, et al. Admission volume determines outcome for patients with acute pancreatitis. Gastroenterology, 2009, 137: 1995-2001.

[35] Warndorf MG, Kurtzman JT, Bartel MJ, et al. Early fluid resuscitation reduces morbidity among patients with acute pancreatitis. Clin Gastroenterol Hepatol, 2011, 9: 705-709.

[36] Mao EQ, Tang YQ, Fei J, et al. Fluid therapy for severe acute pancreatitis in acute response stage. Chin Med J (Engl), 2009, 122: 169-173.

[37] Tenner S, Baillie J, De Witt J, et al. American College of Gastroenterology guideline: management of acute pancreatitis. Am J Gastroenterol, 2013, 108: 1400-1415; 1416.

[38] Working Group IAP/APA Acute Pancreatitis Guidelines. IAP/APA evidence-based guidelines for the management of acute pancreatitis. Pancreatology, 2013, 13 (Suppl 2): 11-15.

[39] Wu BU, Hwang JQ, Gardner TH, et al. Lactated Ringer's solution reduces systemic inflammation compared with saline in patients with acute pancreatitis. Clin Gastroenterol Hepatol, 2011, 9: 710-717.

[40] Roberts I, Blackhall K, Alderson P, et al. Human albumin solution for resuscitation and volume expansion in critically ill patients. Cochrane Database Syst Rev, 2011: CD001208.

[41] American Society of Anesthesiologists Task Force on Acute Pain Management. Practice guidelines for acute pain management in the perioperative setting: an updated report by the American Society of Anesthesiologists Task Force on Acute Pain Management. Anesthesiology, 2012, 116: 248-273.

[42] Dejong CH, Greve JW, Soeters PB. Nutrition in patients with acute pancreatitis. Curr Opin Crit Care, 2001, 7: 251-256.

[43] Petrov MS, Pylypchuk RD, Uchugina AF. A systematic review on the timing of artifi cial nutrition in acute pancreatitis. Br J Nutr, 2009, 101: 787-793.

[44] Asrani V, Chang WK, Dong Z, et al. Glutamine supplementation in acute pancreatitis: a meta-analysis of randomized controlled trials. Pancreatology, 2013, 13: 468-474.

[45] Kumar A, Singh N, Prakash S, et al. Early enteral nutrition in severe acute pancreatitis: a prospective randomized controlled trial comparing nasojejunal and nasogastric routes. J Clin Gastroenterol, 2006, 40: 431-434.

[46] Kirkpatrick AW, Roberts DJ, De WJ, et al. Intra-abdominal hypertension and the abdominal compartment syndrome: updated consensus definitions and clinical practice guidelines from the World Society of the Abdominal Compartment Syndrome. Intensive Care Med, 2013, 39 (7): 1190-1206.

[47] Bai Y, Gao J, Zou DW, et al. Antibiotics prophylaxis in acute necrotizing pancreatitis: an update. Am J Gastroenterol, 2010, 105: 705-707.

[48] Wittau M, Mayer B, Scheele J, et al. Systematic review and meta-analysis of antibiotic prophylaxis in severe acute pancreatitis. Scand J Gastroenterol, 2011, 46: 261-270.

[49] Jiang K, Huang W, Yang XN, et al. Present and future of prophylactic antibiotics for severe acute pancreatitis. World J Gastroenterol, 2012, 18: 279-284.

[50] Runzi M, Niebel W, Goebell H, et al. Severe acute pancreatitis: nonsurgical treatment of infected necroses. Pancreas, 2005, 30: 195-199.

[51] van Santvoort HC, Bakker OJ, Bollen TL, et al, and the Dutch Pancreatitis Study Group. A conservative and minimally invasive approach to necrotizing pancreatitis improves outcome. Gastroenterology, 2011, 141: 1254-1263.

[52] Van Santvoort HC, Besselink MG, Bakker OJ, et al. A step-up approach or open necrosectomy for necrotizing pancreatitis. N Engl J Med, 2010, 362: 1491-1502.

[53] Bakker OJ, Van Santvoort HC, van BS, et al. Endoscopic transgastric vs surgical necrosectomy for infected necrotizing pancreatitis: a randomized trial. JAMA, 2012, 307: 1053-1061.

[54] Melman L, Azar R, Beddow K, et al. Primary and overall success rates for clinical outcomes after laparoscopic, endoscopic and open pancreatic cystgastrostomy for pancreatic pseudocysts. Surg Endosc, 2009, 23: 267-271.

[55] Irani S, Gluck M, Ross A, et al. Resolving external pancreatic fistulas in patients with disconnected pancreatic duct syndrome: using rendezvous techniques to avoid surgery. Gastrointest Endosc, 2012, 76: 586-593.

[56] Lenhart DK, Balthazar EJ. MDCT of acute mild (nonnecrotizing) pancreatitis: abdominal complications and fate of fluid collections. AJR Am J Roentgenol, 2008, 190: 643-649.

[57] Lankisch PG, Weber-Dany B, Maisonneuve P, et al. Pancreatic pseudocysts: prognostic factors for their development and their spontaneous resolution in the setting of acute pancreatitis. Pancreatology, 2012, 12: 85-90.

[58] Varadarajulu S, Christein JD, Tamhane A, et al. Prospective randomized trial comparing EUS and EGD for transmural drainage of pancreatic pseudocysts (with videos). Gastrointest Endosc, 2008, 68: 1102-1111.

[59] Varadarajulu S, Noone TC, Tutuian R, et al. Predictors of outcome in pancreatic duct disruption managed by endoscopic transpapillary stent placement. Gastrointest Endosc, 2005, 61: 568-575.

[60] Lawrence C, Howell DA, Stefan AM, et al. Disconnected pancreatic tail syndrome: potential for endoscopic therapy and results of long-term follow-up. Gastrointest Endosc, 2008, 67: 673-679.

[61] Murage KP, Ball CG, Zyromski NJ, et al. Clinical framework to guide operative decision making in disconnected left pancreatic disruption (DLPR) following acute or chronic pancreatitis. Surgery, 2010, 148: 847-857.

[62] Butler JR, Eckert GJ, Zyromski NJ, et al. Natural history of pancreatitis-induced splenic vein thrombosis: a systematic review and meta-analysis of its incidence and rate of gastrointestinal bleeding. HPB (Oxford), 2011, 13: 839-845.

[63] Bergert H, Hinterseher I, Kersting S, et al. Management and outcome of hemorrhage due to

arterial pseudoaneurysms in pancreatitis. Surgery, 2005, 137: 323-328.

[64] Balachandra S, Siriwardena AK. Systematic appraisal of the management of the major vascular complications of pancreatitis. Am J Surg, 2005, 190: 489-495.

[65] Tse F, Yuan Y. Early routine endoscopic retrograde cholangiopancreatography strategy versus early

conservative management strategy in acute gallstone pancreatitis. Cochrane Database Syst Rev, 2012, 5: CD009779.

[66] Heider TR, Brown A, Grimm IS, et al. Endoscopic sphincterotomy permits interval laparoscopic cholecystectomy in patients with moderately severe gallstone pancreatitis. J Gastrointest Surg, 2006, 10: 1-5.

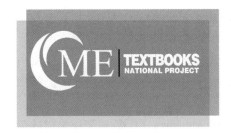

脑出血诊治进展

第 **22** 章

任思颖　伍国锋
贵州医科大学急诊医学教研室

脑出血是指原发性非外伤性脑实质内血管破裂出血，也称自发性脑出血（spontaneous intracerebral hemorrhage，SICH）。是一种发病急、病情凶险、病死率及致残率高的急性脑血管病，年发病率为（60~80）/10 万人，占全部脑血管疾病的 20%~30%，急性期病死率为 30%~40%，高于其他脑血管疾病。由于其居高不下的致残率，给家庭、社会带来巨大的负担。因此，充分了解诱发脑出血的病因及危险因素，有助于提高对该疾病的认知，减少该疾病带来的危害；探索脑出血的病理生理机制，寻求治疗脑出血的有效手段，防治并发症；研究脑出血的各种治疗方法，减轻血肿造成的继发性损害，促进神经功能恢复。

一、脑出血病因学研究

（一）病因

1. 高血压　目前普遍认为高血压性脑出血的发生同脑小血管管壁结构的重构和脑血管内血流动力学的变化有关。高血压可引起小动脉血管壁损伤，曾有研究人员给大鼠进食食盐导致高血压，观察到该大鼠血管壁逐渐破裂。高血压性脑出血具有遗传因素，Jeanne 等发现与脑出血相关的Ⅳ型胶原蛋白发生了微小改变，Woo 等确定 1q22 是非脑叶出血的易感基因。

2. 脑淀粉样血管病　脑淀粉样血管病（cerebral amyloid angiopathy，CAA）是 β-淀粉蛋白在大脑皮质和软脑膜的中动脉、小动脉和毛细血管壁中沉积所致脑血管功能障碍的一种疾病。β-淀粉样蛋白可以损伤血管壁导致颅内微出血及有症状性脑出血，主要是脑叶的出血，在人体微血管的分支正常状态下，*CR*1 基因参与了 β-淀粉样蛋白的清除。最近，Biffi 等发现 *CR*1 基因的变异体增加了 CAA 相关脑出血的发生率。

3 动脉瘤　动脉瘤是由于动脉壁病变或损伤，形成局限性球状的膨出，可发生在动脉系统的任何部位。颅内动脉由于血管分布的特殊性，动脉瘤出血经常进入蛛网膜下腔，形成蛛网膜下腔出血，也可出现脑出血。

4. 脑动静脉畸形　动静脉畸形是由于血管缺少真正的血管床，血液直接从动脉流入静脉，形成血流短路，从而引起脑血流动力学改变，该改变使血管易于破裂，故脑动静脉畸形严重的并发症之一就是脑出血。大量的研究探讨脑动静脉畸形所致脑出血的遗传危险因素，发现 *EPHB*4 基因编码的酪氨酸受体与脑出血有关，除此之外，编码白介素（IL）-6、肿瘤坏死因子（TNF）-α、载脂蛋白 E（APOE）ε2 等位基因和 IL-1β 的基因及基因受体与此类脑出血有关。

5. 脑静脉窦血栓形成　脑静脉窦血栓形成（cerebral venous sinus thrombosis，CVST）是一种罕见的卒中形式，由于 CVST 在表现形式及潜在原因上存在很大的变异性，故很难被诊断。该病好发人群为青年人，其次为小孩。CVST 最主要的治疗是使血管再通及预防血栓再次发生，曾经使用过抗凝药物较未使用过抗凝药物的复发率低。CVST 所致脑出血治疗中抗凝药物剂量的使用仍然有待进一步商榷。

6. 海绵状血管畸形　海绵状血管畸形（cerebral cavernous malformation，CCM），又称为静脉畸形，是一种静脉毛细血管发生的桑葚状改变的血管损害，有家族倾向性，现阶段已经确定的突变基因有三种：*CCM*1、*CCM*2 和 *CCM*3，这三种物质形成 CCM 复合物，来调控血管网连接的稳定性。

7. 抗凝血剂　一项基于人群的研究表明，抗凝血剂的使用增加了脑出血发生率，尤其是维生素 K 拮抗剂华法林的使用。脑出血急性期使用华法林，可以导致血肿扩大，人们在探索其他抗凝药物如利伐沙班、阿哌沙班、凝血酶抑制剂及凝血因子Ⅹa 拮抗剂与华法林导致的脑出血相比，前者引起的脑出血概率比华法林低。

8. 感染　近期一些研究表明某些特殊的感染可以引起脑出血，Nakano 等进行脑出血老鼠实验时发现，老鼠感染链球菌属变异株 K 型后，该菌株可以表达胶原结合蛋白，使脑出血进一步恶化，同时有资料表明感染该链球菌属变异株后，没有及时控制感染的患者发生脑出血的概率高于积极控制感染组。因此，感染链球菌属变异株对脑出血易感人群的影响，仍然值得进一步研究。

9. 肝功能障碍　引起肝功能障碍的疾病有很多，如急慢性肝炎、肝衰竭、感染性休克等。肝脏功能受损后必然影响凝血功能的正常发挥，尽管临床上以监测国际标准化比值（INR）值来监测患者凝血状况，但脑出血的风险仍然很大。

10. 缺血性脑血管疾病　缺血性脑血管疾病，特别是大面积脑栓塞患者，缺血部位有易发生出血转换，这种改变主要与缺血性脑血管疾病使用组织型纤溶酶原激活剂治疗有关。

（二）危险因素

1. 不可控制的危险因素

（1）年龄：年龄差异影响脑出血类型和临床表现，随着年龄的增加，CAA 相关脑出血通常比高血压性脑出血发病率高。

（2）遗传因素：最近有学者研究遗传因素与脑出血的关系，发现纤维蛋白的单核苷酸多样性可能增加了脑出血的易感性，*CCM*3 的变异与早期脑出血的发生有关，编码脂蛋白 E 的等位基因 $\varepsilon 2$ 和 $\varepsilon 4$ 都能增加脑出血的发生率。

（3）性别：脑出血在男性患者中多见，可能与男性超负荷工作及吸烟、饮酒等不良嗜好有关，但 Kim 等发现环境温度低时，老年女性更易发生脑出血。

（4）种族：不同种族的卒中发病率不同，这可能与遗传因素有关，社会因素如生活习惯和环境也可能起一部分作用。有资料显示亚洲人群脑出血的发病率高于其他种族人群。

（5）气候：脑出血发病有明显的季节性，冬春季节发病率相对较高，尤其是冬季，其机制可能由于天气寒冷，气温波动较大，周围血管收缩致血压变化有关。同时有研究发现高大气压也可增加脑出血的发生率。

2. 可控制的危险因素

（1）吸烟：有研究表明吸烟与脑出血无明显关联，又有学者认为香烟中的某些成分对颅内动脉管壁弹力层有损害作用，长期大量吸烟可使脑血管舒缩功能降低并加速动脉硬化而增加出血的危险，特别是对于原有高血压者，吸烟更易导致脑出血，吸烟者发生脑出血的危险性高于非吸烟者，且随着吸烟量的增加发生脑出血的风险性也随之增加。

（2）饮酒：饮酒与脑出血的关系不确定。但是，长期嗜酒可以促使皮质醇、肾素、加压素水平增高，从而使血压升高，而对于高血压患者来说，长期饮酒又会加重血脂水平及动脉硬化，使脑血管弹性减弱。大量饮酒可使心跳加快、血管收缩，血压在原来已较高水平上骤然升高，使硬化脆弱的脑血管无法承受这一压力而导致破裂出血。

（3）文化程度：高中文化水平以下的人群较高中文化水平及以上的人群患脑出血的概率高两倍。低文化水平的人群社会经济地位不高，对健康的关注度较少，获得健康资讯的相关渠道不多，故容易发病。

（4）饮食习惯：随着生活水平的改善，人们出现许多代谢病。高胆固醇血症是脑出血的危险因素，但值得注意的是，低胆固醇血症可以使血管脆性增加。糖尿病会加速脑血管阻塞与血管硬化，糖尿病患者的脑出血发病率是非糖尿病患者的5倍。

二、脑出血病理生理机制

脑出血的病理生理机制涉及多方面的功能和代谢变化，目前研究较多的有以下几方面。

（一）脑出血早期颅内血肿扩大

1. 脑出血后血肿扩大是脑出血患者神经功能恶化及死亡的独立强预测因子，超早期血肿扩大预示急性脑出血患者预后不良。Dowlatshahi 等研究表明，脑出血患者在入院后血肿扩大的发生率为30%~40%。Christian Ovecen 等应用经颅多普勒超声每30 min 进行一次血肿监测，发现血肿扩大常发生在脑出血后的7~8 h，血肿与脑水肿共同的占位效应使脑组织移位，颅内压升高及脑疝形成。血肿扩大常发生在血肿周围的脑组织而非首发破裂血管的再出血，具体机制目前尚不清楚，可能与血肿周围血管压力过高或局部肾上腺素分泌增加等有关。

2. 由于脑出血后血肿扩大对患者预后的重大影响，近年来很多研究集中在血肿扩大的预测因子上。Arima 等研究表明急性幕上出血患者，收缩压在180 mmHg 以上是血肿扩大的独立预测因子，早期快速降压治疗可以降低血肿扩大的发生率。脑出血后体温与再出血及预后也有关系。其他诸如血肿密度不均一及形态不规则、长期酗酒、IL-6 水平、口服抗凝剂治疗等，均为导致血肿扩大的因素。由于脑出血血肿扩大与预后密切相关，因此预防脑出血后血肿扩大成为目前研究的重点之一。

（二）脑出血后继发性脑组织损伤

脑出血后，脑组织正常结构被破坏，血肿产生占位效应，血肿周围继发性缺血，在血浆、血细胞及其裂解产物、激活的凝血酶等作用下，形成氧化应激、细胞兴奋性毒性、细胞凋亡及炎症反应，引起血肿周围脑组织的继发性损害。

1. 脑出血后随着破入脑实质的红细胞裂解，血红蛋白释放，产生血-脑脊液屏障（blood-brain barrier，BBB）破坏、炎症反应、细胞凋亡、氧化应激等病理生理改变。脑出血后 BBB 的破坏，加重血肿周围脑组织的水肿及炎症细胞、凝血酶等神经毒性物质的浸润。有研究表明，向大鼠基底节区注入自体血造成脑出血模型后，紧密连接蛋白 occludin 表达下降，BBB 通透性增高。一系列研究表明，血红蛋白及其裂解产物是导致 BBB 通透性增高的重要因素之一。BBB 是维持神经系统内环境稳态的结构基础，内皮细胞的紧密连接是构成 BBB 的主要成分。研究表明，紧密连接是由相邻细胞通过跨膜蛋白、胞质附属蛋白聚合形成，claudin 是紧密连接蛋白分子元件的主要构成成分，对于维持紧密连接的选择通透性和细胞极化起重要作用。Butt 等在大鼠脑实质注入血红蛋白后 claudin 表达下降、BBB 通透性增高。另外，有研究表明，血红蛋白（Hb）通过激活 Caspase-8 和 Caspase-9 引起体外培养的内皮细胞凋亡，Hb 还可抑制细胞 Na^+-K^+-ATP 酶导致神经细胞凋亡。在动物实验及体外细胞培养中均发现 Hb 会增加超氧化物产生和氧化产物堆积，表明 Hb 在血肿周围脑组织氧化应激中的作用。

2. 凝血酶（TM）在脑出血后血肿周围脑组织继发性损伤中的作用非常重要。脑出血后血肿在形成血凝块的过程中，TM 瀑布式释放。每毫升血液凝固可产生 260~360 U TM。研究表明，TM 可导致血肿周围脑组织 BBB 通透性增高、炎症细胞浸润、诱导神经细胞凋亡。凝血酶受体（TBR）是 G 蛋白偶联受体，TM 与 TBR 结合后，激活膜上的磷脂酶 C（phospholipase C，PLC），PLC 将膜上的磷脂酰肌醇二磷酸（phosphatidylinosital biphosphate，PIP2）分解为三磷酸肌醇（inositol triphosphate，IP3）和二酯酰甘油（diacylglycerol，DG），通过 IP3 和 DG 信号传导途径，使胞内 Ca^{2+} 超载，促进神经细胞的凋亡。TM 尚可通过 N-甲基-D-天冬氨酸受体（N-methyl-D-aspartate receptor，NMDAR）诱导神经细胞凋亡，而应用 NMDAR 抑制剂地卓西平能降低细胞膜及 BBB 的通透性，减轻脑组织的炎症反应，起到神经细胞保护作用。

3. 大量研究显示，脑出血后炎症反应在脑出血后继发性损伤中有重要作用。脑出血后胶质细胞的激活、BBB 破坏导致外周血炎症细胞浸润、炎症因子的大量释放均导致继发性神经功能损伤加重。Toll 样受体（Toll-like receptor，TLR）是一类跨膜信号转导分子，属于白介素受体超家族成员，通过识别外源性配体［病原体相关分子模式（PAMP）］和内源性配体［损伤相关分子模式（DAMP）］，导致下游的接头信号分子 MyD88 或 TRIF 活化，继而引起 NF-κB 的激活，产生大量的炎症因子，在天然免疫中具有重要作用。近期的研究发现 TLR4/NF-κB 信号系统介导的炎症反应在脑出血后神经功能损害中发挥重要作用，脑出血后血红蛋白与小胶质细胞 TLR4 结合，激活下游 MyD88 或 TRIF 信号途径，导致转录因子 NF-κB 激活，进而导致炎症因子大量转录表达，加重脑水肿和神经功能损害。

4. 细胞凋亡是脑出血后血肿周围脑组织细胞死亡的主要形式。Casepase-3 的表达意味着细胞凋亡进入不可逆阶段。有研究发现，脑出血后血肿周围 Caspase-3 表达水平与凋亡细胞水平成正相关。缺氧诱导因子-1（hypoxia inducible factor-1，HIF-1）是细胞在低氧条件下诱导产生的一种参与调节氧稳态失衡的氧敏感核转录因子，在人类心、脑、肾、肺等各器官中均有表达，在动物及体外实验均证实 HIF-1 可被低氧显著诱导。近年来，HIF-1 在细胞凋亡的作用近年来受到关注，Halterman 等研究发现，HIF-1α 能直接与 p53 蛋白结合，调控下游 Bax 等凋亡基因的表达，促进细胞凋亡的发生。血肿周围脑组织在脑出血后 4 h 时 HIF-1 开始表达，24~48 h 达高峰，7 d 后下降至较低水平，HIF-1 在脑出血后血肿周围脑组织表达升高，可能与血肿机械压迫脑组织至血肿周围脑组织缺血缺氧有关。

脑出血的病理生理机制研究涉及不同损害因素的多种损害途径，目前很多机制研究尚处于研究探索阶段，需要我们不断探索，为治疗脑出血寻求有效的治疗手段。

三、脑出血治疗研究

（一）药物治疗

脑出血药物治疗的基本原则为：脱水降颅压、减轻脑水肿；调整血压；防止继续出血；减轻血肿造成的继发性损害；促进神经功能恢复；防治并发症。

1. 脱水降低颅内压　颅内压升高的主要原因为早期血肿的占位效应和血肿周围脑组织的水肿，脑出血后 3~5 天，脑水肿达高峰。颅内压升高是脑出血患者死亡的主要原因，因此降颅内压为治疗脑出血的首要任务。甘露醇是一种渗透性脱水药物，具有利尿、降低颅内压、促进血管外液向血管内转移、改善微循环等作用，但是大剂量的应用不一定会增加疗效却会增加不良反应。因而主张在急性期适量脱水，并监测尿量、水及电解质平衡。其他脱水药物还有甘油果糖、人血白蛋白、呋塞米等。

2. 调整血压　脑出血后早期血压增高较常见，而血压过高往往会引起血肿扩大、血肿周围水肿和再出血，这些都会导致不良预后。因此，血压的监测和处理是脑出血急性期治疗的关键问题。在一项前瞻性研究中，将 29 例急性脑出血患者血压控制为<160/90 mmHg，结果显示 9% 的患者出现血肿扩大。一项关于颅脑出血早期降压治疗的临床试验表明，如果血压降低过度则会导致脑血流灌注不足，从而造成低灌注损伤。因此，降血压过程应缓慢而平稳。收缩压>230 mmHg，舒张压>140 mmHg，可考虑用硝普钠 0.5~1.0 μg/（kg·min），收缩压 180~230 mmHg 或舒张压 105~140 mmHg，宜口服卡托普利、美托洛尔等。

3. 防止继续出血　18%~38% 急性脑出血血肿扩大出现在 3 h 内，8%~16% 出现在 3~6 h。早前有报道指出，在临床上，脑出血急性期应用止血药无明显临床价值，但应用活血类药物扩张微循环，增加血流量，有利于血肿的吸收和神经功能恢复。目前热点研究之一的超早期止血治疗已在临床开始实施，对于一部分凝血功能正常的患者，应用止血药可以控制血肿的进一步扩大。6-氨基己酸和氨甲苯酸虽然不能激活血液的凝固程序，但其抗纤溶作用起到了稳定血凝块的作用。近期临床研究与试验最多的是活化重组因子Ⅶ（activaed recombinant factor Ⅶ，rFⅦ），多项试验及临床实践表明，rFⅦ 对早期及中期脑出血血肿控制效果显著。国际多中心多项临床研究证明 rFⅦ 能在脑出血发作后 180 min 有效控制血肿扩大与出血现象，且使用 rFⅦ 后，患者再次脑出血概率降低了 39%，虽然由于此类药物存在一定的毒副作用，药物确切疗效仍有待进一步深入研究和试验，但仍可能成为脑出血超早期止血治疗的理想制剂。

4. 减轻继发性脑损害　脑出血后血红细胞可裂解并释放大量的细胞毒性物质，造成继发性脑损害。血红细胞裂解时释放的细胞毒性物质需要及时清除以消除其细胞毒性作用。目前研究发现小胶质细胞和巨噬细胞组成性的表达 PPARγ，激活 PPARγ 可通过转录水平的调控上调细胞表面清道夫受体 CD36，从而帮助小胶质细胞和巨噬细胞通过吞噬或内吞来清除坏死或凋亡细胞残骸；还可上调抗氧化剂和铜锌超氧化物歧化酶，增加细胞的抗氧化功能。相关实验证实，PPARγ 激动剂能够增强小胶质细胞吞噬红细胞的能力，并促进血肿吸收，减轻血肿的继发性损害，减少脑出血导致的神经功能缺失。因而 PPARγ 激动剂可能是治疗脑出血继发性损害的一种潜在方法。Regan 等研究发现去铁胺可减轻脑出血后毒性反应，在猪脑出血模型中，去铁胺的应用可降低脑丙二醛含量，促进 Na^+-K^+-ATP 酶活性的恢复。另外，有研究发现 TM 能增加胶质细胞中神经生长因子的合成与分泌，调节突起生长，并刺激星形胶质细胞增殖。在血管内皮细胞内，凝血酶刺激细胞分泌血管内皮细胞生长因子，上调血管内皮生长因子受体表达。

5. 促进神经功能恢复　脑出血不仅危及患者的生命，更严重的是其高致残率，在幸存者中，促进神经功能恢复成为治疗的重点。临床上常用药物有胞磷胆碱及神经节苷脂，其作用机制是促进神经重构，包括神经细胞的生存、轴突和突触生长，对损伤后继发性神经退化有保护作用，并且对脑血流动力学参数以及因损伤后导致的脑水肿有积极的治疗作用。鼠神经生长因子是一种从小鼠颌下腺中提取并纯化的生物活性蛋白，是重要的神经生长因子之一，具有促进再生的神经纤维生长、营养神经细胞和促进突起生长的作用。脑出血后 BBB 的通透性增高，外源性的鼠神经生长因子可透过 BBB 作用于神经细胞，发挥神经保护作用。

6. 防治并发症 脑出血可以诱发癫痫发作，常以脑叶出血多见。将抗癫痫药物用于脑叶出血的患者在理论上可获益，抗癫痫药尚未被证明可改善脑出血的预后。深静脉血栓形成是脑出血住院患者常见的并发症，在给予抗凝剂治疗的同时其出血风险也增加，所以更具挑战性。美国心脏协会（AHA）指南指出在确认出血停止后，可以考虑使用低分子肝素或普通抗凝治疗，在脑出血24 h后用肝素治疗是安全的。

（二）手术治疗

进入 20 世纪后，随着第一例针对脑出血的外科开颅手术治疗面世，神经外科手术方法和手术器械也得到不断改进和发展，除了传统的去骨瓣开颅血肿清除术，还出现了小骨窗血肿清除术、立体定向血肿穿刺术、内镜血肿清除术、神经导航辅助血肿清除术。目前几乎所有观点都指出，手术治疗可以降低脑出血的病死率，早期手术能改善患者的预后。

1. 手术适应证及禁忌证 手术能否达到预期的效果，关键在于手术指征的掌握。手术适应证要视患者的临床症状、体征、出血部位、出血量、全身情况综合考虑。以下几点可作为手术治疗自发性脑出血的适应证：①血肿量幕上>30 ml（若血肿量<30 ml，对脑重要功能区有压迫而引起神经功能缺失如偏瘫、失语等）；②幕下小脑出血量>10 ml（若出血量<10 ml，但第四脑室受压变形，出现梗阻性脑积水）；③脑干出血通常较少考虑直接手术，可采用立体定向穿刺治疗，如并发脑室出血，出现脑积水可根据情况行脑室外引流或分流术；④意识障碍［格拉斯哥评分（GCS）6~8分］，但其呼吸、血压等生命体征稳定，病情无逐渐加重；⑤一侧瞳孔散大，脑疝发生时间<2 h；⑥双侧瞳孔散大，但对脱水剂有效，全身器官功能尚好。禁忌证：双侧瞳孔散大固定，呼吸骤停，深昏迷，并出现多器官功能不全，不应考虑手术治疗。

2. 手术时间窗 过去认为脑出血急性期患者血压高，出血未稳定，手术危险大，术后再出血风险高，不主张早期清除血肿。后来很多研究发现 48 h 内脑出血病死率高达 60%~80%，同时有基础研究显示血肿形成后即有溶解，产生细胞毒性物质，由于这些细胞毒性物质的作用和血肿的机械压迫引起血肿周围正常脑组织细胞代谢紊乱，形成一条神经元功能下降的半暗区，6 h 内清除血肿解除压迫，半暗区内受损的神经元功能可以恢复，超过 6 h 半暗区内受损的神经元将不可逆转，因此认为早期手术清除血肿、解除压迫可以救治半暗区内受损的神经元，从而使神经功能最大限度恢复。另有报道超早期手术并不会增加死亡率。王建清等报道一组 266 例高血压性脑出血手术时机的研究表明：≤7 h、7~24 h 及>24 h 手术的近、远期疗效、死亡率及生活质量均无显著差异，但 7 h 以内手术组颅内再出血风险高于另外两组，因此认为手术时机以发病 7~24 h 为宜。Kanno 等报道手术治疗 318 例壳核出血，认为在发病 6 h 内清除血肿，患者神经功能恢复比例明显提高。近来赵雅度教授研究认为，对发病后有手术适应证者，如能采用直视下清除血肿，并彻底止血，术后再出血概率将大为减少，应该提倡尽早手术，尽快打破恶性循环，减少死亡率，提高患者生活质量。

3. 手术方法 目前国内外对血肿的处理，有以下几种方法。

（1）直接穿刺抽吸血肿：包括计算机断层扫描（CT）立体定向钻颅或徒手锥、碎吸血肿置管引流等。以立体定向微创性颅内血肿穿刺引流术为例，该手术方法定位准确、操作简便、创伤小，结合纤溶剂溶解血块，并置管引流，手术方式简单易行，不需全麻，适合高龄、一般情况较差不宜全麻的患者，可以有效地降低患者死亡率和致残率，提高生存质量。Teernstra 等对 71 例患者（年龄>45 岁，血肿量>10 ml，发病时间<72 h）进行非手术治疗（35 例）和穿刺引流血肿（36 例）的前瞻性随机对照研究，发现穿刺引流血肿组穿刺后注入尿激酶，每6 h 一次，48 h 后穿刺组血肿平均减少18 ml，而非手术治疗组无明显变化。值得注意的是，由于直接穿刺抽吸血肿不

能止血，所以只有当无活动性出血时方可使用。

（2）去骨瓣开颅清除血肿：作为传统的脑出血治疗方式，最大的优点是可在开颅直视下经颞部或侧裂入路彻底清除血肿及液化坏死的脑组织，解除血肿对脑组织的压迫，术中直视下止血可靠，术前出现脑疝者可行去骨瓣外减压。目前多用于出血部位不深、血肿较大、中线严重移位合并有脑疝或小脑血肿患者，以达到迅速减压目的。其缺点是手术创伤大、时间长、出血多、术后水肿反应重、术后恢复时间长、手术死亡率较高。Lee 等认为开颅手术与非手术治疗相比会给脑组织带来巨大的损伤，并且对改善预后没有帮助。Cho 等对 90 例基底节区出血患者（GCS 评分 9～13 分，血肿量≥25 ml，发病时间<24 h）的前瞻、随机、对照研究表明开颅手术比穿刺引流血肿和内镜手术清除血肿手术时间长、失血量多、疗效差。

（3）神经导航：神经导航在基底节区脑出血手术中得到较为广泛的应用。传统手术多采用去骨瓣开颅，创伤相对较大，目前多采用小切口，经侧裂入路，部分侧裂较难分离者采用颞叶皮层入路，配合应用神经导航可以指导颞叶皮层及岛叶切开，减少无效暴露，从而减少正常脑组织损伤。通过导航，可找到更好清除颅内血肿的角度，利用导航实时监测，对血肿清除程度有更好的了解，减少因脑组织回缩而遗漏颅内血肿的可能，可以更安全和尽可能多地清除颅内血肿。以往多根据 CT、体表标志来确定手术入路、靶点以及穿刺的方向及深度，需要手术医师具有较强的三维解剖概念，并且往往比较粗略。神经导航利用其自带的三维成像软件，可以很直观地显示颅内血肿与体表靶点的关系，虽然增加了操作步骤，但对病变能做到心中有数，明确目标。因为术前需要进行导航计划等准备，所以不推荐脑疝及颅内巨大血肿患者使用。

3. 神经干细胞移植　国内一项研究在脑出血发病 7 天后，通过腰椎穿刺术向蛛网膜下腔移植神经干细胞，每次移植 4.0×10^8 单位，一周 2 次，总共 4 次，对患者第 1、7、14、21 及 28 天时进行美国国立卫生研究院卒中量表（NIHSS）评分和 CT 扫描以评估神经功能及观察血肿周围病变的体积，结果显示 14 天后 NIHSS 评分和血肿周围病变的体积均显著降低，治疗组和对照组治疗前后的差别非常明显（$P<0.05$）。除了少数患者有短暂的发热和寒战，没有发现其他严重不良反应，因此鞘内移植神经干细胞治疗脑出血可能是安全有效的，但该治疗方法尚需进一步大规模的临床研究证实。

4. 针灸治疗　针灸治疗的主要效果包括减轻炎症反应、减少自由基和兴奋性氨基酸对大脑神经元的损伤、平衡血管活性物质的释放、增加脑血流、促进神经组织的修复和再生等。2012 年中国有一项关于针灸治疗的研究，纳入了 60 例急性脑出血患者，随机分为西药治疗组和头部穴位针灸治疗组，每组 30 例，在西药治疗组，给予传统的静脉注入硝普钠、甘露醇等控制血压和颅内压。头部穴位针灸治疗组，在上述药物治疗的基础上增加头部穴位针灸治疗。根据意识障碍、头疼、有无尿便功能障碍、瘫痪等不同症状选择不同的穴位，治疗后头颅 CT 显示在头部穴位针灸治疗组血肿吸收率为 80%（24/30），优于西药治疗组的 56.7%（17/30，$P<0.05$）。提示在脑出血急性期头部穴位针灸治疗可能是安全有效的。

脑出血是常见的中老年疾病，是严重的世界公共卫生问题，死亡率及致残率高，在过去的 20 多年里，随着脑出血的试验与实践的不断深入，治疗方式也得到了不断更新，既有的治疗方式也不断改善，但仍有许多领域仍处在研究阶段，治疗脑出血仍需我们全力以赴，任重道远。

参考文献

［1］Bart H, Joshua B, Goldstein N, et al. Therapeutic strategies in acute intracerebral hemorrhage. Neurotherapeutics, 2012, 9: 87-98.

[2] Adeoye O, Broderick JP. Advances in the management of intracerebral hemorrhage. Nat Rev Neurol, 2010, 6: 593-601.

[3] Keep RF, Zhou N, Xiang J, et al. Vascular disruption and blood-brain barrier dysfunction in intracerebral hemorrhage. Fluids Barriers CNS, 2014, 11: 18.

[4] Lee JM, Zhai G, Liu Q, et al. Vascular permeability precedes spontaneous intracerebral hemorrhage in stroke-prone spontaneously hypertensive rats. Stroke, 2007, 38: 3289-3291.

[5] Devan WJ, Falcone GJ, Anderson CD, et al. Heritability estimates identify a substantial genetic contribution to risk and outcome of intracerebral hemorrhage. Stroke, 2013, 44: 1578-1583.

[6] Jeanne M, Labelle-Dumais C, Jorgensen J, et al. COL4A2 mutations impair COL4A1 and COL4A2 secretion and cause hemorrhagic stroke. Am J Hum Genet, 2012, 90: 91-101.

[7] Woo D, Falcone GJ, Devan WJ, et al. Meta-analysis of genome-wide association studies identifies 1q22 as a susceptibility locus for intracerebral hemorrhage. Am J Hum Genet, 2014, 94: 511-521.

[8] Auriel E, Greenberg SM. The pathophysiology and clinical presentation of cerebral amyloid angiopathy. Curr Atheroscler Rep, 2012, 14: 343-350.

[9] Mehndiratta P, Manjila S, Ostergard T, et al. Cerebral amyloid angiopathy-associated intracerebral hemorrhage: pathology and management. Neurosurg Focus, 2012, 32: 37.

[10] Viswanathan A, Greenberg SM. Cerebral amyloid angiopathy in the elderly. Ann Neurol, 2011, 70: 871-880.

[11] Samarasekera N, Smith C, Al-Shahi Salman R, et al. The association between cerebral amyloid angiopathy and intracerebral haemorrhage: systematic review and meta-analysis. J Neurol Neurosurg Psych, 2012, 83: 275-281.

[12] Biffi A, Shulman JM, Jagiella JM, et al. Genetic variation at CR1 increases risk of cerebral amyloid angiopathy. Neurology, 2012, 78: 334-341.

[13] McNulty ML, Lee VII. Management of unruptured intracranial aneurysms and arteriovenous malformations. Am J Ther, 2011, 18: 64-69.

[14] Weinsheimer S, Kim H, Pawlikowska L, et al. Gene polymorphisms and risk of intracranial hemorrhage in patients with brain arteriovenous malformations. Circ Cardiovasc Genet, 2009, 2: 476-482.

[15] Rutledge WC, Ko NU, Lawton MT, et al. Hemorrhage rates and risk factors in the natural history course of brain arteriovenous malformations. Transl Stroke Res, 2014, 5: 538-542.

[16] Saposnik G, Barinagarrementeria F, Brown RD Jr, et al. Diagnosis and management of cerebral venous thrombosis: a statement for healthcare professionals from the American Heart Association/ American Stroke Association. Stroke, 2011, 42: 1158-1192.

[17] Manolidis S, Kutz JW Jr. Diagnosis and management of lateral sinus thrombosis. Otol Neurotol, 2005, 26: 1045-1051.

[18] Skeik N, Stark MM, Tubman DE, et al. Complicated cerebral venous sinus thrombosis with intracranial hemorrhage and mastoiditis. Vasc Endovascular Surg, 2012, 46: 585-590.

[19] Nedaa S, Stark M, Tubman D. Complicated cerebral venous sinus thrombosis with intracranial hemorrhage and mastoiditis. Vasc Endovascular Surg, 2012, 46: 585-590.

[20] Fischer A, Zalvide J, Faurobert E, et al. Cerebral cavernous malformations: from CCM genes to endothelial cell homeostasis. Trends Mol Med, 2013, 19: 302-308.

[21] Fisher OS, Boggon TJ. Signaling pathways and the cerebral cavernous malformations proteins: lessons from structural biology. Cell Mol Life Sci, 2014, 71: 1881-1892.

[22] Dejana E, Orsenigo F. Endothelial adherens junctions at a glance. J Cell Sci, 2013, 126: 2545-2549.

[23] Flaherty ML. Anticoagulant-associated intracerebral hemorrhage. Semin Neurol, 2010, 30: 565-572.

[24] Flibotte JJ, Hagan N, O'Donnell J, et al. Warfarin, hematoma expansion, and outcome of intracerebral hemorrhage. Neurology, 2004, 63: 1059-1064.

[25] Cucchiara B, Messe S, Sansing L, et al. Hematoma growth in oral anticoagulant related

intracerebral hemorrhage. Stroke, 2008, 39: 2993-2996.

[26] Biffi A, Anderson CD, Jagiella JM, et al. APOE genotype and extent of bleeding and outcome in lobar intracerebral haemorrhage: a genetic association study. Lancet Neurol, 2011, 10: 702-709.

[27] Flaherty ML, Tao H, Haverbusch M, et al. Warfarin use leads to larger intracerebral hematomas. Neurology, 2008, 71: 1084-1089.

[28] Rosand J, Eckman MH, Knudsen KA, et al. The effect of warfarin and intensity of anticoagulation on outcome of intracerebral hemorrhage. Arch Intern Med, 2004, 164: 880-884.

[29] Lauer A, Pfeilschifter W, Schaffer CB, et al. Intracerebral haemorrhage associated with antithrombotic treatment: translational insights from experimental studies. Lancet Neurol, 2013, 12: 394-405.

[30] Granger CB, Alexander JH, McMurray JJ, et al. Apixaban versus Warfarin in patients with atrial fibrillation. N Engl J Med, 2011, 365: 981-992.

[31] Patel MR, Mahaffey KW, Garg J, et al. Rivaroxaban versus warfarin in nonvalvular atrial fibrillation. N Engl J Med, 2011, 365: 883-891.

[32] Nakano K, Hokamura K, Taniguchi N, et al. The collagen-binding protein of Streptococcus mutans is involved in haemorrhagic stroke. Nat Commun, 2011, 2: 485.

[33] Naidech AM. Intracranial hemorrhage. Am J Respir Crit Care Med, 2011, 184: 998-1006.

[34] Jickling GC, Liu D, Stamova B, et al. Hemorrhagic transformation after ischemic stroke in animals and humans. J Cereb Blood Flow Metab, 2014, 34: 185-199.

[35] Khatri R, McKinney AM, Swenson B, et al. Blood-brain barrier, reperfusion injury, and hemorrhagic transformation in acute ischemic stroke. Neurology, 2012, 79: S52-S57.

[36] Zhan RY, Tong Y, Shen JF, et al. Study of clinical features of amyloid angiopathy hemorrhage and hypertensive intracerebral hemorrhage. J Zhejiang Univ Sci, 2002, 5: 1262-1269.

[37] Zeng Yi, Zhang Le, Hu ZP, et al. Fibrinogen polymorphisms associated with sporadic cerebral hemorrhage in a Chinese population. J Clin Neurosci, 2012, 19: 253-256.

[38] Riant F, Bergametti F, Fournier HD, et al. CCM3 mutations are associated with early-onset cerebral hemorrhage and multiple meningiomas. Mol Syndromol, 2013, 4: 165-172.

[39] Biffi A, Sonni A, Anderson CD, et al. Variants at APOE influence risk of deep and lobar intracerebral hemorrhage. Ann Neurol, 2010, 68: 934-943.

[40] Van Asch CJ, Luitse MJ, Rinkel GJ, et al. Incidence, case fatality, and functional outcome of intracerebral haemorrhage over time, according to age, sex, and ethnic origin: a systematic review and meta-analysis. Lancet Neurol, 2010, 9: 167-176.

[41] 韩艳菊. 青年脑出血病因、危险因素临床分析. 中国卫生产业, 2013, 11: 61-62.

[42] Kim HJ, Kang HI, Moon BG, et al. Age and meteorological factors in the occurrence of spontaneous intracerebral hemorrhage in a metropolitan city. J Cerebrovasc Endovasc Neurosurg, 2014, 16: 209-215.

[43] Broderick JP, Brott T, Tomsick T, et al. The risk of subarachnoid and intracerebral hemorrhages in blacks as compared with whites. N Engl J Med, 1992, 326: 733-736.

[44] 范小玻, 赵晓平, 张毅. 自发性脑出血发病与季节变化的相关性研究. 中西医结合脑血管病杂志, 2011, 9: 1215-1216.

[45] 黄仁发, 吴磊, 朱清仙. 脑卒中的发病季节和时间规律分析. 中国老年学杂志, 2012, 32: 1117-1118.

[46] Martini SR, Flaherty ML, Brown WM, et al. Risk factors for intracerebral hemorrhage differ according to hemorrhage location. Neurology, 2012, 79: 2275-2282.

[47] Kleindorfer DO, Lindsell C, Broderick J, et al. Impact of socioeconomic status on stroke incidence: a populationbased study. Ann Neurol, 2006, 60: 480-484.

[48] Zia E, Pessah-Rasmussen H, Khan FA, et al. Risk factors for primary intracerebral hemorrhage: a population-based nested case-control study.

Cerebrovasc Dis, 2006, 21: 18-25.

［49］ Zhao CX, Cui YH, Fan Q, et al. Small dense low-density lipoproteins and associated risk factors in patients with stroke. Cerebrovasc Dis, 2009, 27: 99-104.

［50］ Donnell MJ, Xavier D, Liu L, et al. Risk factors for ischaemic and intracerebral haemorrhagic stroke in 22 countries（the INTERSTROKE study）: a case-control study. Lancet, 2010, 376: 112-123.

［51］ Konishi M, Iso H, Komachi Y, et al. Associations of serum total cholesterol, different types of stroke, and stenosis distribution of cerebral arteries: The Akita pathology study. Stroke 1993, 24: 954-964.

［52］ 靳立巾, 郭玉棉, 郑勇. 脑出血 330 例. 临床流行病学分析. 临床荟萃, 2002, 17: 23-24.

［53］ Liu J, Gao BB, Clermont AC, et al. Hyperglycemia-induced cerebral hematoma expansion is mediated by plasma kallikrein. Nat Med, 2011, 17: 206-210.

［54］ Ho CL, Ang CB, Lee KK, et al. Effects of glycaemic control on cerebral neurochemistry in primary intracerebral haemorrhage. J Clin Neurosci: Off J Neurosurg Soc Australas, 2008, 15: 428-433.

［55］ Qureshi AI, Palesch YY. Antihypertensive treatment of acute cerebral hemorrhage（ATACH）Ⅱ: design, methods, and rationale. Neurocrit Care, 2011, 15: 559-576.

［56］ Chen SY, Zeng LW, Hu ZP, et al. Progressing haemorrhagic stroke: categories, causes, mechanisms and managements. J Neurol, 2014, 261: 2061-2078.

［57］ Dowlatshahi D, Demchuk AM, Flaherty ML, et al. VISTA Collaboration. Defining hematoma expansion in intracerebral hemorrhage: relationship with patient outcome. Neurology, 2011, 76: 1238-1244.

［58］ Ovesen C1, Christensen AF, Krieger DW, et al. Time course of early postadmission hematoma expansion in spontaneous intracerebral hemorrhage. Stroke, 2014, 45: 994-999.

［59］ Mayer SA. Ultra-early hemostatic therapy for intracerebral hemorrhage. Stroke, 2003; 34: 224-229.

［60］ Delcourt C, Huang Y, Arima H, et al. Hematoma Growth and outcomes in intracerebral hemorrhage: the INTERACT study. Neurology, 2012, 79（4）: 314-319.

［61］ Arima H, Huang Y, Wang JG, et al. Earlier blood pressure-lowering and greater attenuation of hematoma growth in acute intracerebral hemorrhage: INTERACT pilot phase. Stroke, 2012, 43（8）: 2236-2238.

［62］ Lou M, Al-Hazzani A, Goddweall PP Jr, et al. Relationship between white-matter hyperintensities and hematoma volume and growth in patients with intracerebral hemorrhage. Stroke, 2010, 41（1）: 34-40.

［63］ Rincon F, Lyden P, Mayer SA, et al. Relationship between lemperature, hemotoma growth and functional outcome after intracerebral hemorrhage. Neurocitical Care, 2013, 18（1）: 45-53.

［64］ Balami JS, Buchan AM. Complications of intracerebral haemorrhage. Lancet Neurol, 2012, 11（1）: 101-118.

［65］ Zhao F, Hua Y, He Y, et al. Minocycline-induced attenuation of ironoverload and brain injury after experimental intracerebral hemorrhage. Stroke, 2011, 42（12）: 3587-3593.

［66］ Keep RF, Hua Y, Xi G, et al. Intracerebral haemorrhage: mechanisms of injury and therapeutic targets. Lancet Neurol, 2012, 11（8）: 720-731.

［67］ Xi G, Keep RF, Hoff JT, et al. Mechanisms of brain injury after intracerebral haemorrhage. Lancet Neurol, 2006, 5（1）: 53-63.

［68］ Mendelow AD, Gregson BA, Fernandes HM, et al. Early surgery versus initial conservative treatment in patients with spontaneous supratentorial intracerebral haematomas in the International Surgical Trial in Intracerebral Haemorrhage（STICH）: a randomised trial. Lancet, 2005, 365（9457）: 387-397.

［69］ Mayer SA, Brun NC, Begtrup K, et al. Efficacy and safety of recombinant activated factor Ⅶ for acute intracerebral hemorrhage. N Engl J Med, 2008, 358（20）: 2127-2137.

［70］ Aronowski J, Zhao X. Molecular pathophysiology of cerebral hemorrhage: secondary brain injury.

Stroke, 2011, 42 (6): 1781-1786.

[71] 李兵, 陈讳招, 蒋伟平, 等. 脑出血后血脑屏障紧密连接蛋白 occludin 的表达变化. 中华神经医学杂志, 2012, 11 (6): 575-580.

[72] Qiu L, Chen C, Ding G, et al. The effects of electromagnetic pulse on the protein levels of tight junction associated-proteins in the cerebral cortex, hippocampus, heart, lung, and testis ofrats. Biomed Environ Sei, 2011, 24 (4): 438-444.

[73] Fontijn RD, Volger OL, Fledderus JO, et al. SOX-18 controlsendothelial-specific claudin-5 gene expression and barrier function. Am J Physiol Heart Circ Physiol, 2008, 294 (2): H891-H900.

[74] Butt OI, Buehler PW, D'hgnillo F, et al. Blood-brain barrier disruption and oxidativestress in guinea pig after systemic exposure to modified cell-free hemoglobin. Am J Pathol, 2011, 178 (3): 1316-1328.

[75] Meguro T, Chen B, Lancon J, et al. Oxyhemoglobin induces caspase-mediated cell death in cerebral endothelial cells. J Neurochem, 2001, 77 (4): 1128-1135.

[76] Katsu M, Niizuma K, Yoshioka H, et al. Hemoglobin-induced oxidative stress contributes to matrix metalloproteinase activation and blood-brain barrier dysfunction in vivo. J Cereb Blood Flow Metab, 2010, 30 (12): 1939-1950.

[77] Keep RF, Xiang J, Ennis SR, et al. Blood-brain barrier function in intracerebral hemorrhages. Acta Neurochir Suppl, 2008, 105 (1): 73-77.

[78] Wu H, Zhang Z, Li Y, et al. Time CORI'SC of up-regulation of inflammatory mediatom in the hemorrhagic brain in rats: correlation with brain edema. Neurochcm Int, 2010, 57 (3): 248-253.

[79] Bloomfield C, French SJ, Jones DN, et al. Cartridges in the prefrontal cortex are reduced in isolation reared rats. Synapse, 2008, 62 (8): 628-631.

[80] Braun I, Genius J, Grunze H, et al. Alterations of hippocampal and prefrontal GABAergic interneurons in an animal model of psychosis induced by NMDA receptor antagonism. Schizophr Res, 2007, 97 (1-3): 254-263.

[81] Sammut S, Park DJ, West AR, et al. Frontal conical afirerents facilitate striatal nitric oxide transmission in vivo via a NMDA receptor and neuronal NOS-dependent mechanism. Neurochem, 2007, 103 (3): 1145-1156.

[82] Zhao X, Sun G, Zhang J, et al. Hematoma resolution as a target for intracerebral hemorrhage treatment: role for peroxisome proliferator-activated receptor gamma in microglia/macrophages. Ann Neurol, 2007, 61 (4): 352-362.

[83] Aderem A, Ulevitch RJ. Toll-like receptors in the induction of the innate immune response. Nature, 2000, 406 (6797): 782-787.

[84] Sansing LH, Harris TH, Welsh FA, et al. Toll-like receptor 4 contributes to poor outcome after intracerebral hemorrhage. Ann Neurol, 2011, 70 (4): 646-656.

[85] Teng W, Wang L, Xue W, et al. Activation of TLR4-mediated NFkappaB signaling in hemorrhagic brain in rats. Mediators Inflamm, 2009: 473276.

[86] Sukumari-Ramesh S, Laird MD, Singh N, et al. Astrocyte-derived glutathione attenuates hemin-induced apoptosis in cerebral microvascular cells. Glia, 2010, 58 (15): 1858-1870.

[87] 吴家幂, 李珺. Caspase-3 在脑出血后神经细胞凋亡中的作用. 放射免疫学杂志, 2005, 18 (2): 135-137.

[88] Wiener CM, Booth G, Semenza GL. In vivo expression of mRNAs encoding hypoxia-inducible factor 1. Biochem Biophys Res Commun, 1996, 225 (2): 485-488.

[89] Halterman MW, Federoff HJ. HIF-1alpha and p53 promote hypoxia-induced delayed neuronal death in models of CNS ischemia. Exp Neurol, 1999, 159 (1): 65-72.

[90] Okumura K, Ohya K, Maehara A, et al. Effects of blood pressure levels on case fatality after acute stroke. J Hypertens, 2005, 23 (6): 1217-1223.

[91] 马莉. 急性脑出血后血压控制对患者预后的影响分析. 中国现代药物应用, 2011, 5 (1): 210-211.

[92] Anderson L, Wang JG. Intensive blood pressure reduction in acute cerebral haemorrhage trial (INTER-ACT): a randomised pilot trial. Neurol, 2008, 7: 391-394.

［93］北京协和医院. 神经内科诊疗常规. 北京：人民卫生出版社，2005：1l6-119.

［94］Dowlatshahi D, Demchuk AM, Flaherty ML, et al. Defining hematoma expansion in intracerebral hemorrhage：Relationship with patient outcomes. Neurology, 2011, 76（14）：1238-1244.

［95］Mayer SA. Intracerebral hemorrhage：natural history and rationale of ultra early hemostatic therapy. Intensive Care Med, 2002, 28（2S）：235-240.

［96］Niessen F, Hilger T, Hoehn M, et al. Differences in clot preparation determine outcome of recombinant tissue plasminogen activator treatment in experimental thromboembolic stroke. Stroke, 2003, 34（8）：2019-2024.

［97］黎鹏，刘国祥. 高血压脑出血的治疗及进展. 医学综述，2011，17（8）：1169-1172.

［98］王争. 高血压脑出血的外科治疗进展. 亚太传统医药，2009，5（4）：137-138.

［99］王学锋，许冠群，璩斌，等. 基因重组活化凝血因子Ⅶ（rFⅦa）制品的初步临床应用. 中国输血杂志，2005，18（1）：36-38.

［100］Aronowski J, Zhao X. Molecular pathophysiology of cerebral hemorrhage：secondary brain injury. Stoke, 2011, 42：1781-1786.

［101］Bernardo A, Ajmone-Cat MA, Gasparini L, et al. Nuclear receptor peroxisome proliferator-activated receptor-γ is acticated in rat microglial cells by the anti-inflammatory drug HCT1026, a dericative of flubiprofen. J Neurochem, 2005, 92（4）：895-903.

［102］Villegas I, Martín AR, Toma W, et al. Rosiglitazone, an agonist of peroxisome proliferator-activated receptor gamma, protects aginst ischemia- reperfusion damage in rats：role of oxygen free radicals generation. Eur J Pharmacol, 2004, 505（1-3）：195-203.

［103］Asada K, Sasaki S, Suda T, et al. Antiinflammatory roles of peroxisome proliferator-activated receptor gamma in human alveolar macrophages. Am J Respir Crit Med, 2004, 169（2）：195-200.

［104］Zhao X, Zhang Y, Strong R, et al. 15d-prostaglandin J2 activates peroxisome proliferator-activated receptor-gamma, promotes exprcssion of catalase, and rduce inflammation, behavioral

dysfunction, and neutonal loss after intracerebral hemorrhage in rats. J Cereb Blood Flow Metab, 2006, 26（6）：811-820.

［105］Regan RF, Rogers B. Delayed treatment of hemoglobin neurotoxicity. J Neurotrauma, 2003, 20：111-113.

［106］Bilgihan A, Turkozkan N, Arieioglu A, et al. The effect of deferoxamine on brain lipid peroxide levels and Na-K ATPase activity following experimental subaraehnoid hemorrhage. Gen Pharmacol, 1994, 25：495-498.

［107］Xi G, Reiser G, Keep RF. The role of thrombin and thrombin receptors in isehemic, hemorrhagic and traumatic brsin injury deleterious or protective. J Neuroehem, 2003, 84：3-8.

［108］Tsopanoglou NE, Maragoudakis ME. Inhibition of angiogenesis by small-molecule antagonists of protease-activated receptor-I. Semin Thromb Hemost, 2007, 33：680-683.

［109］侍晓萍，刘雪梅. 神经节苷脂的临床应用研究. 中国医刊，2010，45（5）：24-25.

［110］Keimpema E, Tortoriello G, Alpár A, et al. Nerve growth factor scales endocannabinoid signaling by regulating monoacylglycerol lipase turnover in developing cholinergic neurons. Proc Natl Acad Sci USA, 2013, 110（5）:1935-1940.

［111］Messe SR, Sansing LH, Cucchiara BL, et al. Prophylactic antiepileptic drug use is associated with poor outcome following ICH. Neurocrit Care, 2009, 11：38-44.

［112］Morgenstern LB, Hemphill JC, Anderson C, et al. Guidelines for the management of spontaneous intracerebral hemorrhage：a guideline for healthcare professionals from the American Heart Association/American Stroke Association. Stroke, 2010, 41：2108-2129.

［113］Steiner T, Kaste M, Forsting M, et al. Recommendations for the management of intracranial haemorrhage-part I：spontaneous intracerebral haemorrhage. Cerebrovasc Dis, 2006, 22：294-316.

［114］邹元杰，刘宏颜，常义，等. 高血压脑出血半暗带早期病理变化及脑保护的实验研究. 中华神经医学杂志，2002，1（2）：31-32.

［115］刘庆新，苏长海，张苏明. 脑出血血肿周围半暗带的病理生理研究进展. 国外医学脑血管病分

册, 2002, 10（6）: 425-427.

[116] Yanaka K, Meguro K, Fujita K, et al. Immediate surgery reduces mortality in deeply comatose patients with spontaneous cerekellar hemorrhage. Neuro Med Chir（Tokyo）, 2009, 40（6）: 295-299.

[117] 金虎, 曹作为, 李刚, 等. 重型高血压脑出血的超早期手术治疗. 中国临床神经外科杂志, 2003, 8（1）: 61-62.

[118] 王建清, 陈衔城, 吴劲松, 等. 高血压脑出血手术时机的规范化研究. 中国临床神经外科杂志, 2003, 8（1）: 21-24.

[119] Kanno T, Nagata T, Nonomura K, et al. New approaches in the treatment of hypertensive intracerebral hemorrhage. Stroke, 2008, 24, （Suppl）: I96-100.

[120] 赵雅度. 高血压脑出血性疾病的治疗//王忠城. 王忠城神经外科学. 湖北: 湖北科学技术出版社, 2005, 864-871.

[121] Teernstra OP, Evers SM, Lodder J, et al. Stereotactic treatment of intracerebral hematoma by means of a plasminogen activator a multicenter randomized controlled trial（SZCHPA）. Stroke, 2003, 34（4）: 968-974.

[122] Lee JI, Namdo H, Kim JS, et al. Stereotactic aspiration of intracerebral hematoma: significance of surgical timing and hematoma volume reduction.

J Clin Neurosci, 2003, 10（4）: 439-443.

[123] Cho DY, Chen CC, Chang CS, et al. Endoscopic surgery for spontaneous basal ganglia hemorrhage: comparing endoscopic surgery, stereotactic aspiration, and craniotomy in noncomatose patients. Surgical Neurology, 2006, 65（6）: 547-556.

[124] Potts MB, Chang EF, Young WL, et al. Transsylvian transinsular approaches to the insula and basal ganglia: opera · tive techniques and results withvascular lesions. Neurosurgery, 2012, 70（4）: 824-834.

[125] Xue YZ, Li XX, Li L, et al. Curative effect and safety of intrathecal transplantation of neural stem cells for the treatment of cerebral hemorrhage. Genet Mol Res, 2014, 13（4）: 8294-8300.

[126] Wang F, Wang HQ, Dong GR, et al. Progress of researches on mechanism of acupuncture therapy underlying improvement of acute cerebral hemorrhage. Zhen Ci Yan Jiu, 2011, 36（2）: 145-149.

[127] Yuan P, Bao CL, Dong GR, et al. Clinical safety research of penetrating acupuncture at the head points for cerebral hemorrhage at the acute stage. Zhongguo Zhen Jiu, 2012, 32（7）: 577-581.

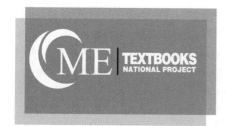

严重创伤急救新进展

第 23 章

赵小纲
浙江大学医学院附属第二医院

　　创伤仍是 44 岁以下全球人群死亡的首要原因。40%的创伤死亡可归因于未控制性失血性休克及其并发症（多脏器衰竭）。多达 6%的创伤相关死亡是可以预防的，延迟治疗活动性躯干出血（骨盆、腹部、胸部）是可预防性死亡最常见的原因，而骨盆出血则是头号杀手。近 20 年来，随着我国城市建设和交通的高速发展，以及汽车数量的急剧增加，创伤呈不断增多之势。道路交通伤和生产事故是当今我国引发创伤的最主要原因，并且往往发生严重创伤，多发生在青壮年，其潜在寿命丧失年数远大于其他疾病。

　　严重创伤的综合救治是一项系统的"工程"，包括在高级创伤生命支持（advanced trauma life support，ATLS）的框架下对伤情进行有重点的评估，利用影像学手段快速准确地识别出血部位、手术或非手术方式迅速有效的止血及骨折固定、液体复苏以稳定血流动力学及截肢/保肢等。高质量地完成这项"工程"既需要配备一支以急诊或创伤外科医师为主导的多学科创伤团队，又需要强有力的硬件设置予以支持，包括创伤复苏单元、杂交手术室及创伤重症监护室等。而创伤急救是决定严重创伤患者生存的第一道防线，明确出血来源、迅速制止出血及有效的液体复苏是最主要的三个环节。开展严重创伤的专业化救治，引进各种新技术，加强创伤重症监护室（ICU）的建设，践行严重创伤救治整体性与时效性的高度统一，提高创伤休克救治水平。本文结合严重创伤出血的最新处理指南和临床救治体会，按照 ATLS 指南框架进行编排，期望能让读者对严重创伤的新进展进行全面把握。

一、创伤评估的新进展

　　根据 ATLS 流程进行紧急伤情评估是整个创伤小组的共同任务，必须强调时效性，牢记新的"黄金一小时"理念。患者的治疗必须基于患者的整体评估情况。初步评估中识别威胁生命的情况或在诊疗过程中患者有任何情况的突发恶化，都必须执行"ABCDE"评估程序，即：

- A — 气道维持及颈髓保护
- B — 呼吸和通气
- C — 循环维持及出血控制
- D — 残疾评估：神经系统状况
- E — 暴露/环境控制：将患者衣服完全脱去，但要避免低体温

　　初步评估需要同时识别和处理威胁生命的情况。辅助手段包括心电图监测、插导尿管或胃管、血气分析、脉搏氧饱和度、血压监测、胸部 X 线片及骨盆片等。初步评估结束、经过复苏使生命

体征平稳后执行二次评估，包括病史回顾（AMPLE）、从头到脚的体格检查（CRASHPLAN）、重新评估生命体征、神经功能检查［包括格拉斯哥昏迷评分（GCS）］以及辅助检查。

近年来，创伤超声重点评估（focused assessment with sonography for trauma，FAST）和计算机断层扫描（CT）扫描成为严重创伤患者伤情诊断的重要手段。FAST 一般指由临床医生操作，对创伤患者进行床旁超声快速评估，根据腹腔及心包有无游离液体，判断是否存在腹部及心脏损伤。该技术已在欧美及日本等国家使用近 30 年，现已被全世界广泛接受和应用。CT 技术在近些年发展迅速，全身 CT（whole-body CT，WBCT）可在短时间内完成对创伤患者的全面评估。WBCT 就是对头、颈、胸、腹及骨盆四肢进行一次全身扫描。在西方发达国家，很多创伤中心已经将 CT 机放在创伤抢救室中，这大大缩短了伤员从入院到做 WBCT 的时间。新近的荟萃分析表明 WBCT 可显著降低严重创伤患者的死亡率。对于射线暴露和费用的问题，选择合适的创伤人群是至关重要的。有研究指出使用 WBCT 的严重创伤患者，虽然在抢救室接受的射线暴露要大于选择性 CT，但整个住院过程接受 WBCT 的伤员和接受其他检查的伤员接受的射线量是相当的。

二、气道管理的新进展

气管插管仍然是维持气道和通气安全的金标准。然而，插管是一个侵入性操作，可造成潜在风险。此外，院前有一些特殊方面需要考虑：医师的经验水平、事发点环境（如患者受困）、患者转送方式（航空或陆基转送）、转送时间、呼吸道并发症伴插管困难等。因此，只有在严格考虑可选指征后才做院前插管，不假思索的进行插管甚至可能是有害的。院前插管要始终以不造成患者的进一步伤害为原则。根据德国创伤协会创伤注册登记资料（Deutsche Gesellschaft für Unfallchirurgie，DGU），院前插管对没有明显呼吸道功能不全的严重胸部损伤患者可产生不利影响，如增加损伤至入院之间的时间和输液量；而脏器功能衰竭、治疗时间和死亡率等预后指标并未得到改善。有学者对 DGU 数据库的最新分析表明，院前插管可增加创伤患者脓毒症和多脏器衰竭的发生，因而建议除非是在明确的指征情况下（如创伤后窒息）才做气管插管。新近的一项有关院前插管的数据研究表明，因患者的好斗行为（躁动和人身攻击行为）而不是病情需要做气管插管会导致住院时间延长，导致肺炎的发生，出院时患者精神状态也更差。二十年来，严重创伤患者的院前插管已经从常规插管到根据明确指征插管，这一改变提高了医疗质量。尽管如此，急诊室和院内气管插管的先决条件仍然不是很明确。一般情况下，院内气管插管的指征和急诊室、院前的相同。

三、止血的新进展

创伤失血性休克活动性出血期的确定性救治措施是进行有效的止血。有效的止血措施包括手术与非手术方法。非手术方法控制创伤性出血包括止血带、无损伤血管钳临时钳夹、加压包扎、球囊压迫、开放创口纱条填塞、骨盆带包裹等。指南推荐对于明确出血来源的失血性休克的创伤患者如果初期复苏无效，立即执行控制出血的措施（ⅠB）。

以最快的速度、最简略的手术方式处理创伤活动性出血的损伤控制外科策略是近十年严重创伤综合救治最大进展之一。损伤控制手术包括创面、腹膜外、腹膜后填塞，使用止血带、临时支架外固定，血管结扎或临时分流，动脉造影和栓塞，主动脉球囊阻断等。因此，指南推荐如果是需要紧急外科手术止血的患者，应尽量减少受伤至手术的时间（ⅠA）。

四、休克复苏的新进展

液体复苏仍然是恢复血管内容量和动脉压力以及避免创伤出血后心脏骤停的首选方法。传统的救治观念认为，失血性休克的液体复苏应该"早期、足量"，在尽可能短的时间内，补液量要达到失血量的2~3倍。休克时间越长，程度越严重，需要输注的液体量就越多，这被称为充分复苏或即刻复苏。基于对休克发病机制的研究不断深入，随之新的一些复苏理念被提出，并且应用于临床后取得了较好的效果。此外，液体复苏在不同时期、不同阶段有着不同的策略和救治目的。

（一）液体复苏的三阶段

液体复苏的三阶段依次为活动性出血期、强制性血管外液体扣押期、血管再充盈期。活动性出血期主要特点为急性失血/失液，治疗原则为损伤控制复苏（damage control resuscitation，DCR）。有效的液体复苏至少应该达到以下目的：恢复和维持机体血管内、细胞内和间质内的液体容积；改善器官和组织毛细血管灌注；恢复和维持正常的氧运输能力；预防炎性介质的激活；预防再灌注所引起的细胞损伤。强制性血管外液体扣押期的主要特点为全身毛细血管通透性增加，大量血管内液体进入组织间隙，出现全身水肿，体重增加。治疗原则是在心、肺功能耐受情况下，积极复苏，维持机体有足够的有效循环血量。不主张输注过多的胶体溶液，特别是白蛋白；不主张大量用利尿剂，出现少尿无尿关键是补充有效循环血量。血管再充盈期机体功能逐渐恢复，大量组织间液回流入血管内。此期的治疗原则是减慢输液速度，减少输液量。同时在心、肺功能监护下可使用利尿剂。

（二）损伤控制复苏

1. 允许性低血压　创伤出血患者进行允许性低血压复苏的目的是为了寻求一个复苏平衡点，既可适当地恢复组织器官的血流灌注，又不至于过多地扰乱机体的代偿机制和内环境。指南推荐：①对于不伴有脑损伤的创伤患者在初始阶段收缩压应达到80~90 mmHg，直到出血被控制（1C）。②对于失血性休克合并严重的创伤性颅脑损伤（GCS≤8分）的创伤患者推荐平均动脉压应达到并维持在≥80 mmHg（ⅠC）。

2. 识别和预防低体温　合并创伤失血性休克的多发伤患者到达急诊室时发生核心体温下降的可达2/3，创伤低温（核心体温<35℃），特别是<34℃时将显著增加创伤后并发症并降低存活率。因此，指南推荐早期采取措施减少热量丢失并积极采取措施促进低体温的患者复温达到并维持正常体温（ⅠC）。对于存在创伤性脑损伤或其他部位的出血以及得到控制的患者推荐低体温33~35℃治疗，并维持≥48 h（ⅡC）。

3. 纠正酸中毒　指南推荐测量血清乳酸水平或碱剩余作为对出血和休克的程度进行估计和检测的敏感指标。（ⅠB）

4. 早期立即纠正凝血病　指南推荐尽早检测凝血功能和尽早采取措施维持正常凝血功能（ⅠC）；推荐常规检查创伤后凝血功能障碍，早期、重复、联合的对凝血酶原时间（PT）、活化部分凝血酶原时间（APTT）、纤维蛋白原、血小板进行检测（ⅠC）。

对于严重创伤，应该建立和实施大量输血方案（MTP），早期积极使用血浆、血小板、纤维蛋白原等。指南推荐对于严重创伤出血且功能性纤维蛋白原缺乏或血浆纤维蛋白原水平≤2.0 g/L的患者，推荐应输注纤维蛋白原或冷沉淀（ⅠC）。纤维蛋白原推荐的起始剂量为3~4 g，冷沉淀的起始剂量为50 mg/kg（对于体重70 kg的成人而言，大约相当于15~20 U），根据血栓弹力图和纤维蛋白原水平决定是否继续输注（ⅡC）。推荐输注血小板以保持血小板数目在 $50×10^9/L$（ⅠC）。对持续出血的患者血小板计数应维持在 $100×10^9/L$（ⅡC）。推荐输注的起始剂量为 4~8 U 血小板或 1 个全血单位的血小板成分（ⅡC）。推荐对于接受过抗血小板治疗的大出血患者或者颅内出血患者使用血小板治疗（ⅡC）。对于已经采取标准的控制出血的措施并且最佳的传统止血措施仍然持续存在大量出血和创伤性凝血功能障碍的患者推荐使用 rFⅦa（ⅡC）。对于单独的颅脑损伤造成的颅内出血不推荐使用 rFⅦa（ⅡC）。

（三）小容量复苏

小容量复苏为快速输注小容量高渗盐溶液（7.2%~7.5%NaCl），以恢复急性失血性休克患者血流动力学。由于其临床用量较小，仅需 3~4 ml/kg，故称为"小容量复苏"。它能够迅速恢复循环血容量、改善心脏循环功能、减轻组织的水肿、降低颅内压并改善组织和器官的氧供，以及减少休克后并发症的发生。临床上主要用于急性失血性休克患者的早期容量复苏治疗。

（四）液体的选择

严重创伤患者选择合适的复苏液体（包括晶体液和胶体液）至关重要。指南推荐：使用晶体液对低血压的创伤患者进行初始复苏（ⅠB）；对于有严重颅脑损伤的创伤患者避免使用低渗溶液比如乳酸林格液（ⅠC）；如果胶体液有使用指征，推荐使用严格规定的剂量应在各自处方的剂量范围之内（ⅠB）；在钝性伤和创伤性脑损伤的患者推荐早期应用高渗液体，但与晶体液和胶体液相比并无明显优势（ⅡB）；对于血流动力学不稳定的躯干穿透伤患者推荐使用高渗液体（ⅡC）

有关羟乙基淀粉（HES）目前仍然持有争议。虽然 HES 在重症患者已经被列入黑名单，但有学者认为应扬长避短，而非因噎废食。强调药物的正确使用才是发挥药物良好效果的基本前提。美国战伤救治策略（TCCC）虽经多次更新，但始终坚持将 HES 作为一线甚至唯一的复苏液体。参与讨论的创伤专家的意见是：关于创伤治疗的研究应重点关注早期治疗的功效（例如血流动力学指标）和有效性（患者在下一阶段治疗中依然存活），而非 30 天生存率。HES 在复苏上具有达标快、使用液体量少（每日极量 20 ml/kg）、维持时间长等固有优势。而且早期目标导向容量治疗（early goal-directed therapy，EGDT）的关键是维持血流动力学稳定。HES 130/0.4 可能是通过物理作用和生物化学作用的双重途径共同作用于机体，从而有效改善毛细血管渗漏。因此，有学者认为新生代的 HES 不会退出复苏舞台。

五、凝血管理的新进展

创伤后未控制性出血是最常见的引起可预防性死亡的原因。瞬间出血和休克可导致存活患者直接或间接后遗症。20%的患者住院期间发生多脏器衰竭，另有20%的患者出现脓毒症。撇开血栓栓塞不谈，多发伤后并发多脏器衰竭和脓毒症对患者的生存来说影响显著。严重创伤患者的早期治疗中，快速获得目标成分血和凝血制品享有优先地位。然而，输血或输血制品必须要有意义，还要考虑院前的治疗情况（比如院前已经输液）。

然而，目前全球对于出血的结构化治疗并没有一个共同的认识。创伤的院前处理已经基本达成共识：限制性容量复苏对于成人和严重的儿童创伤患者有益。钝性创伤患者院前无指征的输液与患者并发症和死亡增加有关。而穿透伤、低血压、需要紧急手术的患者做院前输液治疗时死亡率更高。输液量超过 1500 ml 与治疗时间延长有关（如留置胸导管）。需要强调的是，对于严重创伤患者的治疗，时间观念至关重要，任何高强度的和没有指征的液体治疗都可能造成对患者的伤害。穿透性创伤的建议很明确：迅速转送至合适的医院，并且要避免大量液体复苏。

输血既有无指导的策略和严格的输血方案，也有在血栓弹力图（TEG/ROTEM）指导下的输血策略，选择何种策略取决于临床相关的出血倾向。在美国，输血策略以浓缩红细胞和新鲜冰冻血浆 1∶1~1∶1.5 的比例进行较为认可。研究表明这个输血比例显著降低严重创伤患者死亡。相比之下，血栓弹力图指导的输血策略被证实相当奏效。在这一策略中，相比凝血因子，纤维蛋白原看似起到决定性作用。在创伤患者，首先降低的凝血成分是纤维蛋白（因凝血消耗所致）。因此，急诊室早期有效应用纤维蛋白原（如成人 2~6 g）和注射单一凝血因子相比同样有效。

凝血管理另一个重要的因素是注射氨甲环酸。著名的 CRASH-2 临床试验表明早期应用氨甲环酸（创伤后 1 h 内）可将严重创伤出血患者的死亡风险降低 5.3%，创伤后 1~3 h 注射仍能降低死亡风险，但受伤 3 h 以后再应用会增加出血相关的死亡风险。因此，对于严重创伤失血性休克，最新指南推荐在患者转送途中即给予首剂氨甲环酸治疗（10 min 内给予 1 g），并建议损伤 3 h 后不给予氨甲环酸治疗。

六、腹部创伤处理的新进展

严重创伤患者的急诊手术一般遵循损伤控制原则，其目的是为了避免长时间彻底的外科手术所带来的二次损伤。

根据 ATLS 推荐，腹部创伤的诊断金标准是 FAST 和增强 CT 检查。FAST 和增强 CT 可以识别实质和空腔脏器的损伤。做增强 CT 检查通常要求患者处于稳定状态。如果 FAST 检查发现腹腔游离液体，对于循环不稳定及血红蛋白丢失者的治疗则包括在急诊创伤室或手术室行紧急剖腹术。腹腔灌洗不再作为诊断的推荐手段。对于急诊 CT，必须考虑它是作为栓塞止血的一个基础。近年来，急诊增强 CT 在治疗决策中发挥重要作用。依靠 CT，活动性出血就可定位，如果患者情况允许就能根据受累血管做选择性的栓塞止血。这一概念已被证明是有效的，例如控制实质器官（肝脾破裂）出血或控制骨盆出血。选择性栓塞可把二次损伤减少到最小，这在外科手术中通常是做不到的。但需要强调的是必须满足一定的基础设施和人员配备，比如导管室、能行栓塞介入治疗的医师等。

尽管如此，并不是所有的腹部脏器损伤者都要做外科手术或栓塞介入治疗。不少学者表明绝大多数肝脏损伤且稳定的患者（比例高达 85%）适合做保守治疗。这一方面得益于凝血管理措施的改进。

七、骨盆损伤处理的新进展

骨盆骨折是交通事故与高处坠落等高能量损伤导致死亡的主要损伤之一，病死率可达 18%~40%。失血性休克是严重骨盆损伤最常见的死亡原因，占 80%~90%。钝性伤导致骨盆骨折血流动力学不稳定的定义为低血压（收缩压 ≤90 mmHg，1 mmHg=0.133 kPa）伴有需要大量输血（伤后 6 h 内需要输注 4~6 U 或以上浓缩红细胞）和（或）显著的碱缺失（BE ≤ -6 mmol/L）。有研究显示，大多数创伤患者因附带骨盆损伤导致死亡增加。早期创伤评估应包含骨盆，如利用骨盆 X 线片和 CT。此外，需要进行紧急骨盆固定，有效的措施包括骨盆带、骨盆夹、骨盆外固定支架。目前有关哪种紧急骨盆固定的方式最好尚无定论。院前采用骨盆带有效而可靠。院内则可通过腹膜外填塞实现有效的止血。然而对于极个别动脉损伤者，出血有时候很难控制，但延迟血管造影对于患者来说又具有一定风险，比如患者内出血持续的情况不允许其马上转运至造影室。因此必要时需要以讨论的形式来确定止血最合适的方法，这取决于内出血来源和外科医生水平。

（一）急诊室诊断性评估

严重创伤的伤情评估必须强调时效性。应按照基础创伤急救与 ATLS 指南的要求，规范对多发伤合并血流动力学不稳定的骨盆骨折患者的评估。在不影响结局的前提下尽早明确诊断是严重创伤伤情评估的基本原则，早期强调"简洁不耽误"，病情稳定后强调"全面不遗漏"，及时发现泌尿生殖器等隐匿性损伤。降低漏诊率的关键是遵循标准化、高效率的评估策略，包括从致伤机制、影像学、规范体检、动态评估及复苏无效时的重点评估。作为创伤初步评估的内容之一，应该拍摄前后位的骨盆 X 线片。采用 FAST 检查快速评估胸腹部受伤情况。如果没有超声，可行诊断性腹膜腔穿刺（diagnostic peritoneal aspiration，DPA）。骨盆骨折合并腹腔脏器损伤者达 16%～55%，因此需合理评估腹内脏器损伤的可能，但不能过分强调。

（二）复苏

如果 FAST 检查与诊断性腹膜腔穿刺结果阴性而患者血流动力学不稳定，则需考虑骨盆外固定与紧急血管造影和血管栓塞，并进行持续的液体复苏。凝血病在创伤后的极早期、接受大量液体治疗之前就可以发生，且与预后密切相关。因此，实施液体复苏时应遵循 DCS 原则，如需大量输血，要考虑早期执行 MTP。建议复苏开始就以 1∶1∶1 的比例输注浓缩红细胞、冰冻血浆和血小板。大出血伤员早期给予基因重组凝血因子Ⅶa 可减少红细胞输注量，且不增加感染、急性呼吸窘迫综合征（acute respiratory distress syndrome，ARDS）、血栓形成及死亡率。在成分血紧张和（或）凝血功能极差时可考虑输新鲜全血，后者能改善创伤患者的预后，但应注意输血安全。

（三）早期骨盆外固定

骨盆骨折的出血有动脉、静脉及松质骨三种来源。院前急救止血方法和外固定架的应用能较好地控制静脉性出血。如果 FAST 检查和诊断性腹膜腔穿刺结果阴性而患者血流动力学仍不稳定，X 线片提示骨盆后环增宽或耻骨联合分离，建议先行无创性骨盆固定（如束带固定）。有效的骨盆外压迫能减少盆腔 10% 的容量，从而改善患者的临床和血流动力学状况。如果没有骨盆环增宽或耻骨联合分离（例如侧方压迫型损伤或耻骨支骨折），则不推荐骨盆外固定治疗。骨盆的束带式外固定可简单采用一条床单紧紧包裹后以毛巾夹扣住，或以专用的束带固定。固定时要以大转子为中心并包裹臀部。为防止损伤部位或骨性突出处的皮肤坏死，包裹时间不应超过 24 h。如确认存在腹腔脏器损伤，需尽快送手术室进行剖腹探查。此时应遵循损伤控制原则，快速明确和控制腹腔内出血。剖腹探查后采用前环支架或后环"C"形夹钳固定骨盆可能对患者有益。稳定的骨盆可减少盆腔容量，有助于遏制后腹膜血肿的进展；同时减少骨折断端出血，减少骨折端的移动从而有利于出血部位血液的凝固，降低后续对患者的进一步诊断评估过程中的搬动可能招致的潜在风险。外固定支架作为一种可以快速、简单完成的骨折固定技术适用于紧急不稳定骨盆环损伤的临时性固定。对部分患者而言，也可将其作为确定性的治疗方式。

（四）腹膜外填塞

静脉性出血或骨折端的出血通常需通过腹膜外填塞（preperitoneal pelvic packing，PPP）才能得到有效控制，适用于不稳定骨盆骨折后休克复苏较为顽固的患者，可将其直接送手术室进行腹膜外填塞。腹膜外填塞技术可以减轻临床决策困难（是送手术室行剖腹探查还是直接行介入栓塞），如果不能开展血管造影检查，腹膜外填塞有时可作为第一治疗选择。填塞前先从前方暴露腹膜后血肿并清除血和血凝块。腹膜外填塞的方法是用牵开器将膀胱拉向一侧，仔细探查骨盆缘并徒手分离，小心避免撕裂髂血管和闭孔血管之间的所有血管分支。沿骨盆边缘尽可能深地向后方探查，依次填塞三块剖腹用的大纱布：第一块纱布置于最深处，骶髂关节的下方；第二块置于骨盆窝的中部，第一块纱布的前方；第三块置于膀胱后外侧的耻骨后窝。在完成一边的填塞后，将膀胱拉向对侧，填塞另外一侧。如遇持续而鲜红的出血则提示动脉性出血，需行急诊血管造影和栓塞。24~48 h 内去除或更换（如果纱布移除后有持续出血）纱布。腹膜外填塞联合使用外固定支架的方法可有效减少多源性出血，尤其是在无条件进行血管造影栓塞时。尽管该方法可显著降低骨盆骨折后出血相关的死亡率，但可能增加盆腔间隙的感染，尤其是在已经进行了多次填塞的患者。对填塞时间的选择与再次填塞的指征尚需获得循证医学证据。

（五）紧急血管造影与血管栓塞

动脉来源的出血可采用血管造影与血管栓塞。如果腹腔未发现游离液体而血流动力学持续不稳定，CT 提示有造影剂外渗是血管栓塞的指征，需紧急行血管栓塞。血管痉挛或知名血管的突然中断也是血管损伤的征象，强烈建议对这些区域行血管栓塞。血管介入栓塞存在的最大问题是控制出血失败，这既可能是还存在其他部位损伤出血，也可能是由于找不到合适的途径到达出血血管进行安全的栓塞。最常见的并发症是可能需要再次栓塞，因为一部分骨盆多处血管损伤的患者在初次治疗时并无多处出血的影像学表现。因此，血管栓塞后需保留动脉置管 72 h，以备再次造影和栓塞之需。其他潜在并发症包括直肠或臀肌缺血坏死、周围神经损伤引起的运动与感觉异常及非选择性栓塞所导致的远端肢体缺血与栓子移位等。

（六）腹主动脉球囊阻断

对因动脉出血引起的难以控制的失血性休克，还可选择经皮穿刺腹主动脉球囊阻断（intra-aortic balloon occlusion，IABO）。适应证为：严重不稳定失血性休克，在补充大量的晶/胶体溶液、浓缩红细胞、血浆及使用肾上腺素和（或）去甲肾上腺素等血管活性药后，收缩压仍低于 60 mmHg，复苏期间可能发生心脏骤停；经过 1 h 复苏后收缩压不可能>90 mmHg 者。球囊导管血管阻断术的主要原理是经皮穿刺后在肾动脉水平以下用乳胶充气球囊阻断主动脉内血流（单次阻断时间原则上不超过 60 min）。此法可最大限度地控制动脉性出血，并为后续的血管造影或手术干预提供时机，可作为急救止血的一种方法。该技术的操作最好由经验丰富的医师团队进行。血流阻断满意的标志是：C 臂机床旁确认球囊在位（球囊两端显影点应位于 L_2 与 L_3 椎体中点），床旁超声确认双侧肾脏血流不受影响，肢体远端经皮脉搏及氧饱和度归零。

（七）损伤控制学处理

骨盆骨折引起髂总或髂外动脉损伤的损伤控制学处理技术包括无损伤血管钳临时钳夹、血管结扎和临时血管分流术。开放性骨盆骨折如遇主要动脉干损伤出血可考虑先用无损伤血管钳钳夹以暂时性控制出血，然后根据血管损伤情况施行血管结扎和（或）临时血管分流。但需权衡血管结扎相关的高截肢率和高死亡率。髂总和髂外动脉的临时分流是另一种损伤控制学的处理方法，能减少截肢率，有望提高患者的生存率。其内容是将损伤血管和远端主要血管临时进行桥接，待患者情况稳定后再进行确定性的血管修复治疗。这样既阻止了出血又解决了远端肢体和器官的缺血问题。

八、毁损肢体截肢处理的新进展

毁损肢体（mangled extremity）的定义是创伤引起肢体软组织、骨、神经及血管至少三个系统的损伤。近年来随着对肢体创伤的评估、复苏、护理及软组织移植等技术的进步，毁损肢体的截肢率大大降低。尽管如此，毁损肢体应选择保肢还是截肢一直是困扰患者本人、家属及创伤外科团队的一个决策难题。虽然患者本人更容易接受保肢而不是截肢，但强调过度保肢反而使得部分患者遭受不必要的生理、精神、经济及社会负担，增加因并发症而再次住院次数，并最终不可避免的接受二期截肢手术。截肢评分系统的产生在一定程度上能帮助创伤外科团队更加自信的处理毁损肢体。然而，各种评分系统有其优缺点，最终的决策要综合患肢及全身情况、患者的实际需要、经济承担能力及患者家庭对患者在康复期间的支持力度，在多学科团队合作下完成。

需要强调的是，肢体毁损伤患者的初始评估和其他伤员没有大的区别，要避免被肢体伤的表象所迷惑，应该进行系统的评估以及时发现和处理更严重的损伤。肢体毁损伤唯一会立即危及生命的情况是外出血，缺血肢体并不会直接威胁到生命。对于肢体毁损的处理，可以参照美国西部创伤学会关于肢体毁损伤处理指南进行。其要点主要为以下几点。

1. 患者到达医院时就应该通过徒手压迫或加压装置迅速控制活动性出血。如果危及生命的持续出血不能通过直接加压得以控制，早期使用止血带能有效的救命。

2. 在急诊室积极努力后，如果外出血不能控制或在排除其他部位出血后患者情况仍不稳定，应迅速将患者送入手术室控制出血。如果患者伴有体腔内出血，最好采用两支队伍同时手术。应用损伤控制策略初步控制躯干部的出血，可为肢体伤的处理赢得时间。

3. 对于血流动力学稳定的患者，最重要的初步处理是使用夹板或牵引固定法使骨折复位。这将有助于减轻血管扭曲、改善肢体血流灌注，以及更好地评估骨和软组织损伤。充分的镇痛对于人道地实施骨折复位至关重要。

4. 肢体血管钝性损伤的患者需要截肢的可能高达20%。多发伤患者由于要优先处理其他损伤，可能会延迟血管损伤的诊断。早期血管评估有助于快速明确血管损伤和减少缺血时间。

5. 必须进行全面的肢体神经系统检查，以评估周围神经的功能。

6. 对于需要紧急手术来控制肢体或其他部位出血的患者，应该谨慎考虑保肢是否合适。熟悉肢体毁损伤不良预后的相关因素有助于临床决策。在整个手术过程中要与麻醉团队建立良好的沟通，这对获得最佳的预后非常重要。

7. 对于血流动力学稳定的患者，如果检查提示存在血管损伤，应该选择另外的影像学方法来明确损伤的部位和性质。CT血管造影（CTA）可作为首次CT筛查的内容。但做CTA检查会延迟治疗，外科医生必须仔细权衡血管检查与患者病情延迟、对比剂风险。

8. 血管分流可作为恢复伤肢远端血流灌注的临时措施，同时继续完成评估，或者进行骨骼的评估或固定。

对于截肢还是保肢、早期截肢还是延期截肢的问题，目前还有一定的争论。多数学者建议对于截肢指征不完全明确的患者应进行积极的保肢治疗。虽然保肢的花费可因再次住院及手术次数的增加而高于截肢，但保肢的终身成本远低于截肢，生命期望也高于截肢（取决于购买和维护假肢的费用）。彻底清创配合早期创口关闭（皮肤及皮瓣移植技术）能减少保肢者骨折不愈合和骨髓炎的发生，减少住院次数及骨折愈合时间。高压氧治疗也有助于保肢创口的愈合。保肢后患者返回工作的机会更高。但是如果过于强调保肢，则有可能将本来需要截肢的患者纳入保肢范围，结果只会增加患者心理、生理及经济负担，延长住院时间，需要多次手术，继发感染并发症、骨折不愈合，最终还是需要截肢。有学者做了一项关于早期截肢（<24 h）与延期截肢（>24 h）的比较研究，结果延期截肢住院时间更长，手术干预次数更多，且延期截肢住院花费几乎是保肢的两倍，死亡率达21%。目前文献报道关于下肢损伤早期截肢较为明确的指征包括肢体完全或接近离断；同侧毁损足；血流动力学不稳定；骨缺损超过1/3胫骨长度；严重的足底皮肤或软组织缺失；不可修复的血管损伤；坐骨神经或胫神经离断及热缺血时间>6 h。对于没有明确早期截肢指征的则首先考虑做保肢的尝试，必要时延期截肢。多发伤患者和单一下肢损伤者的截肢处理有所不同。如在严重多发伤时，复苏和威胁生命的损伤应优先处理，而对毁损肢体的彻底处理通常要推后。延期截肢尚无明确的决定因素。进行性软组织坏死、严重软组织损伤及感染是行延期截肢的重要影响因素。多脏器功能不全的指标不能预测何时开展延期截肢。若保肢后的第一个24 h内液体正平衡超过3 L常常需要截肢，否则患者死亡风险高。

九、专业化创伤团队的建设

目前来说，传统的各外科专科协调救治模式已远远不能满足严重创伤的救治需求，应探索与推进严重创伤的专业化救治。各地可根据具体情况发展院内专业化救治模式，并逐渐建立区域创伤救治体系，核心是组建一支专业化的队伍并能连续提供高效、优质的创伤生命支持。严重创伤患者的管理在近些年来有了新的突破，多学科创伤团队、创伤复苏单元、杂交手术室及创伤ICU概念的产生及部署对降低严重创伤患者死亡起到举足轻重的作用。

（一）多学科创伤团队

严重创伤患者的治疗首先需要迅速的伤情评估和保命治疗。对于涉及多学科、伤情复杂的致命损伤，只以专科会诊的形式对伤情进行初步评估势必会延误治疗，对患者生命产生额外的威胁。与之相对应的是创伤多学科团队（multi-disciplinary team，MDT）。MDT是由各个相关的专科医师所组成的创伤团队，它在严重创伤患者入院时就已经启动，其功能是对患者的伤情进行及时综合的评估并提出一系列干预措施的意见，从而避免诊治延误。统领MDT的通常是协调复苏和确保按照ATLS指南标准执行抢救措施的外科医生。根据地方情况，创伤团队也可以由急诊医师来统领。创伤团队的基本构成除了统领医师外还包括1名麻醉师、1~2名急诊护士、1名放射科技师。初步评估首先是做气道的评估和管理，通常由麻醉医师执行，当然根据具体情况也可以是重症、外科或急诊医师。团队对呼吸和循环评估结果进行描述，必要时提供程序性治疗方案。护士则辅助医师执行多项任务，如监测生命体征、静脉穿刺、抽血、导尿或插胃管等。很多情况下，护士可能要扮演抄写员的角色，以同步记录患者的治疗经过。有些单位GCS评分、瞳孔对光反射、神经功能缺损的评估是需要由神内或脑外科医师完成，而有些单位则直接由外科或急诊医师完成，必要时请会诊。放射科技师需要到场做胸部和骨盆的X线检查。如果需要做FAST，放射科医师也需要到场。当然，放射科医师既可是创伤团队的成员，也可在本科室待命。通常情况下，低年资外科住院医师、急诊住院医师、呼吸科技师也是创伤团队的成员。但必须注意的是团队成员不能太多，以免意见太多使得统领者难以最终下结论，人员多也难以保证都按ATLS标准执行操作。许多医院有不同层次的创伤团队响应，院前医务人员反馈的信息是指导启动合适级别和配备相应的创伤团队的重要因素。根据伤检系统的不同，患者转送至合适级别的医院请求创伤团队的处理，急诊协调护士根据院前医务人员反馈的信息再按照标准启动合适的创伤团队。非常重要的一点是强调MDT每位成员都同等重要，要沟通、相互尊重、彼此信任，通过培训加强整合，通过经常性演练才能不断提升严重创伤综合救治能力。

（二）严重创伤综合救治的基础设施建设

对于严重创伤患者，首先需要将其安置在创伤复苏单元（traumaresuscitation unit，TRU），在此可以就地完成创伤诊治的多数操作。TRU 应足够大以满足创伤队伍所有人员（约 5~10 名）的活动，至少能同时救治复苏 2 名患者。能允许完成所有复苏、基本放射学检查、骨伤固定和各种急诊外科手术操作。能满足快速插管、环甲膜切开和气管切开术、深静脉置管、胸腔闭式引流、安置导尿管、诊断性腹腔灌洗、FAST 检查、夹板固定骨折、安置骨盆等外固定装置、急诊头颅钻孔等。继而需要配备各种器械和耗材，譬如气道设备和颈托、静脉插管装置，静脉导管，静脉切开包，动脉血气包、胸腔穿刺包、腹腔灌洗包、导尿包、固定材料等。硬件设施要求有急诊科入口等便捷的通道；应限制非医疗人员进入；应方便进入手术室、放射科、ICU，并有方便的通信设备等；充分的照明，并有可移动的手术和照明光源；有预防低体温的方法，包括单个房间恒温器、头顶加热设备等；根据创伤患者的来源和数量决定复苏区的床位数；还有防护等。如有条件配备全身 CT 可对患者病情做快速地评估。

传统意义上来说，明确创伤出血来源需要将患者转送至 CT 室或导管室做增强 CT 或血管造影检查。然而血流动力学稳定又不允许进行转运，这对需要紧急手术的患者来说是一个极大的挑战。杂交手术室（hybridoperating room，HOR）的诞生则可避免患者在检查中途的滞留时间、规避其中的风险，将患者直接送至手术室做 CT 或血管造影检查，继而开展相应的处理。HOR 是将传统的手术室与高科技血管造影设备结合起来的新型手术室，它的主要构件包括能前后滑行、左右旋转、（反）特伦德伦伯卧位（头低脚高向右倾斜的体位）的手术台及术中造影与 X 线透视设备。手术室引入血管内技术已经改变外科医师手术方式，即不再直接观察患者解剖位置，而是通过显示屏图像进行观察，这就需要类似于宽屏电视机的高分辨率显示屏。该显示屏固定在天花板-臂架上，可以各个方向旋转。而 HOR 成像技术可包含 3D 旋转造影、CT、血管内超声、3D 经食管超声心动图、磁共振成像（MRI）等。高新技术与传统手术室的整合使得严重创伤的早期保命救治迈向新的台阶。

创伤 ICU（traumaintensive care unit，TICU）侧重危重创伤患者的生命支持，其特色是集成脏器功能支持技术对危重创伤患者进行综合管理，包括 PICCO 导管、FAST、连续性肾脏替代治疗（continuous renal replacement therapy，CRRT）、高频振荡通气、床旁纤支镜、床旁经皮内镜下胃造瘘术（percutaneous endoscopic gastrostomy，PEG）等。TICU 医师应能熟练掌握以上基本操作技能。

参考文献

［1］Dutton RP，Stansbury LG，Leone S，et al. Trauma mortality in mature trauma systems：are we doing better？ An analysis of trauma mortality patterns，1997-2008. J Trauma，2010，69（3）：620-626.

［2］Davis JW，Hoyt DB，McArdle MS，et al. An analysis of errors causing morbidity and mortality in a trauma system：a guide for quality improvement. JTrauma，1992，32（5）：660-666.

［3］Gruen RL，Jurkovich GJ，McIntyre LK，et al. Patterns of errors contributing to trauma mortality：lessons learned from 2，594 deaths. Ann Surgery，2006，244（3）：371-380.

［4］Spahn DR，Bouillon B，Cerny V，et al. Management of bleeding and coagulopathy following major trauma：an updated European guideline. Crit Care，2013，17（2）：R76.

［5］洪玉才，张茂，何小军，等. 诊床旁应用超声 FAST 方案快速评估多发伤的初步研究. 中华急诊医学杂志，2010（10）：1066-1069.

［6］Jiang L，Ma Y，Jiang S，et al. Comparison of whole-body computed tomography vs selective radiological imaging on outcomes in major trauma patients: a meta-analysis. Scand J Trauma Resusc Emerg Med, 2014, 22 (1): 54.

［7］Caputo ND, Stahmer C, Lim G, et al. Whole-body computed tomographic scanning leads to better survival as opposed to selective scanning in trauma patients: A systematic review and meta-analysis. J Trauma Acute Care Surg, 2014, 77 (4): 534-539.

［8］Sierink J, Saltzherr T, Wirtz M, et al. Radiation exposure before and after the introduction of a dedicated total-body CT protocolin multitrauma patients. Emerg Radiol, 2013, 20 (6): 507-512.

［9］Ruchholtz S, Waydhas C, Ose C, et al. Prehospital intubation in severe thoracic trauma without respiratory insufficiency: A matched-pair analysis based on the trauma registry of the German Trauma Society. J Trauma, 2002, 52 (5): 879-886.

［10］Hussmann B, Lefering R, Waydhas C, et al. Prehospital intubation of the moderately injured patient: a cause of morbidity? A matched-pairs analysis of 1, 200 patients from the DGU Trauma Registry. Crit Care, 2011, 15 (5): R207.

［11］Muakkassa FF, Marley RA, Workman MC, et al. Hospital outcomes and disposition of trauma patients who are intubated because of combativeness. J Trauma, 2010, 68 (6): 1305-1309.

［12］Hess JR, Brohi K, Dutton RP, et al. The Coagulopathy of trauma: A review of mechanisms. J Trauma, 2008, 65 (4): 748-754.

［13］Lendemans S, Kreuzfelder E, Waydhas C, et al. Clinical course and prognostic significance of immunological and functional parameters after severe trauma. Unfallchirurg, 2004, 107 (3): 203-210.

［14］Hussmann B, Lefering R, Kauther MD, et al. Influence of prehospital volume replacement on outcome in polytraumatized children. Crit Care, 2012, 16 (5): R201.

［15］Hubetamann B, Lefering R, Taeger G, et al. Influence of prehospital fluid resuscitation on patients with multiple injuries in hemorrhagic shock in patients from the DGU trauma registry. J Emerg Trauma Shock, 2011, 4 (4): 465-471.

［16］Hussmann B, Lefering R, Waydhas C, et al. Does increased prehospital replacement volume lead to a poor clinical course and an increased mortality? A matched-pair analysis of 1896 patients of the Trauma Registry of the German Society for Trauma Surgery who were managed by an emergency doctor at the accident site. Injury, 2013, 44 (5): 611-617.

［17］Haut ER, Kalish BT, Cotton BA, et al. Prehospital intravenous fluid administration is associated with higher mortality in trauma patients: A national trauma data bank analysis. Ann Surg, 2011, 253 (2): 371-377.

［18］Holcomb JB, Wade CE, Michalek JE, et al. Increased plasma and platelet to red blood cell ratios improves outcome in 466 massively transfused civilian trauma patients. Ann Surg, 2008, 248 (3): 447-458.

［19］Shakur H, Roberts I, Bautista R, et al. Effects of tranexamic acid on death, vascular occlusive events, and blood transfusion in trauma patients with significant haemorrhage (CRASH-2): a randomised, placebo-controlled trial. Lancet, 2010, 376 (9734): 23-32.

［20］Roberts I, Shakur H, Afolabi A, et al. The importance of early treatment with tranexamic acid in bleeding trauma patients: an exploratory analysis of the CRASH-2 randomised controlled trial. Lancet, 2011, 377 (9771): 1096-1101.

［21］Pape HC, Tornetta P, Tarkin I, et al. Timing of fracture fixation in multitrauma patients: The role of early total care and damage control surgery. J Am Acad Orthop Sur, 2009, 17 (9): 541-549.

［22］Lendemans S, Heuer M, Nast-Kolb D, et al. Significance of liver trauma for the incidence of sepsis, multiple organ failure and lethality of severely injured patients. An organ-specific evaluation of 24, 771 patients from the trauma register of the DGU. Unfallchirurg, 2008, 111 (4): 232-239.

［23］Matthes G, Stengel D, Seifert J, et al. Blunt liver injuries in polytrauma: results from a cohort study with the regular use of whole-body helical computed tomography. World J Surg, 2003, 27 (10): 1124-1130.

［24］Swift C, Garner JP. Non-operative management of liver trauma. J R Army Med Corps, 2012, 158 (2): 85-95.

［25］Smith W，Williams A，Agudelo J，et al. Early predictors of mortality in hemodynamically unstable pelvis fractures. J Orthop Trauma，2007，21（1）：31-73.

［26］Davis JW，Moore FA，McIntyre RC，et al. Western trauma association critical decisions in trauma：management of pelvic fracture with hemodynamic instability. J Trauma，2008，65（5）：1012-1015.

［27］赵小纲，张茂. 血流动力学不稳定骨盆骨折急诊处理的专家共识. 中华急诊医学杂志，2011，20（10）：1017-1018.

［28］Mulder D，Natarajan B，Gupta PK，Cemaj S，et al. FAST scan：is it worth doing in hemodynamically stable blunt trauma patients? Surgery，2010，148（4）：695-701.

［29］Griffin XL，Pullinger R. Are diagnostic peritoneal lavage or focused abdominal sonography for trauma safe screening investigations for hemodynamically stable patients after blunt abdominal trauma? A review of the literature. J Trauma，2007，62（3）：779-784.

［30］Kashuk JL，Moore EE，Sawyer M，et al. Postinjury coagulopathy management：goal directed resuscitation via POC thrombelastography. Ann Surg，2010，251（4）：604-614.

［31］Morozumi J，Homma H，Ohta S，et al. Impact of mobile angiography in the emergency department for controlling pelvic fracture hemorrhage with hemodynamic instability. J Trauma，2010，68（1）：90-95.

［32］蒋守银，赵小纲. 截肢评分系统在毁损肢体治疗决策中的应用. 中华急诊医学杂志，2013，22（5）：550-553.

［33］赵光锋，张茂. 美国西部创伤学会关于肢体毁损伤处理的指南. 中华急诊医学杂志，2012，7（5）：957-960.

［34］Scalea TM，DuBose J，Moore EE，et al. Western Trauma Association critical decisions in trauma：management of the mangled extremity. J Trauma Acute Care Surg，2012，72（1）：86-93.

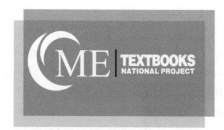

创伤后深静脉血栓的预防与治疗进展

第 24 章

桑锡光
山东大学齐鲁医院急诊外科

深静脉血栓形成（deep venous thrombosis，DVT）是血液在深静脉内不正常凝结导致的静脉回流障碍性疾病，当血凝块部分脱落，随着血液循环到达肺部，堵塞肺部的血管，就会造成肺栓塞（pulmonary embolism，PE）；两者合称为静脉血栓栓塞症（venous thromboembolism，VTE），其发病率为 100~200/10 万。急性 PE 是 VTE 最严重的临床表现，2004 年通过对 6 个欧洲国家约 4500 万人的流行病学调查发现超过 31.7 万死于 VTE，其中 34% 的患者死于突发的致命性 PE，59% 的患者死于生前未诊断出的 PE，7% 的患者死前明确诊断出 PE。

根据 DVT 的发生部位可分为膝关节近端 DVT 与膝关节远端 DVT，PE 和近端 DVT 密切相关，90%~95% 的 PE 是因 DVT 导致，而与 VTE 严重危害形成鲜明对比的是，VTE 的临床症状隐匿，容易漏诊，约 80% 的 DVT 无临床症状；70% 的致死性 PE 死后才能被发现；25% 发生猝死。

创伤患者发生 DVT 的概率在 5%~58%，特别是骨盆与下肢创伤者尤其多发，因此，做好血栓的预防显得尤为重要。

一、VTE 风险评估

大多数的创伤病例都具备导致静脉血栓形成 Virchow 三要素，即：高凝状态、血管内皮损伤、静脉瘀血。多种因素汇集在一起，增加了创伤患者的 VTE 发生风险。

这些危险因素通常混合存在，如髋部骨折患者通常存在高龄、手术及术后需制动数周等危险因素，因此这类患者有发生 VTE 的高度风险。对于住院患者应常规进行 VTE 危险因素的评估并针对性的采取预防措施，常见的 VTE 危险因素见表 24-1。

Knudson 分析了美国 131 个创伤中心 450 375 名患者的 DVT 和 PE 发生情况，认为创伤患者 DVT 发生率 0.36%，PE 为 0.13%，PE 的致死率 18.7%，0.01% 的患者同时合并 DVT 和 PE，并提出了单因素风险评分（表 24-2）。

最新发布的 2014 年欧洲心脏病学会关于急性 PE 的诊断和管理指南中将 VTE 诱发风险分为强、中、弱三个等级，这也是自 2004 和 2008 两个版本修订中的一项重要改进，见表 24-3。

二、临床表现

DVT 的主要临床表现为下肢肿胀、疼痛和发热。肿胀可逐渐加重，疼痛特别是小腿的疼痛常

表 24-1　创伤患者 RAPT 评分量表

项目	得分	项目	得分
病史		损伤相关因素	
肥胖	2	胸外伤 AIS>2	2
恶性肿瘤	2	腹部外伤 AIS>2	2
凝血异常	2	头部损伤 AIS>2	2
血栓病史	3	脊柱骨折	3
医源性因素		GCS 评分<8	3
股静脉置管	2	严重下肢骨折	4
输血>4 U	2	骨盆骨折	4
手术时间>2 h	2	脊髓损伤	4
主要静脉修复	3	年龄	
		40~60 岁	2
		60~75 岁	3
		≥75 岁	4

注：RAPT 评分≤5 分，为低分险，DVT 发生率 3.6%，RAPT 评分 5~14 分为中度风险，DVT 发生率为 16.1%，>14 分为高风险，DVT 发生率为 40.7%；AIS：简明创伤分级；GCS：格拉斯哥昏迷评分

表 24-2　VTE 相关风险因素（单变量分析）

风险因素	OR 值（95%CI）
年龄≥40 岁	2.29（2.07~2.55）
骨盆骨折	2.93（2.07~2.55）
下肢骨折	3.16（2.01~4.27）
脊髓损伤和瘫痪	3.39（2.41~4.77）
脑外伤（AIS≥3）	2.59（2.31~2.90）
机械通气>3 天	10.62（9.32~10.78）
静脉损伤	7.93（5.83~10.78）
休克（BP<90 mmHg）	1.95（1.62~2.34）
外科大手术（>2 h）	4.32（3.91~4.77）

注：作者根据逻辑回归分析提出了创伤患者 DVT 发生的独立危险因素包括：年龄≥40 岁，下肢骨折（AIS≥3），机械通气≥3 天，脑外伤（AIS≥3），静脉损伤，外科大手术（手术时间>2 h）；AIS：简明创伤分级；OR：比值比；CI：可信区间；BP：血压

伴腓肠肌的挤压痛，发热主要表现为：在纠正了贫血、控制了炎症后的体温升高，体温常在 37.5~38.5℃；创伤后短时间（<3 天）出现的 DVT 常常被创伤本身的症状所掩盖，因此要加强风险的评估和筛查，才能做出诊断。

　　严重的下肢 DVT 患者可出现：①股白肿是由于血栓形成迅速而广泛，下肢浮肿在数小时内就达峰，肿胀严重，张力很高；②股青肿是下肢 DVT 最严重的情况，由于髂股静脉被血栓堵塞，静脉回流严重受阻，组织张力极高，引发下肢动脉痉挛，肢体缺血；患肢剧痛，皮肤发亮呈青紫色、皮温低或有水疱，体温升高，可发生静脉性坏疽。

表 24-3　2014 年欧洲心脏病学会关于急性 PE 诊断和管理指南中的 VTE 诱发风险分层

强诱发风险因素（$OR>10$）
下肢骨折
近 3 个月因心力衰竭或心房颤动/心房扑动住院
髋关节或膝关节置换术
严重创伤
近 3 个月内心肌梗死
既往静脉血栓栓塞
脊髓损伤
中等诱发风险因素（OR 为 2~9）
膝关节镜手术
自身免疫性疾病
输血
中心静脉插管
化疗
充血性心力衰竭或呼吸衰竭
红细胞生成刺激剂
激素替代疗法（取决于药物配方）
体外受精
感染（尤其肺炎、泌尿道感染、人类免疫缺陷病毒感染）
炎症性肠病
肿瘤（肿瘤转移风险最高）
口服避孕药治疗
卒中后瘫痪
产褥期
浅表静脉血栓形成
易栓症
弱诱发风险因素（$OR<2$）
卧床>3 天
糖尿病
高血压
长时间坐位静止不动（如长时间汽车或飞机旅行）
年龄的增长
腹腔镜手术（如胆囊切除术）
肥胖
妊娠
静脉曲张

注：Geerts 等对重大创伤 716 例住院患者（未接受 VTE 预防）进行了下肢静脉造影，前瞻性研究创伤后 DVT 及相关 PE 并发危险，发现 349 例（48.7%）的患者发生了 DVT，63 例（8.7%）发生了 PE，未接受 VTE 预防的严重创伤患者中有 40%~80% 发生深静脉血栓，因此，创伤患者的 DVT 和 PE 的风险评估对目前的中国医疗环境来讲是非常严峻的现实问题，需要各级医院和临床医生高度重视

　　DVT 慢性期可发生血栓后综合征（post thrombotic syndrome，PTS）。主要症状是下肢肿胀、疼痛，体征包括下肢水肿、色素沉着、湿疹、静脉曲张，严重者出现足靴区的脂性硬皮病和溃疡。PTS 发生率为 20%~50%。

三、诊断

DVT 不能仅凭临床表现做出诊断，还需要辅助检查加以证实。病史是非常重要的线索，包括年龄、体重、糖尿病与其他慢性病、既往血栓情况和家族血栓情况，询问病史的过程也就是评估 DVT 风险的过程，因此需要格外重视，同时要做好危险分层、突出筛查重点。

（一）血浆 D-二聚体检测

在创伤患者急性期 D-二聚体明显升高，因此意义不大；在慢性期，D-二聚体阴性结合 RAPT 评分<5 分可排除发生 VTE 的可能性，无需行进一步检查；若 RAPT>5 分，应进行包括每天连续监测 D-二聚体，阳性者应进行下肢超声检查以明确诊断。

（二）B 超检查

B 超是 DVT 诊断和筛查的首选方法，具有灵敏度和准确性均较高、可重复性强的优点；如连续两次超声检查均为阴性，对于低危患者可以排除诊断，对于中高危患者，建议行血管造影等影像学检查。

（三）计算机断层扫描静脉成像

准确性较高，可同时检查胸、腹、盆腔和下肢深静脉情况，需要时可重建多个部位的血管影像，计算机断层扫描静脉成像为确诊 PE 的影像学检查。

（四）磁共振静脉成像

磁共振静脉成像无需使用造影剂即可准确显示髂、股、腘静脉，但对小腿静脉显示欠佳。

（五）静脉造影

静脉造影过去曾是诊断 DVT 的"金标准"。但静脉造影为有创检查，对肾功能不全及造影剂过敏患者禁用等。由于存在以上缺点，静脉造影在临床上已很少使用。

四、VTE 的预防和治疗

目前有效预防创伤患者的 VTE 仍较困难，因为导致血栓的因素在受伤之初且还未行治疗之前即已存在。同时来自损伤的一些禁忌例如脑出血、腹腔脏器出血等也限制了预防措施的实施。预防方法包括基本预防、物理预防和药物预防。

（一）基本预防措施

1. 规范使用止血带，即常规充气止血 1 h、再次使用应间隔 15 min 以上、连续使用不超过 2 次，微创操作尽量不用止血带。
2. 术后抬高患肢，防止深静脉回流障碍。
3. 常规进行静脉血栓知识宣教，鼓励患者勤翻身、早期功能锻炼、下床活动、做深呼吸及咳嗽动作。

4. 术中和术后适度补液，多饮水，避免脱水。

5. 建议患者改善生活方式，如戒烟、戒酒、控制血糖及控制血脂等。

（二）物理预防措施

静脉回流的主要动力来自于三个方面：心脏泵的作用、下肢肌肉舒缩以及往复式呼吸运动对静脉回流起到压力梯度的作用。足底静脉泵（A-V foot pumps）、间歇充气加压装置（intermittent pneumatic compression devices，IPCD）及梯度压力弹力袜（graduated compression stockings，GCS）等，利用机械原理促使下肢静脉血流加速，减少血液滞留，降低术后下肢 DVT 的发生率。推荐与药物预防联合应用。单独使用物理预防仅适用于合并凝血异常疾病、有高危出血风险的患者。

下列情况禁用物理预防措施：

1. 充血性心力衰竭，肺水肿或严重下肢水肿。

2. 下肢深静脉血栓症、血栓（性）静脉炎或 PE。

3. 间歇充气加压装置和梯度压力弹力袜不适用于下肢局部情况异常（如皮炎、坏疽、近期接受皮肤移植手术）、下肢血管严重动脉硬化或其他缺血性血管病及下肢严重畸形等。

（三）药物预防措施

抗凝是 DVT 的基本治疗。可抑制血栓蔓延、有利于血栓自溶和管腔再通，从而减轻症状、降低 PE 发生率和病死率。

在所有预防 DVT 的药物当中，作为首选的低分子肝素（LMWH）是出血并发症最少的，使用时大多数患者无需监测凝血功能。推荐按体重给药，每次 100 U/kg，每 12 h 1 次，皮下注射，有严重肾功能不全者建议使用普通肝素。

其他药物如磺达肝癸钠（fondaparinux，安卓）、阿哌沙班（apixaban），达比加群（dabigatran），利伐沙班（rivaroxaban，拜瑞妥），低剂量的普通肝素（LDUH），调整剂量后的华法林（adjusted-dose，VKA）或阿司匹林（aspirin）等作为备选药物。

对于拒绝或不配合 LMWH 药物注射或 IPCD 者，可用阿哌沙班或达比加群（利伐沙班只在无前述药物的情况下应用）。

（四）药物预防注意事项与禁忌证

对有出血风险的患者应权衡预防下肢 DVT 与增加出血风险的利弊。

1. 注意事项 ①由于作用机制不同，药物预防过程中只能使用一种药物，不能换用。每种药物都有各自的使用说明、注意事项及不良反应。②对存在肾功能、肝功能损害的患者，应注意药物剂量。低分子肝素、磺达肝癸钠不适用于严重肾损害患者，肾功能障碍者推荐使用普通肝素。③椎管内血肿少见，但后果严重。因此，在行椎管内操作（如手术、穿刺等）前、后的 24 h 内，应避免使用抗凝药物。④对使用椎管内麻醉者，应注意用药、停药及拔管时间。神经阻滞前 7 天停用氯吡格雷；术前 5 天停用阿司匹林；若使用低分子肝素，应于末次给药 24 h 后拔管；若使用肝素，应于末次给药 8~12 h 后拔管，拔管 2~4 h 后才能再次给药；如使用华法林，不建议采用硬膜外麻醉，或必须于末次给药 48 h 后拔管。

2. 药物预防禁忌证

（1）绝对禁忌证：①近期有活动性出血及凝血障碍；②骨筋膜间室综合征；③严重头颅外伤或急性脊髓损伤；④血小板 $<20\times10^9$/L；⑤肝素诱发血小板减少症者，禁用肝素和低分子肝素；⑥孕妇禁用华法林。

（2）相对禁忌证：①既往颅内出血；②既往消化道出血；③急性颅内损害或肿物；④血小板减少至（20~100）×10^9/L；⑤类风湿视网膜病患者。

药物的联合应用会增加出血并发症的可能性，故不推荐联合用药。

五、创伤患者 DVT 预防的具体方案

（一）多发伤患者

多发伤患者在 VTE 预防方面有以下几个特点：一是导致血栓的危险因素很可能在受伤后还未来得及预防时已经形成 DVT；二是 VTE 预防的指征和禁忌证同时存在，限制了药物预防的应用，由此导致了在非创伤患者有效的 DVT 预防措施对多发伤患者并非有效；尽管如此，多发伤患者如果不采取预防措施，DVT 的发生率超过 50%。在排除了创伤性脑损伤、24 h 内的实质性器官损伤、持续性出血或同时使用硬膜外导管等禁忌的情况下，应在 24 h 内开始 LMWH（依诺肝素 30 mg，bid）治疗或 IPCD 治疗。在保证安全的情况下，可对严重创伤的患者可使用 LMWH 预防血栓，并在术前 12 h 以上或术后 12 h 以上开始用药。

多发伤患者往往需要分期手术，在术前确诊为 DVT，如需急诊或限期手术，建议放置下腔静脉滤器后即刻手术，术后给予抗凝治疗；如无需急诊或限期手术，对于无抗凝禁忌者给予抗凝治疗 2 周后再评估确定手术。

多发伤患者的血栓预防目前还没有统一的规范可循，根据预防的方式可划分为药物预防、机械预防及下腔静脉滤器（vena cava filters，VCF）植入。药物预防以 LMWH 和磺达肝癸钠为主，目前的研究认为前者优于后者，对于多发伤的高危人群，放置临时 VCF 能有效减少 PE 事件发生，对于老年人可考虑非取出式的 VCF。

对于颅脑外伤出血的患者，预防 DVT 以 IPCD 和 A-V foot pumps 或 GCS 为主，合并四肢骨折的入院初期一般会采用石膏外固定或外固定架固定，等四肢骨折手术的时候血栓脱落的 7 天危险期基本已渡过，因此药物预防的机会很少。

（二）髋部周围骨折手术

1. 伤后 12 h 内开始的急诊手术者

（1）术后 12~24 h（硬膜外腔导管拔除后 2~4 h）皮下给予常规剂量低分子肝素；或术后 4~6 h 给予常规剂量的一半，次日恢复至常规剂量。

（2）磺达肝癸钠（安卓）2.5 mg，术后 6~24 h 皮下注射；磺达肝癸钠半衰期较长，不建议在硬膜外麻醉或镇痛前使用。

（3）维生素 K 拮抗剂（如华法林）是长期抗凝治疗的主要口服药物，效果评估需监测凝血功能的国际标准化比值（INR）。治疗剂量范围窄，个体差异大，药效易受多种食物和药物影响。急性期 DVT，建议使用维生素 K 拮抗剂联合低分子肝素或普通肝素，建议剂量 2.5~6.0 mg/d，2~3 d 后开始测定 INR，当 INR 稳定在 2.0~3.0 并持续 24 h 后停 LMWH 或普通肝素，继续华法林治疗。

2. 非急诊手术　自入院之日开始综合预防，LMWH 可用于术前的预防，术前 12 h 停用 LMWH。磺达肝癸钠半衰期长，不建议术前使用，若术前已用药物抗凝，手术应尽量避免硬膜外麻醉。术后预防用药指征同伤后 12 h 内开始手术者。

3. 对有高出血风险的髋部周围骨折患者，推荐单独采取足底静脉泵或间歇充气加压装置物理预防而不用药物抗凝。

（三）脊柱脊髓损伤后的血栓预防

急性脊柱脊髓损伤患者的 VTE 事件发生率为 57%，是 DVT 的高发危险因素，因此对于此类患者应积极预防 DVT 的发生。LMWH 作为首选药物（低剂量的普通肝素作为备选）并结合 IPCD 双管齐下，一旦有证据表明出血停止，即开始预防性用药；而对于完全瘫痪患者在考虑到椎管出血有禁忌证的情况下，入院当天即可使用 IPCD 或 GCS 来预防，对于不完全脊髓损伤患者，如果计算机断层扫描（CT）或磁共振成像（MRI）证实有椎管血肿，可采用物理措施来预防。

对于脊髓损伤后有 DVT 的证据或需要进行手术的高危患者，可采用 VCF 来作为 PE 的预防措施（ⅠC），而对于康复期的患者仍采用 LMWH 作为药物预防用，高危患者可采用每日 2 次 LMWH。

单一下肢简单骨折的患者没有高危因素，尽管需要制动，并不是血栓 DVT 预防的主要适应证，而复杂的下肢骨折特别是包含股骨骨折的患者本身 RAPT 评分较高（AIS≥3 分），应采取预防措施。

（四）预防 DVT 的开始时间和时限

骨科大手术围术期 DVT 的高发期是术后 24 h 内，所以预防应尽早进行，确定 DVT 的药物预防开始时间应当慎重权衡风险与获益。

骨科大手术后凝血过程持续激活可达 4 周，术后 DVT 的危险性可持续 3 个月。与人工全膝关节置换术相比，人工全髋关节置换术后所需的抗凝预防时限更长。对施行全髋关节、全膝关节置换及髋部周围骨折手术患者，推荐药物预防时间最短 10 天，在预防治疗的住院期间应该 LMWH 和 IPCD 双管齐下，在出院后药物抗凝至术后 35 天。

（五）VCF

对于多数 DVT 患者，不推荐常规应用 VCF；对于抗凝治疗有禁忌有并发症，或在充分抗凝治疗的情况下仍发生 PE 者，建议置入 VCF，可取出式的 VCF 较永久性 VCF 有明显的优势，即在血栓危险期可预防 PE，危险期过后取出滤器可避免长期服抗凝药等引发的并发症。

（六）溶栓和导管取栓

一般取决于血管外科医生的建议，谨慎实施。

（七）特殊情况的处理

根据美国胸科医师协会抗栓治疗和预防血栓形成的方法，在权衡血栓形成和出血风险后，为正在接受抗凝或抗血小板治疗的择期手术患者的抗栓治疗提供了指导意见。

1. 对于手术前需要 VKA 治疗的患者，推荐停用 VKA 时间为术前 5 天，而不是少于术前 5 天（推荐级别：ⅠB 级）。

2. 对于心脏机械瓣置换术后、心房颤动或 DVT 的患者，若伴有血栓栓塞高危因素，建议在 VKA 治疗暂时中断期间予以桥接抗凝治疗，优于不予桥接治疗（推荐级别：ⅡC 级）。若伴有血栓栓塞低危因素，建议不予桥接抗凝治疗，优于桥接抗凝治疗。

3. 对于正在接受阿司匹林治疗且伴有血栓栓塞的中危或高危因素的患者，若拟行非心脏手术，建议手术期间继续服用阿司匹林，而不是术前 7~10 天停用（推荐级别：ⅡC 级）。

4. 对于已放置冠状动脉裸金属支架的患者，推荐支架植入 6 周后再行手术，而不是在 6 周内行手术（推荐级别：ⅠC级）；若在6周内必须行手术，建议围术期继续抗血小板治疗，而不是术前7~10天停药（推荐级别：ⅡC级）。

参考文献

［1］Konstantinides S, Torbicki A, Agnelli G, et al. 2014 ESC Guidlines on the diagnosis and management of acute pulmonary embolism. Eur Heart J, 2014, 35 （43）：3033 - 3069, 3069a-3069k.

［2］National Clinical Guideline Centre （UK）. Venous thromboembolic diseases：the management of venous thromboembolic diseases and the role of thrombophilia testing. London：Royal College of Physicians （UK）, 2012.

［3］Uresandi F, Monreal M, García-Bragado F, et al. National consensus on the diagnosis, risk stratification and treatmentof patients with pulmonary embolism. Arch Bronconeumol, 2013, 49 （12）：534-547.

［4］Tapson VF. Acute pulmonary embolism. N Engl J Med, 2008, 358 （10）：1037-1052.

［5］Goldhaber SZ, Hennekens CH. Evans DA. et al. Factors associated with correct antemortem diagnosis of major pulmonary embolism. Am J Med, 1982, 73：822-826.

［6］Sandler DA, Martin JF. Autopsy proven pulmonary embolism in hospital patients：are we detecting enough deep vein thrombosis. J Royal Soc Med, 1989, 82：203-205.

［7］中华医学会骨科学分会创伤骨科学组. 创伤骨科患者深静脉血栓形成筛查与治疗的专家共识. 中华创伤骨科杂志, 2013, 15 （12）：1013-1017.

［8］Wigner NA, Donegan DJ. Current concepts in deep vein thrombosis and pulmonary embolism after trauma. Current Orthopaedic Practice, 2014, 25 （3）：208-212.

［9］Knudson MM, Ikossi GD, Khaw L, et al. Thromboembolism after trauma：An analysis of 1602 episodes from the American College of Surgeons. Annals of Surgery, 2004, 240 （3）：490-498.

［10］Geerts WH, Code KI, Jay RM, et al. A prospectivestudy of venous thromboembolism after major trauma. N Eng J Med, 1994, 331：1601-1606.

［11］中华医学会外科学分会血管外科学组. 深静脉血栓形成的诊断和治疗指南（第2版）. 中华外科杂志, 2012, 50 （7）：611-614.

［12］中华医学会骨科学分会. 中国骨科大手术静脉血栓栓塞症预防指南. 中华骨科杂志, 2009, 29 （6）：602-604.

［13］Toker S, Hak DJ, Morgan SJ. Deep vein thrombosis prophylaxis in trauma patients. Thrombosis, 2011：1-10.

［14］Charles YFW, Norman FA, Catherine J, et al. Prevention of VTE in orthopedic surgery patients：Antithrombotic therapy and prevention of thrombosis. 9th ed. American College of Chest Physicians Evidence-Based Clinical Practice Guidelines. Chest, 2012, 141：e278S-e325S.

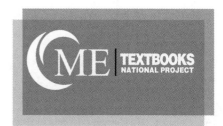

腹腔间隔室综合征的研究进展

第 25 章

李鹏宇　肖思建
山东大学齐鲁医院

一、概述

Kron 等在 1984 年首次提出腹腔间隔室综合征（abdominal compartment syndrome，ACS）这个名词。2006 年腹腔间隔室综合征世界联合会（World Society of the Abdominal Compartment Syndrome，WSACS）第二次会议中将腹腔内高压和 ACS 的定义统一下来。腹内压（intra-abdominal pressure，IAP）是指腹腔内的稳态压力。腹腔内高压（intra-abdominal hypertension，IAH）定义为在标准测压中记录到的 IAP 数值持续的或反复的病理性升高 ≥ 12 mmHg。ACS 是 IAP ≥ 20 mmHg〔伴或不伴有腹腔灌注压（abdominal perfusion pressure，APP）≤ 60 mmHg〕，同时合并有新的器官功能障碍和衰竭。

二、流行病学

近年来，严重创伤、腹部大手术、腹腔镜操作过度充气或大量液体复苏引起的 IAH 及 ACS 逐渐成为关注的热点。这种内、外科领域常见、危害极大的危重征象，在以往长期不被认识和重视，导致直接或间接影响机体的多个器官和系统，常常使病情加重，甚至成为引起多器官功能不全综合征（multiple organ dysfunction syndrome，MODS）的主要原因。提高对 IAH/ACS 的认识水平，有利于早期发现腹内高压。如果能针对性地采取适当治疗方法，将会明显改善患者预后。但关于危重 IAH 的流行病学研究，由于样本及诊断标准存在较大差异，尚无权威的准确数据。Malbrain 等完成的至今唯一的多中心研究报道群体 IAP 为（9.8±4.7）mmHg。其中内科患者 IAH 发生率为 54.4%，外科患者则高达 65%。总体而言，IAH 发生率为 58.8%，有 8.2% 的患者确诊为 ACS。Moore 等综合多篇文献分析 ACS 的平均生存率为 53%。

三、病因

许多原因都可引起 IAP 的急性增高，而 ACS 则是腹腔压急性升高的结局。ACS 的发病机制尚未完全阐明，目前研究认为与直接压迫、缺血再灌注损伤、血管活性物质释放、血管通透性增加及氧自由基等综合作用引起受损脏器水肿，细胞外液大量增加有关。正常情况下腹腔内平均压力为 0，和大气压相近，任何引起腹腔内容物体积增加的情况都可增加 IAP。外科临床上急性 IAP 升高常见于急性腹膜炎、急性胰腺炎、急性肠梗阻等重症腹腔内感染伴感染性休克，重症腹部外伤、腹主动脉瘤破裂、腹腔内急性出血或腹膜后血肿、腹腔填塞止血术后失血性休克或经足量液体复苏后急性进行性内脏水肿，气腹下腹腔镜手术、复杂的腹部血管手术和术后正压机械通气等。

（一）失血性休克液体扩容后

1. 腹部创伤　国外重症腹部创伤为此病最多原因。Behrman 在 1998 年报道失血性休克、腹腔内大出血、胰腺损伤共 222 例，补液量 5800～12 000 ml，输血 800～5000 ml，发生 ACS 3 例。

2. 无腹部创伤　Ivy 在 1999 年报道了烧伤面积>70%，补液量>20 000 ml 的继发 ACS 患者 3 例。作者认为大面积烧伤经大量液体输入病例并发气道高压、出现少尿或无尿时应警惕 ACS 的发生。Maxwell 在 1999 年报道 1216 例失血性休克患者，其中 6 例无腹部外伤史，2 例继发 ACS，该组病例输入液体量为（19 000±5000）ml，因此输入晶体液 10 000 ml 以上需警惕 ACS。

重症腹部外伤出血性休克或创伤性低血容量性休克经液体扩容出现全身性毛细血管通透性改变，腹膜和内脏进行性水肿，手术关腹之际肠管高度水肿、体积增大、肠曲明显膨出切口平面之上、不能还纳者，首先考虑 ACS。出现上述情况，如强行关闭腹壁切口必致 IAP 迅速升高，离开手术室后出现呼吸、循环恶化，少尿至无尿，多数病例在术后 10 小时内死亡，此时往往误诊为 MODS。

（二）感染性休克液体扩容后

与国外报道大多为重症腹部外伤并失血性休克经足量液体复苏后导致 ACS 不同的是，重症胰腺炎合并急性化脓性胆管炎在西欧、北美少见，而在我国却是发生 ACS 的常见疾病。此种病例因为有感染性全身炎症反应（infective systemic inflammatory response，ISIR）存在，故治疗困难，病死率远较失血性休克为高。

ACS 常因多种 IAP 急剧上升因素综合作用而发生。临床典型例子是腹腔严重感染或外伤本身使腹腔内脏器水肿、体积剧增，此时常伴有低血容量性休克，为此而实施足量液体复苏致腹膜和内脏进行性水肿；并因低血流灌注，内脏缺血复苏后再灌注损伤而致水肿加重；也可因敷料填塞止血、肠系膜静脉阻塞或暂时性门静脉阻断而加重。创伤、休克、重症胰腺炎、重症腹膜炎或大手术时机体发生严重 ISIR 导致大量细胞外液进入细胞内或组织间隙，出现第三间隙效应或液体扣押，液体治疗表现为显著的正平衡，即输入量远远超过排出量，此时唯有足量输入平衡液方能抵消正平衡，维持有效循环血容量避免血液浓缩，否则将出现回心血量减少，心率加快而心排血量下降、红细胞比容（HCT）上升、低血压。上述情况中腹膜和内脏水肿及腹腔积液已难以避免，从维持有效循环血量的角度出发，这时输液量太多而高度水肿仅仅是 ISIR 作用的结果，因此不能据此否定液体复苏的必要性。此种循环内液体外渗是暂时性的，当 ISIR 减轻、毛细血管通透性恢复时，过多扣押的细胞外液回吸收，液体正平衡转为负平衡，水肿迅速消退。

四、病理生理

腹膜和内脏水肿、腹腔积液致 IAP 急剧升高引起 ACS 时，可损害腹内及全身器官生理功能，导致器官功能不全和循环衰竭。

（一）腹壁张力增加

IAP 升高时，腹腔壁张力增加，严重时可致腹膨胀、腹壁紧张，此时多普勒超声检查发现腹直肌鞘血流减弱，如开腹手术后强行关腹，其切口感染和切口裂开发生率高。腹腔 dV/dP（容量/压力）曲线非直线型，如氧离解曲线那样陡然上升，至一定限度后腹腔内容量即使仅有较小的增加就足以使 IAP 大幅度升高；相反，部分减压就可明显降低腹腔高压。

（二）心动过速心排血量减少

IAP 升高后明显降低每搏输出量，心排血量也随之下降。腹腔镜手术时，低至 1.33~2.00 kPa（10~15 mmHg）的 IAP 即可产生不良反应。心排血量（及每搏量）下降原因有静脉回流减少、胸腔压力升高所致的左心室充盈压增加和心肌顺应性下降，全身血管阻力增加。静脉回流减少主要由毛细血管后小静脉压与中心静脉压压差梯度下降、下腔静脉回流减少、重症肝背侧大静脉外伤填塞止血后膈肌处下腔静脉功能性狭窄或机械性压迫、胸腔压力升高等所致。此时股静脉压、中心静脉压、肺毛细血管楔压和右心房压等与 IAP 成比例升高。

心动过速是 IAP 升高最先出现的心血管反应以试图代偿每搏输出量的降低而维持心排血量。显然，心动过速如不足以代偿降低的每搏输出量，心排血量急剧下降，循环衰竭将随之发生。

（三）胸腔压力升高和肺顺应性下降

腹腔高压使双侧膈肌抬高及运动幅度降低，胸腔容量和顺应性下降，胸腔压力升高。胸腔压力升高一方面限制肺膨胀，使肺顺应性下降，表现为机械通气时气道压峰值增加，肺泡通气量和功能残气量减少。另一方面，使肺血管阻力增加引起通气/血流比值异常，出现低氧血症、高碳酸血症和酸中毒，用呼吸机支持通气时，需要较高压力方能输入足够潮气量；如腹腔高压不及时解除，机械通气使胸腔压力继续升高，上述变化将进一步恶化。

（四）肾脏血流减少

IAP 升高最常见的表现是少尿，IAP 升至 1.33 kPa（10 mmHg）尿量开始减少，2.00 kPa（15 mmHg）时尿量平均可减少 50%，2.67~3.33 kPa（20~25 mmHg）时显著少尿，5.33 kPa（40 mmHg）时无尿，减压 1 h 后尿量才恢复。IAP 升高时尿量减少也是多因素所致，包括肾表浅皮质区灌注减少、肾血流减少、肾静脉受压致肾血管流出部分受阻、肾血管阻力增加、肾小球滤过率下降，肾素活性及醛固酮水平上升。上述因素均因腹腔高压直接压迫所致，但输尿管受压迫致肾后性梗阻的可能并不存在。

研究证明，IAP 升高至少尿后，腹腔高压解除并未立即出现多尿，而是在 60 min 后少尿才开始逆转，说明腹腔高压机械性压迫并非是少尿的唯一原因。少尿与 IAP 升高后醛固酮和抗利尿激素（ADH）作用有关。

（五）腹内脏器血流灌注减少

IAP 升高时，肝动脉、门静脉及肝微循环血流进行性减少，肝动脉血流变化较门静脉血流变化更早、更严重；肠系膜动脉血流和肠黏膜血流以及胃十二指肠、胰和脾动脉灌注均减少。总之，除肾上腺外所有腹内脏器血流灌注均减少。上述变化超过心排血量下降的结果也可出现在 IAP 升高而心排血量和全身血管阻力仍属正常时。

五、临床表现及诊断标准

（一）由于 IAP 升高而产生的病理损害涉及多个系统和器官，通过直接和间接方式影响机体产生一系列的临床表现。

1. 腹膨胀和腹壁紧张　是腹腔内容量增加导致腹腔高压的最直接表现。开腹减压可见肠管高度水肿，涌出切口之外，术毕肠管不能还纳。

2. 吸气压峰值增加>8.34 kPa（85 cmH₂O）　是横膈上抬、胸腔压力升高、肺顺应性下降的结果。

3. 少尿　由肾血流灌注不足、醛固酮和 ADH 增高引起，此时对液体复苏、使用多巴胺及髓襻利尿剂（呋塞米）均不会使尿量增加。

4. 难治性低氧血症和高碳酸血症　因机械通气不能提供足够肺泡通气量，而致动脉血氧分压降低、CO_2 潴留。开腹减压后，上述改变可迅速逆转。

（二）2004 年 12 月成立的 WSACS 在 IAH 及 ACS 的诊断标准上达成共识，并于 2006 年公布了最新诊断标准。

1. IAH　每 4~6 h 测量一次 IAP，连续三次 IAP≥12 mmHg；每 1~6 h 测量一次 APP〔APP=平均动脉压（mean arterial pressure，MAP）-IAP〕，连续两次<60 mmHg。

2. ACS　每 1~6 h 测量一次 IAP，连续三次 IAP>20 mmHg 或 APP<60 mmHg，且并发与 IAH 有关的单一或多器官系统衰竭。

（三）IAH 分级

Ⅰ级 IAP 12~15 mmHg，Ⅱ级 IAP 16~20 mmHg，Ⅲ级 IAP 21~25 mmHg，Ⅳ级 IAP>25 mmHg。

（四）ACS 分类

原发性 ACS：原发于腹腔至盆腔的创伤或疾病所致 ACS，腹部手术后、有实质脏器损伤的非手术患者进展为 ACS 也属此类，如腹腔器官损伤需要外科治疗，继发性腹膜炎，骨盆骨折或其他原因导致的继发大出血、肝移植等；继发性 ACS：非腹部原发病所致 ACS，如败血症、白细胞缺乏、大面积烧伤、大量液体复苏等其他的情况；慢性 ACS：当一、二级 ACS 发展成为预防性或治疗性外科或医疗手段时，比如说剖腹减压后 ACS 持续状态，或早期暂时性关腹或完全关腹后新的ACS 出现。

（五）ACS 的诊断

主要依靠 IAP 的测量，尤其是通过连续的膀胱压监测，而通过临床诊断有相当的难度。测压方法可分为直接法与间接法两种。前者是直接置管于腹腔内，然后连接压力传感器和气压计测得。后者是通过测定内脏压力来间接反映腹腔内压力。内脏测压的方法主要有以下几种。

1. 膀胱测压法　向膀胱置一根 Foley 导管，排空膀胱内尿液，注入 50~100 ml 生理盐水，通过 "T" 形连接或三通接头导管与测压器连接。患者仰卧，以耻骨联合为 "0" 点，水柱高度即为 IAP。此为测量 IAP 的金标准。

2. 胃内测压法　通过胃内放置的胃管或胃造口管注入 50~100 ml 生理盐水，将胃管与测压器连接。胃内压的"0"点位于腋中线。

3. 下腔静脉压测定　可通过股静脉插管测量下腔静脉压，临床上少用。

六、治疗

不同的腹腔压力有不同的处理意见，腹腔压力为 10～15 mmHg 时维持正常的液体容量；16～25 mmHg 时增加液体的输注以提高肾灌注压；26～35 mmHg 时采用非手术降低腹腔内压；>35 mmHg 时开放腹腔。

（一）非手术治疗

包括治疗原发病、使用镇静剂和肌松剂、纠正水和电解质酸碱失衡、纠正休克、胃肠减压、腹腔穿刺引流减压等。用于 IAH Ⅰ、Ⅱ 级。早期对患者（IAH Ⅰ 级）行开腹减压术并非最理想的治疗，早期开腹手术不仅增加了腹腔感染的机会，而且大量肠管、内脏长时间暴露使内脏水肿，IAP 进一步升高。近年来，早期非手术治疗逐步被人们广泛接受。

（二）手术治疗

对非手术治疗无效者、IAH Ⅲ、Ⅳ 级均应行剖腹减压术，必要时同时行手术探查。剖腹减压术不但可立即降低 IAP，还能改善血流动力学状态，当膀胱压力>36 cmH$_2$O 时，无论是否出现临床症状，均是减压指征，且越早越好。剖腹减压后，由 ACS 引起的症状尤其是心、肺功能障碍，可在 1～2 h 得以改善。

1. 开腹减压指征　12～24 h 不能经由非手术措施有效降低腹压到 30 cmH$_2$O 以下；非手术降低腹压过程中出现进行性尿量减少，则考虑急诊开腹；尽管有针对腹腔高压的非手术措施，但腹压升高梯度仍超过 2 mmHg/h，应考虑手术减压。另外，若腹腔压力持续超过 35 mmHg 则急诊开腹，不必经过非手术阶段。但要更加注意 IAH 导致的病理生理改变，若有明显生理学变化也应进行腹腔减压，而不只是一些测量指标，如当 IAH 时，即使同时存在肺、心血管或肾衰竭，也应行腹腔减压术；当存在肠道缺血表现时，即使还未发生 IAH，也应行标准减压术；存在 IAH 和进行性高碳酸血症、肺功能衰竭是进行急诊腹腔减压的主要适应证。可根据病情的危急程度决定患者是在床旁或在手术室接受手术。在做手术之前应尽量恢复患者的生理储备以避免生理耗竭，因此常需等待 24～36 h 或更长时间来治疗凝血障碍、复温和纠正酸中毒。为了防止腹腔减压术后大量无氧代谢产物进入血液循环所引起的再灌注综合征，可预防性地应用少量碳酸氢钠及甘露醇；在减压过程中，可使用血管收缩剂来防止血压突然降低。

对存在可能发生 IAH 的患者在剖腹术后预防性开放伤口，即行预防性减压术，可以降低 ACS 的发生率和病死率，其效果与腹腔减压术相似。对于腹部烧伤患者，焦痂切除术也可起到很好的减压效果。

2. 暂时性关腹　ACS 患者经腹腔减压术后，由于内脏及腹膜后水肿，严重腹腔感染或腹腔内纱布填塞止血，腹腔很难在无张力的情况下关闭甚至无法关腹，若强行关腹可产生暴发性 ACS。因此产生了很多种暂时关腹的方法，包括筋膜开放法，即只缝合皮肤而不缝合主要筋膜；巾钳关闭法，即将治疗巾用巾钳固定于伤口周围皮肤，并覆盖以自黏性碘化塑料薄膜，当张力过高时移除巾钳即可降低 IAP；将硅橡胶"Bogota"（一种 3 L 的 Foley 冲洗袋）缝合固定于腹壁切口两袋侧的筋膜或皮肤上而暂时关腹，是最简单有效且经济实惠的方法；还有就是将无黏性透明塑料布缝合于伤口周围皮肤上，既可以观察腹腔的情况，还可避免筋膜的损伤而影响后期伤口的关闭。

3. 确切关腹　确切关腹通常是在 IAP 降到正常水平，血流动力学稳定后，如尿量增多、水肿开始消退、凝血障碍纠正、止血彻底后，一般是术后 3~4 天内，最长不超过 14 天关腹而重建腹壁的完整性。主要包括移除巾钳或其他伤口临时覆盖物，使主要筋膜靠拢。如因 IAP 较高仍不能关闭腹腔时，将来可能会遗留下较大的腹壁切口缺损，此时可采用类似腹壁切口疝修补样的方法留待二期手术完成，如采用中线两侧皮瓣或内层可吸收的合成材料或两侧腹直肌及筋膜皮肤松弛切口或应用皮肤扩张器和肌皮瓣来修复，并随时在腹壁重建时监测膀胱压来估计 IAH，以避免再次诱发 ACS。

总之，ACS 是由于 IAP 急性进行性升高发展而来的一类临床综合征，由于易感性不同，它以分级的方式影响腹内、腹外多器官系统。多发性创伤、大出血、长时间手术及大量补液等常可发生 ACS。内脏对 IAH 最敏感，在出现典型肾、肺和心血管症状以前就出现终末器官损害征象。治疗以腹腔紧急减压术为先，如果不及时减压，终末器官损伤综合征和氧释放下降可导致多器官衰竭，甚至死亡。尽管腹腔减压手术是治疗 ACS 有效的手段，但必须早期发现和治疗剖腹减压术本身导致的一些病理生理改变，如大量的液体丢失、手术中每分通气量显著增高和呼吸性碱中毒、术中腹腔内积聚的大量无氧代谢产物清除会造成大量的酸性代谢产物和钾离子随循环系统转运至心脏，导致心律失常或心脏停搏等心脏不良事件。

七、预后

与未发生 IAH 者相比，IAH 患者入院时感染相关性器官功能衰竭评分（sepsis-related organ failure assessment，SOFA）总分值及各器官分值（除外心血管及神经系统）更高，衰竭器官数目更多，腹腔灌注压更低，CVP 和 PAWP 更高，行腹部手术、腹膜出血、液体复苏、肠梗阻、酸中毒、凝血异常、脓毒症和肝功能异常的概率更大。衰竭器官数量越多，IAP 值越高。发生 IAH 的独立预测因子是体重指数（body mass index，BMI）、肝功能障碍、液体复苏、腹部手术、肠梗阻。腹腔内压力越大，病死率越高。死亡组 IAP（11.4±4.8）mmHg 显著高于存活组的（9.5±4.8）mmHg。死亡的独立预测因子包括年龄、APACHE Ⅱ 评分、入住 ICU 原因（内科、外科）、是否合并肝功能异常。ICU 停留期间 IAH 的发生也是死亡的一个独立预测因子。ICU 住院时间并无显著差异，存活者比死亡者更早达到 IAP 峰值，而后者有更高的 IAP、SOFA 评分以及日均液体入量。最近有研究表明医院内伴有并发症的 ACS 死亡率是 33.6%。IAP 为 23 mmHg 被认为预言死亡率的临界值。IAP 高于临界值的患者的前 3 天内的死亡率明显增高。对于 IAP 在 15~25 mmHg 的患者，非手术疗法增加了死亡率。

八、问题及展望

ACS 是能导致心、肺等重要器官功能障碍的严重并发症，在临床实践中并不少见。但由于其诊断和治疗的诸多方面尚未被临床医师充分认识，即使当患者发生呼吸、循环障碍时，临床医师常常认为是原发疾病所致，而很少考虑是 ACS 所致。目前虽然国内不少医生已经对 ACS 有所认识，但尚未充分重视及普及，诊断标准用于临床也较少。而在国外 ICU 病房常规做 IAP 的监测，以期做到早诊断、早治疗。对 ACS 引起多系统器官衰竭的机制尚未明确，很多资料都是参照国外标准，国内在这方面研究相对较少。国内是否有必要确定统一的诊断标准以及治疗方面微创手段（腔镜等）是否有效且能推广等还需进一步研究。随着人们对 IAH 在疾病发生过程中的重要性有了更多的认识，相信 IAH 与 ACS 将成为国内外医生研究的热点。

参考文献

［1］Kron IL，Harman PK，Nolan SP. The measurement of intra-abdominal pressure as a criterion for abdominal re-exploration. Ann Surg，1984，199（1）：28-30.

［2］江利冰，张茂，马岳峰. 腹腔高压和腹腔间隔室综合征诊疗指南（2013 版）. 中华急诊医学杂志，2013，22（8）：839-841.

［3］Malbrain ML，Chiumello D，Pelosi P，et al. Prevalence of intra-abdominal hypertension in critically ill patients：a multicenter epidemiological study. Intensive Care Med，2004，30（5）：822-829.

［4］Moore AF，Hargest R，Martin M，et al. Intra—abdominal hypertension and the abdominal compartment syndrome. Br J Surg，2004，91（9）：1102-1110.

［5］Swan MC，Banwell PE. The open abdomen：aefiology，classification and current management strategies. J Wound Care，2005，14（1）：7-11.

［6］Joseph DK，Dutton RP，Arabi B，et al. Decompressive laparotomy to treat intractable intracranial hypertension after traumatic brain injury.

J Trauma，2004，57：687-693.

［7］Dolores-Velasquez R，Sauri-lc LF，Sanchez-Lozada R. Efficacy of decompression treatment of abdominal compartment syndrome. Gac Med Mex，2003，139（5）：459-463.

［8］Stagnitti F，Calderale SM，Priore F，et al. Abdominal compartment syndrome：pathophysiologic and clinic remarks. G Chir，2004，25（10）：335-342.

［9］Waele JJ，Hoste EA，Malbrain ML. Decompressive laparotomy for abdominal compartment syndrome：a critical analysis. Crit Care，2006，10（2）：51.

［10］MartinezOrdaz JL，Cruz Olivo PA，Chacon Moya E，et al. Management of the abdominal wall in sepsis. Comparision of two techniques. Rev Gastroenterol Mex，2004，69（2）：88-93.

［11］Hultman CS，Pratt B，Cairns BA，et al. Multidisciplinary approach to abdominal wall reconstruction after decompressive laparotomy for abdominal compartment syndrome. Ann Plast Surg，2005，54（3）：269-275.

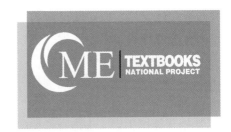

外科感染的研究进展

第 **26** 章

林兆奋　郭昌星
上海长征医院

一、概述

外科感染（surgical infection）是指需要经过手术治疗或发生于手术后的感染性疾病。当机体一个或多个脏器或系统出现感染、导致一个或多个脏器功能不全或衰竭而危及患者生命，称为重症感染。我国 2013 年 CHINET 公布的资料显示：大肠埃希菌（27.21%）、克雷伯菌（19.64%）、不动杆菌（16.40%）和铜绿假单胞菌（13.38%）分列革兰阴性菌感染的前 4 位，这 4 类菌占临床革兰阴性菌感染总数的 76.63%，其中大肠杆菌 ESBL 阳性检出率为 44.5%~71.4%，克雷伯菌为 16.4%~48.9%，奇异变形杆菌为 0~48.2%。我国临床革兰阳性菌感染以金黄色葡萄球菌（35.55%）、肠球菌（30.87%）和血浆凝固酶阴性葡萄球菌（19.04%）为主，约占革兰阳性菌感染总数的85.46%，其中金黄色葡萄球菌耐药菌株检出率为 23.8%~70.2%，凝固酶阴性葡萄球菌耐药菌株检出率为 35.9%~86.0%。耐药菌成为越来越突出的问题，本章就外科感染中常见的耐药菌感染作进一步阐述。

二、外科重症感染的治疗原则

（一）外科重症感染的经验性治疗

外科重症感染救治不及时可危及患者生命，抗生素的给予每延迟 1 h，患者病死率上升 7%。抗生素治疗包括全面覆盖可能的致病菌、获取培养和药敏结果。同时应隔离定殖或感染的患者，并对医院高危病区进行细菌流行分布监测。用药过程中要注意药物的不良反应并防治真菌感染等并发症的发生。

（二）耐药革兰阳性菌治疗原则

目前万古霉素和去甲万古霉素对耐甲氧西林金黄色葡萄球菌（MRSA）具有强大抗菌作用，对耐青霉素肺炎链球菌亦具高度抗菌活性。对其他链球菌属细菌包括大环内酯类耐药者亦敏感。万古霉素和去甲万古霉素作为治疗革兰阳性菌感染的首选药物之一，已广泛应用于临床。替考拉宁对金黄色葡萄球菌（甲氧西林耐药及敏感者）、肠球菌（万古霉素耐药及敏感者）、肺炎链球菌（青霉素耐药及敏感者）等菌属的抗菌活性与万古霉素基本相仿，且肝、肾功能损害小，不良反应少。利奈唑胺作用机制为抑制细菌蛋白质合成，抗菌作用与万古霉素大致相仿，但对肠球菌的作用明显优于万古霉素。其他用于治疗革兰阳性菌感染的药物还包括有多西环素、米诺环素、达托霉素、曲伐沙星、莫昔沙星、加替沙星和夫西地酸等。

（三）耐药革兰阴性菌治疗原则

对于产 ESBL 菌，应首选碳青霉烯类抗生素，必要时可联合氨基糖苷类抗生素。头孢霉素类联合氨基糖苷类抗生素，对产 ESBL 菌亦有较好的临床疗效。对于产 AmpC 酶菌，除碳青霉烯类抗生素外，四代头孢菌素也可作为首选药物之一。上述药物均属时间依赖性抗生素，在治疗过程中，应注意缩短给药时间间隔，以有利于提高血药浓度，从而取得较好的临床疗效。

（四）多重耐药菌治疗原则

多重耐药菌感染的治疗，应首选多黏菌素 E，其次可选用替加环素、头孢哌酮/舒巴坦、米诺环素和左氧氟沙星等。替加环素对铜绿假单胞菌天然耐药，对于成人难治性腹腔感染及皮肤软组织感染效果佳。头孢哌酮/舒巴坦在治疗多重耐药菌感染过程中，应尽量缩短给药时间间隔，以维持体内的血药浓度，从而达到有效杀灭细菌的目的。磷霉素也可作为多重耐药菌治疗的有效药物之一。

（五）外科真菌感染治疗原则

对于念珠菌感染，首选氟康唑治疗，其次可选用棘白菌素类药物或两性霉素 B 脂质体。近年来临床光滑念珠菌感染有明显上升趋势，推荐使用棘白菌素类药物，对于那些已经选用了伏立康唑或是氟康唑治疗的患者，如果临床表现好转，并且随后的培养结果为阴性，可继续使用该药以完成治疗。对于近平滑念珠菌感染，推荐使用氟康唑或两性霉素 B 脂质体进行治疗。克柔念珠菌感染，推荐使用棘白菌素类、两性霉素 B 脂质体或伏立康唑治疗。局灶性肺外侵袭性曲霉病可以是单个器官感染或散播性感染中的一个器官受累，推荐伏立康唑作为首选治疗。

外科切除病灶可以改善预后，积极处理邻近组织的感染也是治疗的一个重要部分。在人工瓣膜感染，瓣膜置换术后由于存在感染复发的可能，强烈建议应用三唑类药物进行终生抗真菌治疗，如口服伏立康唑或泊沙康唑。

三、细菌耐药机制

（一）细菌耐药机制

耐药机制存在于各种病原微生物中。目前认为细菌耐药机制与下列因素有关：①细菌细胞壁、细胞膜结构改变。②抗生素结合靶位缺失。③细菌主动外排抗生素机制。④细菌产酶。⑤荚膜形成等。在上述耐药机制中，细菌产酶是目前最主要的耐药机制，占耐药机制的 80%~90%。

（二）细菌产酶

细菌可产生各种酶分解抗生素，常见的主要有以下几种：①β-内酰胺酶，可使 β-内酰胺类抗生素的 β-内酰胺环断裂，导致该类抗生素失效。它具有突变性，大量使用抗生素形成选择性压力而筛选出，从自发诱导型突变成持续高产型。目前已发现 200 多种，分为 A、B、C、D 组。β-内酰胺酶可由染色体介导，也可由质粒介导。葡萄球菌属和革兰阴性菌均可产生 β-内酰胺酶。②超广谱 β-内酰胺酶（ESBL），由β-内酰胺酶 TEM-1、TEM-2 和 SHV-1 位点发生突变而形成，能灭活一至四代头孢菌素、氨曲南等。ESBL 通常由质粒介导。常见产 ESBL 细菌包括克雷伯菌、大肠杆菌、铜绿假单胞菌、不动杆菌和沙雷菌属等。③AmpC 酶是随着抗生素的广泛使用而出现的，产 AmpC 酶细菌目前也已成为医院感染的重要病原菌之一。AmpC 酶常见于弗劳地枸橼酸杆菌、克雷伯菌和沙雷菌属，能水解四代头孢菌素外的其他头孢菌素。它主要由染色体介导，少数为质粒介导。④碳青霉烯酶是指能够水解亚胺培南或美罗培南等碳青霉烯类抗生素的一类 β-内酰胺酶。⑤氨基糖苷钝化酶可灭活第一代氨基糖苷类抗生素。⑥氯霉素乙酰转移酶水解氯霉素等抗生素。⑦红霉素酯化酶水解红霉素等抗生素。在上述几类酶中，以 β-内酰胺酶和超广谱 β-内酰胺酶最为常见，可水解大部分 β-内酰胺类抗生素，细菌的上述耐药机制给临床治疗带来不利。

（三）多重耐药菌、广泛耐药菌和泛耐药菌

近年来临床发现部分细菌对常用抗生素均表现出耐药现象。多重耐药菌（MDR）是指细菌对三类或以上常用抗菌药物耐药。广泛耐药菌（XDR）是指细菌对几乎全部常用抗菌药物耐药，革兰阴性杆菌仅对多黏菌素和替加环素敏感，革兰阳性球菌仅对糖肽类和利奈唑胺敏感。泛耐药菌（PDR）是指对所有的常用抗菌药物全部耐药，革兰阴性杆菌对包括多黏菌素和替加环素在内的全部抗菌药物耐药，革兰阳性球菌对包括糖肽类和利奈唑胺在内的全部抗菌药物耐药。目前 MDR、XDR 和 PDR 有蔓延趋势，给外科治疗造成很大困难。

四、革兰阳性菌感染临床表现

（一）金黄色葡萄球菌感染

临床表现金黄色葡萄球菌是外科感染最常见的病原菌之一。研究表明，由金黄色葡萄球菌导致的血流感染占血流感染总数的 20%，病死率为 25.4%。近年来，MRSA 已受到广泛关注，全世界每年约有 10 万人感染 MRSA，现已成为院内感染的主要病原菌之一。国内目前尚未报道对万古霉素和去甲万古霉素耐药的葡萄球菌，而国外已分离到对万古霉素中介金黄色葡萄球菌（VISA）以及耐万古霉素金黄色葡萄球菌（VRSA）。由金黄色葡萄球菌导致的感染可以是原发的也可以是继发的。外伤、肺炎是常见的原发病灶，感染也可由静脉输液管道入侵血液所致。由外伤引起的感染原发病灶可不明显，个别患者甚至不易察觉，临床表现为起病急、病情重、发展快、预后差。寒战、高热常见，约 30% 的患者出现皮肤淤点、淤斑（图 26-1），并伴胃肠道症状，约 20% 的患者有关节疼痛、活动受限症状。约 60% 的患者出现迁徙性损害或（和）脓肿，常见有远端部位软组织脓肿、肺炎、胸膜炎、化脓性脑膜炎等，部分患者可出现肾脓肿、关节脓肿、肝脓肿、心内膜炎和骨髓炎等。社区获得性耐甲氧西林金黄色葡萄球菌（CA-MRSA）毒力强，死亡率高，其产生的葡萄球菌肠毒素 B 和葡萄球菌肠毒素 C 使患者易发生中毒休克综合征，短时间内即可出现腹泻、高热和休克，皮肤红斑、呕吐、肌肉疼痛、肝肾功能损害、定向障碍或意识不清等较常见，部分患者可合并弥散性血管内凝血（DIC）。近年来 CA-MRSA 多携带杀白细胞素（PVL）基因，感染以健康青少年为主，可引起皮肤软组织、深部组织和脏器感染，其中坏死性肺炎预后差，病死率极高。由血行播散的金黄色葡萄球菌肺炎，寒战、高热明显，咳血性黏稠痰，严重者可出现呼吸窘迫或呼吸衰竭、感染性休克、急性肾衰竭、急性肝衰竭和 DIC 等。胸部 X 线可见两肺多发性、局限性密度增高阴影（图 26-2），可有空洞形成，局部肺组织呈蜂窝状改变（图 26-3），部分患者可出现肺大疱，易形成气胸或血气胸。金黄色葡萄球菌通过血行播散可致化脓性骨髓炎（图 26-4），常累及股骨下端和胫骨上端。

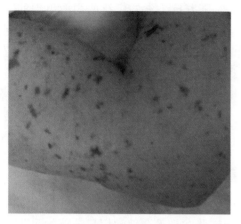

图 26-1　金黄色葡萄球菌血流感染皮疹

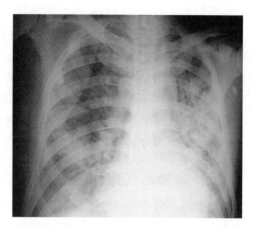

图 26-2　金黄色葡萄球菌肺炎胸部 X 线改变

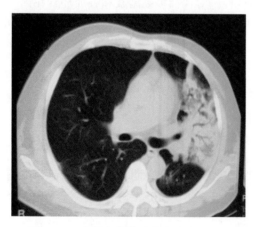

图 26-3　金黄色葡萄球菌肺炎 CT 改变

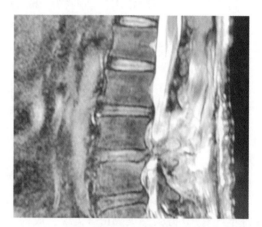

图 26-4　金黄色葡萄球菌致腰椎周围脓肿

病例 1：金黄色葡萄球菌感染致甲沟炎、心内膜炎、脑脓肿

患者，男性，26 岁。2011 年 11 月因左手拇指甲癣，网购"灰指甲药物"后自行涂抹（图26-5）。当晚患者感发热，体温 39.2℃，就诊于当地医院，诊断为"上呼吸道感染"，给予左氧氟沙星静脉滴注治疗，患者体温无明显下降。7 天后患者体温上升至 40.1℃，出现头痛、恶心、呕吐，意识模糊。收住当地医院，头颅计算机断层扫描（CT）检查示："右侧颅窝脓肿"（图 26-6），听诊发现心前区收缩期杂音，血培养结果为"金黄色葡萄球菌"，给予头孢曲松抗感染治疗。患者症状无缓解，进一步加重，出现呼吸衰竭、肝肾功能损害。遂转入我院重症监护室（ICU）。入院后给予静脉滴注万古霉素1000 mg，12 h 一次；磷霉素 8 g，12 h 一次；帕尼培南 1000 mg，8 h 一次；鞘内注射万古霉素 30 mg，每日一次，并行保肝、床旁连续肾脏替代治疗（CRRT）等治疗。患者病情曾一度稳定，血培养、脑脊液培养结果多次为耐甲氧西林金黄色葡萄球菌，心脏彩超示："心内膜赘生物形成"（图 26-7）。后患者出现坏死性肺炎（图 26-8）、双侧血气胸，胸腔闭式引流共引流出血性液体 5510 ml，以后又并发 DIC，经积极抢救无效，患者死亡。

病例点评：PVL 阳性毒力强，短期内即可出现严重脓毒症并可形成全身多处转移性脓肿，附着于心内膜处的赘生物可持续释放病原菌入血，造成难以控制的血流感染。本病患者在发病早期未引起重视，金黄色葡萄球菌在短时间内发生血流感染，心内膜受累，形成赘生物，同时颅内出

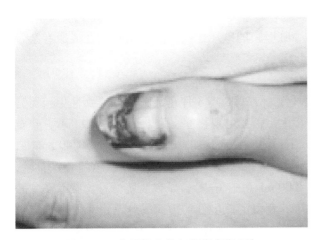

图 26-5　左拇指金黄色葡萄球菌感染

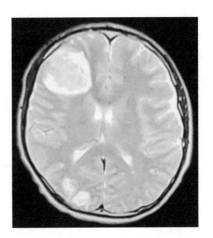

图 26-6　金黄色葡萄球菌脑脓肿

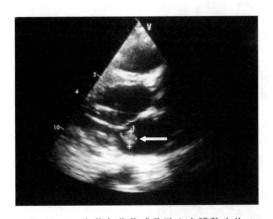

图 26-7　金黄色葡萄球菌致心内膜赘生物

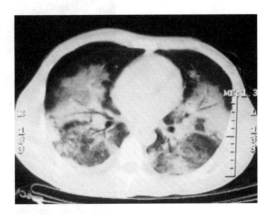

图 26-8　金黄色葡萄球菌血流感染肺炎

现转移性脓肿。在明确感染灶病原菌后未及时采取有效治疗措施，导致感染进一步加重，出现多脏器功能衰竭。转院后拟给予达托霉素治疗金黄色葡萄球菌血流感染，由于无法获取药物，故给予万古霉素静脉滴注及鞘内注射，联合磷霉素、帕尼培南等药物抗感染治疗。经积极救治，患者病情曾一度稳定，但心内膜赘生物菌栓反复脱落造成持续不断的血流感染，又致坏死性肺炎而出现血气胸，患者终因多脏器功能衰竭，救治无效死亡。

（二）肠球菌感染临床表现

肠球菌属为人类肠道正常菌群，在外界环境中亦存在。该类菌可致院内，也可致院外感染。目前肠球菌已成为院内感染常见病原菌之一，感染率逐年上升。国外资料表明，由肠球菌导致的血流感染占血流感染总数的 9.4%，病死率接近 34%。肠球菌院内感染以粪肠球菌最多见，其次为屎肠球菌。腹腔手术、胃肠道功能障碍、免疫功能缺陷、广谱抗菌药的应用、留置导尿、血液及腹膜透析等均为肠球菌院内感染的危险因素。肠球菌血流感染常与大肠埃希菌、葡萄球菌、肺炎克雷伯菌等其他细菌混合感染。消化系统黏膜屏障功能降低、腹腔感染、腹腔肿瘤、免疫功能缺陷等是肠球菌血流感染的常见病因。泌尿生殖道、胃肠道是常见的入侵途径。肠球菌血流感染临床表现为畏寒、高热，部分患者可有腹痛、腹泻，严重者可出现休克、肝肾功能损害、呼吸窘迫或呼吸衰竭、定向障碍或意识不清等。肠球菌血流感染还可导致心内膜炎，病原菌主要为粪肠球菌，少数为屎肠球菌、鸟肠球菌、坚忍肠球菌等。患者通常为亚急性起病，发热、皮肤损害常见，肠球菌导致的心内膜炎主要累及左心各瓣膜，对心脏瓣膜的破坏性大，心脏出现杂音或原有杂音发生改变，患者可同时伴有贫血、栓塞、脾大等。

病例2：变性术后粪肠球菌感染

患者，29岁，女性变男性。患者自幼有易性癖行为，2008年8月在某医院行"女性生殖器官全切除术+尿道前徙术+双侧乳房切除术"。术后第5天患者出现畏寒、发热，体温39.5℃，自觉下腹疼痛明显，行血培养检查并加强抗感染治疗。术后第6天症状加重，血压下降至70/40 mmHg，并出现呼吸急促、意识不清，急诊B超示"腹腔及盆腔探及无回声区"。遂行急诊剖腹探查术，术中发现膀胱破裂，腹腔及盆腔大量脓性液体约3000 ml（图26-9），予以膀胱修补，腹腔及盆腔反复冲洗，放置引流，引流液送病原学检查。血培养及引流液培养均为粪肠球菌，对万古霉素敏感。术后加用万古霉素治疗，术后第二天患者体温恢复正常，血压、呼吸平稳，生命体征稳定，3周后出院。

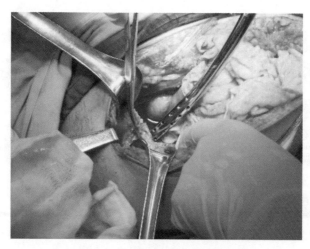

图26-9　肠球菌感染腹腔脓肿形成

病例点评： 肠球菌感染临床易被忽视。一旦发生肠球菌血流播散，患者可出现发热，甚至高热，严重者出现休克、急性呼吸窘迫综合征（ARDS）、急性肝肾衰竭、DIC等。如不结合病史、仔细观察症状及体征，临床很易误诊、漏诊。此例患者因前期手术过程中膀胱破裂未及时发现，导致术后盆腔肠球菌感染，合并脓毒症、感染性休克和急性肺损伤。经腹部超声检查，证实患者腹腔及盆腔内存在无回声区，因而诊断明确，及时手术清创。术前和术中分别留取血标本和腹腔引流液标本，为明确诊断提供了可靠依据。术后抗生素的合理应用使感染得到有效控制。

（三）链球菌感染临床表现

近几年来临床链球菌感染较以往有所减少，但严重烧伤、糖尿病、恶性肿瘤、长期使用免疫抑制剂、血液病患者中仍可发生A群链球菌感染，其中近60%的感染可发展成为A群链球菌血流感染、多器官功能障碍综合征，病死率高。链球菌能产生红疹毒素，或原不产红疹毒素的A群乙型溶血性链球菌在噬菌体作用下，变为能产生红疹毒素，红疹毒素进入血流，引起猩红热样临床表现。红疹毒素还能使机体出现变态反应，病后2~4周可出现心、肾损害。原发病灶以呼吸道感染、各类外伤及各种植入性导管为常见。患者表现为畏寒、发热，严重者可出现急性肝肾功能损害、呼吸窘迫或呼吸衰竭、DIC 等，休克较少见，部分患者可有中枢神经系统感染、腹膜炎以及其他部位迁徙性感染病灶。目前由链球菌感染导致的链球菌中毒休克综合征（STSS）发病率有所增加，临床以缓症链球菌常见，B 群链球菌罕见。早期表现为流感样症状，畏寒、体温升高（≥38.5℃）、咽痛、肌肉疼痛明显，可出现猩红热样皮疹，部分患者可伴有恶心呕吐、腹泻和淋巴结肿大，病情严重者高热明显（≥39.5℃），常伴有筋膜炎、肌炎。有局部感染的患者，其感染部位红、肿、热、痛、功能障碍明显。坏死性筋膜炎常伴有蜂窝织炎、大疱、淤斑和皮肤软组织坏死，患处水肿可为筋膜炎唯一临床表现，若有肌肉坏死则可诊断为肌炎。筋膜炎和肌炎可同时存在，常发生于一侧或双侧肢体，局部症状明显，常伴有休克、急性肝肾衰竭、DIC、横纹肌溶解及毛细血管渗漏等多器官功能障碍综合征。有报道筋膜炎病死率为 30%~50%，肌炎病死率高达 80%。

手术伤口、皮肤破损处、呼吸道黏膜、泌尿道黏膜等是 B 群链球菌入侵的常见部位。感染程度与细菌毒力密切相关。B 群链球菌的脂磷壁酸使病原菌易黏附于上皮细胞表面，其特异性荚膜多糖抗原具有抗补体介导吞噬细胞的吞噬作用，有助于细菌生长繁殖和扩散，引起感染部位化脓性改变，细菌易进入血液和淋巴循环，从而引起血流感染，预后凶险。老年人、围生期妇女、婴幼儿、糖尿病、肝硬化、癌症、长期使用抗菌药物和（或）免疫抑制剂的患者均可发生 B 群链球菌脓毒症，近期报道其发生率为 38%~70%。婴幼儿发生 B 群链球菌血流感染表现为高热或体温不升，休克、昏迷，常合并脑膜炎或 ARDS，发生率为 27%~30%。B 群链球菌致围生期妇女血流感染，患者有寒战、高热，如合并腹腔脓肿、脑膜炎、心内膜炎、感染性休克等可致患者短期内死亡，国外报道由 B 群链球菌所致产妇血流感染发病率为 1.3‰~2‰。B 群链球菌血流感染还可导致心内膜炎，老年人常见，常累及二尖瓣和主动脉瓣，病死率高达 50% 以上。C 群链球菌感染大多来自动物或摄入污染该菌群的产品，国外报道，发生 C 群链球菌血流感染者，有基础疾病者占 72.7%，临床起病急，主要表现为心内膜炎、脑膜炎、心包炎等，易发生栓塞和心力衰竭。D 群链球菌包括牛链球菌和马链球菌，可侵犯心内膜。

草绿色链球菌毒力相对较弱，资料显示由其导致的亚急性感染性心内膜炎约占总数的 75%。病原体自感染病灶入血，也可因拔牙、心导管手术及心脏手术等医源性操作入血，发生血流感染，侵入心脏瓣膜。患者表现为长期发热，体温大多在 37.5~39.0℃，也可高达 40℃ 以上。热型多变，多为间歇型或弛张型，伴有畏寒和出汗。70%~90% 的患者有进行性贫血，病程较长者常伴有全身疼痛，主要累及腓肠肌以及踝、腕等关节，也可呈多发性关节受累。患者原有心脏病的杂音或原来正常的心脏出现杂音，约有 15% 患者开始时没有心脏杂音，而在治疗期间出现杂音，少数患者直至治疗后 2~3 个月才出现杂音，患者可出现皮肤和黏膜淤点、甲床下线状出血、Osler 结、Janeway 损害等皮损，淤点是毒素作用于毛细血管使其脆性增加破裂出血或栓塞所致，多见于眼睑结合膜、口腔黏膜、胸前和手足背皮肤，持续数天，可反复出现。脾常有轻至中度肿大，软可有压痛。感染性心内膜炎病程较长，可迁延数月，甚至 1 年以上。

（四）革兰阴性菌外科感染临床表现

1. 大肠埃希菌感染临床表现　大肠埃希菌是外科临床感染最常见的革兰阴性菌，由其导致的血流感染占血流感染总数的 5.6%，病死率高达 22%。大肠埃希菌血流感染往往起病急、病情重、发展快、预后差，临床表现为寒战、高热、呼吸窘迫或呼吸衰竭、血压下降或休克、急性肝肾功能不全或衰竭、意识障碍、DIC 等。入侵途径主要为腹腔胆道及泌尿系统感染等，原发病灶为腹腔感染者，除上述症状外，通常还有恶心、呕吐、腹胀、腹痛、腹部触痛等，并常伴有腹腔脓液聚集，部分患者可有肝脓肿形成。原发病灶为泌尿系统感染者，患者同时有尿频、尿急、尿痛等症状。大肠埃希菌血流感染亦可导致肺炎、新生儿脑膜炎、心内膜炎、骨髓炎、前列腺炎等。近年来临床出现耐药大肠埃希菌，其耐药机制主要表现为细菌产 β-内酰胺酶、抗生素结合靶位改变、细菌对抗生素产生主动外排作用、细菌外膜通透性下降等，给临床治疗带来一定的难度。

病例3：大肠埃希氏菌（ESBL 阳性）致坏死性筋膜炎

患者，男性，44 岁。患者入院前 10 天无明显诱因出现两侧臀部、阴囊皮肤持续性搏动性跳痛，无畏寒、发热，未诊治。后患者自觉症状加重入院治疗。入院体检：体温 39.0℃，心率120 次/分，呼吸 26 次/分，血压 90/70 mmHg。CT 检查提示：下腹壁、右髂部、会阴部蜂窝组织改变；右侧精索管状低密度影。诊断为"肛周及会阴部蜂窝组织炎"（图 26-10），予头孢曲松、替硝唑治疗。治疗 3 天后患者症状无缓解且进一步加重，出现意识模糊、呼吸困难、心率增快、血压下降。立即行"会阴、阴囊坏死组织切除引流术"，术后转入 ICU。诊断为："坏死性筋膜炎（Fournier 综合征），会阴、阴囊坏死组织切除引流术后，脓毒性休克，多器官功能障碍综合征（MODS）"。入 ICU 后立即给予美罗培南联合万古霉素抗感染、加强清创引流，并给予液体复苏、呼吸机辅助通气、镇静止痛、血液净化等治疗。伤口分泌物培养回报示："产 ESBL 大肠埃希菌及粪肠球菌"。术后 3 日患者右腹股沟上方皮肤呈大片紫红色，皮温明显升高，急诊 CT 提示："下腹壁、右髂部及会阴部蜂窝组织炎并局部小脓肿形成"。急诊行"腹壁直肠周围脓肿切开引流术+负压封闭引流（VSD）引流术"（图 26-11），术后维持原治疗方案。经过多次清创及更换 VSD 引流，患者体温趋于正常，生命体征平稳，各衰竭脏器功能逐渐恢复。治疗 2 个月后患者各项检查指标正常，康复出院。

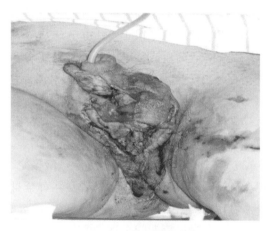

图 26-10　坏死性筋膜炎

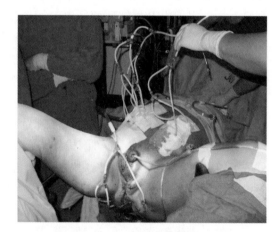

图 26-11　会阴、阴囊清创引流术

病例点评：坏死性筋膜炎是一种广泛而迅速的皮下组织和筋膜坏死为特征的软组织感染，常伴有全身中毒性休克。由多种细菌混合感染造成。累及肛周、会阴部称为 Fournier 综合征，又称 Fournier 坏疽，其特点是发病急骤，发展迅速，病情凶险，局部组织广泛坏死，很快出现全身中毒症状、严重脓毒血症及多器官功能衰竭等。此患者病变早期累及会阴、臀部，因难以启齿而延误了早期诊治。外科医师未引起足够重视，缺乏严密观察，给予头孢菌素治疗，期待脓肿形成后再切开引流。然而在治疗两天后患者病情恶化，感染扩散，出现严重全身中毒症状，导致多脏器功能衰竭。故在患者发病早期，医务工作者应结合病史尽早行病原学检查。

患者转院后选用美罗培南联合万古霉素抗感染，多次清创+VSD 引流，及时清除坏死组织，患者病情得以控制。在感染得到有效控制后，采用抗生素降阶梯治疗策略，避免菌群失调，2 个月后患者痊愈出院。

2. 肺炎克雷白菌感染临床表现　肺炎克雷白菌是引起呼吸道感染最常见的病原菌之一。国外学者统计，由肺炎克雷白菌引起的血流感染占血流感染总数的 4.8%，病死率为 27.6%。近年来肺炎克雷白菌表现出对多种抗生素耐药，给临床治疗带来一定的困难，其耐药机制主要表现为产各类 β-内酰胺酶、氨基糖苷钝化酶、抗生素结合靶位改变、抗生素渗透障碍、主动外排系统过量表达以及代谢途径的改变等。由肺炎克雷伯菌导致的血流感染，绝大多数患者有原发疾病或（和）使用过免疫抑制剂、广谱抗生素或抗代谢药物。各类外科手术是导致其发生血流感染的最常见诱因，病原菌入侵途径主要有：呼吸道、泌尿道、胃肠道、腹腔、各类留置导管以及新生儿脐带等。局部肺炎克雷伯菌感染若治疗不及时也可导致发生血流感染及体内脓肿形成，病情凶险，预后差。肺炎克雷伯菌血流感染通常表现为寒战、高热、咳嗽、咳痰，痰液呈黏稠脓性、量多、带血，可因血液和黏液混合而呈现砖红色，此为本病的特征性表现，部分患者可有胸痛、局部肺不张、呼吸窘迫或呼吸衰竭、休克、急性肝肾衰竭等临床表现。有报道肺炎克雷伯菌发生血流感染约有63%合并休克，13%的患者出现迁徙性脓肿，脓肿常见于肝、肾、脾、髂窝等处，肺、骨骼、脑实质也是好发部位，一旦合并脓肿，病死率高达 37%~50%。细菌具有荚膜，在肺泡内生长繁殖时，引起组织坏死、液化、形成单个或多发性脓肿。病变累及胸膜、心包时，可引起渗出性或脓性积液。病灶纤维组织增生活跃，易于机化，可早期出现纤维素性胸腔积液和粘连。

病例 4：肺癌术后肺炎克雷白杆菌（ESBL 阳性）感染

患者，男性，50 岁。因右下肺癌行右肺下叶切除术后 5 天，突发胸闷气促、呼吸心搏骤停，诊断为"肺癌根治术后、急性肺栓塞、呼吸心搏骤停"。心肺脑复苏 45 min 后患者恢复自主心率，行重组组织型纤溶酶原激活剂（rt-PA）溶栓后转入 ICU。给予呼吸机辅助通气，血管活性药物维持血压。患者出现无尿，考虑急性肾衰竭，遂行床旁持续血液净化。治疗过程中患者突发寒战、高热，体温最高达 39.5℃，血压下降至 74/48 mmHg，血气分析提示低氧血症、代谢性酸中毒，血白细胞 14.6×10^9/L，中性粒细胞 0.99，降钙素（PCT）>10 ng/ml。考虑患者存在血流感染合并感染性休克，立即更换体内留置导管，留取外周静脉血及导管尖端行病原学检查，予以物理降温、美罗培南联合利奈唑胺抗感染、输注血浆、血管活性药物维持血压，患者血压趋于稳定，给予球蛋白、胸腺素改善免疫状况，留置空肠营养管行肠内营养。治疗 5 天后，患者体温下降，仍有间断发热，体温最高 37.8℃，无寒战，血白细胞总数下降至 9.1×10^9/L，中性粒细胞 0.91，PCT 降至 1.5 ng/ml，血培养培养结果提示："肺炎克雷白杆菌 ESBL 阳性"，真菌培养阴性。继续上述治疗 2 周后患者 24 h 尿量达 2000 ml，停止 CRRT，拔除透析导管。患者体温正常，血象正常，复查血培养阴性，一般情况良好，转回胸心外科。

病例点评：近年来产 ESBL 肺炎雷伯菌检出率不断增多，已成为临床常见致病菌之一。由于介导 ESBL 基因的质粒常同时携带 AmpC 酶，氨基糖苷钝化酶等相关耐药基因，菌株除对青霉素类、头孢菌素耐药外，对氨基糖苷类和喹诺酮类抗生素也发生多重耐药。目前对产 ESBL 细菌，碳青霉烯类抗生素已作为首选药物被广泛应用于临床。

本病例患者为肺部肿瘤术后、免疫功能低下，留置各类静脉导管，病程中突发寒战、高热，外周血培养结果为肺炎克雷伯菌 ESBL 阳性，患者高热同时出现感染性休克，提示细菌毒力强。采用美罗培南联合利奈唑胺抗感染治疗 3 周，患者感染病症得到了有效控制。及时有效的液体复苏维持了血流动力学的稳定和肾脏的有效灌注，肾脏功能逐步恢复。此外，抗炎、免疫调理，肠内营养支持等措施也为疾病的良好转归创造了有利条件。

3. 鲍曼不动杆菌感染临床表现　近年来鲍曼不动杆菌感染日趋增多，已成为院内感染最常见的病原菌之一，且耐药性日益严重，已引起临床和微生物学者的广泛关注。由鲍曼不动杆菌导致的血流感染占血流感染总数的 1.3%，病死率为 34%。鲍曼不动杆菌在医院环境中分布很广且可长期存活，对危重患者威胁很大，鲍曼不动杆菌主要引起呼吸道感染，也可引发脓毒症、泌尿系感染、心内膜炎、继发性脑膜炎等。

鲍曼不动杆菌血流感染是不动杆菌感染中最严重的类型，常继发于创面感染、肺炎、动静脉导管置管术后等，长期大剂量广谱抗生素、免疫抑制剂以及激素的使用是其发生的重要诱因。耐药鲍曼不动杆菌是目前最常见的泛耐药菌之一，其耐药机制包括：产碳青霉烯酶、抗生素结合靶位改变、细菌主动外排系统过量表达等。除对多黏菌素 E 敏感、对头孢哌酮/舒巴坦中度敏感外，对其他抗生素几乎均耐药。临床主要表现为畏寒、高热、皮肤可出现淤斑、淤点以及肝脾大等，个别患者可出现谵妄、抽搐和昏迷。病情严重者伴有感染性休克。多数患者外周血白细胞增高，严重者白细胞不升反降。鲍曼不动杆菌肺炎多见于院内感染，临床表现为支气管炎、大叶性肺炎，病变通常为多叶性，可有空洞、胸膜炎、支气管胸膜瘘等形成。发热、咳嗽、胸痛、气急比较明显，严重时患者可出现发绀。原有慢性疾病患者院外获得性感染常继发于劳累、酗酒之后，常表现为暴发性肺炎，以低氧血症和休克常见。当患者免疫功能低下或病原菌数量多、毒力强时，鲍曼不动杆菌可由呼吸道侵入血液循环而致血流感染，患者可因多器官功能衰竭死亡。

病例 5：车祸伤致泛耐药鲍曼不动杆菌感染

患者，男性，62 岁。患者于夜间骑车时被一卡车撞倒，当时意识清楚，无恶心呕吐，感左肩部疼痛，活动受限，立即被送至当地医院，检查提示：左肱骨上端开放性粉碎性骨折，左桡骨远端粉碎性骨折，右侧肋骨多发骨折，右肱骨骨折，骨盆骨折。患者立即在全麻下行"左肱骨上端粉碎性骨折内固定术"，术中发生大出血，收缩压最低至 50 mmHg，给予输血、抗休克治疗后好转，术后继续给予输血、抗感染，控制炎症反应等治疗。术后第七天患者左上肢伤口出现感染，并出现寒战、体温升高，最高达 40.6℃、血压下降、黄疸、血小板进行性减少（图 26-12），分泌物培养及血培养结果为："泛耐药鲍曼不动杆菌"。为求进一步治疗转入我院 ICU。入院检查：体温 39.3℃，心率 116 次/分，呼吸机辅助通气，氧饱和度 90%，双肺呼吸音粗，双下肺闻及湿啰音，心律齐，未闻及病理杂音，腹软，叩诊鼓音，肝脾肋下未及，莫菲征阴性。左上肢伤口包扎固定，渗液明显（图 26-13）。入院后立即给予左上肢敞开，行伤口分泌物培养及血培养，伤口每日定期冲洗，加强换药。给予替加环素 50 mg，静脉滴注，12 h 一次；万古霉素 1000 mg，静脉滴注，12 h 一次；甲硝唑 500 mg，静脉滴注，12 h 一次抗感染。乌司他丁抗炎症反应，血必净清除炎症介质，呼吸机辅助通气，血管活性药物维持血压稳定，补充白蛋白及丙种球蛋白，给予肌内注射胸腺素，纠正水和电解质代谢紊乱。感染得到控制、病情趋于稳定，之后多次复查伤口分泌物及血培养结果阴性，鲍曼不动杆菌被清除。

病例点评：国内鲍曼不动杆菌占血流感染病原体总数的 3.4% 其血流感染病死率为 11.3%～

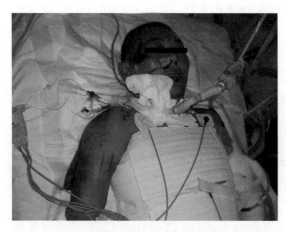

图 26-12　耐药鲍曼不动杆菌感染

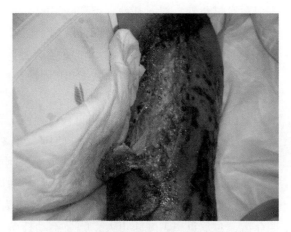

图 26-13　左前臂耐药鲍曼不动杆菌感染

22.1%。入住 ICU、人工气道、有创机械通气、有创操作、APACHE Ⅱ≥19 分是鲍曼不动杆菌感染死亡的危险因素。ICU 培养出的鲍曼不动杆菌多属耐药菌属，其血流感染多来源于肺部感染或者其他部位的感染，原发血流感染少见。目前耐药鲍曼不动杆菌仅对替加环素、头孢哌酮/舒巴坦、米诺环素等保持敏感或中度敏感。替加环素对于皮肤软组织和成人腹腔难治性感染有确切的疗效，对于耐药鲍曼不动杆菌所致血流感染，替加环素疗效有待进一步确定。该患者由于术后引流欠佳，耐药鲍曼不动杆菌吸收入血，引发血流感染。其治疗首先是彻底清创、引流和冲洗，减少病原菌吸收，同时给予替加环素联合万古霉素、甲硝唑抗感染，替加环素的用量为推荐剂量的两倍。同时加强免疫支持治疗，患者感染得到有效控制，配合其他各衰竭脏器的救治，患者生命最终得以挽救。对于高危患者，尤其是已经检出鲍曼不动杆菌定植者，应尽可能减少侵入性操作，对已有的侵入性操作应及早移除侵入物，已有感染部位需加强引流、换药以降低血流感染的机会。替加环素的加倍使用或许对耐药鲍曼不动杆菌所致血流感染有一定的疗效，有待进一步研究和探讨。

4. 铜绿假单胞菌感染临床表现　铜绿假单胞菌是院内感染的重要病原菌，也是呼吸机相关性肺炎常见病原菌。由其导致的血流感染占血流感染总数的 4.3%，病死率高达 38.7%。铜绿假单胞菌发生血流感染常见于免疫功能低下、肿瘤放化疗、长期使用糖皮质激素、长期大剂量使用广谱抗生素的患者。铜绿假单胞菌耐药机制包括产 β-内酰胺酶、抗生素结合蛋白改变、细菌对抗生素主动外排系统过量表达等。

临床表现与其他革兰阴性杆菌血流感染相似，有稽留热或弛张热，常伴有黄疸、休克、ARDS、DIC 等，黄疸的发生较其他革兰阴性杆菌血流感染多见。由于休克，患者常合并肾衰竭。皮肤可出现特征性的皮疹，直径约 1 cm，48～72 h 后中央呈黑紫色坏疽或溃疡，四周有红斑，形成坏疽性脓疱，渗液做培养易找到病原菌，皮疹多见于会阴部、臀部及腋下，肢体远端也可出现迁徙性脓肿。感染严重者可伴有 DIC 或多器官功能障碍综合征。铜绿假单胞菌血流感染病原菌可侵犯心内膜导致心内膜炎，常发生于原有心脏病基础、心脏手术、瓣膜置换术后以及静脉药瘾者。病变常累及右房室瓣，也可累及多个瓣膜。铜绿假单胞菌可导致术后伤口感染，也可引起褥疮、脓肿等，烧伤患者焦痂下区域可成为病原菌滋生的场所，感染病灶可使病原菌发生血行散播。铜绿假单胞菌发生血流感染是烧伤患者致死性并发症。

病例 6：车祸伤合并铜绿假单胞菌感染

患者，男性，47 岁。2005 年 12 月因车祸伤后意识不清 5 h 入院。入院后即行清创手术，术后转至 ICU。入院时体温 35.8℃，呼吸 26 次/分，心率 120/分，血压 125/69 mmHg，浅昏迷，双肺呼吸音粗，左下肺呼吸音稍低，无啰音。血常规白细胞 $14.3×10^9$/L，中性粒细胞 0.83，血红蛋白 113 g/L，血小板 $92×10^9$/L。诊断为急性开放性颅脑损伤，右额颞顶蝶骨骨折，左顶部蛛网膜下腔出血；创伤性湿肺。给予止血、脱水、抗炎、防治感染、抑酸、保肝、化痰、保持呼吸道通畅、营养脑细胞等治疗。3 天后患者出现寒战，体温上升至 39℃，心率 160/分，呼吸 36 次/分，血氧饱和度 85%，双肺可闻及大量痰鸣音，复查血常规白细胞 $29.1×10^9$/L，中性粒细胞 0.98，胸部 X 线片提示肺部感染加重（图 26-14），患者肝功能出现异常并伴有低钠血症。经无创呼吸机辅助通气、强心利尿等治疗，症状无缓解，血压下降至 80/45 mmHg。立即行气管切开、呼吸机辅助通气（图 26-15），自气道内吸出大量脓痰，同时给予输血浆、加用血管活性药物。痰培养和血培养结果均为铜绿假单胞菌（多重耐药菌，对美罗培南敏感）。抗生素改为美罗培南，1 g 每日三次静脉滴注，加强其他相关治疗。2 天后患者病情趋于稳定，心率 100 次/分，体温 37.5℃，呼吸 18 次/分，血氧饱和度 95%，血压恢复正常。复查血培养，示无细菌生长，血常规白细胞 $8.9×10^9$/L，中性 0.80，肝功能和电解质恢复至正常水平。1 周后患者自觉症状明显好转，恢复正常饮食，生命体征平稳，1 个月后康复出院。

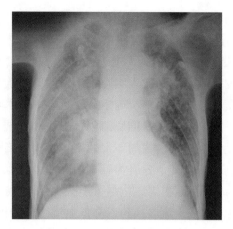

图 26-14　铜绿假单胞菌肺炎

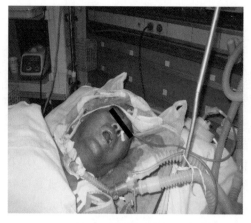

图 26-15　感染性休克、MODS 救治中

　　病例点评：该病例病情复杂，多重耐药铜绿假单胞菌感染合并多器官功能障碍，铜绿假单胞菌血流感染临床症状典型。脓毒症是感染、创伤、休克等临床急危重患者的严重并发症之一，具有复杂的病理生理机制，是诱发系统炎性反应综合征（SIRS）、脓毒性休克、MODS 的重要原因。该患者除及时使用有效的抗菌治疗外，救治成功经验主要包括：第一，对于原发伤病及时准确的处置，如实施颅脑外伤清创术。第二，对于 SIRS 及时有效的控制，阻断炎症介质、细胞因子对远端脏器、靶器官的进一步损害。第三，针对各脏器出现的功能障碍，分别给予呼吸支持、循环支持、保护肝肾功能、防治应激性溃疡、纠正内环境紊乱等治疗措施。目前铜绿假单胞菌常表现为多重耐药，其敏感抗生素有限，治疗亦面临诸多困难。临床应重视消毒隔离工作。

六、外科厌氧菌感染临床表现

　　临床厌氧菌感染以脆弱拟杆菌分离率最高。据报道在厌氧菌血流感染病例中，脆弱拟杆菌占 50%～90%，其中在阑尾炎病例中占 25%～90%，在肺和胸膜感染中占 26%。脆弱拟杆菌还可引起颅内、阴道及盆腔等部位的感染。拟杆菌属为条件致病菌，全身或局部抵抗力下降时发生侵入和感染。恶性肿瘤、白血病、糖尿病、营养不良、白细胞减少症、丙种球蛋白降低、应用免疫抑制剂或细胞毒药物、脾切除、胶原病等均为感染发生的危险因素，手术创伤、组织破坏、外周血管闭塞、需氧菌感染等均有利于细菌的生长和播散。拟杆菌血流感染临床症状相对轻微，若没有针对性治疗，毒素释放入血可引起脓毒症临床症状，死亡率仍较高。脑脓肿主要是由口腔拟杆菌引起的，通常与其他致病菌一起形成混合感染，其临床表现与中枢神经系统感染类似，治疗不及时可引起严重的并发症。产黑色素拟杆菌可导致口腔感染、骨质破坏，形成牙周脓肿。脆弱拟杆菌血流感染可致盆腔脓肿，脓肿可发生在输卵管、卵巢、子宫等部位。厌氧菌蜂窝织炎、气性坏疽、坏死性筋膜炎、骨髓炎，其感染通常来源于邻近软组织也可由血流感染播散而致，病原菌主要为脆弱拟杆菌，其次为产黑色素拟杆菌。

七、外科念珠菌感染临床表现

　　侵袭性念珠菌感染是目前临床发病率最高的深部真菌病。资料表明在过去的 10～15 年中，真菌感染发病率增加了近 200%，念珠菌血流感染发病率明显增加，约占血流感染总数的 9.0%，病死率高达 39%，最常见的病原菌为白念珠菌，其次为热带念珠菌、近平滑念珠菌、光滑念珠菌等。

曲霉不易发生血流感染。患者存在免疫缺陷或（和）某些慢性疾病如未得到有效控制的糖尿病、自身免疫系统疾病、获得性免疫缺陷综合征（AIDS）等、大剂量广谱抗生素的使用、肿瘤患者放疗和化疗、长期使用肾上腺皮质激素、体内各种留置导管等均是其感染发生的诱因。据统计约80%的中性粒细胞减少患者合并念珠菌感染。念珠菌血流感染由念珠菌局部定殖、生长、侵入血液所致，部分患者可经体内污染导管直接血行播散所致。念珠菌感染早期侵犯黏膜而致黏膜念珠菌病，发生念珠菌血流感染后患者往往出现发热，甚至高热，广谱抗生素治疗无效，与原发疾病无关且凝血功能正常的不明原因出血是念珠菌血流感染最常见的临床表现之一，念珠菌侵犯气管、支气管，患者可有气道内出血，侵犯伤口、泌尿道则有创面出血、尿道出血，侵犯中枢神经系统患者则表现为意识改变，支配眼外肌的神经受累可出现复视，眼内炎则可导致患者视物不清，甚至失明。约40%的念珠菌血流感染患者可出现念珠菌皮疹，皮疹密集分布于躯干和四肢，以胸腹部多见，皮疹呈半透明，直径 0.5~2.0 mm（图 26-16），经有效抗真菌治疗后消退，不留痕迹，部分患者可伴有腹胀或腹泻，肠道菌群紊乱，球杆比失调。发生念珠菌血流感染患者常合并多个器官功能障碍，如难以纠正的心力衰竭、持续哮喘样发作、不明原因肝衰竭、胃肠功能衰竭等。

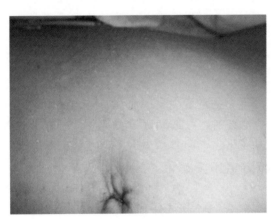

图 26-16　念珠菌皮疹

病例 7：多发伤致腹腔白念珠菌血流感染

患者，女性，39 岁。2013 年 8 月工作时被铲车撞击右侧胸腰部，被送至当地医院，急诊 CT 示："两肺挫伤，右侧大量胸腔积液，左侧少量胸腔积液，腹腔少量气体，空腔脏器破裂可能，右季肋软组织挫伤肿胀，肝周、脾周少量积液，右肾包膜下血肿，外伤性胰腺炎不排除，腰椎左侧横突骨折"。当即给予双侧胸腔闭式引流，引流大量血性液体。诊断性腹腔穿刺阴性，查体无明显腹膜炎体征，予以腹腔保守治疗。同时积极输血、补液抗休克，给予抑酸、止血、抗感染等治疗措施。患者病情趋于稳定。9 天后患者出现寒战高热、胸闷、气促，血培养提示"肺炎克雷白杆菌 ESBL 阳性"，予以亚胺培南西司他丁抗感染。患者体温无明显下降，波动于 39℃ 左右，症状无明显改善，遂转入我院 ICU。患者转入后血常规示：血白细胞 26.3×10⁹/L，中性粒细胞 0.95，血小板 62×10⁹/L，血糖 16.9 mmol/L。CT 检查示："腹腔积液，考虑脓肿可能"（图 26-17）。当即给予腹腔脓肿穿刺引流，留取腹腔引流液和血标本行病原学检查，给予亚胺培南西司他丁抗细菌治疗，伏立康唑联合两性霉素 B 脂质体抗真菌治疗，控制血糖，提高患者免疫功能，保持引流通畅。第 3 天患者体温降至正常，第 6 天腹腔引流液和血培养回报"热带念珠菌"。经过 2 周治疗，患者病情明显好转（图 26-18），多次复查血培养均为阴性，念珠菌血流感染得以控制。治疗 5 周后患者康复出院。

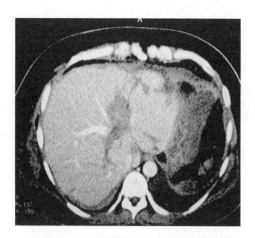

图 26-17　腹腔真菌感染（治疗前）

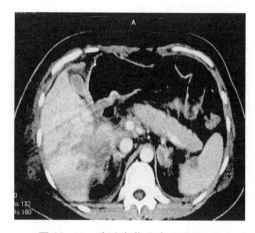

图 26-18　腹腔真菌感染（治疗后）

病例点评：该患者有胸、腹部外伤史。治疗前期针对血培养结果给予亚胺培南西司他丁抗感染治疗。患者胃肠道功能受损，给予全胃肠外营养。治疗过程中患者血糖始终偏高，且未得到有效控制。经治疗患者症状未有好转。转院后改用伏立康唑联合两性霉素 B 脂质体治疗真菌感染，腹腔引流液及血培养证实为热带念珠菌，经治疗患者症状明显缓解，多次复查血培养结果均阴性，念珠菌血流感染得以控制。

外伤及手术史、使用广谱抗生素、体内留置各类导管、高血糖、免疫功能下降、长期胃肠外营养等都是真菌感染的高危因素，一旦发生真菌血流感染，病死率极高。念珠菌血流感染治疗主要是早期、足量、全程治疗，必要时可采取两联抗真菌治疗。对于体内存在的感染性病灶，应及时清创、引流。对于存在真菌感染高危因素的患者，可进行早期经验性治疗。对于危重病患者积极预防危险因素，其意义远大于治疗意义。

参考文献

［1］胡付品，朱德妹，汪复，等．2013 年中国 CHINET 细菌耐药性检测. 中国感染与化疗杂志，2014，14（5）：365-374.

［2］周荣斌．2008 年严重脓毒症和脓毒性休克治疗指南解读. 中国急救医学，2008，28（3）：226-229.

［3］周庭银，倪语星，林兆奋，等. 血流感染实验诊断与临床治疗. 上海：上海科学技术出版社，2014：185-187.

［4］王文娟，梁伶. 深部真菌感染治疗和耐药的研究进展. 医学综述，2008，14（5）：762-764.

［5］马瑞芬，张文羿，张和平，等. 细菌抗生素耐药机制研究进展. 中国微生态学杂志，2014，26（7）：854-857.

［6］张英杰. 多重耐药菌的耐药机制研究进展. 中国现代药物应用，2014，8（19）：246-247.

［7］Greiner W, Rasch A, kohler D, et al. Clinical outcome and costs of nosocomial and community-acquired staphylococcus aureus blood-stream infection in haemodialysis patients. Clin Microbiol infect, 2007, 13（3）：264-268.

［8］王来根. 外科学及战创伤外科学临床诊疗进展. 上海：第二军医大学出版社，2010：1-3.

［9］景炳文. 危重病例救治与分析. 上海：上海世界图书出版社，2008：211-213.

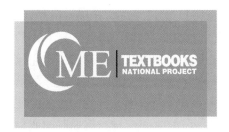

颅脑损伤研究进展

黄齐兵
山东大学齐鲁医院

第 27 章

颅脑损伤是严重威胁人们生命及预后生活质量的主要疾病之一，也是导致死亡及致残率最高的疾病之一。随着近年来社会发展的进步以及交通工具的普及，各种外伤导致的颅脑损伤也越来越多，美国每年报道近 200 万例颅脑创伤患者；北美洲和欧洲的创伤性颅脑损伤的年发病率为 0.5%。对颅脑外伤的治疗及其并发症、后遗症的处理不仅给患者造成了身体的痛苦及心理的负担，也为社会及家庭带来了极大地经济负担，Wittchen 等的研究中表明欧洲每年约花费 330 亿欧元用于治疗颅脑创伤。随着科学技术的发展及对颅脑损伤研究的深入，目前对该方面发病机制、治疗等的研究均已有了很大的进步，这为救治颅脑损伤患者提供了理论基础。在此对颅脑创伤目前的研究进展情况做一介绍。

一、动物模型研究

自 20 世纪 40 年代开始，随着对颅脑损伤认知的增多，学者们开始逐步建立多种颅脑损伤模型。颅脑损伤动物模型有多个方面组成，包括实验动物的选择、使用的仪器装置、化学试剂。动物选择方面包括多种，如鼠、猫、兔、猴、猩猩等；灵长类动物由于数量较少、价格较贵、审批较困难等多种原因，即便有神经系统发达且与人类较为相近的优势，但在实际使用中也较少。目前使用最多的为大鼠；动物的选择主要通过研究的目的及标准化的控制方面来选择；实验方法在历史上先后出现了较多的种类，从 1911 年为研究脊髓挫伤而研制出来的模型起，其后出现了多种实验方法，并且逐渐在多种动物中建立起了颅脑创伤的动物模型。常见的实验方法有：击打损伤法、机械震荡损伤法、加速性损伤法、落体撞击法（Feeney's 法）、液压冲击损伤法、压缩气击法。这些方法各有优缺点，实验时考虑的因素主要有研究的目的、实验动物的标准化、实验的用途、实验的经济性等。目前使用最多的实验方法是落体撞击法及液压冲击损伤法。实验方法随实验目的可灵活选择，目前尚无可适用于所有研究情况的实验方法，未来实验中可进一步探寻既便捷、经济又可进行标准化的控制性创伤的实验方法。

二、中枢神经系统的自身免疫反应

随着对中枢神经系统研究的进展，越来越多的研究数据表明外伤并不仅仅是神经的损伤或麻痹可以解释的；对颅脑外伤后遗症的研究表明非常多的神经损伤合并了中枢神经系统中自我引导的免疫疾病，其主要原因是抗中枢神经系统的自身抗体的合成。目前一般认为自身抗体的生成主要是 B 细胞活化后产生的自身免疫抗体从而引起对自身组织的免疫反应。首先是 B 细胞的激活；B-2 细胞即传统的 B 细胞，它通过 B 细胞受体（BCR）与抗原结合，之后绑定到抗原递呈细胞（APC）表面。B-2 细胞需要不断地在骨髓开始从头合成。B-1 细胞则主要存在于腹膜腔及胸膜腔，它比 B-2 细胞能更高效的发挥作用，但由于 B-1 细胞分泌的抗体有高变异率，致使其抗体与抗原的结合力较低。当颅脑外伤时，血-脑脊液屏障受到破坏，这个过程中导致了免疫细胞的趋向聚集，使产生的自身抗体有机会进入中枢神经系统。由于自身抗体在体内存在的时间较自身抗原时间明显较长，所以目前自身免疫抗体已被视作新一代的创伤生物标记物。目前颅脑创伤中涉及的自身免疫抗体/特定抗原有多种，常见的标记物有神经节苷脂（gangliosides）、胶质纤维酸性蛋白（GFAP）、Ⅲ型 β-微管蛋白，并且研究表明伤后高表达的抗 GFAP 抗体预示着较坏的预后。已有不少研究表明通过给予动物自身的脑脊液或脑组织来进行制做自身免疫耐受模型实验发现可以降低动物在脑损伤时的炎症等损伤反应，免疫抑制药物也可降低脑损伤时的组织损伤，这说明自身免疫反应在颅脑创伤中有重要作用，对该方面的研究对以后临床治疗有一定的潜在应用价值。

三、颅脑创伤昏迷患者的分级及预后评估

近年来随着急救医学及颅脑损伤研究的进步，临床对颅脑创伤患者的救治不断获得进步，严重颅脑损伤患者的救治率不断提高，一项近 150 年颅脑创伤的研究表明重症颅脑损伤患者的死亡率总体呈降低趋势。创伤性颅脑损伤的患者常因病情危重而有相关的意识障碍，随着对意识障碍认识的深入，逐步出现了众多的评分标准，目前临床应用最广泛的是格拉斯哥昏迷评分（GCS），该评分由 Jennett 等提出，且在脑外伤患者的评价中发挥了重要作用，用于评价患者当前的意识状态，并将损伤患者的伤情分为轻、中、重三型，3~8 分为重度颅脑损伤，9~12 分为中度颅脑损伤，13~15 分为轻度颅脑损伤；Jennett 与 Bond 提出的格拉斯哥预后评分（GOCS）则对外伤后患者的预后做了评估；Born 等提出了格拉斯哥-莱吉昏迷（GLCS）计分，根据脑干反射的检查结果从而将昏迷患者的脑干损伤层面在评分中表达出来。在这三种最常用的评分之后又相继出现了多种评价颅脑创伤患者的意识评分标准，常见的有昏迷恢复量表（CRS）、昏迷恢复量表修订版（CRS-R），主要对昏迷或植物状态进行鉴别，对最小意识状态进行早期诊断；Wijdicks 等在 2005 年制定了全面无反应性（FOUR）评分量表，该表使用观察患者手部运动代替了 GCS 中对言语的观察，其后亦有文献对其在颅脑创伤后的患者中的作用予以肯定；Wessex 脑损伤评定量表（WHIM）评分由 Shiel 等根据昏迷患者对刺激的反应提出，使用详细的量表形式从而简单易使用，不用培训即可根据量表进行测评，之后有学者对其在持续植物状态的患者使用情况进行了分析并认为它是敏感有效地测量量表。其他还有许多评分方法，因不同的情况及适应的标准而各有选择。

四、亚低温治疗

目前越来越多的研究对颅脑外伤后低温治疗展开，尤其是针对重症颅脑损伤的亚低温的治疗。结果发现，低温治疗对颅脑外伤的效果目前还不明确，并没有确切的证据证明低温对颅脑外伤有益，但是很多研究发现亚低温治疗（28~35℃）对颅脑损伤的患者有益，并可明显改善预后。鉴于使用低于 28℃的低体温治疗时会产生较多的不良反应，目前亚低温治疗常用 32~35℃的治疗温度。

目前有多项新研究证明亚低温治疗不仅对成人颅脑外伤患者有效，对儿童颅脑创伤患者也有效，并且最近的研究实验也证明亚低温治疗对多种类型的颅脑损伤均有效果，并发现了可能预示

预后的检测指标、基因型改变等。一项来自日本的研究通过收集 2002—2008 年的重症颅脑损伤患者的资料并分析，虽然并未发现低温治疗对颅脑创伤患者的益处，但经过重新收集该资料中 135例患者（88 例予以亚低温治疗，47 例予以普通的体温控制治疗）的信息，通过分析其计算机断层扫描（CT）及 GOCS 和 6 个月后的死亡率发现，在小于 50 岁的患者中，去除了大片损伤的患者接受亚低温治疗后的良好预后率为 77.8%，这远远高于仅接受普通体温控制患者的 33.3%，而亚低温治疗对Ⅲ度弥漫性损伤的患者无明显的作用。Jing 等对 102 例弥漫性轴索损伤的患者进行弥散张量成像（diffusion tensor imaging）后定量分析发现，亚低温治疗 2 个月后的患者的修订改良Rankin 量表评分（modified Rankin scale scores）要明显低于未给予亚低温治疗组患者，亚低温治疗有明显的疗效。有试验证实亚低温治疗对运动损伤所致的反复性中度创伤性颅脑损伤有治疗性作用。另有研究证实儿童颅脑损伤中亚低温治疗也具有保护作用。

除了临床研究，基础方面的研究也为亚低温治疗提供了支持。大多数研究报道手术后进行亚低温治疗对患者的预后有积极作用，有实验证明手术前进行亚低温治疗对神经保护也有作用，Yokobori 等使用小鼠硬膜下血肿模型，对其伤后行手术前进行亚低温治疗，发现该方法可以减低小鼠的神经损伤。另一个实验也通过对小鼠颅脑创伤模型中海马的 β-Amyloid 表达进行研究，发现亚低温治疗可显著提高神经元的生存期，对颅脑创伤有保护作用。Tu 等通过在重型颅脑创伤时进行温度敏感性干细胞移植联合使用亚低温治疗，发现亚低温治疗可显著增加干细胞移植的成活率，并可显著增加该干细胞的生物学效用，二者联合治疗可以显著增加神经元的存活及增殖。另有研究发现亚低温治疗减低了重型颅脑损伤患者的血糖及乳酸的浓度，从而改善了患者的预后。Feng等通过对中度创伤性颅脑损伤小鼠的海马进行基因组学研究，发现亚低温组小鼠的 9 个基因存在类别被亚低温治疗显著地影响，并且 Ank3、Cmbp、Nrxn3、Tgm2 和 Fcgr3 的 mRNA 在亚低温的控制下有所改变，这些基因表达的改变可能参与了外伤后亚低温保护脑组织的最基础的机制。Török等通过研究小鼠蛛网膜下腔出血后的亚低温治疗（33℃）后发现，该治疗可减低颅内高压从而改善小鼠的功能性预后，从而为蛛网膜下腔出血的患者提供了一个参考治疗方法。Masaoka 则对重型颅脑损伤时使用亚低温治疗患者的脑血流及代谢进行了研究，为重症颅脑损伤时亚低温治疗时患者预后的判断提供了一个可能的指标。近来有作者对既往的文献进行综合分析，认为尽管其存在不良反应并对机体造成一定影响，亚低温治疗仍是颅脑创伤潜在的治疗措施，亚低温治疗具有神经保护作用。

目前也有研究认为亚低温治疗对颅脑创伤的预后并无显著疗效。Maekawa 等对亚低温治疗在重症颅脑损伤中的预后效果进行了研究，在研究中对亚低温组患者尽快进行降温并持续 72 h 以上，之后相对的快速复温（复温的速率<1℃/d），结果发现与对照组相比，两组神经功能预后无统计学差异，亚低温治疗与严格体温控制（体温控制在 35.5～37.0℃）相比并未改变患者的神经功能预后和死亡率。研究得到的亚低温对颅脑创伤无获益的结果可能是由于选取的实验对象以及分析方法不同而导致结果不同，这也使亚低温治疗在未来还有较大的研究空间。

五、手术治疗

颅脑创伤的患者处于急性期时常有颅内压的升高，若处理不及时常会引起脑疝而导致患者的神经功能受损甚至死亡。手术治疗对于部分颅脑创伤患者尤其是重型颅脑损伤的患者有重要意义，因此掌握手术的适应证很重要，对颅脑创伤患者行颅脑 CT 检查并跟踪患者病情的变化，早期掌握手术指征并及时手术是救治颅脑创伤患者最有效的方法。目前对于手术患者尤其是重型颅脑损伤患者常使用的手术方式为去骨瓣减压术，常规额颞瓣开颅手术有时无法完全清除坏死的脑组织及清除血肿，近年来多采用大骨瓣减压术，并对去骨瓣减压术的手术效果、术式及术后检查、预后影响进行了探索。目前多项研究认为去骨瓣减压可改善患者预后。去骨瓣减压术不仅能改善成人颅脑创伤的预后，也能改善儿童创伤患者的预后，去骨瓣减压术可以考虑作为有效的一线治疗手段，这不仅能抢救患者生命，而且能够改善患者预后。

对于去骨瓣减压术的手术本身来说，von Holst 等通过计算机仿真技术发现在颅脑受伤侧的对侧行去骨瓣减压术有可能会减少神经元轴突在应变级上的剪应力从而改善颅脑外伤的预后，并有可能减少去骨瓣减压术后的昏迷现象，故认为可在未来考虑受伤对侧行去骨瓣减压术的可能性。Sedney 等对颅脑创伤后行去骨瓣减压患者的跟踪研究，发现所去骨瓣的大小与患者的死亡率显著相关，但与患者的预后无明显相关性，并且与术后并发症的发生率也无关。Jasielski 等认为使用 11 cm 的去骨瓣减压术在 50 岁以下特别是 35 岁以下重症颅脑损伤患者中取得了最好的治疗效果，并认为争取尽早行去骨瓣减压术并在减压时去骨瓣尽量大将会取得更好的术后效果。

去骨瓣减压术也常有相关的并发症，因此展开了许多对其并发症及预测和处理的相关研究。Xu 等通过研究建议在重型颅脑外伤行去骨瓣减压术后的早期（7~10 天）行早期加压包扎可以有效减少继发于去骨瓣减压术后的硬膜下渗出的发生概率。Talbott 等通过对患者行 CT 检查发现，在所有行去骨瓣减压术后发生迟发型硬膜外血肿的颅脑创伤患者中，其去骨瓣手术处的对侧均可见到颅骨骨折，并且对迟发型硬膜外血肿来说，对侧骨折有 2 个或 2 个以上骨折片时的诊断优势比为 41，这对未来判断去骨瓣术后发生硬膜外血肿的可能性有帮助。另有研究表明去骨瓣减压术不会导致术后挫伤的脑组织面积增大。

目前已有多项研究对去骨瓣减压术与颅脑创伤预后的影响及其影响因子做了相关评价。Shimoda 等收集了在 1998—2011 年登记于日本神经创伤数据库的 888 例 65 岁以上患者的资料，展开回顾性分析，发现手术治疗（去骨瓣减压术、开颅手术及钻孔术）可以有效地改善 65 岁以上患者的 6 个月预后并能降低死亡率，但是初始 GCS 评分为 3~5 分的患者与 GCS 评分为 6~15 分的患者相比预后更差及死亡率更高。Limpastan 等研究认为在重症颅脑损伤患者中，低年龄以及术前高 GCS 评分是影响患者去骨瓣减压术后预后的影响因素，患者中行早期的去骨瓣减压术及高 GCS 评分者可有更好的功能恢复。Huang 等研究发现年龄与术前的 GCS 评分是影响去骨瓣减压术后颅脑创伤患者死亡的独立影响因子。Takeuchi 等通过结合颅脑创伤患者的术后 CT 检查对去骨瓣减压术后患者的预后进行分析发现，低 GCS 值是去骨瓣术后预后好坏的影响因子。目前也有研究认为去骨瓣减压术对患者的预后并无影响，患者的预后取决于其他影响因子，Gouello 等对重型颅脑损伤后行去骨瓣减压的患者进行长达 30 个月的随访，发现去骨瓣减压术并未改善重症患者的预后，只有初始的 GCS 评分对患者的长期预后有显著性意义，该研究认为去骨瓣减压术的作用在于有效治疗了术后难治性颅内高压，对治疗有一定帮助。

六、高压氧治疗

高压氧治疗作为近年来新兴起的一门学科，已在临床上广泛使用，目前已在颅脑创伤的救治及改善预后方面发挥了较大作用，该方法疗程短、无创伤、并发症少、痛苦小，目前认为其机制主要是通过提高患者血液中的氧含量，改善脑缺氧，促进组织修复等从而为颅脑创伤提供了一种可行、有效的治疗手段。

许多研究已证实高压氧治疗可促进患者病情的改善。Liu 等发现高压氧治疗可改善颅脑创伤患者的伤后认知功能。另有研究发现高压氧治疗可改善颅脑创伤导致的脑震荡后综合征的脑功能并能改善该类患者的生活质量。但也有学者通过短期研究认为高压氧对爆炸所致的脑震荡后综合征的神经功能、认知功能并无显著的改善作用。这些研究的结果不同可能是由于选择的受伤人群的差异及高压氧治疗的疗程不同。Wolf 等通过对高压氧治疗的不良反应进行研究，并未发现高压氧治疗有显著威胁生命的不良反应，证明了高压氧治疗可以安全的应用于临床。

许多动物实验也在基础研究方面支持了高压氧治疗的有效性，探讨了高压氧治疗可能的有效机制。有研究认为反复给予高压氧治疗可以促进创伤模型中小鼠的髓鞘再生，并能促进感觉运动功能的恢复。Yang 等发现在小鼠颅脑损伤的不同时期予以高压氧治疗的效果不一样，早期予以高压氧治疗的效果优于后期，而早期-后期联合予以高压氧治疗的效果则是所有治疗组中治疗效果最佳的，故推论应当早期予以高压氧治疗并且延长高压氧治疗的时间。还有实验发现白介素（IL）-10 介导了颅脑创伤后高压氧治疗的神经保护机制。Wei 等则通过使用磁共振成像（MRI）对兔脑创伤模型进行高压氧治疗的定量分析，发现高压氧治疗可以改善受损的血脑屏障、减少脑水肿并能促进神经功能的恢复。Lin 等研究发现高压氧治疗可能在治疗早期促进血管生成及神经再生的同时阻止炎症和胶质增生的发生。实验研究的发现从不同方面为高压氧治疗的有效性提供了理论依据。

七、渗透性治疗

颅脑创伤，尤其是重型颅脑外伤常有伤后颅内压的增高。渗透性治疗的原理是利用输入液体的渗透压力梯度快速地将水脱到细胞外并使水进入血液，最后经过肾脏排出体外。由于外伤时有血-脑脊液屏障的损伤，使受伤部位对渗透压力梯度相对不敏感，而未受损的脑组织则反应正常，应用渗透药物不当可能会导致脑疝，且脱水治疗后会使细胞内的渗透压相对升高，因此要求在治疗中应当维持血浆渗透压。目前常用的药物为高渗盐溶液与甘露醇，二者在治疗伤后颅内压升高过程中均起到极为重要的作用，目前对在伤后降压治疗中哪种药物的治疗效果更好仍有争论，许多研究都发现高渗盐溶液降颅压的效果优于甘露醇，但也有部分研究认为甘露醇的治疗效果优于高渗盐溶液治疗，目前多数研究倾向于使用高渗性溶液治疗。Kheirbek 等通过回顾分析之前的临床试验认为高渗盐溶液的治疗有较深远的降颅压效果，其效用优于甘露醇，但他们认为仍应综合分析治疗的剂量、用药频率、浓度及给药途径，并且应该将药物的不良反应、可能的并发症等考虑在内。有研究发现，甘露醇治疗比戊巴比妥治疗更能改善颅脑创伤患者的死亡率，但与高渗盐溶液治疗相比则对患者的死亡率改善无益。Rickard 等的 Meta 分析也肯定了使用高渗盐溶液的趋势，认为二者都能有效降低颅脑外伤患者的颅内压，并且发现有倾向于使用高渗盐溶液治疗的趋势。也有研究认为甘露醇更适合颅脑创伤治疗。Okuma 等通过使用小鼠的颅脑创伤模型对伤后小鼠进行间充质干细胞移植后发现，移植时联合应用甘露醇要比联合应用高渗性甘油更能促进小鼠颅脑受伤移植干细胞后运动功能的改善，并可在受伤脑组织中发现更多的干细胞。

目前有学者通过研究认为高渗性治疗与甘露醇治疗在治疗颅脑创伤方面差异无统计学意义，Cottenceau 等通过对使用两种治疗措施前后的多项评价指标进行记录、比较分析发现，两者对患者的预后无显著性差异，两者在降低颅内压方面都有效，且效果一样，但高渗性治疗在有大脑缺血的创伤患者中有能增加脑灌注，故选择治疗措施时应当考虑血钠水平及大脑的血流动力学。另有研究认为高渗盐溶液与甘露醇的降压数值及降压持续时间无显著性差异，因此认为二者在临时应用时降压效果一样。Diringer 则通过既往研究资料并行 Meta 分析认为目前的研究并无明确哪种治疗对患者更有益，需要进行更多的研究。

在广泛应用渗透性治疗的今天，也有学者反对在治疗脑水肿过程中使用渗透治疗，认为其只能作为一个临时的治疗措施，Grände 等通过 Meta 分析认为渗透治疗并未改善患者的预后，且不良反应较多，所以他们反对将渗透治疗作为治疗脑水肿的常规措施。这些对颅脑创伤伤后降颅压的研究还需要进行进一步的探索。

八、总结

颅脑创伤的研究在近年来取得了飞速的进步，不管是手术治疗还是非手术治疗，均有了较大的研究进展，亚低温治疗已成为目前研究的热点之一，在我国上海、北京等医院，亚低温治疗已取得了较好的治疗效果，临床应用中的不良反应也应引起重视。高压氧治疗也在临床的康复治疗中逐步得到广泛应用，相关治疗的基础研究也正在广泛开展，免疫治疗、药物等研究逐渐兴起，各种伤的多参数检测手段也为颅内压升高的治疗提供了治疗依据。在未来需要各个方面研究的进步，颅脑创伤的治疗才能有更好的疗效。

参考文献

［1］Maas AI, Menon DK, Lingsma HF, et al. Re-orientation of clinical research in traumatic brain injury: report of an international workshop on comparative effectiveness research. J Neurotrauma, 2012, 29: 32-46.

［2］Wittchen HU, Jacobi F, Rehm J, et al. The size and burden of mental disorders and other disorders of the brain in Europe 2010. Eur Neuropsychopharmacol, 2011, 21: 655-679.

［3］方喜业. 医学实验动物学. 北京: 人民卫生出版社, 1995: 169-170.

［4］Ommaya AK, Rockoff SD, Baldwin M. Experimental concussion; A first report. J Neurosurg, 1964, 21: 249-265.

［5］Grubb RL Jr, Naumann RA, Ommaya AK. Respiration and the cerebrospinal fluid in experimental cerebral concussion. J Neurosurg, 1970, 32: 320-329.

［6］Ommaya AK, Gennarelli TA. Cerebral concussion and traumatic unconsciousness. Correlation of experimental and clinical observations of blunt head injuries. Brain, 1974, 97: 633-654.

［7］Feeney DM, Boyeson MG, Linn RT, et al. Responses to cortical injury: I. Methodology and local effects of contusions in the rat. Brain Res, 1981, 211: 67-77.

［8］Dixon CE, Lyeth BG, Povlishock JT, et al. A fluid percussion model of experimental brain injury in the rat. J Neurosurg, 1987, 67: 110-119.

［9］Lighthall JW1, Goshgarian HG, Pinderski CR. Characterization of axonal injury produced by controlled cortical impact. J Neurotrauma, 1990, 7: 65-76.

［10］Harwood NE, Batista FD. Antigen presentation to B cells. F1000 Biol Rep, 2010, 2: 87.

［11］Ghosn EE, Sadate-Ngatchou P, Yang Y, et al. Distinct progenitors for B-1 and B-2 cells are present in adult mouse spleen. Proc Natl Acad Sci U S A, 2011, 108: 2879-2884.

［12］Baumgarth N. The double life of a B-1 cell: self-reactivity selects for protective effector functions. Nat Rev Immunol, 2011, 11: 34-46.

［13］Raad M, Nohra E, Chams N, et al. Autoantibodies in traumatic brain injury and central nervous system trauma. Neuroscience, 2014, 281C: 16-23.

［14］López-Escribano H, Miñambres E, Labrador M, et al. Induction of cell death by sera from patients with acute brain injury as a mechanism of production of autoantibodies. Arthritis Rheum, 2002, 46: 3290-3300.

［15］Woods AS, Colsch B, Jackson SN, et al.. Gangliosides and ceramides change in a mouse model of blast induced traumatic brain injury. ACS Chem Neurosci, 2013, 4: 594-600.

［16］Zhang Z, Zoltewicz JS, Mondello S, et al. Human traumatic brain injury induces autoantibody response against glial fibrillary acidic protein and its breakdown products. PLoS One, 2014, 9: e92698.

[17] Skoda D, Kranda K, Bojar M, et al. Antibody formation against beta-tubulin class III in response to brain trauma. Brain Res Bull, 2006, 68: 213-216.

[18] Zheng Y, Kang J, Liu B, et al. An experimental study on thymus immune tolerance to treat surgical brain injury. Chin Med J（Engl）, 2014, 127: 685-690.

[19] Nicholson TR, Ferdinando S, Krishnaiah RB, et al. Prevalence of anti-basal ganglia antibodies in adult obsessive-compulsive disorder: cross-sectional study. Br J Psychiatry, 2012, 200: 381-386.

[20] Gottrand G, Taleb K, Ragon I, et al. Intrathymic injection of lentiviral vector curtails the immune response in the periphery of normal mice. J Gene Med, 2012, 14: 90-99.

[21] Yan H, Zhang HW, Wu QL, et al. Increased leakage of brain antigens after traumatic brain injury and effect of immune tolerance induced by cells on traumatic brain injury. Chin Med J（Engl）, 2012, 125: 1618-1626.

[22] Stein SC, Georgoff P, Meghan S, et al. 150 years of treating severe traumatic brain injury: a systematic review of progress in mortality. Neurotrauma, 2010, 27: 1343-1353.

[23] Jennett B, Teasdale G, Galbraith S, et al. Prognosis in patients with severe head injury. Acta Neurochir Suppl（Wien）, 1979, 28: 149-152.

[24] Jennett B, Bond M. Assessment of outcome after severe brain damage. Lancet, 1975, 1: 480-484.

[25] Born JD, Albert A, Hans P, et al. Relative prognostic value of best motor response and brain stem reflexes in patients with severe head injury. Neurosurgery, 1985, 16: 595-601.

[26] Løvstad M, Frøslie KF, Giacino JT, et al. Reliability and diagnostic characteristics of the JFK coma recovery scale-revised: exploring the influence of rater's level of experience. J Head Trauma Rehabil, 2010, 25: 349-356.

[27] La Porta F, Caselli S, Ianes AB, et al. Can we scientifically and reliably measure the level of consciousness in vegetative and minimally conscious States? Rasch analysis of the coma recovery scale-revised. Arch Phys Med Rehabil, 2013, 94: 527-535.

[28] Wijdicks EF, Bamlet WR, Maramattom BV, et al. Validation of a new coma scale: The FOUR score. Ann Neurol, 2005, 58: 585-593.

[29] Marcati E, Ricci S, Casalena A, et al. Validation of the Italian version of a new coma scale: the FOUR score. Intern Emerg Med, 2012, 7: 145-152.

[30] Stead LG, Wijdicks EF, Bhagra A, et al. Validation of a new coma scale, the FOUR score, in the emergency department. Neurocrit Care, 2009, 10: 50-54.

[31] Chen B, Grothe C, Schaller K. Validation of a new neurological score（FOUR Score）in the assessment of neurosurgical patients with severely impaired consciousness. Acta Neurochir（Wien）, 2013, 155: 2133-2139.

[32] Shiel A, Horn SA, Wilson BA, et al. The Wessex Head Injury Matrix（WHIM）main scale: a preliminary report on a scale to assess and monitor patient recovery after severe head injury. Clin Rehabil, 2000, 14: 408-416.

[33] Wilson FC, Elder V, McCrudden E, et al. Analysis of Wessex Head Injury Matrix（WHIM）scores in consecutive vegetative and minimally conscious state patients. Neuropsychol Rehabil, 2009, 19: 754-760.

[34] Suehiro E, Koizumi H, Fujisawa H, et al. Diverse effects of hypothermia therapy in patients with severe traumatic brain injury based on the CT classification of the traumatic coma data bank. J Neurotrauma, 2014, 32（5）: 353-358.

[35] Jing G, Yao X, Li Y, et al. Mild hypothermia for treatment of diffuse axonal injury: a quantitative analysis of diffusion tensor imaging. Neural Regen Res, 2014, 9: 190-197.

[36] Miyauchi T, Wei EP, Povlishock JT. Evidence for the therapeutic efficacy of either mild hypothermia or oxygen radical scavengers after repetitive mild traumatic brain injury. J Neurotrauma, 2014, 31: 773-781.

[37] Grinkeviciute D, Kevalas R. Induced mild hypothermia in children after brain injury. Rev Neurosci, 2009, 20: 261-266.

[38] Török E, Klopotowski M, Trabold R, et al. Mild hypothermia（33 degrees C）reduces intracranial hypertension and improves functional outcome after subarachnoid hemorrhage in rats. osurgery, 2009,

65：352-359.

[39] Yokobori S, Bullock R, Gajavelli S, et al. Preoperative-induced mild hypothermia attenuates neuronal damage in a rat subdural hematoma model. Acta Neurochir Suppl, 2013, 118：77-81.

[40] Yokobori S, Gajavelli S, Mondello S, et al. Neuroprotective effect of preoperatively induced mild hypothermia as determined by biomarkers and histopathological estimation in a rat subdural hematoma decompression model. J Neurosurg, 2013, 118：370-380.

[41] Cheng SX, Zhang S, Sun HT, et al. Effects of Mild Hypothermia Treatment on Rat Hippocampal β-Amyloid Expression Following Traumatic Brain Injury. Ther Hypothermia Temp Manag, 2013, 3：132-139.

[42] Tu Y, Chen C, Sun HT, et al. Combination of temperature-sensitive stem cells and mild hypothermia：a new potential therapy for severe traumatic brain injury. J Neurotrauma, 2012, 29：2393-2403.

[43] Zhao QJ, Zhang XG, Wang LX. Mild hypothermia therapy reduces blood glucose and lactate and improves neurologic outcomes in patients with severe traumatic brain injury. J Crit Care, 2011, 26：311-315.

[44] Feng JF, Zhang KM, Jiang JY, et al. Effect of therapeutic mild hypothermia on the genomics of the hippocampus after moderate traumatic brain injury in rats. Neurosurgery, 2010, 67：730-742.

[45] Masaoka H. Cerebral blood flow and metabolism during mild hypothermia in patients with severe traumatic brain injury. J Med Dent Sci, 2010, 57：133-138.

[46] Sherman AL, Wang MY. Hypothermia as a clinical neuroprotectant. Phys Med Rehabil Clin N Am, 2014, 25：519-529.

[47] Darwazeh R, Yan Y. Mild hypothermia as a treatment for central nervous system injuries：Positive or negative effects. Neural Regen Res, 2013, 8：2677-2686.

[48] Maekawa T, Yamashita S, Nagao S, et al. Prolonged mild therapeutic hypothermia versus fever control with tight hemodynamic monitoring and slow rewarming in patients with severe traumatic brain injury：a randomized controlled trial. J Neurotrauma, 2015, 32 (7)：422-429.

[49] Patel N, West M, Wurster J, et al. Pediatric traumatic brain injuries treated with decompressive craniectomy. Surg Neurol Int, 2013, 4：128.

[50] Khan SA, Shallwani H, Shamim MS, et al. Predictors of poor outcome of decompressive craniectomy in pediatric patients with severe traumatic brain injury：a retrospective single center study from Pakistan. Childs Nerv Syst, 2014, 30：277-281.

[51] von Holst H, Li X. Decompressive craniectomy (DC) at the non-injured side of the brain has the potential to improve patient outcome as measured with computational simulation. Acta Neurochir (Wien), 2014, 156：1961-1967.

[52] Sedney CL, Julien T, Manon J, et al. The effect of craniectomy size on mortality, outcome, and complications after decompressive craniectomy at a rural trauma center. J Neurosci Rural Pract, 2014, 5：212-217.

[53] Jasielski P, Głowacki M, Czernicki Z. Decompressive craniectomy in trauma：when to perform, what can be achieved. Acta Neurochir Suppl, 2013, 118：125-128.

[54] Xu GZ, Li W, Liu KG, et al. Early pressure dressing for the prevention of subdural effusion secondary to decompressive craniectomy in patients with severe traumatic brain injury. J Craniofac Surg, 2014, 25：1836-1839.

[55] Talbott JF, Gean A, Yuh EL, et al. Calvarial fracture patterns on CT imaging predict risk of a delayed epidural hematoma following decompressive craniectomy for traumatic brain injury. AJNR Am J Neuroradiol, 2014, 35 (10)：1930-1935.

[56] Sturiale CL, De Bonis P, Rigante L, et al. Do traumatic brain contusions increase in size after decompressive craniectomy？ J Neurotrauma, 2012, 29：2723-2726.

[57] Shimoda K, Maeda T, Tado M, et al. Outcome and surgical management for geriatric traumatic brain injury：Analysis of 888 cases registered in the Japan Neurotrauma Data Bank. World Neurosurg, 2014, 82 (6)：1300-1306.

[58] Limpastan K, Norasetthada T, Watcharasaksilp W, et al. Factors influencing the outcome of decompressive craniectomy used in the treatment of

severe traumatic brain injury. J Med Assoc Thai, 2013, 96：678-682.

［59］Huang YH, Lee TC, Lee TH, et al. Thirty-day mortality in traumatically brain-injured patients undergoing decompressive craniectomy. J Neurosurg, 2013, 118：1329-1335.

［60］Takeuchi S, Takasato Y, Suzuki G, et al Computed tomography after decompressive craniectomy for head injury. Acta Neurochir Suppl, 2013, 118：235-237.

［61］Gouello G, Hamel O, Asehnoune K, et al. Study of the long-term results of decompressive craniectomy after severe traumatic brain injury based on a series of 60 consecutive cases. ScientificWorldJournal, 2014, 2014：207585.

［62］Liu S, Shen G, Deng S, et al. Hyperbaric oxygen therapy improves cognitive functioning after brain injury. Neural Regen Res, 2013, 8：3334-3343.

［63］Boussi-Gross R, Golan H, Fishlev G, et al. Hyperbaric oxygen therapy can improve post concussion syndrome years after mild traumatic brain injury - randomized prospective trial. PLoS One, 2013, 8：e79995.

［64］Cifu DX, Walker WC, West SL, et al. Hyperbaric oxygen for blast-related postconcussion syndrome：three-month outcomes. Ann Neurol, 2014, 75：277-286.

［65］Wolf EG, Prye J, Michaelson R, et al. Hyperbaric side effects in a traumatic brain injury randomized clinical trial. Undersea Hyperb Med, 2012, 39：1075-1082.

［66］Kraitsy K, Uecal M, Grossauer S, et al. Repetitive long-term hyperbaric oxygen treatment (HBOT) administered after experimental traumatic brain injury in rats induces significant remyelination and a recovery of sensorimotor function. PLoS One, 2014, 9：e97750.

［67］Yang Y, Zhang YG, Lin GA, et al. The effects of different hyperbaric oxygen manipulations in rats after traumatic brain injury. Neurosci Lett, 2014, 563：38-43.

［68］Chen X, Duan XS, Xu LJ, et al. Interleukin-10 mediates the neuroprotection of hyperbaric oxygen therapy against traumatic brain injury in mice.

Neuroscience, 2014, 266：235-243.

［69］Wei XE, Li YH, Zhao H, et al. Quantitative evaluation of hyperbaric oxygen efficacy in experimental traumatic brain injury：an MRI study. Neurol Sci, 2014, 35：295-302.

［70］Lin KC, Niu KC, Tsai KJ, et al. Attenuating inflammation but stimulating both angiogenesis and neurogenesis using hyperbaric oxygen in rats with traumatic brain injury. J Trauma Acute Care Surg, 2012, 72：650-659.

［71］周建新. 神经外科重症监测与治疗. 北京：人民卫生出版社, 2013：94-96.

［72］Kheirbek T, Pascual JL. Hypertonic saline for the treatment of intracranial hypertension. Curr Neurol Neurosci Rep, 2014, 14：482.

［73］Wakai A, McCabe A, Roberts I, et al. Mannitol for acute traumatic brain injury. Cochrane Database Syst Rev, 2013, 8：CD001049.

［74］Rickard AC, Smith JE, Newell P, et al. Salt or sugar for your injured brain？A meta-analysis of randomised controlled trials of mannitol versus hypertonic sodium solutions to manage raised intracranial pressure in traumatic brain injury. Emerg Med J, 2014, 31：679-683.

［75］Okuma Y, Wang F, Toyoshima A, et al. Mannitol enhances therapeutic effects of intra-arterial transplantation of mesenchymal stem cells into the brain after traumatic brain injury. Neurosci Lett, 2013, 554：156-161.

［76］Cottenceau V, Masson F, Mahamid E, et al. Comparison of effects of equiosmolar doses of mannitol and hypertonic saline on cerebral blood flow and metabolism in traumatic brain injury. J Neurotrauma, 2011, 28：2003-2012.

［77］Sakellaridis N, Pavlou E, Karatzas S, et al. Comparison of mannitol and hypertonic saline in the treatment of severe brain injuries. J Neurosurg, 2011, 114 (2)：545-548.

［78］Diringer MN. New trends in hyperosmolar therapy？Curr Opin Crit Care, 2013, 19：77-82.

［79］Grände PO, Romner B. Osmotherapy in brain edema：a questionable therapy. J Neurosurg Anesthesiol, 2012, 24：407-412.

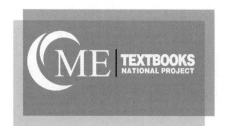

百草枯中毒诊治新进展

第 28 章

菅向东　于光彩

山东大学齐鲁医院

百草枯（paraquat，PQ）为非选择性、速效触杀性除草剂，商品名为克芜踪、对草快。化学名称是 1，1′-二甲基-4，4′-联吡啶阳离子盐。早在 1882 年百草枯作为氧化还原指示剂出现，20 世纪 50 年代末，百草枯的除草作用首次被发现，1962 年开始应用于市场。20 世纪 90 年代后百草枯广泛应用于我国。

急性百草枯中毒（acute paraquat poisoning）是指短时间接触较大剂量或高浓度百草枯后出现的以急性肺损伤为主，伴有严重肝肾损伤的全身中毒性疾病，口服中毒患者多伴有消化道损伤，重症患者多死于呼吸衰竭或多脏器功能衰竭。由于百草枯中毒具有极高的病死率，尚无特效解毒药，目前已经成为严重影响我国人民群众健康的急危重症之一。近年来关于百草枯中毒的基础与临床研究国内外已经取得了部分进展，但对于中、重度百草枯中毒的救治仍未形成突破。

口服自杀是我国百草枯中毒的主要原因，儿童百草枯中毒部分原因是将百草枯药液当作饮料误服所致，职业活动中的百草枯中毒主要是百草枯药液经皮肤黏膜接触吸收所致。百草枯销售和使用环节缺乏严格的管理是上述情况发生的根源。

一、毒理学特点及发病机制

百草枯中毒可引起严重的肺、肝脏和肾脏损害，服毒量大者可迅速因多脏器功能衰竭而死亡。肺脏是百草枯中毒损伤的主要靶器官之一。Ⅰ型及Ⅱ型肺泡上皮细胞则是百草枯选择性毒性作用的主要靶细胞。百草枯中毒病理表现为早期肺泡上皮细胞受损，肺泡内出血水肿，炎症细胞浸润。晚期则出现肺泡内和肺间质纤维化，这种表现被命名为"百草枯肺"，是急性呼吸窘迫综合征（acute respiratory distress syndrome，ARDS）的一种变异形式。

目前关于百草枯肺损伤机制的研究主要有：①百草枯对机体抗氧化防御系统的毒性作用，百草枯毒性的主要分子机制是对机体氧化-还原系统的破坏和细胞内的氧化应激反应。②百草枯引起的细胞因子变化，细胞因子的水平与肺纤维化的发生密切相关。复杂的细胞因子网络调控着肺泡上皮细胞和间质成纤维细胞的增殖和凋亡，使细胞外基质的沉积逐渐增多，抑制纤溶系统的激活，最终促使肺纤维化的形成。③百草枯引起的基因表达变化，基因表达改变可能会成为以后百草枯中毒肺损伤的研究方向之一。④胞内钙稳态失衡，研究发现百草枯中毒后肺组织细胞的细胞质内钙离子浓度明显升高，百草枯中毒性肺损伤可能与联吡啶阳离子产生胞内钙超载有关。⑤其他，内皮素可能与百草枯中毒导致的多器官功能衰竭有关，可作为评价多器官功能衰竭程度的临床指标之一。

二、临床表现

根据吸收途径和吸收量的不同，潜伏期时间可有不同。口服大量百草枯数分钟后即可发生恶心、呕吐症状，量小者数小时至数十小时候发病。皮肤吸收数天后可发病。

1. 呼吸系统　肺为主要靶器官之一，呼吸系统损害的表现最为突出，主要有胸闷、气短，低氧血症、进行性呼吸困难，严重者 1~3 天内可迅速发生肺水肿及肺炎表现，可因 ARDS、多器官功能障碍综合征（multiple organ dysfunction syndrome，MODS）致死。7 天后存活患者其病情变化以进行性肺渗出性炎性病变和纤维化形成、呼吸衰竭为主，21 天后肺纤维化进展减慢，但仍有不少患者 3 周后死于肺纤维化引起的呼吸衰竭。有些患者早期可无明显症状或仅有其他脏器损害表现，在数日后可迅速出现迟发性肺水肿及炎症表现，往往预后不良。12 周后存活患者多数临床症状消失，经系统治疗后部分患者肺高分辨计算机断层扫描（HRCT）检查示肺部留有局部胸膜肥厚、纤维条索。

2. 消化系统　胃肠道及肝胆为主要靶器官之一，主要表现为口腔及食管损伤、恶心、呕吐、腹痛，甚至出现呕血、便血，个别患者可出现食管黏膜表层剥脱症。肝胆损害表现为氨基转移酶升高及重度黄疸等，也有患者出现胰淀粉酶增高。

3. 泌尿系统　肾脏为主要靶器官之一，肾功能损害早于肺损害，中毒数小时后即可出现蛋白尿及血肌酐和尿素氮升高，严重者出现急性肾衰竭，无尿提示病情较重。

4. 免疫系统　突出表现为脏器炎症及全身炎症反应。

5. 循环系统　主要表现胸闷、心悸，心电图可有 T 波及 ST-T 改变、心律失常，严重患者出现休克，甚至猝死。

6. 神经系统　多见于严重中毒患者，可出现头痛、头晕、意识障碍及精神症状等。

7. 血液系统　中毒早期即可出现白细胞及中性粒细胞增高。血小板减少可能与血液净化有关，个别患者可出现急性造血功能停滞。

8. 内分泌系统　部分患者出现甲状腺功能减退。

9. 运动系统　个别患者长期随诊出现股骨头坏死，进而出现下肢疼痛，行走困难，可能与激素的使用有关。

10. 局部表现　皮肤污染可引起接触性皮炎及药疹样皮炎，表现为皮肤红斑、大疱，局部溃烂，继发感染。重症患者皮损往往持续时间较长，有不少经皮肤接触吸收后引起肺纤维化改变甚至致死的病例报告。眼污染百草枯后可出现刺激症状，表现为流泪、畏光、结膜充血、视物模糊等，一般不引起永久性视神经损害。

三、辅助检查

1. 常规检查　血常规检查可以出现白细胞及中性粒细胞计数增高，早期尿常规检查即可有尿蛋白阳性。肝损害时丙氨酸氨基转移酶、天冬氨酸氨基转移酶、γ-谷丙酰基转肽酶可升高，总胆红素、直接胆红素和间接胆红素随着病情进展，部分患者可升高。肾损害时血肌酐、尿素氮、胱抑素可明显升高，严重的低钾血症是百草枯中毒常见的电解质紊乱之一。动脉血气分析可有氧分压降低，二氧化碳分压可降低或正常。

2. 毒物分析　可行血液、尿液百草枯测定，注意样本要保存在塑料试管内，不可用玻璃试管。血液、尿液百草枯浓度测定可采用高效液相色谱法、高效液相色谱-质谱联用定量测定。尿液百草枯也可采用碳酸氢钠-连二亚硫酸钠半定量快速检测。血液百草枯浓度精确定量超过 0.5 μg/ml 或尿液快速半定量检测百草枯浓度超过 30 μg/ml 提示病情严重；血液百草枯浓度精确定量超过 1.0 μg/ml 或尿液快速半定量检测百草枯浓度超过 100 μg/ml 提示预后不良。

3. 肺部影像学及肺功能检查 肺 HRCT 早期以渗出性病变为主，中晚期出现肺纤维化表现。重症患者可出现胸腔积液、纵隔及皮下气肿、气胸等。出现顽固性低氧血症及呼吸衰竭者提示预后不良。肺功能检查可作为患者出院及随诊时评估指标，部分患者可留有限制性通气障碍及小气道病变表现。血 D-二聚体升高可能与肺损伤相关，明显升高者往往提示肺损害较重。

4. 心电图检查 心电图可有 T 波及 ST-T 改变、心律失常等表现。

四、诊断与鉴别诊断

根据短期内接触较大剂量或高浓度的百草枯病史，出现以急性肺损伤为主，伴有严重肝肾损伤等多器官损害的临床表现，参考血液或尿液中百草枯含量的测定，经过综合分析，排除其他原因所致的类似疾病后即可诊断。

1. 1996 年何凤生院士提出的百草枯中毒诊断分级方法 ①轻度中毒：百草枯摄入量<20 mg/kg，患者除胃肠道症状外，无明显的其他症状，肺功能可暂时性减低。②中度或重度中毒：百草枯摄入量 20~40 mg/kg，患者除胃肠道症状外可出现多系统受累表现，数天至数周后出现肺纤维化，多数患者 2~3 周内死亡。③急性暴发型中毒：摄入量>40 mg/kg，严重的胃肠道症状，口咽部溃疡，多脏器功能衰竭，数小时至数日内死亡。

上述分类方法将服毒量与临床表现结合在一起进行评估，至今仍有借鉴意义。但服毒量的多少受各种主客观因素的影响较大，容易造成误判。

2. 2013 年国家标准《职业性急性百草枯中毒的诊断》（GBZ246-2013）提出的职业性百草枯中毒的诊断分级方法 根据短期内接触较大剂量或高浓度的百草枯职业史，以皮肤、黏膜、急性肺损伤为主，可伴有肝、肾等多脏器损害的临床表现，结合现场职业卫生学调查资料，参考血液或尿液中百草枯含量的测定，经综合分析排除其他病因所致类似疾病，方可诊断。非职业性急性百草枯中毒也可参照上述标准执行。职业性急性百草枯中毒诊断分级见表 28-1。

表 28-1 2013 年职业性急性百草枯中毒诊断分级

分级	诊断标准
轻度中毒	短期内接触较大剂量或高浓度百草枯溶液后，可出现皮肤红肿、疼痛、水疱、破溃，血液或尿液百草枯可阳性，并出现一过性低氧血症，可伴有急性轻度中毒性肾病或急性轻度中毒性肝病
中度中毒	在轻度中毒基础上，具备下列表现之一： ①急性肺炎（GBZ73）；②急性间质性肺水肿（GBZ73）；③急性中度中毒性肾病（GBZ79）
重度中毒	在中度中毒基础上，具备下列表现之一：①肺泡性肺水肿（GBZ73）；②ARDS（GBZ73）；③急性重度中毒性肾病（GBZ79）；④MODS（GBZ79）；⑤弥漫性肺纤维化

3. 2013 年中国医师协会专家共识提出的百草枯中毒早期诊断分型方法 该方法在何凤生院士提出的诊断标准基础上进行了修改，具体如下。

根据服毒量早期作如下分型：①轻型，百草枯摄入量<20 mg/kg，患者除胃肠道症状外，其他症状不明显，多数患者能够完全恢复。②中-重型，百草枯摄入量 20~40 mg/kg，患者除胃肠道症

状外可出现多系统受累表现，1~4天出现肾功能、肝功能损伤，数天至2周出现肺部损伤，多数在2~3周出现呼吸衰竭。③暴发型，百草枯摄入量>40 mg/kg，有严重的胃肠道症状，1~4天死于多器官功能衰竭，极少存活。

上述分类方法仍然是将服毒量与临床表现结合在一起进行评估，没有引进毒物分析相关的指标。

4. 2014年百草枯中毒诊断与治疗泰山共识专家组提出的百草枯中毒诊断分级方法　见表28-2。该分级方法将临床表现与毒物分析结果有机地结合在一起，剔除了前两个标准中受主客观因素影响比较大的服毒量的判断内容，病情评估更加切合实际。

同时该分级方法指出其他影响因素，例如服毒后是否立即进行催吐、服毒后至洗胃的时间间隔、服毒时是否空腹以及服毒后至正规治疗的时间间隔等，在诊断时也应该充分考虑。

表28-2　2014年职业性急性百草枯中毒诊断分级

分级	诊断标准
轻度中毒	除胃肠道症状外，可有急性轻度中毒性肾病（GBZ79-2013），早期尿液快速半定量检测（碳酸氢钠-连二亚硫酸钠法）百草枯浓度<10 μg/ml
中度中毒	在轻度中毒基础上，具备下列表现之一：①急性化学性肺炎（GBZ73-2009）；②急性中度中毒性肾病（GBZ79-2013）；③急性轻度中毒性肝病（GBZ59-2010）。早期尿液快速半定量检测百草枯浓度10~30 μg/ml
重度中毒	在中度中毒基础上，具备下列表现之一：①急性化学性肺水肿（GBZ73-2009）；②ARDS（GBZ73-2009）；③纵隔气肿、气胸（GBZ73-2009）或皮下气肿；④胸腔积液或弥漫性肺纤维化；⑤急性重度中毒性肾病（GBZ79-2013）；⑥MODS（GBZ77-2002）；⑦急性中度或重度中毒性肝病（GBZ59-2010）。早期尿液快速半定量检测百草枯浓度>30 μg/ml

5. 鉴别诊断　主要应与其他除草剂如乙草胺、草甘膦、莠去津等中毒鉴别，应注意百草枯与其他除草剂混配中毒的可能。其他除草剂毒性较低，合理治疗可以治愈，百草枯快速尿检试剂可迅速鉴别。另外，还应与其他原因引起的肺间质病变鉴别。

五、治疗

1. 现场急救和一般治疗　接触量大者立即脱离现场。皮肤污染时立即用流动清水或肥皂水冲洗15 min，眼污染时立即用清水冲洗10 min，口服者立即给催吐和洗胃，然后采用"白+黑方案"进行全胃肠洗消治疗，"白"即十六角蒙脱石（因漂白土无药准字号，以十六角蒙脱石替代），"黑"即活性炭，具体剂量：十六角蒙脱石30 g溶于20%甘露醇250 ml，分次服用，活性炭30 g（粉剂）溶于20%甘露醇250 ml，分次服用。首次剂量2 h内服完，第2天及以后分次服完即可。第3、4天甘露醇剂量减半，可加适当矿泉水稀释。在没有上述药品的情况下，中毒早期现场给予适量相对清洁的泥浆水口服有助于改善预后。

2. 早期的胃肠营养及消化道损伤的处理　口咽部及食管损伤往往在中毒1~3天后出现，早期以流质饮食为主，除非患者有口咽部、食管严重损伤及消化道出血，否则不建议绝对禁食。康复新液局部使用和口服对于口咽部和食管损伤有治疗作用。口腔真菌感染多发生在治疗1周后，一旦发生可给予抗真菌药物，如制霉菌素局部治疗。

3. 积极开展早期血液灌流　血液灌流是清除血液中百草枯的有效治疗手段。早期血液灌流可迅速清除毒物，宜在洗完胃后马上进行，但由于百草枯经胃肠道吸收快，且迅速分布到身体各组织器官，血液净化较难减轻体内各器官的百草枯负荷量，血尿毒物检测结果对血液灌流治疗方案具有指导意义。目前尚无令人信服的临床证据证明持续血液净化及反复血浆置换对患者的预后有益。

4. 糖皮质激素 糖皮质激素是治疗百草枯中毒的主要治疗药物，应早期足量使用，重症患者可给予甲泼尼龙每日 500~1000 mg，或地塞米松 30~40 mg 静脉滴注，每日 1 次冲击治疗，连用 3~5 天后，根据病情逐渐减量。

5. 抗凝及抗氧化治疗 百草枯中毒可伴有肺部局部血液循环障碍，血浆 D-二聚体升高，因此积极给予抗凝治疗有助于改善病情。可给予低分子肝素 5000 U，皮下注射，每日 1 次。有出血倾向者暂缓使用。还原型谷胱甘肽可有效对抗百草枯的过氧化损伤，剂量 1.8~2.4 g，加入液体中静脉滴注，每日 1 次。

6. 控制中毒性肺水肿 中毒性肺水肿和重症中毒性肺炎是百草枯中毒的主要死亡原因，肺纤维化是晚期死亡的主要原因。因此，积极控制中毒性肺水肿、治疗重症中毒性肺炎是抢救成功的关键之一。糖皮质激素及抗氧化剂是治疗中毒性肺水肿和中毒性肺炎的主要措施。

7. 防治晚期肺纤维化，合理使用环磷酰胺 传统的加勒比方案包括环磷酰胺、地塞米松、呋塞米、维生素 B 和维生素 C，但鉴于百草枯中毒可引起严重的肝肾损害，而环磷酰胺作为一种烷化剂具有明显的肝肾毒性，重症患者并未因早期使用环磷酰胺而受益，目前对于百草枯中毒，特别是重度中毒是否使用环磷酰胺及何时使用尚存在不同意见。我们认为肝肾功能恢复后（一般在中毒后 10~14 天），此时如果仍有肺损伤，可以使用环磷酰胺 800 mg 加入生理盐水中静脉滴注 1 次，1 个月后根据肺 HRCT 情况决定是否重复使用。

8. 合理氧疗及机械通气治疗 百草枯中毒吸氧可促进氧自由基形成，加重百草枯引起的肺损伤，原则上不吸氧，但对于呼吸衰竭患者，如果血气分析氧分压低于 40 mmHg 或血氧饱和度低于 70%，应该积极给予吸氧，可采用鼻导管、面罩等给氧方式吸氧。吸氧不能改善症状时可考虑机械通气治疗，包括无创通气及有创通气辅助呼吸。临床上需要机械通气治疗的患者多预后不良。

9. 治疗肝肾损害及黄疸 积极给予保肝、利胆治疗，重视胆汁淤积性黄疸治疗；积极给予保护肾功能治疗，给予输液、利尿改善循环等综合治疗。

10. 纠正电解质紊乱，维持酸碱平衡 百草枯中毒往往出现严重的低钾血症，应积极给予补钾治疗，可采用口服与静脉滴注相结合的方式。对于其他电解质紊乱及酸碱平衡失调也应积极对症处理。

11. 中医药及其他治疗 临床实践证实，中医中药在治疗百草枯中毒中具有独特的疗效，丹参制剂、虫草制剂及血必净注射液的合理使用有助于病情的改善。

12. 肺移植手术及体外膜肺氧合 关于肺移植手术治疗百草枯中毒目前国内外成功者仅为个案，由于手术本身需要巨额的医疗费、供体奇缺、多数患者等不过手术时间窗、患者需终身服用高额药物、疗效有待进一步评价等诸多因素的影响，肺移植作为一种治疗方法受到很多因素的制约。体外膜肺氧合（ECMO）是一种呼吸循环支持技术，技术本身需要昂贵的医疗费用及相对较高的医疗水平才能开展，对于百草枯中毒患者靠 ECMO 维持生命仅为权宜之策。

13. 重视远期随诊评估，达到临床治愈 所有百草枯中毒存活患者均需要较长期的随诊，动态观察病情变化，以期达到临床治愈标准。

总之，有关百草枯中毒发病机制的研究和临床治疗息息相关，其发病机制上的突破将会对临床治疗提供新的思路和方法，当然，只有彻底禁止生产和使用百草枯除草剂，才能从根本上控制百草枯中毒的发生。然而，我国是农业大国，粮食问题仍然是我国国民经济首要解决的基本问题，百草枯由于其除草效果好、成本低廉、对环境影响小等特点，成为免耕作业的主要贡献者，今后在相当长的时间内它不会退出中国的除草剂市场。因此，积极开展百草枯中毒转化医学的基础和临床研究仍然具有重要的意义。

参考文献

[1] 陈玉国. 急诊医学，北京：北京大学医学出版社，2013：289-292.

[2] 菅向东，杨晓光，周启栋. 中毒急危重症诊断治疗学，北京：人民卫生出版社，2009：525-528.

[3] 阮艳君，菅向东，郭广冉. 急性百草枯中毒发病机制和治疗的研究进展. 中华劳动卫生职业病杂志，2009，27（2）：114-116.

[4] 隋宏，菅向东，楚中华，等. 大鼠急性百草枯中毒血清中细胞因子的动态变化. 毒理学杂志，2007，21（1）：21-23.

[5] 菅向东，隋宏，楚中华，等. 急性百草枯中毒血清细胞因子动态变化. 中华劳动卫生职业病杂志，2007，25（4）：230-232.

[6] 张华，菅向东，郭广冉，等. 百草枯中毒患者脏器损害与血清细胞因子变化的研究. 毒理学杂志，2007，21（4）：16-19.

[7] 菅向东 郭广冉 阮艳君，等. 急性百草枯中毒治疗的临床研究. 中华劳动卫生职业病杂志，2008，26（9）：549-552.

[8] 刘会敏，菅向东，张伟，等. 口服百草枯中毒致食管黏膜表层剥脱症两例. 中华劳动卫生职业病杂志，2112，30（10）：798.

[9] 阚宝甜，刘会敏，菅向东，等. 急性百草枯中毒肾损伤指标动态变化的临床研究. 中华劳动卫生职业病杂志，2012，30（11）：839-841.

[10] Song C，Kan B，Yu G，et al. Acute paraquat poisoning with sinus bradycardia：A case report. Exp Ther Med，2014，8（5）：1459-1462.

[11] 王洁茹，阚宝甜，菅向东. 激素治疗百草枯中毒致股骨头坏死两例. 中华劳动卫生职业病杂志，2013，31（5）：394.

[12] Zhou Q，Kan B，Jian X，et al. Paraquat poisoning by skin absorption：Two case reports and a literature review. Exp Ther Med，2013，6（6）：1504-1506.

[13] Alsennari Khalid Abdullah Mohammed，菅向东，周倩，等. 百草枯中毒致低钾血症临床病例分析. 中国工业医学杂志，2013，26（1）：25-26.

[14] 赵波，刘庆红，菅向东，等. 生物材料中的百草枯检测方法的研究进展. 中华劳动卫生职业病杂志，2010，28（12）：940-942.

[15] 菅向东，张华，隋宏，等. 百草枯中毒救治"齐鲁方案"（2014）. 中国工业医学杂志，2014，27（2）：119-121.

[16] 何凤生. 中华职业医学，北京：人民卫生出版社，1999：796-797.

[17] 中华人民共和国国家职业卫生标准（GBZ 246-2013）. 职业性急性百草枯中毒的诊断. 中国医师协会急诊分会. 急性百草枯中毒诊治专家共识2013. 中国急救医学，2013，33（6）：484-489.

[18] 菅向东执笔. 百草枯中毒诊断与治疗"泰山共识"（2014）. 中国工业医学杂志，2014，27（2）：117-119.

[19] 王玉彩，菅向东，张忠臣，等. 康复新液治疗百草枯引起的上消化道损伤的实验研究. 中华劳动卫生职业病杂志，2012，30（3）：220-222.

[20] 刘峰，菅向东，张忠臣，等. 百草枯中毒急性肺损伤抗凝治疗的实验研究. 中华劳动卫生职业病杂志，2012，30（3）：190-193.

[21] 张政伟，菅向东，阮艳君，等. 血必净注射液治疗急性百草枯中毒的实验研究. 毒理学杂志，2007，21（2）：23-26.

[22] 王忠伟，菅向东，阚宝甜，等. 某些中药及其制剂在百草枯中毒致肺纤维化治疗中的研究进展. 毒理学杂志，2012，26（6）：470-473.

[23] 张忠臣，张红，菅向东，等. 器官移植治疗理化因素疾病临床进展. 中华劳动卫生职业病杂志，2010，28（11）：876-878.

[24] 张伟，菅向东，周倩，等. 体外膜式氧合技术治疗中毒性疾病进展. 毒理学杂志，2011，25（4）：298-300.

[25] Yu G，Kan B，Jian X，et al. A case report of acute severe paraquat poisoning and longterm followup. Exp Ther Med，2014，8（1）：233-236.

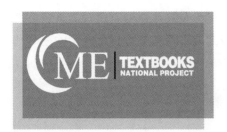

热射病研究新进展

第29章

邢吉红　刘晓亮
吉林省吉林大学第一医院

中暑是高温、高湿和周围环境散热不利的条件下，出现人体体温调节功能失调，体内热量过度蓄积，水、电解质代谢紊乱，中枢神经系统功能障碍为特征的疾病总称。临床表现为头晕、头痛、口渴、多汗、四肢无力酸软、注意力不集中、动作不协调等症状，严重者出现多系统组织损伤和器官功能障碍。重症中暑的死亡率高达10%～50%。因此，迅速而准确的诊断和早期快速降温在降低死亡率和后遗症发生率方面就显得尤为重要。

一、发病机制与分类

（一）发病机制

人体通过产热和散热维持体温平衡。当周围环境高温高湿、剧烈运动或者机体高代谢状态而产热过多，超过了机体对体温的调节能力，机体无法保持正常温度，体温就会逐渐升高，从而导致中暑的发生。

（二）分类

根据发病机制和临床表现不同，可将中暑分为先兆中暑、轻症中暑和重症中暑。重症中暑又分为热痉挛（heat cramp）、热衰竭（heat exhaustion）和热射病（heat stroke）三种类型。热射病又可以分为经典型热射病（classic heat stroke，CHS）和劳力性热射病（exertional heat stroke，EHS）。

先兆中暑是指高温高湿环境下出现头晕、头痛、口渴、大汗、四肢无力发酸、注意力不集中、动作不协调等，体温正常或略有升高，患者如及时转移到阴凉通风处，补充水和盐分，短时间内即可恢复。轻症中暑是指体温在38℃以上，除头晕、口渴外往往有面色潮红、大量出汗、皮肤灼热等表现，或出现四肢湿冷、面色苍白、血压下降、脉搏增快等，如及时处理，往往可于数小时内恢复。

二、重症中暑

（一）热痉挛

热痉挛主要发病原因为汗液大量丢失时仅补充水分导致稀释性低钠血症。

1. 临床表现　主要表现为参与运动的肌群间歇性痉挛发作，严重时肌痉挛持续发作 1~3 min。常见于运动员、建筑工人、钢铁工人等，活动时大量出汗、大量饮用低渗液体。

2. 救治措施　迅速转移到阴凉通风处休息或静卧。补充盐水或饮用商品类电解质溶液可迅速缓解症状。患者需要补充盐水休息 1~3 天后方可返回工作。

（二）热衰竭

热衰竭是指热应激后水及盐补充不足致脱水，钠消耗过量及低渗透压改变伴心血管系统改变为特征的一组临床综合征。

1. 临床表现　包括乏力、多汗、疲劳、头痛、眩晕、判断力减弱、恶心和呕吐，有时可表现为肌肉痉挛、体位性眩晕和晕厥。体温轻度升高，无明显神经系统损伤表现。热衰竭若得不到及时诊治，可发展为热射病。

2. 救治原则　迅速降温、补液后通常可迅速缓解症状。补充液体或电解质的量应根据血清电解质测定结果及临床和实验室检查对脱水程度的评估来判断。血容量严重减少及电解质平衡紊乱患者需静脉输液。若患者症状与体位相关，应补充足够生理盐水直到血流动力学稳定。

（三）热射病

热射病是中暑最严重的一种类型，是一组由于环境温度过高、湿度过大导致的体温调节中枢发生功能障碍的临床综合征，以高热、严重生理及生化异常为主要临床表现，严重者可造成广泛地组织损伤，出现神经系统异常、横纹肌溶解及弥散性血管内凝血（DIC）等严重并发症。死亡率高达 40%~50%，且存活患者中约 30% 可遗留神经系统及其他系统后遗症，1 年后还有 28% 的患者死亡。

1. 临床分类　以病因中是否有高强度体力运动的参与分为：CHS 和 EHS。CHS 发生于持续高温、高湿环境，如夏季热浪期。患者常为住处无空调、通风差的年老体弱和伴有基础疾病者（如慢性心血管疾病患者、皮肤病患者和服用抗胆碱能或抗精神病药物的患者）。EHS 通常是由于内源性产热过多而热量不能及时有效地散发出去导致。最常见于运动员和新入伍士兵，多在高温、高湿和无风天气进行重体力劳动或剧烈体育运动时发病。

2. 发病机制　①细胞因子介导的全身炎症反应：一旦全身炎症反应失控，即可产生级联反应式多器官功能障碍。②高体温对血管内皮损伤明显，激活凝血及纤溶系统，全身炎症反应和凝血功能障碍相互交织，最终导致多器官衰竭。③高温还会导致脑血流下降，从而引起血-脑脊液屏障通透性增加和脑损伤。

3. 临床表现　热射病起病急，常见临床表现包括高热（核心体温高于 40.5℃）、严重中枢神经系统功能障碍、呼吸急促、心动过速、休克等。①前驱症状：无特异性，包括情绪不稳、眩晕、嗜睡、谵妄、恶心、呕吐、意识不清、定向障碍、肌肉抽搐、共济失调、其他小脑功能障碍体征及精神症状等，可持续数分钟至数小时。体格检查可见皮肤温度增高，脉快，脉压增大，血压轻度增高，后期血压下降，心律失常。②血液系统症状：凝血功能障碍通常在热损伤后 2~3 天发生，并迅速进展为 DIC；血小板呈进行性下降。③横纹肌溶解：常表现为肌肉酸痛、僵硬，并伴有酱油色尿。大量释放的肌红蛋白极易堵塞肾小管，导致急性肾损伤和少尿。横纹肌溶解时肌酸激酶、血肌红蛋白水平显著升高。④肝功能受损：丙氨酸氨基转移酶、天门冬氨酸氨基转移酶升高，在发病 3~4 天达到高峰。⑤水、电解质、酸碱平衡紊乱：通常表现为低血压、低血钾、低钠血症；血气分析常提示代谢性酸中毒和呼吸性碱中毒。热的细胞毒性作用及宿主的凝血和炎症反应综合作用，导致了多器官损伤，从而发生多器官功能障碍综合征（MODS），因此死亡率很高。回顾性临床研究表明，肌酸激酶升高（>1000 U/L），代谢性酸中毒以及肝氨基转移酶升高与多器官损害相关，可作为热射病 MODS 的预测指标。

4. 诊断　在夏季高温、高湿的天气遇有患者体温过高（>40.5℃），伴严重中枢神经系统功能障碍体征的患者应首先考虑热射病。诊断时应与中枢神经系统出血、脑膜炎、脑炎、甲状腺危象、癫痫性发作、脓毒症、抗精神病药物及抗胆碱能药物中毒相鉴别。

5. 救治措施　治疗原则以迅速降低中心体温，器官功能支持治疗，防止发生多器官不可逆损伤。

（1）降温治疗：快速降温是治疗的基础，可有效减少并发症和后遗症。对于高热患者，降温的速度决定预后，降温目标是 2 h 内迅速将中心体温降至 38℃ 以下。现场主要以物理降温为主，包括给患者通风，脱掉衣物，应用冰帽对头部进行降温。临床研究证实，头部降温可减少热射病患者脑血管损伤。在临床可应用冰毯机亚低温技术；也可将患者浸泡于冷水（20~25℃）中，监测直肠温度在初期 0.5 h 降至 40℃，2 h 降至 38.5℃，4 h 内保持在 34.5~35.5℃，可取得良好的治疗效果。特别需要指出的是，阿司匹林、对乙酰氨基酚对外界环境诱导高温无效，禁忌应用。有研究认为药物降温可尽早采用地塞米松、氯丙嗪，用药过程应持续监测血压。

（2）其他治疗：①改善通气，保持患者呼吸道通畅，并给予吸氧。对于昏迷患者应进行气管内插管，防止误吸。②治疗中枢神经症状，对疑有脑水肿患者应给予甘露醇脱水；对谵妄、躁狂的患者可给予镇静治疗，常用药物有地西泮、咪达唑仑和丙泊酚。③纠正水、电解质平衡紊乱和酸中毒，热射病患者常有不同程度的脱水，低血压时应静脉输注生理盐水或乳酸林格液。在积极扩容维持血流动力学的同时予以利尿，减轻心脏负荷。避免使用阿托品和其他抑制发汗的副交感神经阻滞药。及时纠正水、电解质平衡紊乱和酸中毒。④抗凝治疗，强调早期补充大量血浆后同时予以抗凝治疗。根据患者血小板计数及出血倾向酌情选用肝素、低分子量肝素。危重期禁止手术（筋膜切开、气管切开等），主要目的在于避免手术后无法控制的出血，导致凝血物质的进一步消耗，加重凝血功能紊乱。⑤保肝，出现感染时也应避免使用肝毒性较大的抗生素。⑥改善肾功能，如出现横纹肌溶解，应在大量补液的基础上碱化尿液，特别是酸中毒、脱水和既往有基础肾病患者。利尿剂的使用尚有争议，不建议采用利尿剂预防急性肾损伤。⑦抗炎治疗，主要药物是糖皮质激素和乌司他丁。⑧血液滤过，本病尚无有效的应对措施，持续血液净化治疗可减轻组织及器官的损伤，对本病具有一定的治疗作用。目前常用的方式为持续性静脉-静脉血液滤过（continuous veno-venous；hemofiltration，CVVH），具有多靶点治疗作用：有效降温；有效清除肌红蛋白等毒性物质；清除大量炎性介质，减轻全身炎症反应综合征，缩短病程。然而，热射病患者凝血功能紊乱，给 CVVH 的顺利实施带来困难，需慎重选用持续抗凝的药物，枸橼酸抗凝是目前认为安全有效的方式。⑨保护肠黏膜，热射病患者常伴有低血压、组织器官灌注不足以及凝血功能障碍，这些因素可以增加肠黏膜的渗透性。因此应早期给予肠道营养，保护肠黏膜屏障，减轻细菌易位。

6. 预后　热射病的病死率较高，多器官功能损害是导致热射病致死的主要原因。影响预后的因素与高热持续时间以及器官受累情况有关。快速降温可以改善热射病的预后，减轻器官功能损伤。但高龄、低血压、凝血功能障碍和需要气管内插管等因素仍提示预后较差。EHS 患者病情危重，且大部分患者可能会遗留神经系统症状。

参考文献

[1] Dematte JE, O'Mara K, Buescher J, et al. Near-fatal heat stroke during the 1995 heat wave in chicago. Ann Intern Med, 1998, 129（3）: 173-181

[2] Varghese GM, John G, Thomas K, et al. Predictors of multi-organ dysfunction in heatstroke. Emerg Med J, 2005, 22（3）: 185-187

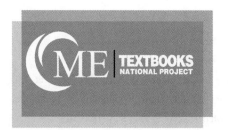

常见高原病研究新进展

第 30 章

公保才旦
青海省人民医院

高原病是发生于高原低氧环境的一种特发病，是由于人体对高原低压性缺氧不适应，导致机体病理生理上一系列改变而引起的各种临床表现的总称，而因高原其他非缺氧性致病因素，如寒冷、太阳辐射等引起的冻伤、日光性皮炎等急病则不属于此病范畴。

高原病有以下特点：①在高原环境发病；②致病因子主要是高原低压性缺氧；③低氧性病理生理改变是其发病的基础和临床表现的根据；④脱离低氧环境则病情一般好转甚至痊愈。

常见的高原病有以下几种：①急性高原反应；②高原脑水肿；③高原肺水肿；④高原心脏病；⑤高原高血压；⑥高原红细胞增多症；⑦混合型高原病等。

一、高原肺水肿

高原肺水肿发病率较高。一般由海平地区初入高原或重返高原 1 周内发病。据 218 例高原肺水肿发病与高度的关系统计，海拔 3500~4000 米，高原肺水肿发病 28.3%；4000~4500 米，为 34.4%；4500~5100 米，为 37.3%。高原肺水肿发病急骤，临床症状除有一般高原反应症状外，所有患者均有不同程度的咳嗽，开始为干咳或有少量痰，以后即咳出均匀混合、稀薄的粉红色或白色泡沫痰。呼吸急促，有时每分钟高达 30~40 次。患者惊恐不安，心慌、胸闷、发绀、两肺满布湿啰音。

（一）高原肺水肿发病模式

高原肺水肿发病模式见图 30-1。

（二）临床诊断

1. 在急性高原病的基础上或有上感等诱因，并有下列条件之一者应考虑本病之可能。

（1）呼吸困难、发绀、伴有阵咳，咳出黏液性或浆液泡沫痰。

（2）夜间因阵发性呼吸困难而憋醒，烦躁，阵咳并多痰。

（3）心率显著增快，心音强，P2 亢进或分裂，心前区有 Ⅱ 级以上的收缩期吹风性杂音，偶有奔马律。肺部听诊有散在啰音或捻发音。

2. 肺部 X 线表现比临床体征出现早，诊断价值较大。肺野透光度减弱并有散在性片状或絮状模糊阴影，近肺门处更显著可形成蝶翼状；病变可呈局限性或两侧肺野不对称；重者絮影浓度高、范围广、融合成棉团状。

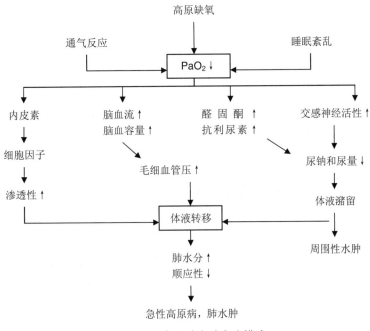

图 30-1　高原肺水肿发病模式

3. 实验室检查　可根据病情作血、尿常规，血电解质及血气分析，肝、肾功能，心电图及其他检查。

4. 应与支气管哮喘及其他原因引起的肺水肿鉴别。如各种器质性心脏病引起的心源性肺水肿，肺部感染引起的肺水肿，以及其他物理、化学因子引起的渗透性肺水肿等。

5. 病程中注意是否合并肺部感染，注意观察有无休克、心力衰竭、早期昏迷、肺栓塞等并发症。

（三）治疗

1. 强调早发现、早诊断，采取就地救治的原则。应绝对卧床休息，取斜坡卧位。

2. 吸氧　是治疗和抢救中的主要措施。病情严重者应高浓度（6~8 L/min）加压给氧。有条件时用高压氧舱治疗。

3. 降低肺动脉压　是治疗的重要环节。可用氨茶碱 0.25 g。加入葡萄糖液 20 ml 中缓慢静脉注射，4~6 h 后可重复；或用酚妥拉明 3~5 mg，加入葡萄糖液 20 ml 中缓慢静脉注射，1~2 次/天，也可用 10~20 mg，加入 5% 葡萄糖液 250~500 ml 中静脉滴注。

4. 减少肺血容量　可用脱水剂或利尿剂，如 20% 甘露醇 250 ml 静脉滴注，或呋塞米（速尿）20 mg 静脉注射 1~2 次/天。

5. 降低肺毛细血管通透性　可用糖皮质激素，如氢化可的松 200~300 mg 加入葡萄糖液 250~500 ml 中静脉滴注，1 次/天。或地塞米松 10 mg 静脉注射、静脉滴注或肌内注射，1~2 次/天。也可应用大剂量维生素 C（3~5 g）静脉滴注。

6. 吗啡可用于端坐呼吸、烦躁不安，咳大量粉红色或血色泡沫痰的危重患者。5~10 mg 肌内或皮下注射，必要时 3~5 mg 用生理盐水 10 ml 稀释后缓慢（5 min 以上）静脉注射。但不宜用于呼吸功能抑制以及昏睡、昏迷者。有恶心呕吐等反应不能耐受吗啡，或伴有支气管痉挛者，可用哌替啶 50~100 mg 肌内注射。

7. 为预防和控制呼吸道感染，宜同时应用有效抗生素治疗。

8. 其他措施　如去泡剂（乙醇或二甲硅油）的应用，山莨菪碱肌内注射，或硝苯地平或硝酸异山梨酯（消心痛）含服，硝酸异山梨酯（消心痛）气雾等。

9. 合并心力衰竭、休克、昏迷者应给予相应处理。

（四）转送原则

鉴于长途转送对治疗不利，必须转时掌握以下原则：①当地不具备医疗条件且救援短期难以到达；②路途短，运送条件好，1~2 h 可到达；③就地抢救后病情稳定，有医护人员护送；转送途中不应中断治疗。

（五）高原肺水肿与高原急性呼吸窘迫综合征

1. 概述　高原肺水肿（high altitude pulmonay edema，HAPE）与 ARDS 是两种不同疾病，HAPE 是高原特发病，是肺型的重症急性高原病。急性肺损伤（acute lung injury，ALI）/ARDS 是由严重的创伤、感染、休克、中毒等多种病因使肺成为受损的靶器官而继发的一种呼吸衰竭综合征，但许多观察注意到 HAPE 非常相似于发生在高原地区的 ARDS，而这种临床征象的相似性必然存在着相近的病理生理基础。可以说，HAPE 与 ARDS 是高原急性危重病中最引人注目的一种疾病。

2. 临床表现的相似性　高原病学的先导者 Houston（1978 年）已注意到 HAPE 与 ARDS 在临床上很相像。两者均可以呼吸困难、进行性的低氧血症和肺水肿为特征，血气分析均可出现 PaO_2、SaO_2 下降，$PaCO_2$ 一定程度降低及肺泡-动脉氧阶差（$A\text{-}aDO_2$）增大。但早期病例，依据发病原因不难区别。而当 HAPE 出现呼吸衰竭、ARDS 出现明显肺水肿时，二者则极易混淆，例如过去报告在高原施行心胸或腹部大手术时可并发 HAPE，其实可能并发的是 ARDS。

3. 病理改变相似　HAPE 的尸体病理检查可见肺泡腔内有大量蛋白、纤维素渗出和透明膜形成，这些病变与 ARDS 的尸检病理特征相一致。实验动物模型超微结构的改变显示肺细小微血管的内皮细胞肿胀及囊泡形成，说明首先遭受低氧损害的是肺血管床的表面区，这些内皮细胞的病损引起通透性增加引起渗漏，这也与 ARDS 形成高渗性肺水肿的病理改变相一致。

4. HAPE 发展为 ARDS 的几种情况

（1）延误诊断或治疗不当，致病情恶化。

（2）严重的双肺弥漫性肺水肿，病变在短期内迅速发展者。

（3）混合性肺/脑水肿是急性高原病（acute mountain sickness，AMS）中最严重的一型。

（4）继发肺部严重感染，也要注意有时并发肠道感染。

在上述情况下，由于严重的低氧血症，显著的肺动脉高压，肺细血管通透性增加，肺泡透明膜形成，此时低氧损伤若再并发感染，产生大量白细胞及炎性介质，进一步造成肺损伤，肺微血管血栓形成，肺微循环障碍，通气/灌注比失衡，肺内动静脉分流等，则必然发展为 ARDS。因此，在 ARDS 的病因分类中，应增添高原一项。

实际上，HAPE 继发 ARDS 的概率远远超过目前的临床报告，回顾以往在青藏高原观察到的大量 HAPE 病例，其中有的虽经静卧、吸氧及药物治疗，但病情仍无改善，或者在转至海拔低处后仍然无效，甚至更趋严重，终因循环呼吸衰竭而死亡，其实就是并发 ARDS 之故。

凡 HAPE 患者，临床上出现严重呼吸困难、窘迫、呼吸频率≥30 次/分，胸部 X 线片肺部阴影扩散成大片状，PaO_2 低于该高度的生理下限，就可诊断继发 ARDS。如作肺泡灌洗液（BALF）细胞学分类，有一定协助诊断的意义。

5. 高原肺水肿与高原 ARDS 治疗探讨　过去对重症 HAPE 往往不断加大吸入氧流量，增加皮质激素等药物剂量，而仍不奏效，偏偏忽略了机械通气，特别是采用呼气末正压通气（PEEP）。PEEP 是抢救重症 HAPE，特别是出现呼吸衰竭患者的重要手段。在高原（山）现场有学者设计出一种简易 PEEP 仪，效果也很好，HAPE 继发 ARDS 更是应用 PEEP 的适应证。但要注意通气量及酸碱平衡，防止过度低碳酸血症对中枢神经的损害或由于 PEEP 减轻肺水肿同时使更多血流进入脑部而使颅内压增高。如肺水肿由高原地区 ARDS 所致，则 PEEP 更是治疗成功的关键。

二、高原脑水肿

（一）概述

高原脑水肿（high-altitude cerebral edema）是由急性缺氧引起的中枢神经系统功能严重障碍。其特点为发病急，临床表现以严重头痛、呕吐、共济失调、进行性意识障碍为特征。病理改变主要有脑组织缺血或缺氧性损伤，脑循环障碍，因而发生脑水肿，颅内压增高。若治疗不当，常危及生命。国内以往多称为高山（原）昏迷、脑性高山病、急性高原病脑病和高原脑缺氧综合征等。

（二）发病原因

高原脑水肿的发病率与上山速度、海拔高度、居住时间以及体质等有关。一般来讲，平原人快速进入海拔 3000 m 以上高原时约 50%～75% 的人出现急性高原病，但经 3～10 天的习服后症状逐渐消失。多数学者认为，本病的发生老年人低于青年人，女性低于男性；急性高原病的发生率与男性的体质指数（体重/身高^2）呈正相关（$P<0.05$），与女性的体重指数无相关性，说明肥胖男性易感性大。

（三）发病机制

在机体的所有器官中，大脑是最活跃的耗氧者。100 g 脑组织每分钟耗氧量为 3.5 ml，是肌肉所需量的 20～25 倍。当人体暴露于低氧环境时，虽然吸入空气氧分压明显降低，但机体对低氧进行内在自身调节，使脑血流量增加，脑组织的氧传递和氧利用率仍维持正常水平，脑组织一般不发生缺氧性损伤。在急性缺氧下，脑循环的变化与血液中氧分压、二氧化碳分压和组织代谢水平的高低等有关。高原脑水肿发病机制很复杂，主要变化是缺氧引起的脑间质水肿和脑细胞肿胀。

1. 脑细胞毒性水肿　细胞毒性水肿（cytotoxic edema）系指脑组织缺血性和（或）缺氧性损伤引起的脑细胞内水肿，致使大脑功能严重障碍。患者可出现昏迷，颅内压增高，脑脊液量剧增等；脑计算机断层扫描（CT）和磁共振成像（MRI）表现为大脑灰质水肿。细胞毒性水肿主要是由严重缺氧引起的脑细胞能量不足，从而导致离子泵功能减弱，钠在细胞内潴留。说明严重缺氧导致脑细胞能量代谢障碍，高能氧化磷酸化过程减弱，其结果既可降低细胞膜的离子转运，又可增强无氧酵解，乳酸产生增多，致脑血管扩张，血流量增加。缺氧也可直接作用于血管内皮细胞，释放扩血管因子，使小动脉平滑肌舒张，血流及血容量增高，血管渗透性增加。由于脑毛细血管渗透压增高，血浆内的胶体物质、离子、水分从细胞外移入细胞内，出现脑细胞渗透性肿胀（osmotic swelling）。脑组织肿胀及脑容积增加，一方面可压迫周围小血管，使局部血液循环不足，另一方面因血管压力增高，毛细血管机械性损伤而局部供血不足，出现灶性脑缺血（focal ischemia）。根据 MRI 检查，细胞毒性脑水肿常常由急性高原病的基础上发展而来，故有学者把中、重型急性高原病称之为轻型脑水肿，即血管性脑水肿，但在临床上很难明确区分。

2. 血管性水肿 血管性水肿（angioedema）是因毛细血管压升高引起的血-脑脊液屏障机械性损伤而导致血管壁的通透性增加，致液体渗出血管壁外而进入脑间质。患者颅内压可升高，脑MRI检查表现为大脑白质水肿。

3. 血管新生 现代研究表明，当组织缺氧和（或）缺血时，受伤部位有很多新的血管生长（vascular growth），又称为血管新生（angiogenesis）。血管新生学说在近代医学研究领域受到关注，特别是在肿瘤、烧伤、心肌病及肺动脉高压的发病机制中起重要作用。血管新生是受各种肽类血管生长因子的刺激或趋化而致。这些因子包括转化生长因子-β（transforming growth factor-β）、肿瘤血管新生因子（tumor angiogenesis factor）、血小板衍生生长因子（platelet-derived growth factor）、白介素-8（interleukin-8）及血管内皮生长因子（vascular endothelial growth factor，VEGF）等。

（四）临床表现

高原脑水肿的病理实质是脑水肿，临床表现为一系列神经精神症状，最常见的症状是头痛、呕吐、嗜睡或虚弱、共济失调和昏迷。

根据本病的发生与发展，有学者把高原脑水肿分为昏迷前期（轻型脑水肿）和昏迷期（重型脑水肿）。

1. 昏迷前期表现 多数患者于昏迷前有严重的急性高原病症状，如剧烈头痛，进行性加重，频繁呕吐，尿量减少，呼吸困难，精神萎靡，表情淡漠，嗜睡，反应迟钝，随即转为昏迷。有极少数患者无上述症状直接进入昏迷期。

2. 昏迷期表现 若在昏迷前期未能得到及时诊断与治疗，患者在几小时内转入昏迷；面色苍白，四肢发凉，意识丧失，发绀明显，剧烈呕吐，大小便失禁。重症者发生抽搐，出现脑膜刺激征及病理反射。严重昏迷者，可并发脑出血、心力衰竭、休克、肺水肿和严重感染等，如不及时抢救，则预后不良。

患者常有口唇发绀，心率增快。早期无特殊的神经系统体征，腱反射多数正常，瞳孔对光反射存在。严重患者可出现肢体张力异常，单侧或双侧伸肌趾反射阳性，颈强直，瞳孔不等大，对光反应迟钝或消失等。眼底检查常可见静脉扩张，视网膜水肿、出血和视盘水肿。

（五）辅助检查

1. 脑脊液检查腰穿证实多数患者脑脊液压力升高。

2. 眼底检查多数患者有不同程度的眼底改变，表现在静脉扩张，动静脉比例增高，点状、片状或火焰状出血。视网膜水肿、出血和视盘水肿。

3. 颅脑CT检查可发现有脑室容量降低，脑实质密度增强，大脑白质水肿；治愈几周后复查，都恢复正常。

4. 颅脑MRI检查可见大脑白质水肿，尤其是胼胝体最明显。入院时脑室内充满水肿液，脑组织密度降低，经1周治疗后水肿液明显吸收，脑室清晰，密度正常。

（六）治疗原则

本病多半发生在特高海拔地区，如有条件，对病情严重者应及早转送至低海拔处为妥。

1. 患者必须绝对卧床休息，以降低氧耗。

2. 高浓度高流量吸氧（6~8 L/min），有条件者可使用高压氧袋（hyperbaric bag）或高压氧舱。

3. 口服乙酰唑胺（醋氮酰胺）250 mg，3次/天。

4. 地塞米松 20~40 mg 静脉滴注。

5. 降低颅内压，改善脑循环，可静脉滴注 20% 甘露醇 250 ml，2 次/天。

6. 呋塞米 20 mg 稀释于 25% 葡萄糖 20 ml 静脉注射。但特别要注意利尿过度引起的各种并发症。

7. 降温能减少脑血流量，降低脑代谢率，促进受伤细胞功能恢复。可使用体表冰袋、冰帽或冰水灌肠等降温。

8. 据病情发展的具体情况给予对症治疗

（七）预后及预防

1. 预后　本病发病时间较短，得到及时治疗者在 12~24 h 内苏醒。不留后遗症，一般预后良好。

2. 预防　进入高山前应对心理和体质进行适应性锻炼，如有条件者最好在低压舱内进行间断性低氧刺激与习服锻炼，以使机体能够对于由平原转到高原缺氧环境有某种程度的生理调整。目前认为除了对低氧特别易感者外，阶梯式上山是预防急性高原病的最稳妥、最安全的方法。建议初入高山者如需进 4000 m 以上高原时，一般应在 2500~3000 m 处停留 2~3 天，然后每天上升的速度不宜超过 600~900 m。到达高原后，头两天避免饮酒和服用镇静催眠药，不要作重体力活动，但轻度活动可促使习服。避免寒冷，注意保温，主张多用高碳水化合物饮食。上山前使用乙酰唑胺、地塞米松、刺五加、复方党参、舒必利等对预防和减轻急性高原病的症状可能有效。

三、高原性心脏病

（一）概述

高原性心脏病（以下简称高心病）（high altitude heart disease）以慢性低压低氧引起的肺动脉高压为基本特征，并有右心室肥厚或右心功能不全。它是慢性高原病的另一种类型，可分为小儿和成人高原性心脏病。本病易发生在 3500 m 以上高原，多为慢性经过，个别初进高原者特别是儿童可以急性或亚急性发病，国外称亚急性高原病（subacute mountian sickness）。急性或亚急性患者，以显著肺动脉高压引起的右心室扩大和充血性右心衰竭为特征，而慢性患病者以右心室后负荷过重所致的右心室肥厚为主的多脏器损害。

（二）病因及发病机制

1. 发病原因　高原性心脏病多发生于平原移居于高原或由中度海拔到更高海拔处的居民，其发病率随海拔高度的升高而增高。本症除低氧个体差异外，劳累、寒冷、呼吸道感染常为诱发因素。

2. 发病机制　高心病主要由慢性缺氧引起的右心功能受损。左心室是否亦受累，或受累程度如何尚不清楚。低压低氧是发生高心病的根本，而低氧性肺动脉高压和肺小动脉壁的增厚或重建（remodeling）是发病机制的中心环节或基本特征。

（1）肺动脉高压：经临床和动物模型的研究，慢性高原病特别是高心病的肺动脉压有异常升高。长期持久的低氧性肺血管收缩和肺动脉高压，使右心后负荷逐渐加重，并发生右心室代偿性肥厚，当病程继续发展，心脏储备力进一步减退；同时缺氧可损伤心肌细胞，使心肌收缩力减弱，心排血量降低，最终导致右心衰竭。关于低氧性肺血管收缩的机制，虽进行了许多研究，确切的机制尚未清楚。目前较公认的看法是：

1）血管活性物质的作用：肺对血管活性物质的控制和调节具有独特的作用。肺血管内皮细胞是分泌和合成血管活性物质的重要场所，可合成并释放具有舒缩血管作用的两类物质，从而对血管张力有重要调控作用。在舒张血管方面最重要的是前列腺素（prostaglandin，PG）和一氧化氮（nitric oxide，NO），亦称内皮舒张因子（endothelium relaxing factor，EDRF）；而在收缩血管方面有内皮素（endothelin，ET）和血管紧张素Ⅱ（angiotensinⅡ）。

2）细胞膜离子通道作用：已知细胞膜离子通透性的变化，以及由此而引起的离子跨膜电位，对肺血管舒缩起重要作用。体内血氧分压的高低可调节离子通道的活性；离子的变化对肺血管各有不同的作用，如细胞内 K^+ 浓度增加可舒张血管；而 Ca^{2+} 浓度的增加能收缩血管。细胞外 K^+ 和 Ca^{2+} 在平滑肌细胞膜上有竞争性抑制作用；低氧可抑制肺动脉平滑肌细胞膜的 K^+ 内流，细胞膜静息电位去极化及 Ca^{2+} 流加速，致使细胞内游离 Ca^{2+} 浓度增加，从而促使肺血管平滑肌收缩，肺动脉压增高。抑制 Ca^{2+} 内流的钙拮抗剂（维拉帕米）可有效地治疗肺动脉高压，可见 Ca^{2+} 与肺动脉高压的发生有一定关系。

（2）肺血管结构重建动物实验及临床资料证实，长期严重缺氧使肺血管出现形态学的改变，其主要表现为肺小动脉中层肥厚及无平滑肌的细小动脉（直径<100 μm）肌性化。低氧性血管收缩是导致肺小动脉肌化的初始机制；肌层增厚可进一步促进肺小动脉的阻力增加，收缩力增强，使肺动脉压力增高。李素芝等在高心病患者尸检中发现，肺小动脉壁明显增厚，尤其是中层平滑肌增加，血管壁厚度占血管外径之百分比增大。另外，肺血管内皮细胞肿胀，呈圆形向管腔突出，或与管壁呈垂直排列。有研究发现，移居于高原的大白鼠肺小动脉壁厚度占血管外径的 27.2%，而土生高原鼠兔仅占 9.2%，血管壁的增厚与肺动脉平均压呈正相关（r=0.769）。肺血管的重建亦常发生于原发性肺动脉高压、慢性心肺疾病等，但形态学的改变在某些方面不同于单纯缺氧所致的高心病，如肺血管壁的增厚主要以内膜增殖和外膜纤维化为主。慢性肺泡性缺氧所致的肺血管重建主要表现在血管平滑肌细胞（vascular smooth muscle cell）的增殖或游走（proliferation or migration），但它的机制尚存在不同的观点和理论。

高心病尸检病理报道极少，其病理学的主要特点是心脏体积增大，重量增加；右心房、右心室扩张肥厚，右心室重量占全心 67%（正常为 30%），肺小动脉中层增厚，部分患者血管内膜纤维化，中小肺动脉广泛阻塞性血栓形成、肝脏充血肿胀。国内西藏学者报道了 20 例成人和 57 例小儿高心病尸检，发现心脏的改变与国外报告相同。光镜下可见心肌特别是右心室乳头肌和右心室壁有严重肌纤维变性、坏死、钙盐沉积及瘢痕形成。电镜下见肌原纤维溶解、破坏、线粒体肿胀空化，有的可见致密颗粒，内质网扩张和糖原颗粒减少等。肺血管的改变，表现在肺小动脉中层肥厚及无平滑肌的细小动脉（直径<100 μm）肌性化。血管壁增厚除了中层平滑肌细胞增殖，血管内膜和外层纤维组织亦出现增生；有的小动脉内皮细胞肿胀、突向管腔致使血管腔变窄甚至阻塞。

（三）临床表现

1. 症状 小儿与成人高心病的临床表现有所不同，小儿发病较早，病程进展快，而成人起病缓慢，出现症状较晚。小儿早期症状为烦躁不安、夜啼不眠、食欲缺乏、咳嗽、口唇发绀、多汗，继而出现精神萎靡、呼吸急促、心率加快、发绀加重、水肿、尿少、消化道功能紊乱；若有呼吸道感染，则体温升高，咳嗽剧增，最终发展为右心衰竭。成人发病缓慢，症状逐渐加重，早期仅有慢性高原反应及轻度肺动脉高压的表现，如头痛、疲乏无力、睡眠紊乱、食欲缺乏等。随着病情的进一步发展，出现心悸、胸闷、呼吸困难、颈静脉充盈、肝大、下肢水肿等右心功能不全的表现。

2. 体征　小儿发育一般较差，呼吸急促、鼻翼扇动、口唇发绀明显、心率增快、心界扩大；多数患儿于心前区或三尖瓣区可闻及 2~3 级收缩期吹风样杂音。肺动脉第二音亢进或分裂。肺部可有干湿性啰音，与肺部感染有关。当出现右心衰竭时，肝大、下肢水肿、颈静脉怒张、肝颈静脉反流征阳性。肺部感染严重者常合并有肺水肿。成人中常有代偿性肺气肿体征，部分患者有杵状指，口唇、指甲床发绀，血压多为正常；心界轻度扩大，心率加快，少数患者心动过缓，心尖部闻及Ⅱ级吹风样收缩期杂音，个别患者出现舒张期隆隆样杂音；肺动脉第二音亢进、分裂。右心功能不全者可有肝大，常有压痛、下肢水肿。

（四）辅助检查

1. 血液　红细胞数异常升高。Velarde 在秘鲁（3850 m）报道了 72 例高红症，平均血红蛋白为 235 g/L，血细胞比容 71%。白细胞总数及分类均在正常范围，血小板与同海拔高度健康人相同。

2. 骨髓粒细胞系统　主要特点为红系增生旺盛，红系占有核细胞的 33.3%，以中、晚幼红细胞为明显。粒细胞及巨核细胞系无明显变化。

3. 酸碱度（pH 值）测定　高红症患者 pH 值降低。

4. 血气分析　表现为显著的低氧血症。PaO_2 降低、$PaCO_2$ 增高、$A\text{-}aDO_2$ 增高、标准碳酸氢盐相对性高碳酸血症。

5. 肺功能　除了小气道功能轻度异常外，其他无明显变化。小气道功能表现为患者的闭合容积增高，用力呼气中段流量降低。较易混淆临床上有时高心病与肺心病最大中段呼气流速，前者是慢性缺氧引起的肺血管损伤性疾病，而后者是由支气管及其周围组织的慢性炎症所致的气道阻塞性疾病，故肺功能检查对两者的鉴别具有重要价值。高心病患者仅轻度小气道功能障碍，主要表现在用力呼气中段流量（FEF 25%~75%）、闭合气量（CV/VC%）等降低。

6. 心电图　以右心室肥厚为主要表现，电轴右偏，极度顺钟向转位，肺型 P 波或尖峰形 P 波，完全或不完全性右束支传导阻滞，右心室肥厚伴有心肌劳损等。仅少数患者 P-R 及 Q-T 间隙延长及双室肥厚。右心室肥厚与肺动脉高压呈正相关。

7. 超声心动图　特别是超声心动图，是最理想的无创伤性定量化诊断肺动脉高压的方法。超声心动图主要表现为右心室流出道扩张，右心室内径增大，右心室流出道增宽而左心房内径无明显变化，右心室流出道与左心房内径比值增大；右心室前壁厚度也增加。中华医学会高原医学会制定的高原心脏病诊断标准是：右心室流出道>33 mm，右心室舒张末期内径>23 mm。

8. X 线检查　多数患者肺血增多和肺淤血可同时存在，有的病例肺门影扩大，肺纹理增加。心脏改变为肺动脉段凸，圆锥膨隆，有的甚至呈动脉瘤样凸出；右心房和（或）右心室增大，心脏呈二尖瓣型，右下肺动脉外径增宽。个别患者也可出现左右心室都增大。高心病 X 线诊断标准：右下肺动脉干横径>17 mm，右肺下动脉干横径与气管横内径比值>1.10。

（五）诊断思路

目前对高原性心脏病尚无特异性诊断方法，以下几项可供诊断参考。

1. 病史　移居高原者，如能除外肺源性心脏病及其他原因心脏病时，应考虑本病。

2. 体征　心界轻度扩大，心尖区有收缩期吹风样杂音，肺动脉瓣区第二音亢进伴分裂，活动后发绀，肝大等右心功能不全的体征。

3. 胸部 X 线　显示右心室流出道增宽，肺动脉圆锥突出，右下肺动脉第一分支增宽≥16 mm，两侧肺血管纹理增多、增粗。

4. 心电图 有右心室肥厚图形电轴右偏，可伴不完全性或完全性右束支阻滞。

5. 超声心动图 有肺动脉高压的表现。

（六）治疗措施

1. 一般治疗

（1）注意休息，避免过劳，重症者应卧床休息。

（2）防治可能诱发高原性心脏病的因素，进入高原前应控制上呼吸道感染。

（3）妇女月经前醛固酮和抗利尿激素分泌增多，引起钠、水潴留而诱发本病，故勿在月经前期进入高原。

（4）进入高原前3天服用螺内酯（安体舒通）20 mg，3次/天或乙酰唑胺0.25 g，3次/天，可降低本病的发病率。

2. 氧气疗法 为本病的首要治疗措施，要早期、充分，症状好转后应继续吸氧一段时间。常用鼻导管持续吸氧，一般2~4 L/min，使血氧分压上升到6.67 kPa以上，血氧饱和度上升到85%以上。

3. 心力衰竭的治疗

（1）洋地黄制剂的应用：本病由于心肌缺氧严重，易发生洋地黄的毒副作用，剂量宜偏小，选用作用开始快，在体内代谢和排泄也快的制剂，常用毛花甙C（毛花甙丙、西地兰），待症状缓解后改用口服地高辛。

（2）利尿剂：高原性心脏病患者由于慢性缺氧可引起红细胞增多，总血容量及肺血容量增多，利尿剂可迅速减少血容量，有效地缓解心力衰竭的症状。对合并有红细胞增多的患者，大量利尿可使血液黏滞度增加，病情加重，应予注意。一般先口服利尿剂，以免利尿过快过多，无效或有急性左心衰竭时才考虑肌内注射或静脉注射。大量利尿时要注意电解质紊乱，并及时补充钾盐。常用的利尿剂有：

1）噻嗪类利尿剂：常用氢氯噻嗪（双氢克尿塞），利尿作用中等强度，常用剂量25~50 mg，2次/天。

2）袢利尿剂：利尿作用强。有呋塞米（呋喃苯胺酸、速尿）、依他尼酸（利尿酸钠）及布美他尼（丁苯氧酸、丁脲胺）等，其中以呋塞米（呋喃苯胺酸）最常用。口服20~40 mg，2~3次/天，重度心力衰竭可静脉注射。

3）保钾利尿剂：有螺内酯（安体舒通）和氨苯蝶啶，利尿作用弱，大多与上述利尿剂联用以加强利尿效果，防止低钾血症。肾功能不全者慎用，不宜与卡托普利（巯甲丙脯酸）联用。

（3）血管扩张剂的应用：高原缺氧引起肺小动脉收缩，肺动脉压力升高，扩血管治疗可使肺动脉压力下降，降低右心室后负荷，心排血量增加。但扩血管药可影响动脉压，甚至使动脉血氧分压下降，应严密监测。此外，高原性心脏病的晚期，大多数肺血管狭窄或闭塞，扩血管药不能降低肺循环阻力，此时更容易引起低血压，故在疾病的早期使用血管扩张剂才能取得较好的疗效。高原性心脏病患者在确定使用血管扩张剂治疗前，尽可能作右心导管检查以检测肺血管对药物的反应性。如果肺血管对血管扩张剂的反应良好，则疗效较佳。常用的血管扩张剂有以下几类：

1）钙拮抗药：该类药物能阻滞血管平滑肌细胞膜的钙通道而松弛血管平滑肌，降低肺动脉高压，使心排血量增加。常用硝苯地平10 mg，3次/天。本药可反射性地使心率加快，对心力衰竭患者宜从小剂量开始。

2）血管紧张素转换酶抑制剂：通过抑制血管紧张素转换酶的活性，使血管紧张素与醛固酮的生成减少，外周血管扩张，阻力下降，可缓解心力衰竭症状。常用制剂有卡托普利（巯甲丙脯酸）、依那普利（苯丁酯脯酸）等。卡托普利常用量 12.5～25.0 mg 口服，3 次/天。

3）直接作用于血管平滑肌药物：常用的药物有硝普钠、硝酸甘油和长效硝酸制剂等。硝普钠具有直接、均衡地扩张动脉血管和静脉血管作用，使体循环和肺循环阻力下降。为避免血压过低，宜从小剂量开始，先以 12.5 μg/min 静脉滴注，无效时每 5～10 min 增加 5～10 μg，直至出现疗效或不良反应。该药对体动脉压下降比肺动脉压下降明显，作用时间短，故限制了其使用。硝酸甘油对静脉作用明显，使血管扩张，肺动脉压下降，常用量 10～200 μg/min，静脉滴注。

4）交感神经系统阻滞剂：如哌唑嗪、酚妥拉明，可阻滞 α-肾上腺素能受体，使血管扩张，肺动脉及外周血管阻力下降。

5）前列腺素：前列腺素 E_1（PGE_1）、E_2（PGE_2）和依前列醇（前列环素，PGI_2）具有抗血小板聚集和扩张血管作用，降低外周血管和肺循环阻力，使肺动脉压下降，心排血量增加。PGE_1 剂量为 0.01～0.02 μg/（kg·min）静脉滴注；PGI_2 可以 4～16 ng/（kg·min）静脉滴注。

6）氨茶碱：有强心利尿和轻度降低肺动脉压的作用，常用量 0.125～0.25 g 加于 10% 葡萄糖液中缓慢静脉滴注。

4. 抗凝治疗　对合并红细胞增多症和肺血栓栓塞患者，可使用抗凝和抗血小板聚集药物。抗凝剂华法林 6 mg 口服，1 次/天，要求凝血酶原时间较正常延长 1.5 倍。抗血小板聚集药物有阿司匹林、噻氯匹定（抵克力特）、双嘧达莫（潘生丁）等。

5. 肾上腺皮质激素　可降低机体应激反应和毛细血管通透性，对严重缺氧、顽固性心力衰竭、并发肺水肿者均宜使用。

6. 促进心肌能量代谢药物　二磷酸果糖（FDP）、三磷腺苷（ATP）、泛癸利酮（辅酶 Q_{10}）和细胞色素 C 等，能改善心肌缺氧和能量供应，保护心肌细胞。

7. 支持疗法　补充各种维生素，纠正贫血和营养不良等并发症。

8. 移地治疗　对病程长、有反复发作、在高原上治疗效果不佳或有心力衰竭的患者，可转至平原地区治疗，不宜重上高原。

参考文献

[1] 张世范，吴天一. 危重病急症与多脏器功能衰竭-高原与平原. 北京：人民军医出版社，2004.

[2] 公保才旦. 现代高原急症急救学. 西宁：青海人民出版社，2011.

[3] 李素芝，高钰琪. 高原疾病学. 北京：人民卫生出版社，2006.

[4] 高钰琪. 高原病理生理学. 北京：人民卫生出版社，2006.

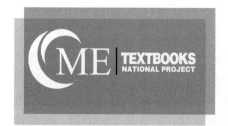

儿科急症处理进展

第 31 章

高恒妙
首都医科大学附属北京儿童医院

与成人相似，心肺复苏（cardiopulmonary resuscitation，CPR）、意外伤害（unintentional injury）、脓毒性休克（septic shock）、急性呼吸窘迫综合征（acute respiratory distress syndrome，ARDS）等是儿科急诊和危重症医学面临的最大挑战和最重要的研究领域。

儿童与成人在解剖、生理、常见疾病谱及其表现、预后等方面均有所不同，但相关研究的数量和质量与成人有很大差距，多数仍是借鉴成人的研究结果。随学科发展，儿童急诊和危重症的研究日益增多，与成人的差距正在逐步缩小，本文仅就上述问题的相关临床研究进展做一综述。

一、心搏呼吸骤停和心肺复苏

（一）流行病学

近年对儿童心搏呼吸骤停（cardiopulmonary arrest，CPA）流行病学的大样本、多中心、前瞻性研究逐渐增多，其流行病学特征更加明确。对美国 3739 家医院 2006 年 5807 例接受 CPR 的住院儿童病死率及死亡风险因素分析显示，住院患儿 CPA 发病率为 0.77‰，总病死率为 51.8%；多因素分析显示死亡风险因素包括急性肾衰竭、肝功能不全、脓毒症和先天性心脏病。另一项包括 12 个国家 502 例院内 CPA 的前瞻性多中心研究显示，自主循环恢复率为 69.5%；39.2% 的存活出院者中，88.9% 的神经系统预后良好。我国北京一项多中心前瞻性研究则显示：住院儿童 CPA 发病率为 0.18%，174 例接受 CPR 的住院患儿中，62.1% 恢复自主循环，28.2% 存活出院，6 个月和 1 年的生存率分别为 14.5% 和 12.1%，85.7% 神经系统预后良好。多因素回归分析显示年龄、CPR 持续时间和 CPR 之前已气管插管是独立的死亡风险因素。

有几项研究分别报道了不同人群 CPA 的流行病学特征。对美国 38 个州 3739 家医院 2000、2003 和 2006 年住院儿童资料库资料分析显示：心血管疾病住院患儿 CPA 发病率是非心血管疾病的住院患儿的 13.8 倍（0.74% vs 0.05%）；导致 CPA 的最常见心血管疾病依次为心肌炎、心力衰竭和冠状动脉疾病。美国心脏协会（AHA）资料库的资料显示，麻醉后 CPA 的患儿中，<5 岁者占 67%，<1 岁者占 30%；有基础疾病者高达 78%，其中 15% 为先天性心脏病；最常见的原因是呼吸问题，死亡风险因素包括心脏疾病和血流动力学异常。台湾的研究则表明，头颈部创伤是创伤性 CPA 最常见原因，其后依次为腹部和胸部创伤；胸部创伤自主循环恢复率最低，腹部创伤恢复最高，其他与自主循环恢复相关的因素包括：初始心脏节律、从现场到达医院的时间和 CPR 持续时间。复苏后早期血压正常或增高、心率正常、心律为窦性、尿量 >1 ml/（kg·h）及初始

Glasgow 评分>7 分提示存活后神经系统预后良好。

（二）高质量 CPR

Girotra 等对 2000—2009 年 12 家医院 1031 例儿童院内 CPR 结果的分析表明，存活出院率由 14.3%增加至 43.4%，这主要是 CPR 成功率提高所致，同时遗留神经系统障碍的发病率无明显增加，说明高质量 CPR 提高了存活率，改善了神经系统预后。

与成人相似，胸外按压质量是关注的重点。Sutton 等首次使用 CPR 记录除颤器定量研究了 8 例 1~8 岁儿童接受 CPR 过程，结果发现，以每 30 s 为一个时间段计算，总计 285 个时间段中，仅 8%的时间段达到了高质量胸外按压，54%达到了频率标准，19%达到了按压深度标准，88%按压与放松的时间比符合标准，高达 79%按压过程中出现了按压者体位前倾，且视频音频反馈可提高复苏者的按压质量。Sutton 等的另一项研究则证实，在儿童 CPR 期间，按压频率≥100 次/分、深度≥38 mm 与复苏时收缩压≥80 mmHg、舒张压≥30 mmHg 相关。Glatz 等报告在心脏移植术后 6 个月常规接受心导管血流动力学测定的患儿中，模拟 CPR 时体位前倾使胸骨受压可导致胸膜内压增高，主动脉收缩压和冠状动脉灌注压明显下降，因此推测 CPR 时体位前倾可降低复苏成功率。一项以复苏模型为对象的研究证明，不论在成人还是儿童，开始时符合标准的按压可达 85.1%，2 min 时降至 70%以下，因此推荐应按现行指南要求按压者每 2 min 轮换一次。

（三）儿童 CPR 新技术应用

体外心肺复苏（extracorporeal cardiopulmonary resuscitation，ECPR）在儿科的应用存在争议。对美国 2000、2003 和 2006 年住院患儿数据库中 9000 例次 CPR（其中 82 例接受了 ECPR）的回顾性分析显示，ECPR 对生存率无显著影响。Turek 等报道 2003—2011 年 144 例接受 ECPR 的患儿，2008 年建立快速反应体外膜肺计划前后分为 2 组，结果对生存率无明显影响，但建立快速反应计划后接受 ECPR 的患儿神经系统后遗症下降了 52%，说明及早开始 ECPR 可改善预后。Alsoufi 等的研究则认为 ECPR 对先天性心脏病术后顽固性 CPA 有一定价值，在出现终末器官损害前及早 ECPR 和及时手术有可能提高存活率。

（四）复苏后稳定

1. 稳定呼吸功能　虽然尚无充分证据用以指导儿童心脏骤停复苏通气时的吸氧浓度，在 CPR 时给予 100%氧是合理的。一旦自主循环恢复，应监测血氧饱和度，逐渐调节吸入氧浓度使动脉血氧饱和度维持在≥94%，但<100%。这样即可保证足够氧供，又可防止发生高氧血症。因为动脉血氧饱和度 100%所对应的 PaO_2 在 80~500 mmHg 之间，所以应将血氧饱和度维持在 94%而不是 100%，以避免高氧的危害。需要注意的是，足够的氧供应不仅要求足够的血氧饱和度，还要有足够的血红蛋白和心搏出量。最近的两项研究证实，高或低氧血症、高或低二氧化碳分压都是死亡风险增高的因素。

2. 低温治疗　治疗性低体温 CPR 后对神经系统的保护作用在成人和新生儿的研究中已被证实。2005 版 AHA 指南据此推荐：若儿童在心肺复苏后处于昏迷状态，应考虑将体温降至 32~34℃，持续 12~24 h。此后有两项研究证实在儿童 CPR 后接受治疗性低体温也有一定获益，但尚缺乏前瞻性双盲对照研究证实其效果和安全性。因此 2010 版 AHA 指南推荐：尽管尚无前瞻性双盲对照研究证实治疗性低体温在儿童中的作用，基于在成人获得的证据，治疗性低体温（32~34℃）对院外有目击者的心室颤动（VF）所致心搏骤停复苏后仍处于昏迷状态的青少年、心肺复苏后处于昏迷状态的婴儿和儿童可能有益。于 2013 年发表的研究表明，治疗性低体温确可提高复苏后患儿的存活率。在该研究中，2010—2012 年共 43 例接受 CPR 的患儿，1 例因心脏疾病被排除，42 例纳入研究。14 例接受了治疗性低体温治疗，体温控制在 33℃，持续时间 72 h；28 例未接受治疗性低体温。结果治疗性低体温治疗组存活率为 78.6%，未接受治疗性低体温者存活率为 46.4%。显示治疗性低体温应作为复苏后治疗的组成部分。

二、儿童意外伤害

（一）流行病学

根据 2010 年全球疾病负担（global burden of disease，GBD）的资料，估计全球儿童意外伤害所致死亡占 1~19 岁总死亡数的 12%，前 5 位的意外伤害分别是交通事故、溺水、烧伤、坠落伤和中毒。我国未见系统的流行病学资料，莫庆仪等对广东一家医院 2008 年 1 月—2010 年 12 月收治的 924 例意外伤害儿童进行分析，前 5 位分别是坠落伤、烧烫伤、异物、交通事故和中毒。

（二）创伤高级生命支持

迄今为止，国际复苏联盟委员会尚无关于创伤性 CPA 的复苏流程指南。Lockey 等通过复习文献和研究，提出了创伤性 CPA 的复苏流程，并强调了创伤性 CPA 复苏中的特殊事项，如胸部锐器伤后及早开胸心肺复苏、气道管理、给氧、纠正低血容量及对张力性气胸进行减压等。这一流程是否合理，效果如何，均有待研究证实。Tisherman 等在一篇综述中复习了有关创伤性 CPA 急救方法的文献，指出开胸心肺复苏、ECPR 和治疗性低体温可能会挽救致命性创伤者的生命。

尽管过去有几项已发表的研究认为积极液体复苏不能改善创伤性 CPA 的预后，但最近一项 2006—2009 年进行的共 167 例创伤性 CPA 的队列研究结果提示，0~16 岁儿童存活率为 23.1%，成人为 5.7%，65 岁以上老年人为 3.7%。分析显示，自主循环恢复组复苏的晶体液量为 （1188.75±786.71）ml，未恢复组为（890.38±622.37）ml，两组差异显著，提示积极液体复苏可能会提高生存率。因此建议不论其初始心脏节律如何，均应积极液体复苏，特别是对于儿童。

（三）创伤后凝血功能障碍

一项对 102 例至少输血 1 次的创伤患儿的研究表明，高达 77% 有凝血功能障碍，且凝血功能障碍与死亡率密切相关。另一项对 803 例严重创伤患儿的分析也表明，早期凝血功能障碍是死亡率的独立预测指标。输入新鲜冰冻血浆（fresh frozen plasma，FFP）和浓缩红细胞（packed red blood cell，PRBC）是恢复血容量、纠正贫血和防治凝血功能障碍的常用方法。Palmieri 等前瞻性研究纳入了 16 例接受不同比例 PRBC 和 FFP 的严重烧伤患儿，随机分为两组：PRBC∶FFP 分别为 1∶1 和 4∶1。结果发现：1∶1 组患儿抗凝血酶Ⅲ和蛋白 C 浓度增高，但两组间凝血酶原时间、部分凝血活酶时间及国际标准化比值无显著差异。Nosanov 等对 6675 例中 105 例需大量输血的创伤患儿的研究也表明，提高输入血浆或血小板与浓缩红细胞的比例并不能提高存活率。

（四）创伤性脑损害

2012 年发表的第二版婴儿、儿童和青少年创伤性脑损害（traumatic brain injury，TBI）治疗指南对第一版做了修订，主要内容包括：脑灌注压（cerebral perfusion pressure，CPP）最低应维持 40 mmHg，并根据年龄调整，范围 40~50 mmHg；严重 TBI 伴颅内压增高应予高渗盐水治疗；对严重 TBI，应在 8 h 内开始治疗性低体温（32~33℃）并持续 48 h，复温速度不应超过 0.5℃/h；避免使用预防性过度通气，PaCO$_2$不应<30 mmHg，应用过度通气前应评估是否有脑缺血等。

有几项研究支持指南中的推荐意见。Allen 等对纽约州 TBI 数据库中 2000—2008 年 Glasgow 评分<9 的 2074 例患者资料进行分析，按年龄分为 0~5 岁组 55 例，6~11 岁 65 例，12~17 岁 197 例，18 岁以上 1757 例。每个年龄段 CPP 高限和低限分别设为 0~5 岁 40 mmHg 和 30 mmHg，6~11 岁 50 mmHg 和 35 mmHg，12 岁以上 60 mmHg 和 50 mmHg。并根据患者 CPP 分为高于高限、低于低限和介于高低限之间，对 CPP 与 14 天死亡率的关系进行分析。结果发现：所有年龄组中 CPP>高限患者死亡率较<低限者明显降低，CPP 在高低限之间持续时间长者死亡率增高，支持按年龄设定 CPP 低限的观点。Ramaiah 等回顾性分析 2003—2007 年 194 例严重 TBI 儿童入院时 PaO$_2$ 和 PaCO$_2$ 与预后的关系，发现入院时 PaO$_2$ 在 301~500 mmHg、PaCO$_2$ 在 36~45 mmHg 与存活出院明显相关。但一项关于治疗性低体温的研究则不支持指南的推荐意见。Adelson 等报告一项共 77 例严重 TBI 患儿的多国家、多中心随机对照研究，低温治疗组 39 例，在入院 6 h 内开始低温治疗，体温控制在 32~33℃，持续 48~72 h，复温时间 12~24 h；常温组 38 例。结果低温治疗组和常温组之间创伤后 3 个月存活率和 Glasgow 预后评分、扩展的儿科 Glasgow 预后评分均无显著差异。

（五）急性中毒

1. 毒物体外清除技术（extracorporeal removal techniques，ECR）　ECR 越来越多的应用于急性中毒的治疗，但对治疗的模式仍无统一意见，应根据药物的分子量大小、分布容积和蛋白结合率等选择。一项对美国一家中毒控制中心登记的 10 年间儿童和青少年中毒 ECR 应用的研究显示，血液透析是最常用的 ECR 方法。另一项对非肾脏原因接受持续肾替代治疗（continuous renal replacement therapy，CRRT）的儿童的前瞻性研究显示：2000—2005 年因非肾脏原因接受 CRRT 治疗的 50 例中，中毒占 18 例，中毒者存活率达 94%，治疗模式中持续静脉-静脉血液滤过占 10.6%，持续静脉-静脉血液透析占 52.6%，持续静脉-静脉血液透析滤过占 36.8%。我国一项研究关于证实了 ECR 治疗铊中毒的有效性，9 例铊中毒患者（包括 6 例儿童）在 ECR 后血清和尿铊浓度迅速下降，结果 9 例全部存活，6 个月随访无任何后遗症。

2. 解毒治疗　针对越来越多的含化学物品火灾导致儿童吸入含氰化物烟雾的情况，Mintegi 等多位专家讨论并发表了儿童烟雾吸入导致氰化物中毒治疗的专家共识，该共识将儿童烟雾吸入导致的氰化物中毒分成轻、中、重度，并推荐了院前和院内的诊断、治疗推荐方案，包括解毒剂的选择和剂量。解毒治疗的另一重要进展是静脉注射脂肪乳剂在脂溶性药物中毒的应用，主要用于局麻药中毒所致心搏骤停或严重心律失常。美国局部麻醉和疼痛医学协会（American Society of Regional Anesthesia and Pain Medicine）发表了 2012 版局麻药严重中毒治疗清单，推荐在心搏骤停时使用静脉注射脂肪乳剂。但儿科报道很少。Presley 等检索 PubMed、SCOPUS 和 EMBASE 三个数据库 2012 年 12 月之前关于脂肪乳剂在儿童中毒中应用的相关报道，结果共计 14 例，于常规治疗无效、危及生命时使用静脉注射脂肪乳剂，结果 13 例有效，1 例出现高脂血症和胰腺炎。导致中毒的药物最常见为局麻药，其他包括阿米替林、地尔硫䓬、安非拉酮、度硫平、拉莫三嗪、喹硫平和维拉帕米。

三、脓毒性休克

（一）流行病学

一项对 12 个国家 16 个急诊科就诊的 270 461 例儿科患者回顾性分析显示：全部就诊病例中诊

断社区获得性脓毒性休克 176 例；革兰阴性菌 61 例，前 4 位是奈瑟脑膜炎双球菌、大肠埃希菌、克雷白杆菌和铜绿假单胞菌；革兰阳性菌 37 例，前 4 位为肺炎链球菌、表皮葡萄球菌、金黄色葡萄球菌和 A 组链球菌；病毒感染 19 例，两种或多种混合感染 9 例，70 例病原不明。

（二）脓毒性休克治疗

1. 早期目标指导性治疗（early goal directed therapy，EGDT） 拯救脓毒症运动 2012 版严重脓毒症和脓毒性休克治疗指南中指出了儿童严重脓毒症和脓毒性休克在临床表现及治疗方面与成人的差异，对儿童严重脓毒症和脓毒性休克的治疗列出了针对儿童的特殊考虑，主要包括：①存在呼吸窘迫和低氧血症者予面罩或高流量鼻导管吸氧或经鼻持续气道正压通气；②对低血容量有关的脓毒性休克以体格检查指标如毛细血管再充盈时间作为治疗的终点目标；③液体复苏等渗晶体液 20 ml/kg（或等量白蛋白）在 5~10 min 内给予；④对心排血量降低、周围血管阻力增高者更常用正性肌力药和血管扩张剂；⑤仅在证实或怀疑存在肾上腺皮质功能不全时使用皮质激素。同时该指南推荐继续使用美国危重病学会制订的儿童脓毒性休克早期目标指导性治疗流程（图 31-1）。

2. 液体复苏与液量 Van de Voorde 等报告的 176 例社区获得性脓毒性休克，前 6 h 液体总量中位数为 30 ml/kg，>40 ml/kg 者占 43.3%，总病死率为 4.5%。分析显示仅器官功能障碍与预后明显相关，因此建议今后应更多地进行多个国家参与的前瞻性观察研究，而不是随机对照研究。既往的研究证实，液量超载是危重症儿童死亡的独立风险因素，但其在脓毒性休克中的作用研究极少。Abulebda 等对美国 17 个儿科重症监护室（PICU）中 317 例脓毒性休克儿童液量与预后关系的回顾性分析显示，以最新版 PERSEVERE 死亡风险分层法对患儿 28 天死亡风险分成高、中、低三组，结果发现，低风险组入住 PICU 后第一个 24 h 液体正平衡的百分数与 28 天死亡率呈正相关，而中、高风险组则不存在这种相关性。提示应针对不同病情选择液体复苏的量和速度。

3. 儿童脓毒性休克和心脏功能 儿童脓毒性休克常有心脏功能障碍，但其发病率、具体表现及与预后的关系尚不明确。Raj 等采用经胸心脏超声前瞻性研究了 30 例脓毒症休克儿童的左心室功能。16 例（53%）有左心室功能障碍，其中 11 例（37%）为左心室收缩功能障碍，10 例（33%）有左心室舒张功能障碍，5 例（17%）同时存在左心室收缩和舒张功能障碍，其中 2 例死亡。分析显示心室收缩和（或）舒张功能障碍与肌钙蛋白 I 水平和急性肾损伤明显相关，但与机械通气时间无明显相关；左心功能障碍组和正常组之间住院时间和住重症监护室（ICU）时间无明显差异。Ranjit 等回顾性分析入住 ICU 后 6 h 内行心脏超声检查的 37 例脓毒性休克儿童，其中 22 例液体复苏液量超过 60 ml/kg、使用多巴胺或多巴酚丁胺后休克仍未纠正。22 例中 12 例为暖休克，10 例为冷休克，6 例冷休克伴有脉压增大。床旁心脏超声检查显示 22 例中 12 例血容量不足，10 例存在左心室和（或）右心室功能障碍。根据超声结果调整治疗后 17 例休克缓解，16 例存活出院。提示仅仅根据临床体征很难准确判断血容量是否已经补足及心室功能状态，心脏超声检查可为临床治疗提供指导。

四、急性呼吸窘迫综合征

（一）ARDS 定义

欧洲重症医学协会于 2012 年组织欧洲和美国的专家制定了 ARDS 的柏林定义。内容包括：①在临床事件或新事件或呼吸系统症状加重 1 周内出现。②胸 X 线片呈双侧肺部阴影，不能完全用胸腔积液、肺不张或结节解释。③呼吸衰竭不能用心力衰竭或液量过多解释。当没有危险因素

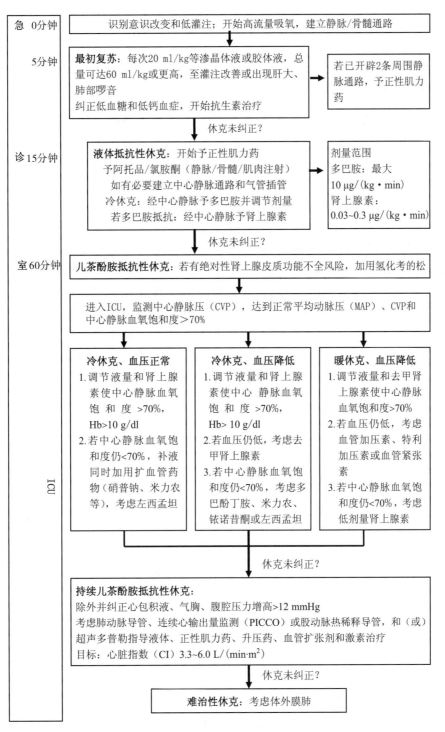

图 31-1 儿童脓毒性休克早期目标指导性治疗流程

时，需客观指标（心脏超声）除外静水压性肺水肿。④轻度 ARDS 指当呼气末正压（PEEP）或持续气道正压（CPAP）≥5 cmH$_2$O，200 mmHg<PaO$_2$/FiO$_2$≤300 mmHg；中度指当 PEEP≥5 cmH$_2$O，100 mmHg<PaO$_2$/FiO$_2$≤200 mmHg；重度指当 PEEP≥5 cmH$_2$O，PaO$_2$/FiO$_2$≤100 mmHg。与传统的美欧联席会议的定义相比，柏林定义增加了时间限制，取消了急性肺损伤的概念，对 PEEP 水

平做了界定，将 ARDS 做了严重程度的分级，并强调在没有危险因素时，用客观指标除外静水压性肺水肿。De Luca 等对欧洲 7 个 PICU 收治的 211 例按传统定义诊断的 ARDS 的多中心回顾性研究，结果与成人的研究相似，说明柏林定义适用于儿童 ARDS，并认为这主要是因为增加了严重 ARDS 的概念。

（二）ARDS 治疗

1. 机械通气与肺保护策略 以低潮气量、低平台压、高 PEEP、可接受的低氧血症和高碳酸血症为特征的肺保护策略能降低成人 ARDS 的病死率已获证实，但其在儿童 ARDS 的研究较少，实际应用也有很大差别。Santschi 等对 11 个国家 54 位儿科重症医师的调查发现，尽管儿科重症医生在理论上认同肺保护策略，但实际超过 25% 的儿童 ARDS 机械通气潮气量>10 ml/kg，吸气峰压>35 cmH_2O。Piva 等回顾相关研究后，分析其主要原因为儿童气道直径细，存在炎症时更加狭窄，致使气道阻力增高，低潮气量会导致通气不足和肺萎陷，建议潮气量应接近肺保护策略规定的高限。Kheir 等对持续充气法（sustained inflation，SI）和逐步肺复张策略（staircase recruitment strategy，SRS）两种肺复张方法进行了初步前瞻性、非随机交叉研究。结果显示 SRS 可有效使早期 ARDS 肺复张，并保持血流动力学稳定，但易导致 CO_2 潴留，且当降低 PEEP 后，已复张的肺可能再次萎陷。Cruces 等仅对 SRS 进行的研究结果与此相似。另一项关于神经调节通气辅助（neurally adjusted ventilatory assist，NAVA）的初步研究表明：NAVA 在儿童 ARDS 安全有效，优于压力支持通气，认为有必要进行大样本随机对照研究证实其作用。Adhikari 等对一氧化氮（NO）吸入研究的系统综述和 Meta 分析表明，不论低氧血症程度如何，NO 吸入均不能降低儿童和成人 ARDS 的病死率。

2. 辅助治疗 外源性肺表面活性物质（pulmonary surfactant，PS）对新生儿呼吸窘迫综合征的确切疗效久已证实，但其在 ARDS 中的作用尚不明确。Willson 等进行的一项 6 个国家、24 家儿童医院参加的双盲、随机、安慰剂对照研究表明，与安慰剂相比，外源性 PS 不能改善 ARDS 儿童的氧合和病死率。因未显示外源性 PS 的有效性，该项研究在完成 110 例后被研究者停止。

液体疗法是 ARDS 的重要组成部分。Willson 等在对外源性 PS 的作用进行研究的同时，对液体平衡与 ARDS 儿童预后的关系进行了研究，结果 108 例中 10 例死亡。对死亡组和存活组住 PICU 7 天内的液量平衡分析，结果死亡组累积液量正平衡为（8.7±9.5）L/m^2，存活组为（1.2±2.4）L/m^2，发现液量超载与氧合恶化、机械通气时间延长和死亡率增高相关。

五、展望

随着儿科急诊和危重症医学队伍的发展，更多的高质量研究将改变目前儿童危重症研究少、质量低的现状。CPA 与 CPR、意外伤害、脓毒症与脓毒性休克、ARDS 仍将是研究的重点。高质量心肺复苏的普及和研究将进一步提高儿童 CPR 成功率。意外伤害的重点是预防，同时创伤高级生命支持技术的提高将改善意外伤害者的预后。随着对儿童脓毒性休克研究的增加，近期可能出现专门针对儿童脓毒症的治疗指南。对常规、非常规机械通气的研究及 ARDS 儿童的辅助治疗将改善儿童 ARDS 预后。

参考文献

[1] Knudson JD, Neish SR, Cabrera AG, et al. Prevalence and outcomes of pediatric in-hospital cardiopulmonary resuscitation in the United States：an analysis of the Kids' Inpatient Database. Crit Care Med, 2012, 40（11）：2940-2944.

[2] López-Herce J, Del Castillo J, Matamoros M, et al. Factors associated with mortality in pediatric in-hospital cardiac arrest：a prospective multicenter multinational observational study. Intensive Care Med, 2013, 39（2）：309-318.

[3] Zeng J, Qian S, Zheng M, et al. The epidemiology and resuscitation effects of cardiopulmonary arrest among hospitalized children and adolescents in Beijing：An observational study. Resuscitation, 2013, 84（12）：1685-1690.

[4] Lowry AW, Knudson JD, Cabrera AG, et al. Cardiopulmonary resuscitation in hospitalized children with cardiovascular disease：estimated prevalence and outcomes from the kids' inpatient database. Pediatr Crit Care Med, 2013, 14（3）：248-255.

[5] Christensen R, Voepel-Lewis T, Lewis I, et al. Pediatric cardiopulmonary arrest in the postanesthesia care unit：analysis of data from the American Heart Association Get With The Guidelines-Resuscitation registry. Paediatr Anaesth, 2013, 23（6）：517-523.

[6] Chen CY, Lin YR, Zhao LL, et al. Epidemiology and outcome analysis of children with traumatic out-of-hospital cardiac arrest compared to nontraumatic cardiac arrest. Pediatr Surg Int, 2013, 29（5）：471-477.

[7] Lin YR, Wu HP, Chen WL, et al. Predictors of survival and neurologic outcomes in children with traumatic out-of-hospital cardiac arrest during the early postresuscitative period. J Trauma Acute Care Surg, 2013, 75（3）：439-447.

[8] Girotra S, Spertus JA, Li Y, et al. Survival trends in pediatric in-hospital cardiac arrests：an analysis from Get With the Guidelines-Resuscitation. Circ Cardiovasc Qual Outcomes, 2013, 6（1）：42-49.

[9] Sutton RM, Niles D, French B, et al. First

quantitative analysis of cardiopulmonary resuscitation quality during in-hospital cardiac arrests of young children. Resuscitation, 2013, 84（2）：168-172.

[10] Sutton RM, French B, Nishisaki A, et al. American Heart Association cardiopulmonary resuscitation quality targets are associated with improved arterial blood pressure during pediatric cardiac arrest. Resuscitation, 2013, 84（2）：168-172.

[11] Glatz AC, Nishisaki A, Niles DE, et al. Sternal wall pressure comparable to leaning during CPR impacts intrathoracic pressure and haemodynamics in anaesthetized children during cardiac catheterization. Resuscitation, 2013, 84（12）：1674-1679.

[12] Badaki-Makun O, Nadel F, Donoghue A, et al. Chest compression quality over time in pediatric resuscitations. Pediatrics, 2013, 131（3）：797-804.

[13] Lowry AW, Morales DL, Graves DE, et al. Characterization of extracorporeal membrane oxygenation for pediatric cardiac arrest in the United States：analysis of the kids' inpatient database. Pediatr Cardiol, 2013, 34（6）：1422-1430.

[14] Turek JW, Andersen ND, Lawson DS, et al. Outcomes before and after implementation of a pediatric rapid-response extracorporeal membrane oxygenation program. Ann Thorac Surg, 2013, 95（6）：2140-2146；discussion 2146-2147.

[15] Alsoufi B, Awan A, Manlhiot C, et al. Results of rapid-response extracorporeal cardiopulmonary resuscitation in children with refractory cardiac arrest following cardiac surgery. Eur J Cardiothorac Surg, 2014, 45（2）：268-275.

[16] Del Castillo J, López-Herce J, Matamoros M, et al. Hyperoxia, hypocapnia and hypercapnia as outcome factors after cardiac arrest in children. Resuscitation, 2012, 83（12）：1456-1461.

[17] Ferguson LP, Durward A, Tibby SM. Relationship between arterial partial oxygen pressure after resuscitation from cardiac arrest and mortality in children. Circulation, 2012, 126（3）：335-342.

[18] Fink EL, Clark RS, Kochanek PM, et al. A

tertiary care center's experience with therapeutic hypothermia after pediatric cardiac arrest. Pediatr Crit Care Med, 2010, 11: 66-74.

[19] Doherty DR, Parshuram CS, Gaboury I, et al. Hypothermia therapy after pediatric cardiac arrest. Circulation, 2009, 119: 1492-1500.

[20] Lin JJ, Hsia SH, Wang HS, et al. Therapeutic hypothermia associated with increased survival after resuscitation in children. Pediatr Neurol, 2013, 48 (4): 285-290.

[21] Alonge O, Hyder AA. Reducing the global burden of childhood unintentional injuries. Arch Dis Child, 2013, 99 (1): 62-69.

[22] 莫庆仪, 黄东明, 谢广清, 等. 儿童意外伤害 924 例分析. 中国当代儿科杂志, 2013, 15 (7): 559-562.

[23] Lockey DJ, Lyon RM, Davies GE. Development of a simple algorithm to guide the effective management of traumatic cardiac arrest. Resuscitation, 2013, 84 (6): 738-742.

[24] Tisherman SA. Salvage techniques in traumatic cardiac arrest: thoracotomy, extracorporeal life support, and therapeutic hypothermia. Curr Opin Crit Care, 2013, 19 (6): 594-598.

[25] Leis CC, Hernández CC, Blanco MJ, et al. Traumatic cardiac arrest: should advanced life support be initiated? J Trauma Acute Care Surg, 2013, 74 (2): 634-638.

[26] Hendrickson JE, Shaz BH, Pereira G, et al. Coagulopathy is prevalent and associated with adverse outcomes in transfused pediatric trauma patients. J Pediatr, 2012, 160 (2): 204-209.

[27] Whittaker B, Christiaans SC, Altice JL, et al. Early coagulopathy is an independent predictor of mortality in children after severe trauma. Shock, 2013, 39 (5): 421-426.

[28] Palmieri TL, Greenhalgh DG, Sen S. Prospective comparison of packed red blood cell-to-fresh frozen plasma transfusion ratio of 4:1 versus 1:1 during acute massive burn excision. J Trauma Acute Care Surg, 2013, 74 (1): 76-83.

[29] Nosanov L, Inaba K, Okoye O, et al. The impact of blood product ratios in massively transfused pediatric trauma patients. Am J Surg, 2013, 206 (5): 655-660.

[30] Kochanek PM, Carney N, Adelson PD, et al. Guidelines for the acute medical management of severe traumatic brain injury in infants, children, and adolescents--second edition. Pediatr Crit Care Med, 2012, 13 (Suppl 1): 81-82.

[31] Allen BB, Chiu YL, Gerber LM, et al. Age-specific cerebral perfusion pressure thresholds and survival in children and adolescents with severe traumatic brain injury. Pediatr Crit Care Med, 2014, 15 (1): 62-70.

[32] Ramaiah VK, Sharma D, Ma L, et al. Admission oxygenation and ventilation parameters associated with discharge survival in severe pediatric traumatic brain injury. Childs Nerv Syst, 2013, 29 (4): 629-634.

[33] Adelson PD, Wisniewski SR, Beca J, et al. Comparison of hypothermia and normothermia after severe traumatic brain injury in children (Cool Kids): a phase 3, randomised controlled trial. Lancet Neurol, 2013, 12 (6): 546-553.

[34] Darracq MA, Cantrell FL. Hemodialysis and extracorporeal removal after pediatric and adolescent poisoning reported to a state poison center. J Emerg Med, 2013, 44 (6): 1101-1107.

[35] Fleming GM, Walters S, Goldstein SL, et al. Nonrenal indications for continuous renal replacement therapy: A report from the Prospective Pediatric Continuous Renal Replacement Therapy Registry Group. Pediatr Crit Care Med, 2012, 13 (5): 299-304.

[36] Zhang HT, Qiao BP, Liu BP, et al. Study on the Treatment of Acute Thallium Poisoning. Am J Med Sci, 2014, 347 (5): 377-381.

[37] Mintegi S, Clerigue N, Tipo V, et al. Pediatric cyanide poisoning by fire smoke inhalation: a European expert consensus. Pediatr Emerg Care, 2013, 29 (11): 1234-1240.

[38] Neal JM, Mulroy MF, Weinberg GL, et al. American Society of Regional Anesthesia and Pain Medicine checklist for managing local anesthetic systemic toxicity: 2012 version. Reg Anesth Pain Med, 2012, 37 (1): 16-18.

[39] Presley JD, Chyka PA. Intravenous lipid emulsion to reverse acute drug toxicity in pediatric patients. Ann Pharmacother, 2013, 47 (5): 735-743.

[40] Van de Voorde P, Emerson B, Gomez B, et al. Paediatric community-acquired septic shock: results

from the REPEM network study. Eur J Pediatr, 2013, 172（5）：667-674.

[41] Dellinger RP, Levy MM, Rhodes A, et al. Surviving sepsis campaign：international guidelines for management of severe sepsis and septic shock：2012. Crit Care Med, 2013, 41（2）：580-637.

[42] Brierley J, Carcillo JA, Choong K, et al. Clinical practice parameters for hemodynamic support of pediatric and neonatal septic shock：2007 update from the American College of Critical Care Medicine. Crit Care Med, 2009, 37（2）：666-688.

[43] Abulebda K, Cvijanovich NZ, Thomas NJ, et al. Post-ICU admission fluid balance and pediatric septic shock outcomes：A risk-stratified analysis. Crit Care Med, 2014, 42（2）：397-403.

[44] Raj S, Killinger JS, Gonzalez JA, et al. Myocardial Dysfunction in Pediatric Septic Shock. J Pediatr, 2014, 164（1）：72-77.

[45] Ranjit S, Kissoon N. Bedside echocardiography is useful in assessing children with fluid and inotrope resistant septic shock. Indian J Crit Care Med, 2013, 17（4）：224-230.

[46] ARDS Definition Task Force, Ranieri VM, Rubenfeld GD, et al. Acute respiratory distress syndrome：the Berlin Definition. JAMA, 2012, 307（23）：2526-2533.

[47] De Luca D, Piastra M, Chidini G, et al. The use of the Berlin definition for acute respiratory distress syndrome during infancy and early childhood：multicenter evaluation and expert consensus. Intensive Care Med, 2013, 39（12）：2083-2091.

[48] Santschi M, Randolph AG, Rimensberger PC, et al. Mechanical ventilation strategies in children with acute lung injury：a survey on stated practice pattern. Pediatr Crit Care Med, 2013, 14（7）：332-337.

[49] Piva JP, Garcia PC, Fiori H. Mechanical ventilation in children with acute respiratory distress syndrome：a huge gap between what we know and our practice. Pediatr Crit Care Med, 2013, 14（7）：732-733.

[50] Kheir JN, Walsh BK, Smallwood CD, et al. Comparison of 2 lung recruitment strategies in children with acute lung injury. Respir Care, 2013, 58（8）：1280-1290.

[51] Cruces P, Donoso A, Valenzuela J, et al. Respiratory and hemodynamic effects of a stepwise lung recruitment maneuver in pediatric ARDS：A feasibility study. Pediatr Pulmonol, 2013, 48（11）：1135-1143.

[52] Piastra M, De Luca D, Costa R, et al. Neurally adjusted ventilatory assist vs pressure support ventilation in infants recovering from severe acute respiratory distress syndrome：Nested study. J Crit Care, 2014, 29（2）：312, 1-5.

[53] Adhikari NK, Dellinger RP, Lundin S, et al. Inhaled nitric oxide does not reduce mortality in patients with acute respiratory distress syndrome regardless of severity：systematic review and meta-analysis. Crit Care Med, 2014, 42（2）：404-412.

[54] Willson DF, Thomas NJ, Tamburro R, et al. Pediatric calfactant in acute respiratory distress syndrome trial. Pediatr Crit Care Med, 2013, 14（7）：657-665.

[55] Willson DF, Thomas NJ, Tamburro R, et al. The relationship of fluid administration to outcome in the pediatric calfactant in acute respiratory distress syndrome trial. Pediatr Crit Care Med, 2013, 14（7）：666-672.

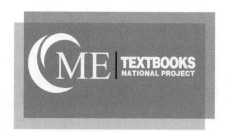

急诊患者生命体征监测

乔佑杰　辛绍斌

天津市天津医院

第 32 章

急诊科是医院中重症患者最集中、病种最多、抢救和管理任务最重的科室，是整个医院的前沿阵地，是抢救急危重疑难患者的第一站，也是所有急诊患者入院治疗的必经之路。准确判断急诊就诊患者的病情，及时采取恰当的监测方法，是医生正确判断病情、提供及时准确的诊断、制订合理治疗方案的依据，也是抢救成败的关键。

一、生命体征监测

（一）生命体征

生命体征是用来判断患者的病情轻重和危急程度的指征。生命体征主要有体温、脉搏、血压、呼吸、瞳孔、角膜反射、动脉血氧饱和度等，是维持机体正常活动的重要指标，缺一不可，发生疾病时生命体征往往会发生变化，某些疾病也可导致生命体征的变化或恶化。因此，如何判断它们的正常和异常，是医务工作者必备的知识和技术。在某些情况下，生命体征的恶化往往预示着疾病的加重，而生命体征的逐渐正常也代表着疾病的好转，如心搏骤停时，出现意识丧失、无血压等症状，表示由安转危，经抢救后，逐渐恢复正常。在正常情况下，生命体征互相协调，互相配合，互相作用，来维持人体正常生理活动，维持生命；而在人体异常情况下，它们也会互相影响，互相诋毁，继之发生危险症候群，甚至危及生命。所以说，呼吸、体温、脉搏、血压等是生命的支柱，是生命的基础。

生命体征的监测：体温过高或过低对病情发展不利，因此加强体温监护，根据情况及时采取有效措施，才能确保危重患者尽快转危为安；对各种危重患者和在心肺复苏（CPR）期间，需常规监测患者的心率和心律，严密的心律监测，配合恰当及时和熟练的治疗措施，可以大大降低病死率；呼吸频率和节律变化多见于呼吸系统疾病、神经系统疾病、药物中毒、内分泌代谢紊乱、高颅压、临终患者等；适当的血压数值才能保证重要脏器的血流灌注，休克、脑血管意外、各种危重患者及应用血管活性药物如硝普钠时均应常规监测。

（二）生命体征监测方法

安全、准确、及时测量患者的生命体征，为疾病诊疗和制订护理措施提供依据。测量前告知患者，做好准备。测量生命体征前 30 min 避免进食、冷热饮、冷热敷、洗澡、运动、灌肠、坐浴等影响生命体征的相关因素。测量的结果及时准确记录在重症护理记录单上。如果测量结果异常，需观察伴随的症状和体征并及时与经治医师沟通并处理。

1. 体温

（1）了解患者的身体状况，向患者说明体温测量的目的，争取得到患者的配合。

（2）根据患者病情、年龄等因素选择患者适宜的测温方法。

（3）操作要点

1）洗手，检查体温计是否完好，将水银柱甩至 35℃以下。

2）测量腋温时应当擦干腋下的汗液，将体温计水银端放于患者腋窝深处并贴紧皮肤，防止脱落，测量 5～10 min 后取出。

3）量口温时应当将水银端斜放于患者舌下，闭口 3 min 后取出。

4）量肛温时应当先在肛表前端涂润滑剂，将肛温计的水银端轻轻插入肛门 3～4 cm，3 min 后取出，用消毒纱布擦拭体温计。

5）读取体温数，消毒体温计。

2. 脉搏　了解患者的身体状况，向患者说明测量脉搏的目的，争取得到患者的配合。正常人的脉搏次数和心跳次数是一致的（部分心律失常的患者例外，如心房颤动）。测量脉搏，实际上就是检测桡动脉或其他动脉的搏动次数。检查脉搏前，患者的位置应该舒适，平卧、坐位均可，嘱患者平静呼吸，如患者有紧张、剧烈运动、不配合等情况，需稳定后再行测量。检查者以示指、中指、无名指的指端按压桡动脉上（手腕侧，桡骨茎突的前内方），力度适中，以能感觉到脉搏搏动为宜，计数 1 min。如果触摸桡动脉不方便，也可以触摸颞动脉（耳屏前）、颈动脉（颈前气管两旁）和足背动脉（足背正中）来测定脉搏。

3. 血压　测量右上臂血压前必须在安静环境下休息 5～10 min。先打开血压计开关，检查水银柱液面是否与 0 点平齐。使患者右上肢裸露，伸直并外展约 45°，袖带气囊胶管避开肱动脉，袖带紧贴皮肤缚于上臂，下缘距肘弯横纹上 2～3 cm，袖带不宜过紧或过松，一般以能伸进 1 指为宜。在肘窝肱二头肌腱内侧触及肱动脉，将听诊器膜式体件置于肱动脉上，不宜将体件塞在袖带下，并使测量点与腋中线同一水平。右手以均匀节奏向气袖内注气，待动脉搏动消失，再升高 20～30 mmHg。然后缓缓放气，使水银柱缓慢下降，以每秒 2 mm 速度为宜。两眼平视水银柱平面，听到的第一个搏动声为收缩压；水银柱继续下降至声音突然变低沉，直至消失，此时所示压力值为舒张压。同样的方法测定两次，间歇 1 min，取最低值为血压值。解下袖带，整理好后放入血压计内。向右侧倾斜血压计约 45°，使水银柱内水银进入水银槽内后关闭开关。测量完毕，排尽袖带余气，关闭血压计，记录血压数值。

避免以下的时候测量：①运动前后；②饭后 1 h 内；③饮酒、咖啡、红茶前后；④入浴前后；⑤吸烟前后。医学试验证明：一个正常人，一天当中的血压是有起伏波动的，人在睡眠时血压最低，上午 8～10 点时血压最高，正常人一天中收缩压的变化幅度在于 20～40 mmHg 之间，舒张压的变化幅度在 10～20 mmHg 之间，即使在夜间，人在睡眠时，也有 5～10 mmHg 波动起伏。人体血压是不断变化的，两次测量得到同一血压值是十分罕见的。因此只有每天在同一时间、用同一姿势测量血压，才能得到有可比性的血压值

4. 呼吸　了解患者的身体状况。呼吸的频率往往会受到意识的影响，所以测量时不必告诉患者。如患者有紧张、剧烈运动、不配合等情况，需等待患者稳定后再行测量。测量呼吸包括患者的呼吸频率和监测呼吸变化。

观察患者的胸、腹部，一起一伏为一次呼吸，测量 30 s。危重患者呼吸不易观察时，用少许棉絮置于患者鼻孔前，观察棉花吹动情况，计数 1 min。呼吸不规律的患者及婴儿需要计数 1 min。

5. 瞳孔　了解患者的身体状况，向患者说明测量瞳孔的目的，争取得到患者的配合。观察双

侧瞳孔是否等大等圆。取手电筒,聚光圈后检查对光反射。先查左瞳孔,手电光由外向内移动,直接照射瞳孔,并观察左瞳孔是否缩小。移开光源后,用手隔开双眼,再次用手电光直接照射左瞳孔并观察右侧瞳孔的动态反应。用同样的方法检查右侧瞳孔的直接和间接对光反射。

6. 角膜反射　了解患者的身体状况,向患者说明测量角膜反射的目的,争取得到患者的配合。角膜反射检查时,嘱被检者向对侧上方注视,医师用棉签毛由眼角外向内,轻触被检者的角膜边缘,正常时,被检者眼睑迅速闭合,称为直接角膜反射。刺激一侧角膜时,对侧出现眼睑闭合反应为间接角膜反射。先查左侧,后查右侧。清醒患者可不查角膜反射。

7. 动脉血氧饱和度　了解患者的身体状况,向患者说明测量血氧饱和度的目的,争取得到患者的配合。常见的无创血氧饱和度检测部位有手指、耳朵等。将脉搏血氧仪的探头套在手指上,手指伸到指夹内,发射管在指背侧,光电管在指腹侧,指套内光电探测器将透过手指动脉血管的光信号转换成电信号。根据检测得到的电信号的强弱,便可计算出血氧饱和度的值。

二、生命体征监测意义

(一) 体温

正常体温:(37±0.4)℃。

1. 发热　低热37.3~38.0℃、中度发热38.1~39.0℃、高热39.1~41.0℃、超高热41℃以上。

(1) 稽留热:是指体温恒定地维持在39~40℃以上的高水平,达数天或数周,24 h内体温波动范围不超过1℃。常见于大叶性肺炎、斑疹伤寒及伤寒高热期。

(2) 弛张热:又称败血症热型。体温常在39℃以上,波动幅度大,24 h内波动范围超过2℃,但都在正常水平以上。常见于败血症、风湿热、重症肺结核及化脓性炎症等。

(3) 间歇热:体温骤升达高峰后持续数小时,又迅速降至正常水平,无热期(间歇期)可持续一至数天,如此高热期与无热期反复交替出现。常见于疟疾、急性肾盂肾炎等。

(4) 波状热:体温逐渐上升达39℃或以上,数天后又逐渐下降至正常水平,持续数天后又逐渐升高,如此反复多次。常见于布氏杆菌病。

(5) 回归热:体温急剧上升至39℃或以上,持续数天后又骤然下降至正常水平。高热期与无热期各持续若干天后规律性交替一次。可见于霍奇金病等。

(6) 不规则热:发热的体温曲线无一定规律。可见于结核病、风湿热、支气管肺炎、渗出性胸膜炎等。

2. 体温过低

体温过低,指各种原因引起的产热减少或散热增加导致体温低于正常范围称体温过低。当体温低于35℃时称体温不升。

(二) 脉搏

脉搏:60~100次/分。平均72次/分,女性稍快。儿童平均90次/分,婴幼儿可达130次/分,老年人平均55~60次/分。

1. 速脉　成人脉率超过100次/分,称为速脉。常见于发热、休克、大出血前期等患者。

2. 缓脉　成人脉率低于60次/分,称为缓脉。常见于颅内压增高,房室传导阻滞、洋地黄中毒等患者。

3. 间歇脉　在一系列正常均匀的脉搏中,出现一次提前而较弱的搏动,其后有一较正常延长的间歇（即代偿性间歇），主要是由于窦房结以外的异位起搏点于下一次窦性搏动前发出冲动，使心脏搏动早出现。间歇脉多见于心脏病或洋地黄中毒的患者，也可见于少数无心脏病的健康人。

4. 二联律、三联律是有一定规律的不整脉　每隔一个正常搏动出现一次期前收缩，称二联律。每隔两个正常搏动出现一次期前收缩，称三联律。

5. 脉搏短绌　在同一单位时间内，脉率少于心率。其特点为心律完全不规则，心率快慢不一，心音强弱不等。发生机制是由于心肌收缩力强弱不等，有些心排血量少的搏动只发生在心尖，但不能引起周围血管的搏动，因而，造成脉率低于心率，这种现象称为"脉搏短绌"或"绌脉"。见于心房颤动的患者。脉搏短绌越多，心律失常越严重，当病情好转，"绌脉"可能消失。若遇此患者，应同时测心率与脉率。

6. 洪脉　当心排血量增加，动脉充盈度和脉压较大时，脉搏大有力，称洪脉，见于高热患者。

7. 丝脉　当心排血量减少，动脉充盈度降低，脉搏细弱无力，扪之如细丝，称丝脉。见于大出血、休克患者。

8. 交替脉　节律正常而一强一弱交替改变的脉搏。这是由于心肌受损，心室收缩强弱交替所引起，见于高血压性心脏病、冠状动脉粥样硬化性心脏病、心肌炎等患者。

9. 奇脉　吸气时脉搏显著减弱、甚至呈消失，称奇脉。奇脉是心包压塞的重要体征之一，主要是由于左心室排血量减少所致。心包压塞时，吸气时胸腔负压增大使肺循环血容量增加，但因心脏舒张受限，体循环向右心室的回流量不能相应增加，使肺循环流入左心的血量减少，左心室搏出量则减少。见于心包积液和缩窄性心包炎。

10. 弦脉　动脉硬化时，管壁粗硬，失去弹性，且呈纡曲状，用手触摸时，有紧张条索感，如同按在琴弦上，中医称为弦脉。

（三）血压

正常收缩压为 90~140 mmHg，舒张压为 60~90 mmHg。

1. 血压升高　在安静、清醒的条件下采用标准测量方法，至少 3 次非同日血压值达到或超过收缩压 140 mmHg 和（或）舒张压 90 mmHg。

原发性高血压是一种以血压升高为主要临床表现而病因尚未明确的独立疾病。原发性高血压是一种多基因遗传性疾病，原发性高血压还与高钠低钾膳食、超重和肥胖、饮酒、精神紧张等因素有关。

继发性高血压又称为症状性高血压，在这类疾病中病因明确，高血压仅是该种疾病的临床表现之一，血压可暂时性或持久性升高。继发性高血压多见于肾脏病变（如急慢性肾小球肾炎、肾盂肾炎、肾动脉狭窄）、大血管病变（如大血管畸形、多发性大动脉炎）、妊娠高血压综合征、内分泌性病变（如嗜铬细胞瘤、原发性醛固酮增多症）、脑部疾患（如脑瘤、脑部创伤）、药源性因素（如长期口服避孕药、器官移植长期应用激素）等。

2. 血压降低　血压低于 90/60 mmHg。

（1）生理性低血压状态：指部分健康人群中，其血压测量值已达到低血压标准，但无任何自觉症状，经长期随访，除血压偏低外，人体各系统器官无缺血和缺氧等异常。

（2）病理性低血压病

1）原发性低血压病：指无明显原因的低血压状态，如生理性低血压（体质性低血压），多见于体质瘦弱的老人、女性。

2）继发性低血压病：指人体某一器官或系统的疾病所引起的血压降低，严重者表现为晕厥或休克。这种低血压可在短期内迅速发生，如大出血、急性心肌梗死、严重创伤、感染、过敏等原因所致血压急剧降低。大多数情况下，低血压为缓慢发生，可逐渐加重，如继发于严重的肺结核、恶性肿瘤、营养不良、恶病质等的低血压。

3. 脉压大 收缩压与舒张压之间的压差值称为脉压，正常值平均为 40 mmHg，>60 mmHg 称为差值过大。常见引起脉压过大的疾病有主动脉瓣关闭不全、主动脉硬化、甲状腺功能亢进、严重贫血、风湿性心脏病、部分先天性心脏病与高血压心脏病等。

（四）呼吸

正常 16~20 次/分。呼吸与脉搏之比为 1:4。正常男性和儿童的呼吸以膈肌运动为主，形成腹式呼吸；女性则以肋间肌运动为主，形成胸式呼吸。

1. 呼吸频率 呼吸超过 24 次/分称为呼吸频率加快，见于呼吸疾病、心血管疾病、贫血、发热等。呼吸少于 10 次/分称为呼吸频率减慢，是呼吸中枢抑制的表现，见于麻醉、安眠药中毒、颅内压增高、尿毒症、肝昏迷等。

2. 呼吸深度 呼吸加深见于糖尿病及尿毒症酸中毒，呼吸深而慢称为 kussmaul 呼吸，呼吸变浅见于肺气肿，呼吸肌麻痹及镇静剂过量等。

3. 呼吸节律 潮式呼吸，表现为一段呼吸暂停之后，随之以一连串潮气量逐次增大的通气，速率加快，出现气促，随后呼吸的深度与速率迅速降低，又进入一段呼吸暂停，如此有规律地反复循环，这是呼吸中枢兴奋性降低的表现，表示病情严重，见于中枢神经系统疾病和脑部血液循环障碍如脑动脉硬化、心力衰竭、颅内压增高、尿毒症、糖尿病昏迷和高山病等。

4. 呼吸时限 吸气性呼吸困难多见于上呼吸道不全阻塞如异物、白喉、喉头水肿、喉癌或肺顺应性降低疾病如肺间质纤维化、广泛炎症、肺水肿等。呼气性呼吸困难多见于下呼吸道不全阻塞如慢性支气管炎、支气管哮喘、肺气肿等。呼气、吸气均有困难的如大量胸腔积液、大量气胸、呼吸肌麻痹、胸廓限制性疾病。

（五）瞳孔

正常瞳孔在自然光线下直径平均为 2.5~4.0 mm，两侧等大等圆，边缘整齐，亮光下可缩小，光线暗的环境下可略增大。视近物时，因调节和辐辏而发生的瞳孔缩小，称为瞳孔近反射，系大脑皮层的协调作用。吗啡、有机磷和水合氯醛等中毒时，瞳孔缩小；麻黄素、阿托品等中毒时，瞳孔散大；脑肿瘤或结核性脑膜炎等颅内疾病，两个瞳孔大小不等。而双侧瞳孔散大对光反应消失是病危濒死的征象。

（六）角膜反射

直接与间接角膜反射皆消失见于患者同侧三叉神经病变（传入障碍）。直接反射消失，间接反射存在，见于患侧面神经瘫痪（传出障碍）。角膜反射完全消失：见于深昏迷患者。

（七）动脉血氧饱和度

正常动脉血的血氧饱和度为 98%。动脉血的血氧饱和度增高：原发性或继发性红细胞增多症、血液浓缩、氧中毒等。动脉血的血氧饱和度降低：缺氧性缺氧血症（如肺气肿、肺淤血等），贫血性缺氧血症（如贫血、碳氧血红蛋白血症等），停滞性缺氧血症（如心功能不全代偿期），组织中毒性缺氧血症（如酒精中毒、氰化物中毒）等。

三、生命体征监测进展

（一）中心静脉压

1. 定义　中心静脉压（central venous pressure，CVP）是上、下腔静脉进入右心房处的压力，通过上、下腔静脉内置管，连接压力传感器测得，它间接反映右心房压力，是临床观察血流动力学的重要指标之一。CVP 受心功能、循环血容量及血管张力 3 个因素影响。测定 CVP 对了解有效循环血容量和心功能有重要意义。正常值为 0.05~0.12 kPa（5~12 cmH_2O）。

2. 意义

（1）CVP 可以帮助了解患者有效循环血容量和心功能，CVP 提示静脉血回流到中心静脉和右心房的情况，但不直接反映血容量，其大小取决于心脏射血能力和静脉回心血量之间的相互关系。心脏射血能力强，能将回心血液及时射到动脉内，CVP 则低。反之心脏射血能力低则会导致 CVP 变高。

（2）CVP 是初步判定休克原因，确定补液速度和补液量的重要临床指标。

1）血压低、CVP 低：低血容量休克，补液。

2）血压低、CVP 高：心泵功能不全或水负荷重，心源性休克，酌情强心、利尿。

3）血压正常、CVP 低：有效循环血量不足，补液。

4）血压正常、CVP 高：容量血管过度收缩，心泵功能正常。

对 CVP 较高，同时有心排血量不足临床表现的患者可进行容量负荷试验。试验结果阳性表明患者有绝对或相对的容量不足，并且心脏有继续接受大量输液的潜力；反之，输液必须慎重。

3. CVP 的组成　①右心室充盈压；②静脉内壁压；③静脉收缩压和张力；④静脉毛细血管压。

4. 进行 CVP 检测的适应证　①严重创伤、各类休克及急性循环功能衰竭等危重患者；②各类大、中手术，尤其是心血管、颅脑和腹部的大手术；③需接受大量、快速输血补液的患者。

（二）脉搏轮廓连续心排血量监测

1. 基本原理　连续心排血量监测（PiCCO）是利用经肺热稀释技术和脉搏波型轮廓分析技术，对患者血流动力学指标进行检测。该监测仪采用热稀释方法测量单次的心排血量（cardiac output，CO），并通过分析动脉压力波型曲线下面积来连续监测脉搏轮廓心排血量（pulse contour cardiac output，PCCO）。并衍生出包括胸内血容量（intrathoracic blood volume，ITBV）、外周血管阻力（systemic vascular resistance，SVR）、肺血管通透性指数和血管外肺水（extravascu larlung water，EVLW）等多项指标。

2. 临床意义　监测指标可帮助了解到心脏泵功能、心脏前后负荷以及 EVLW，有助于心力衰竭、急性呼吸窘迫综合征（ARDS）等疾病的诊断和治疗。各项指标的动态变化可用于帮助判断临床治疗效果。

（1）心脏泵功能：每搏量（stroke volume，SV）、CO、每搏量指数（stroke index，SI）、心指数（cardiac index，CI）、全心射血分数（global ejection fraction，GEF）。

（2）心脏前负荷：全心舒张末期容积（global end-diastolic volume，GEDV）、ITBV、每搏量变异（stroke volume variation，SVV）、脉压变异（pulse pressure variation，PPV）。

（3）心脏后负荷：SVR 和外周血管阻力指数（systemic vascular resistance index，SVRI）。

（4）肺相关参数：EVLW 和血管外肺水指数（extravascu larlung water index，EVLWI）、肺血管通透性指数（pulmonary vascular permeability index，PVPI）。

3. 优点

（1）创伤小：只需放置中心静脉和外周动脉导管，可用于儿童。

（2）初始设置时间短：可在几分钟内开始使用。

（3）动态、连续测量：每次心脏跳动测量 CO、后负荷和容量反应性（beat by beat）。

（4）参数明确：即使对于没有多少经验的人员而言，PiCCO 参数也非常易于判断和理解。

（5）EVLW 的测定联合 PVPI 可以帮助判断是否存在肺水肿，并鉴别出现肺水增多的原因、急性左心衰或 ARDS。

（三）呼气末 CO_2 浓度或分压监测

呼气末 CO_2 浓度或分压（$PETCO_2$）作为一种较新的无创伤监测技术，已越来越多地应用于临床。它灵敏度高，不仅可以监测通气，还能反映循环功能和肺血流情况。

1. $PETCO_2$ 监测的原理和方法　组织细胞代谢产生 CO_2，经毛细血管和静脉运输到肺，在呼气时排出体外，CO_2 弥散能力很强，极易从肺毛细血管进入肺泡内。正常人 $PETCO_2 \approx PACO_2 \approx PaCO_2$，但在病理状态下，如肺泡通气/肺血流（V/Q）及交流（Qs/Qt）的变化，$PETCO_2$ 就不能代表 $PaCO_2$。

呼气末 CO_2 的测定有红外线法、质谱仪法和比色法三种，临床常用的红外线法又根据气体采样的方式分为旁流型和主流型两类。

2. 临床应用及意义

（1）监测通气功能：无明显心肺疾病的患者 V/Q 正常。$PETCO_2$ 可以反映 $PaCO_2$。$PETCO_2$ 正常为 5 kPa（38 mmHg）。通气功能有变化时，$PETCO_2$ 则逐渐增高，其变化迅速、敏感，但特异性一般。当 $PETCO_2$ 与 $PaCO_2$ 存在差值时，其敏感性和特异性下降，但 $PETCO_2$ 波形的辅助诊断价值仍较高。

（2）维持正常通气量：机械通气时，可根据 $PETCO_2$ 来调节通气量，避免发生通气不足和过度，造成高或低碳酸血症。

3. 呼末二氧化碳监测的优点与不足

（1）优点

1）监测清醒患者自主呼吸时经鼻导管采样测定的 $PETCO_2$，并未受到鼻咽部死腔气体存在的影响，在非封闭条件下 $PETCO_2$ 亦能准确评价 $PaCO_2$，达到无创连续监测肺功能通气、换气的目的。

2）可用于非气管插管的患者，特别是小儿，能连续监测危重患者的 $PETCO_2$，可减少抽取动脉血的次数，减少患者的痛苦。

3）不仅可以连续监测肺通气、换气功能，而且能反映循环、代谢功能的改变。

4）简单易学，不需要特殊的技术。

（2）不足

1）心肺严重疾病患者 V/Q 比例失调，$Pa\text{-}ETCO_2$ 差值增大，经鼻管采样测定的 $PETCO_2$ 不能作为通气功能的判断指标。

2）采样管可因分泌物堵塞或扭曲而影响 $PETCO_2$ 的监测结果。

3）若呼吸频率太快，呼出气体不能在呼气期完全排出，同时 CO_2 监测仪来不及反应，均可产生 $PETCO_2$ 的监测误差。

4）旁流式 CO_2 监测仪可因气体弥散、采样管的材质和气体样品在管中暴露的长度（与气体流速和采样管长度有关）等引起误差。

（四）多普勒超声法心排血量监测

1. 定义 多普勒超声法心排血量监测是一种无创、连续的心功能监测方法。

2. 基本原理 通过对降主动脉血流量的测量来实现心排血量的测量。利用超声可以显示降主动脉前后壁，测定降主动脉直径，得到准确的降主动脉的横截面积，同时多普勒超声可通过测定红细胞移动的速度来推算降主动脉血流，根据计算得到心排血量。多普勒超声法用于测量心排血量，由于其检测原理本身存在三大影响因素：①心脏收缩期时动脉会产生弹性扩张，超声很难精确地测定动脉的直径；②在不同直径血管中血液流速会发生变化，若操作者经验尚浅，超声位置没有固定好，血液流速测定的准确性会降低；③测定流速时要求超声束与血流方向之间有一夹角，夹角过大或过小，都会产生测量误差，所以该法对操作者的经验要求较高，测得结果由于人为原因产生的误差也较大。

3. 临床应用 在临床使用中，根据多普勒超声探头位置的不同又可分为经食管多普勒（transesophageal Doppler，TED）和经气管多普勒（transtracheal Doppler，TTD）。

（1）TED：临床应用已久，Keyl 等研究证明其与温度稀释法的心排血量监测结果相关性良好，但该法也存在局限性，例如主动脉病变、手术操作等因素都会影响心排血量测定的准确性。另外 Valtier 等研究指出 TED 不适于意识清醒、食管疾患、主动脉球囊反搏（降主动脉血流改变）及主动脉严重缩窄的患者。

（2）TTD：是通过气管导管插入超声探头进行心排血量测定，此种导管价格昂贵，对操作者水平有较高依赖性。另外，插入气管导管会造成患者喉头水肿、声带损伤等并发症，对患者伤害较大。

参考文献

[1] 刘大为. 实用重症医学. 北京：人民卫生出版社，2012：215-267.

[2] 谢灿茂. 危重症加强监护治疗学. 北京：人民卫生出版社，2011：48-68.

[3] Keyl C, Rodig G, Lemberger P, et al. A comparision of the use of transoesophageal doppler and thermodilution techniques for cardiac output detemination. Eur Anaesthesiol, 1996, 13 (2)：136-142.

[4] Valtier B, holley BP, Belot JP, et al. Noninvasive monitoring of cardiac output in critically ill patients using transesophageal Doppler. Respir Crit Care Med, 1998, 158 (1)：77-83.

[5] Abrams JH, Weber RE, Holmen KD. Continuous cardiac output determination using transtracheal Doppler：initial results in humans. Anesthesiology, 1989, 71 (1)：11-15.

[6] Sakka SG, Ruhl CC, Pfeiffer UJ, et al. Assessment of cardiac preload and extra vascular lung water by single transpulmonar thermodilution. Intensive Care Med, 2000, 26 (2)：180-187.

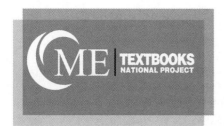

急性机械通气策略

邓宇珺　曾红科
广东省人民医院

第**33**章

一、机械通气的概述

机械通气是利用机械装置来代替、控制或改变患者自主呼吸运动的一种通气方式。重症患者在呼吸机的帮助下，得以维持气道通畅、改善通气和氧合、防止机体缺氧和二氧化碳蓄积，使机体有可能度过基础疾病所致的呼吸功能衰竭，为治疗基础疾病创造条件。

二、机械通气的类型

（一）根据吸气向呼气的切换方式不同可分为"定容"型通气和"定压"型通气

1. 定容型通气　呼吸机以预设通气容量来管理通气，即呼吸机送气达预设容量后停止送气，依靠肺、胸廓的弹性回缩力被动呼气。

常见的定容通气模式有容量控制通气（volume controlled ventilation，VCV）、容量辅助-控制通气（volume assist-control ventilation，V-ACV）、间歇指令通气（intermittent mandatory ventilation，IMV）和同步间歇指令通气（synchronized intermittent mandatory ventilation，SIMV）等。

2. 定压型通气　以气道压力来管理通气，当吸气达预设压力水平时，吸气停止，转换为呼气，故定压性通气时，气道压力是设定的独立参数，而通气容量（和流速）是从属变化的，与呼吸系统顺应性和气道阻力相关。

常见的定压型通气模式有压力控制通气（pressure controlled ventilation，PCV）、压力辅助控制通气（pressure assist-control ventilation，P-ACV）、压力控制-同步间歇指令通气（pressure controlled synchronized intermittent mandatory ventilation，PC-SIMV）、压力支持通气（pressure support ventilation，PSV）等。

3. 容量控制与压力控制的选择

（1）压力控制采用减速气流，较符合生理需要，降低吸气早期呼吸功，同时吸气早期流速较高，有助于使塌陷肺泡复张。气道压力能限制在一定范围，减少气压伤。但压力控制潮气量不稳定。

（2）容量控制为恒速气流，潮气量稳定。但吸气早期的流速不足，增加患者呼吸功；气道阻力升高或胸肺顺应性降低时，气道峰值压力和平台压力升高，易导致气压伤。

（二）根据开始吸气的机制分为控制通气和辅助通气

1. 控制通气（controlled ventilation，CV）　呼吸机完全代替患者的自主呼吸，呼吸频率、潮气量、吸呼比、吸气流速完全由呼吸机控制，呼吸机提供全部的呼吸功。

CV 适用于严重呼吸抑制或伴呼吸暂停的患者，如麻醉、中枢神经系统功能障碍、神经肌肉疾病、药物过量等情况。对患者呼吸力学进行监测时，如静态肺顺应性、内源性 PEEP、呼吸功能的监测，也需在 CV 时进行，所测得的数值才准确可靠。

2. 辅助通气（assisted ventilation，AV）　依靠患者的吸气努力触发或开启呼吸机吸气活瓣实现通气，当存在自主呼吸时，气道内轻微的压力降低或少量气流触发呼吸机，按预设的潮气量（定容）或吸气压力（定压）将气体输送给患者，呼吸功由患者和呼吸机共同完成。

AV 适用于呼吸中枢驱动稳定的患者，患者的自主呼吸易与呼吸机同步，通气时可减少或避免应用镇静剂，保留自主呼吸可避免呼吸肌萎缩，有利于改善机械通气对血流动力学的不利影响，有利于撤机过程。

三、常用的机械通气模式

（一）辅助控制通气

辅助控制通气（ACV）是 AV 和 CV 两种模式的结合，当患者自主呼吸频率低于预置频率或患者吸气努力不能触发呼吸机送气时，呼吸机即以预置的容量及通气频率进行正压通气，即 CV；当患者的吸气能触发呼吸机时，以高于预置频率进行通气，即 AV。ACV 又分为 P-ACV 和 V-ACV。

ACV 为重症监护室（ICU）患者机械通气的常用模式，通过设定的呼吸频率及容量（或压力），提供通气支持，使患者的呼吸肌得到休息；CV 确保最低的分钟通气量。随病情好转，逐步降低设置条件，允许患者自主呼吸，呼吸功由呼吸机和患者共同完成，呼吸机可与自主呼吸同步。

（二）SIMV

SIMV 是自主呼吸与控制通气相结合的呼吸模式，在触发窗内患者可触发和自主呼吸同步的指令正压通气，在两次指令通气周期之间允许患者自主呼吸，指令呼吸可以以预设容量（容量控制 SIMV）或预设压力（压力控制 SIMV）的形式来进行。

SIMV 通过设定频率和潮气量确保最低分钟量；SIMV 能与患者的自主呼吸相配合，减少患者与呼吸机的拮抗，减少正压通气的血流动力学负效应，并防止潜在的并发症，如气压伤等；通过改变预设的 SIMV 的频率改变呼吸支持的水平，即从完全支持到部分支持，可用于长期带机的患者的撤机；由于患者能应用较多的呼吸肌群，故可减轻呼吸肌萎缩；不适当的参数设置（如低流速）增加呼吸功，导致呼吸肌过度疲劳或过度通气导致呼吸性碱中毒，慢性阻塞性肺疾病（COPD）者出现动态过度肺膨胀。

（三）PSV

PSV 属于部分通气支持模式，是患者触发、压力目标、流量切换的一种机械通气模式，即患者触发通气并控制呼吸频率及潮气量，当气道压力达预设的压力支持水平时，且吸气流速降低至低于阈值水平时，由吸气相切换到呼气相。

PSV 设定水平适当，则少有人-机对抗，可有效地减轻呼吸功，增加患者吸气努力的有效性，这种以恒定压力与流速波形的通气辅助，在患者的需要和呼吸机送气完全协调方面并不理想；对血流动力学影响较小，包括心脏外科手术后患者；一些研究认为 5~8 cmH₂O 的 PSV 可克服气管内导管和呼吸机回路的阻力，故 PSV 可应用于撤机过程；PSV 的潮气量是由呼吸系统的顺应性和阻力决定，当呼吸系统的力学改变时会引起潮气量的改变应及时调整支持水平，故对严重而不稳定的呼吸衰竭患者或有支气管痉挛及分泌物较多的患者，应格外小心，雾化吸入治疗时可导致通气不足；如回路有大量气体泄露，可引起持续吸气压力辅助，呼吸机就不能切换到呼气相；呼吸中枢驱动功能障碍的患者也可导致每分通气量的变化，甚至呼吸暂停而窒息，因此，需设置窒息通气。

（四）持续气道正压

持续气道正压（CPAP）是在自主呼吸条件下，整个呼吸周期以内（吸气及呼气期间）气道均保持正压，患者完成全部的呼吸功，是呼气末正压（positive end-expiratory pressure，PEEP）在自主呼吸条件下的特殊技术。

CPAP 具有 PEEP 的各种优点和作用，如增加肺泡内压和功能残气量，增加氧合，防止气道和肺泡的萎陷，改善肺顺应性，降低呼吸功，对抗内源性 PEEP；而 CPAP 压力过高增加气道峰压和平均气道压，减少回心血量和肝肾等重要脏器的血流灌注等，而 CPAP 时由于自主呼吸可使平均胸腔内压较相同 PEEP 略低。

（五）双水平气道正压通气

双水平气道正压通气（BIPAP）是指自主呼吸时，交替给予两种不同水平的气道正压，高压力水平（P_high）和低压力水平（P_low）之间定时切换，且其高压时间、低压时间、高压水平、低压水平各自独立可调，利用从 P_high 切换至 P_low 时功能残气量（functional residual capacity，FRC）的减少，增加呼出气量，改善肺泡通气。

BIPAP 通气时气道压力周期性地在高压水平和低压水平之间转换，每个压力水平，双向压力的时间比均独立可调，若 P_high 比 P_low 时间不同，可变化为反比 BIPAP 或气道压力释放通气（airway pressure release ventilation，APRV）；BIPAP 通气时患者的自主呼吸少受干扰和抑制，尤其两个压力时相，持续时间较长时，应用 BIPAP 比 CPAP 对增加患者的氧合具有更明显的作用；BIPAP 通气时可有控制通气向自主呼吸过渡，不用变更通气模式直至脱机，这是现代通气治疗的理念。

四、机械通气的参数设置

（一）确定 PEEP 水平

外科术后患者具有急性损伤的危险因素，应常规加用低水平 PEEP。严重低氧血症患者，应根据病情，采用适当水平的 PEEP。PEEP 的调节原则是从小到大，逐步增加，每次增加 2~3 cmH₂O，以避免干扰循环。

（二）确定吸氧浓度

根据动脉血氧分压调节。吸氧浓度不宜超过 50%~60%。设定气道压力、每分通气量、吸氧浓度的报警限。气道峰值压力的报警上限应维持在气道峰值压力之上 5~10 cmH₂O。每分通气量的报警范围应设置在预设水平±15%范围内。吸入氧浓度的报警范围应设置在预设水平±5%的范围内。

(三) 潮气量 (V_T) 的调节

在容量控制通气模式下，潮气量的选择应确保足够的气体交换及患者的舒适性，通常依据体重选择 $5 \sim 10$ ml/kg，并结合呼吸系统的顺应性、阻力进行调整；依据肺机械参数，以维持气道压最低时的 V_T，其压力最高应低于 Pplat，V_T 所导致安全的压力应维持气道压<20 cmH_2O，其压力最高应低于 $30 \sim 35$ cmH_2O，可避免气压伤及呼吸机相关性肺损伤；在压力控制通气模式下，潮气量是由选定的目标压力、呼吸系统的阻力及患者的自主呼吸方式决定的，最终应以血浆 $PaCO_2$ 为调整目标。

(四) 呼吸频率的设置

呼吸频率的选择根据通气模式、无效腔/潮气量比、代谢率、目标 PCO_2 水平及自主呼吸强度等决定，成人通常设定为 $8 \sim 20$ 次/分，原则上：弃去大潮气量，小频率策略。急/慢性限制性肺疾病时也可根据每分通气量和目标 PCO_2 水平超过 20 次/分，但应避免呼吸频率过快导致气体陷闭及内源性 PEEP 增加，否则可使呼吸功增加，导致气压伤等，最终精确调整呼吸频率应依据血气分析的酸碱、$PaCO_2$ 与 PaO_2 的变化，综合调整 V_T 与呼吸频率。

(五) 吸气时间/I：E 设置

I：E 的选择是基于患者的血流动力学、氧合状态及自主呼吸水平，适当的设置能保持良好的人-机同步性，自主呼吸患者通常设置吸气时间为 $0.8 \sim 1.2$ s 或吸呼比为 $1 ： 1.5 \sim 2$；控制通气患者，适当延长吸气时间及吸呼比、可抬高平均气道压改善氧合，应需注意患者的舒适度、监测内源性 PEEP 及对心血管系统的影响。

(六) 调节触发灵敏度

根据患者病情决定是否需要触发。一般设置在 2 cmH_2O 或 2 L/min。有流速触发和压力触发，一些研究表明流速触发较压力触发能明显减低患者呼吸功，而在压力触发上可反映呼吸肌功能。触发灵敏度设定过高，因管路的活动能引起患者自身过多呼吸触发，触发灵敏度设定过低则可使患者发生过多无效呼吸努力，导致人机对抗，诱发呼吸肌疲劳。因此合适的触发灵敏度设置将明显使患者更舒适，促进人机协调。

五、机械通气常见的报警识别与处理

(一) 呼吸机监测指标明显异常，或超过设置界限发出警报

应立即分析并相应处置。可以根据如下步骤判断。

1. 观察患者的一般情况、生命体征是否稳定。
2. 明确何种监测指标超过上限或下限。
3. 检查人工气道是否通畅。
4. 检查人工气道是否漏气。
5. 检查呼吸机氧气和空气压缩机的压力是否正常。
6. 检查机械通气参数的设置是否适当。

（二）每分通气量上限报警

1. 病情变化　缺氧引起自主呼吸频率过快，导致通气过度；人机对抗使通气量超过预设的每分通气量上限。

2. 报警设置不当　每分通气量上限设置过低。

3. 设置工作参数不当　如潮气量过大、频率过快、PSV 压力过高，使通气量过大。呼吸机故障：呼吸机流量传感器故障等。

（三）每分通气量下限报警

1. 病情变化　患者气道阻力过高，呼吸肌力不足，呼吸频率过慢。

2. 报警界限设置不当　每分通气量下限设置过高。

3. 设置工作参数不当　如潮气量过小，呼吸频率太慢，压力切换或压力支持值设定太低，吸气流速太慢；SIMV、PSV 或 CPAP 模式时，自主呼吸不足。

4. 呼吸机故障　管道扭曲、堵塞；氧气或（和）压缩空气压力不足；呼吸机流量传感器故障。

5. 人工气道或呼吸机连接故障　人工气道部分或全部脱出，气囊充气不足，呼吸机管道系统漏气。

（四）呼吸频率报警

1. 病情变化　出现气道堵塞、支气管痉挛、气胸、急性肺水肿和人机对抗等情况。

2. 报警界限设置不当　呼吸频率上限设定过低。

3. 设置工作参数不当　潮气量太低，压力转换值或压力支持值太低。

（五）气道压低限报警

1. 病情变化　患者自主呼吸能力严重不足。

2. 报警界限设置不当　报警低限设置过高。

3. 设置工作参数不当　潮气量过小，吸气时间过长，吸气流速过慢，吸气支持压力过低等。

4. 呼吸机故障　呼吸机工作压力或气源压力下降，压缩泵未开或停电，空气过滤网堵塞。

5. 人工气道或呼吸机连接故障　管道脱落或漏气。

（六）气道压高限报警

1. 病情变化　支气管痉挛，支气管分泌物的积聚；肺弹性降低；患者自主呼吸与呼吸机对抗，突发气胸。

2. 报警界限设置不当　压力报警高限设置过低。

3. 设置工作参数不当　潮气量过大，吸气时间过短，吸气流速过快，吸气支持压力过高。

4. 呼吸机故障　呼吸机呼气阀不能充分打开。

5. 人工气道与呼吸机连接故障　人工气道扭曲；气管导管进入一侧支气管；呼吸机管道扭曲打折；呼吸机管道内积液。

（七）窒息报警

1. 病情变化　患者无自主呼吸。

2. 工作参数设置不当　无自主呼吸或自主呼吸微弱采用自主呼吸触发模式。

3. 呼吸机故障　电源、气源、电子控制部分和机械部分失灵。

(八) 氧浓度报警

1. 报警界限设置不当　设置过高或过低。

2. 设置工作参数不当　吸氧浓度设置过高或过低。

3. 呼吸机故障　氧气阀未开，空-氧混合器故障或氧电池失效。

(九) 呼吸时间报警

1. 病情变化　自主呼吸急促或人机对抗。

2. 报警界限设置不当　呼吸比例设置不当。

3. 设置工作参数不当　吸气时间或吸气停顿时间过长，吸气流速过低。

(十) 吸入气温度报警

1. 报警界限设置不当　温度设置过低。

2. 工作参数设置不当　湿化器温度设置过低。

3. 呼吸机故障　湿化器未装滤纸、水量不足。

六、机械通气在急性呼吸窘迫综合征的应用

急性呼吸窘迫综合征 (acute respiratory distress syndrome，ARDS) 是在多种原发病和诱因作用下，发生的严重急性呼吸衰竭，以非心源性肺水肿和顽固性低氧血症为特征的临床综合征，死亡率高，全世界对 ARDS 的认知和治疗状况不容乐观。因此，欧洲急危重症医学学会于 2011 年在德国柏林组建了一个专家小组来拟定 ARDS 新定义，希望在 1994 年美国-欧洲共识会议 (AECC) 所提出定义的基础上进一步完善。美国胸科学会和重症医学学会也对 2011 年的这次共识行动表示支持。

ARDS 柏林定义：①时间：已知临床发病或呼吸症状新发或加重后 1 周内。②胸腔影像学改变：胸部 X 线或计算机断层扫描 (CT) 示双肺致密影，并且胸腔积液、肺叶/肺塌陷或结节不能完全解释。③肺水肿原因：无法用心力衰竭或体液超负荷完全解释的呼吸衰竭。如果不存在危险因素，则需要进行客观评估 (如超声心动图) 以排除流体静力型水肿。④氧合状态：a. 轻度：$PaO_2/FIO_2 = 201 \sim 300$ mmHg，且 PEEP 或 CPAP $\leqslant 5$ cmH_2O；b. 中度：$PaO_2/FIO_2 = 101 \sim 200$ mmHg，且 PEEP $\geqslant 5$ cmH_2O；c. 重度：$PaO_2/FIO_2 \leqslant 100$ mmHg，且 PEEP $\geqslant 10$ cmH_2O。如果海拔高于 1000 m，校正因子应计算为 $PaO_2/FIO_2 \times$ (大气压力/760)。

ARDS 患者由于存在广泛的肺泡塌陷和严重低氧血症，大多患者一旦诊断明确，常规氧疗常难以奏效。目前，ARDS 缺乏特效的治疗方法，采用以呼吸支持为基础的综合治疗，合理使用机械通气是成功抢救 ARDS 的基础。

目前的 ARDS 机械通气策略主要包括：小潮气量、最佳 PEEP、提高氧浓度、限制平台压、允许性高碳酸血症 (permissive hypercapnia，PHC) 等。

1. 小潮气量通气策略的应用　肺容积减少是 ARDS 最重要的病理生理改变，所以宜采用较小的潮气量：6~8 ml/kg (理想体重)，以避免肺泡的过度充气与损伤的发生。如果气道平台压大于 30 cmH_2O，可进一步减少潮气量。虽然目前对于小潮气量通气在急性肺损伤 (acute lung injury，ALI)

的作用上仍有争议，但越来越多的随机研究结果证实能降低气道压和病死率。小潮气量通气策略的应用已达到基本共识。

2. 最佳 PEEP 的应用　目前尚无最佳 PEEP 水平的判定标准。最佳 PEEP 的选择应以既能达到最大限度的肺复张，最大的氧合状态，不影响心排血量及诱发肺损伤为基本原则。有多种关于最佳 PEEP 设定的方法，如根据压力-容积曲线（P-V curve）选择最佳 PEEP、利用肺牵张指数选择最佳 PEEP、氧合法、最大顺应性法、CT 法等。

3. 肺复张（recruitment maneuver，RM）策略　RM 是指在限定时间内，通过维持高于潮气量的压力或容量，使尽可能多的肺单位实现最大的生理膨胀，以实现所有肺单位的完全复张。肺复张能扩大肺容积，增加气体交换面积；改善了气体分布，减少了肺内分流，改善通气血流比值；减少对肺表面活性物质的消耗；减少或阻止肺间质液体向肺泡内渗透，减轻肺水肿；减少继发性的炎性介质的产生。实施 RM 的方法包括：CPAP 法、吸气保持、压力控制法、PEEP 递增法等。

4. PHC　PHC 策略是指为避免气压容量伤故意限制气道压或潮气量，容许 $PaCO_2$ 逐渐升高>50 mmHg。实施 PHC 可避免呼吸机所致的肺损伤，减轻循环抑制，达到顺利撤机。小潮气量通气不可避免的会引起 PHC 和酸中毒，PHC 不是目的，是一种不得已而为之的手段，不能作为常规措施，若强求小潮气量和 $PaCO_2$ 升高，需大剂量的镇静剂和肌松剂，并可产生较多的不良反应。适当的高碳酸血症对肺有保护作用，使其损伤减轻，其机制可能与肺组织抗氧化能力增强，脂质过氧化物损伤减轻等因素有关。

5. 平台压　是吸气后屏气时的压力，反映肺泡内的最大压力。正常值 5~13 cmH_2O。ALI 和 ARDS 患者进行机械通气时，吸气平台压不应超过 30 cmH_2O。平台压越低，预后越好；平台压越高，气压伤的发生率越高。

七、机械通气对心肺功能的影响

（一）对呼吸系统的影响

1. 对肺容积影响　机械通气为正压通气，可使气道及肺泡扩张，肺血容量减少，机械通气时肺容积扩大。使用 PEEP 时，使功能残气量明显增加。机械通气使气体分布更加均匀，同时也使肺内血流重新分布，这样改善通气/血流比值（volume of alveolar passing air and quantity of blood filling ratio，V/Q），从而使呼吸无效腔变小。

2. 对肺泡通气量影响　肺泡通气量=（潮气量-无效腔量）×呼吸频率。机械通气时，气管插管或切开使解剖无效腔减少，同时机械通气改善 V/Q 比例使呼吸无效腔减少，使肺泡通气量增加，有利于改善通气不足。

3. 对 V/Q 影响　机械通气适当时，气体分布均匀，增加肺泡通气量，使通气差的肺泡通气量增加，可改善 V/Q，再加上氧疗进一步改善缺氧及二氧化碳潴留。由于缺氧改善，使肺血管扩张，血流增加，进一步改善原来缺血肺泡的血流，也改善 V/Q 失调。但机械通气不当，压力过大，吸气时间过长，肺泡过度膨胀压力增加，血流减少，也同时使这部分肺泡血流向通气差的肺泡，再加上吸气时间长、压力大影响心功能，均会加重 V/Q 失调。此外，机械通气时肺尖气体多而血流少，肺底气体少血流多也影响 V/Q。

4. 对气道阻力及肺顺应性影响　机械通气由于正压作用使气道扩张，降低气道阻力，同时肺泡压升高改变了肺的顺应性，尤其是 PEEP 使肺泡内压升高，渗出减少，水肿减退，肺顺应性提高。同时由于缺氧、高碳酸血症改善使气道痉挛减轻，阻力也下降。

5. 对呼吸中枢影响　机械通气由于改善缺氧，肺泡通气量增加及肺容量增加，刺激肺内牵张感受器均会抑制自主呼吸。但长期机械通气易发生呼吸机依赖。

6. 对呼吸功能影响　机械通气由于自身呼吸肌休息，减少了氧耗，但使用不当自主呼吸与呼吸肌对抗，则会增加呼吸肌做功，增加氧耗。

（二）对循环系统的影响

1. 对心排血量影响　机械通气对心排血量的影响取决于平均气道压高低、原发病对心血管影响及患者心功能代偿程度。机械通气可导致心排血量下降，其原因如下。

（1）胸腔内压升高引起：①静脉回流减少；②使左心室舒张末压升高而容积缩小；③肺血管阻力升高；④冠状动脉血流减少；⑤神经反射性心肌收缩力下降。

（2）水、电解质、酸碱失衡引起心律失常。

（3）消化道出血，血容量下降。

2. 对肺循环影响　正压通气使肺内血向腹腔及外周转移，正常人通过全身血管收缩代偿，但在血容量不足、酸中毒、缺氧时毛细血管舒缩功能紊乱则不能代偿，使肺内血流下降。此外，机械通气肺泡压升高也使肺血减少。

3. 对血流动力学影响　机械通气对血流动力学的影响因素如下。

（1）平均气道压：①吸气压增大；②吸呼比长；③频率增快；④吸气末平台时间延长；⑤PEEP。

（2）通气方式。

（3）患者代偿能力。

八、机械通气的适应证与禁忌证

（一）机械通气的适应证

1. 通气功能障碍为主的疾病　阻塞性通气功能障碍（如慢性阻塞性肺疾病急性加重、哮喘急性发作等）、限制性通气功能障碍（如神经肌肉疾病、间质性肺疾病、胸廓畸形等）。

2. 换气功能障碍为主的疾病　ARDS 等。

（二）机械通气的相对禁忌证

胸及纵隔气肿未行引流者，肺大疱和肺囊肿，低血容量性休克未补充血容量者，严重肺出血，气管-食管瘘。但在出现致命性通气和氧合障碍时，应在积极处理原发病（如尽快行胸腔闭式引流，积极补充血容量等）的同时，不失时机地应用机械通气，以避免患者因为严重 CO_2 潴留和低氧血症而死亡。机械通气无绝对禁忌证。

九、机械通气的并发症

人工气道是将导管直接插入或经上呼吸道插入气管所建立的气体通道。临床上常用的人工气道是气管插管和气管切开管。

人工气道常并发症如下。

（一）导管易位

（二）气道损伤

（三）人工气道梗阻

（四）气道出血

（五）气管切开的常见并发症

1. 早期并发症　指气管切开一般 24 h 内出现的并发症：①出血；②气胸；③空气栓塞；④皮下气肿和纵隔气肿。

2. 后期并发症　指气管切开 24~48 h 后出现的并发症：①切口感染；②气管切开后期出血；③气道梗阻；④吞咽困难；⑤气管食管瘘；⑥气管软化。

参考文献

［1］邱海波. ICU 主治医师手册. 江苏：江苏科学技术出版社，2007：242-315.

［2］马晓春，王辰，方强. 机械通气临床应用指南（2006）. 中国危重病急救医学，2007，19（2）：65-72.

［3］陈建荣，蔡映云. 机械通气监测和报警的临床思维. 中国急救医学，2003，23（12）：873-874.

［4］Kopp R, Kuhlen R, Max M, et al. Evidence based medicine in the therapy of the acute respiratory distress syndrome. Intensive Care Med, 2002, 28（3）：244-255.

［5］Povoa P, Almeida E, Fernandes A, et al. Evaluation of a recruitment maneuver with positive inspiratory presure and high PEEP in patients with severe ARDS. Acta Anaesthesiol Scand, 2004, 48（3）：287-293.

［6］Gattinoni L, Caironi P, Pelosi P, et al. What has computed tomography taught us about the acute respiratory distress syndrome? Am J Respir Crit Care Med, 2001, 164（9）：1701-1711.

［7］Grasso S, Mascia L, Turco M, et al. Effects of recruiting maneuvers in patients with acute respiratory distress syndrome ventilated with protective ventilatory strategy. Anesthesiology, 2002, 96（8）：795-802.

［8］PatronitiN, Foti G, Cortinovis B, et al. Sigh improves gas exchange and lung volume in patients with acute respiratory distress syndrome undergoing pressure support ventilation. Anesthesio logy, 2002, 96（8）：788-794.

［9］葛均波，徐永健. 内科学. 8 版. 北京：人民卫生出版社，2013：145-147.

［10］Girard TD, Bernard GR. Mechanical Ventilation in ARDS: A State-of-the-Art Review. Chest, 2007, 131（3）：921-929.

［11］s. n. Ventilation with lower tidal volumes as compared with traditional tidal volumes for acute lung injury and the acute respiratory distress syndrome. The Acute Respiratory Distress Syndrome Network. N Engl J Med, 2000, 342（18）：1301-1308.

［12］ARDS Definition Task Force, Ranieri VM, Rubenfeld GD, et al. Acute respiratory distress syndrome: the Berlin Definition. JAMA, 2012, 307（23）：2526-2533.

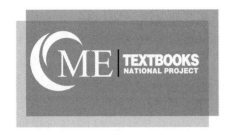

急危重症患者气道管理

第 **34** 章

童朝阳　韩　奕　宋振举
复旦大学附属中山医院

一、概述

　　保持气道通畅是急危重症患者抢救的首要目的，包括自主气道的保持及人工气道的建立。对危重症患者及时开放气道，保持人体气道通畅，加强人工气道的管理是所有从事急危重症的医学人员必须掌握的基本技能。紧急建立人工气道一般有经口、经鼻以及经环甲膜三条路径可供选择。经口或经鼻气管插管通常是首选的可靠的经典方法，而根据患者病情不同，也可能偶尔采用环甲膜穿刺或切开的方式。在确定建立人工气道之前，可以通过开放气道、球囊面罩、口咽通气管和鼻咽通气管等快速的基础辅助呼吸手段增加氧供和通气量，为建立有效的人工气道创造条件。

二、开放气道

　　气道梗阻是急诊和危重病患者常见的急症，其最常见原因之一是舌后坠。患者意识丧失后舌肌松弛，肌肉无法将舌根抬离咽后壁，使之覆盖于喉开口处，从而引起气道梗阻；气道梗阻的另一常见原因是上呼吸道异物，其他原因则包括急性炎症、感染、肿瘤和外伤等。

（一）手法开放气道

　　临床常用的手法开放气道方法包括仰头拉颌法和仰头举颏法。

　　1. 仰头拉颌法　要求操作者站在患者头侧，双手置于患者双侧下颌角下方，使颈部过伸头部后仰，然后双手指上抬下颌，使舌根上升远离会厌，最后双手拇指或示指轻推下唇，打开口腔。

　　2. 仰头举颏法　操作者站于患者一侧，一手掌根放于患者前额，用力下压使头部后仰，另一手示指与中指并拢置于下颏，向上抬起下颏。应注意手指不可压迫颈前组织以免压迫气管。

　　以上两种方法均不适用于可疑颈椎骨折的患者。

（二）口咽通气道及鼻咽通气道

　　口咽通气道及鼻咽通气道是非常重要的维持气道开放的工具，主要用于解除舌后坠所致的气道梗阻。

　　口咽通气道主要用于有自主呼吸的昏迷患者，面罩通气时使用此气道便于通气，但会诱发患者咳嗽、呕吐反射，常难以耐受，也可引起患者牙齿、牙龈及口腔内软组织损伤。其置入方法如下：患者取仰卧位，采用双手指交叉法将口张开，并用仰头拉颌法开放气道，保持口咽通气道凸面向下，凹面朝向上颚置入口腔，当其通过软腭后，旋转180°使气道顶端朝向喉部，如果气道难以插入或旋转，用另一只手抓住舌尖轻轻向前拉出，再行插入及旋转，最后向下推送直至口咽通气道翼缘到达唇部。口咽通气道的正确置入位置是舌体被托起而通气道又没有滑入喉部后方。

口咽通气道有不同型号，选择正确型号的方法是将通气道一端置于患者耳垂部，使口腔关闭后，通气道另一端正好位于口角处即为合适型号。需注意如若患者意识恢复可能将口咽通气道推出口腔，若此时口咽通气道被固定，则可能会导致呕吐甚至误吸等并发症，因此不要固定口咽通气道。

鼻咽通气道主要用于轻至中度气道梗阻的患者，清醒或有呕吐反射的患者能较好地耐受鼻咽通气道。其操作如下：插入前认真检查患者的鼻腔，确定其通畅度以及是否有鼻息肉或鼻中隔偏曲等疾病，询问患者有无出血性疾病。选择合适型号的鼻咽通气道，长度估计为鼻尖至外耳道口的距离。局部使用麻黄碱或肾上腺素稀释液收缩鼻腔黏膜并用利多卡因局麻，使用润滑剂润滑鼻咽通气道，选择较通畅一侧鼻腔置入鼻咽通气道，直至达到鼻咽部，并调整深度达到最佳通气。鼻咽通气道可引起鼻出血，因此鼻腔狭窄、凝血性疾病及使用抗凝药物的患者应避免使用，颅底骨折及脑脊液漏液属于鼻咽通气道的禁忌证。

（三）球囊面罩加压通气

球囊面罩通气主要用于需要短期通气的急救现场，适应证包括：呼吸停止、自主呼吸不足、气管插管前预给氧、辅助患者减少自主呼吸做功等。禁忌证包括：可疑颈椎骨折、面部创伤、饱腹及有误吸风险。

操作方法：患者取仰卧位，操作者站在患者头侧，将面罩底部置于患者下唇与颏间的凹陷处，将面罩尖端置于鼻上方，勿压眼鼻。操作者左手拇指及示指分别固定在面罩球囊接口的上下方，轻轻向面部压住面罩，其余三指包住下颌下缘，呈"E-C"状，同时手腕旋转使颈部过伸，右手压迫球囊提供通气。面罩通气的频率一般为12~16次/min，如患者有自主呼吸，则应注意与自主呼吸节律一致。球囊后储气袋可接氧气以提高吸氧浓度，一般氧流量开至15 L/min。

（四）环甲膜穿刺术

环甲膜穿刺术是在气道梗阻的紧急情况下，通过穿刺皮肤和环甲膜，以保持气道通畅的一种临时措施。其适应证包括：急性气道梗阻不能立即开放气道；注射表面麻醉药及其他治疗药物、引导支气管留置给药管、湿化痰液等。环甲膜位于颈前正中喉结下方，位置表浅，上有甲状软骨，下有环状软骨，气管管腔大，穿刺处较薄，且皮肤下方无重要血管神经。因此此处穿刺简便，组织损伤轻。

操作要点：将患者取仰卧位，头部后仰，常规消毒后以左手食指、拇指固定环甲膜处皮肤，右手持粗针头垂直刺入环甲膜，到达喉腔时有落空感，回抽注射器有空气抽出，固定针头。

三、人工气道的建立

（一）气管插管

对于急危重症患者通常需要进行紧急气管插管，操作前难以彻底实施气道评估，并且诱导药物可能对危重患者是禁忌，因此紧急气管插管难度及并发症要远远高于择期手术中的气管插管。

1. 气管插管的适应证　上呼吸道梗阻、气道保护性机制受损、气道分泌物滞留、急性呼吸衰竭需行有创机械通气。

2. 插管前评估　具有以上适应证时，应迅速评估气道，了解患者是否存在面罩通气困难或插管困难（表34-1），尽可能避免困难气道。通常评估的内容包括：患者疾病对气道解剖及其毗邻结构的影响。常规评估内容包括：颌面部骨与组织有无畸形、张口度测量、甲颏距测量、Mallampati分级（静止＆发声时）、上唇咬合试验和头颈屈伸度测量。

正常情况下最大张口时上下切牙间距离应大于4 cm，如小于3.5 cm提示插管困难；颈部完全伸展时，从下颏至甲状切迹的距离正常在6.0~6.5 cm（四横指）以上，如小于此距离提示插管困难；对清醒合作患者应评估上唇咬合试验，进行Mallampati分级，头自然位，尽可能张大口，最大程度伸舌，根据可视结构分级：Ⅰ级可见软腭、咽、悬雍垂及腭舌弓、腭咽弓；Ⅱ级可见软腭、咽、悬雍垂；Ⅲ级可见软腭和悬雍垂根部；Ⅳ级只见软腭。Ⅳ级提示面罩通气及插管困难。

对于紧急情况下进行气道评估总结为MOANS及LEMON法则。MOANS指面罩密闭性差（mask seal poor）、肥胖（obesity）、老年（aged）、没有牙齿（no teeth）及通气对抗（stiff）；LEMON指观察外部特征（look）、3-3-2法则（evaluate 3-3-2 rule）、Mallampati分级、有无气道梗阻（obstruction）及颈部活动度（neck mobility）。其中3-3-2法则是指以患者手指为准，分别测量张口度、颏骨-舌骨距离、舌骨-甲状软骨切迹距离，分别满足3指、3指、2指则插管困难发生率低。

表34-1　预测困难气道的危险因素

张口切牙间距<3 cm
甲颏距<6 cm
Mallampati分级Ⅳ级（发声时）
上颌前突畸形（小颏症）
颈项强直，下颌尖不能触及前胸或不能后伸

3. 插管前准备

（1）插管准备用品：纯氧、面罩（不同型号）、呼吸囊、吸引器及吸引管、口咽通气道及鼻咽通气道、气管导管（不同型号）、喉镜柄及镜片（不同型号）、管芯、压舌板、注射器、呼气末CO_2监测仪、血管活性药及麻醉药、肌松药、胶带及固定用品、电池等。

（2）患者准备：患者取仰卧位，使口咽喉接近一直线，清除口腔，开放气道，给予球囊面罩辅助通气预氧合。同时，应建立静脉通路，行心电、血压、氧饱和度监测。

4. 常见气管插管方法

（1）经口气管插管：术者站于患者头顶部，右手开启口腔，左手持喉镜，从右侧口角伸入，将舌向左推开暴露悬雍垂，直至会厌，上挑舌根使会厌抬起，暴露声门。右手持气管导管的后端，把导管斜面开口对准声门插入。当借助管芯插管时，在导管尖端入声门后小心将管芯取出，管芯拔出后，顺势将气管导管插入气管内。插管深度男性22~24 cm，女性21~23 cm。调整深度后置入牙垫，将气囊充气至刚好封闭气囊与气管间隙即可，即最小封闭压力（MOP），一般为20~22 cmH_2O，通常充气5~7 ml，然后妥善固定。

可视喉镜插管技术可通过喉镜镜片处的摄像头来观察声门结构，急诊插管对于困难气道是无创性操作的首选。在直视以及旋转、牵引最少的情况下，将可视喉镜镜片插入口腔进展至中线位，无需将舌拨向左侧。注意应将气管插管的末端弯成60°以上，相对应于喉镜末端的角度。通过视频可视插管，可自由调整导管时的视野，准确显示导管放置的位置，能大大缩短插管所需时间，提高插管成功率。

插管后应通过观察胸廓活动、听诊双肺呼吸音、观察导管口气流、连接呼吸末 CO_2 等方法来判断导管位置，并常规拍摄胸部 X 线判断导管尖端位置，通常要求尖端位于声门下方 4~5 cm。

（2）经鼻气管插管：经鼻气管插管的适应证与经口气管插管相似，其相对禁忌证包括：因经鼻插管较耗时，不适用于紧急抢救插管，鼻腔局部解剖异常及创伤、全身性出血疾病、免疫功能受损以及颅底骨折均不适用于经鼻插管。

经鼻插管可在清醒状态下通过实施局麻来完成，用棉签蘸 4% 利多卡因加 1∶20 000 肾上腺素混合液擦拭鼻黏膜使血管收缩和麻醉。建议使用专用于鼻插管的气管导管，女性选择型号 6.0~6.5 mm，男性 7.0~7.5 mm，女性插入深度 26 cm（以鼻孔为界），男性 28 cm。如两侧鼻腔均通畅，常选右侧鼻腔，因为当插入右侧鼻腔时，气管导管的斜面正好面对平坦的鼻中隔，减少对鼻甲的损伤。与面部垂直插入，沿硬腭平行方向推进导管，若成功通过鼻前庭一般意味着导管可以顺利通过整个鼻腔，若遇到阻力应立即停止插管尝试。

（3）经纤维支气管镜（简称纤支镜）插管：当预计插管困难时，纤支镜插管应该是首选而非最后的备选。纤支镜插管应具备以下条件：患者有自主呼吸、有很方便的马上可以应用的纤支镜设备、医师具有纤支镜的专门知识和熟练的技能，应在 4~5 min 内完成气管插管。经纤支镜插管最好在患者清醒条件下进行，因为此时咽喉部肌肉保持气道开放，可以为纤支镜提供良好的视野。插管前应准备好灭菌纤支镜，检查光源，准备牙垫、局麻药、血管收缩药物及吸引装置。

操作方法：首先使用局麻药对上气道实施表面麻醉，清洁气道分泌物，为纤支镜提供良好的视野。将润滑的纤支镜套入气管导管，吸引端口与吸引装置相连，将舌推向前方，保持纤支镜位于正中。将插入的纤支镜尖端向前弯曲，置于喉咽部，将纤支镜向会厌推进，为避免进入梨状窝，应保持纤支镜在正中位置。当纤支镜前进至会厌下方，即可见声门，沿中线前进直至见气管环，固定纤支镜，将套在纤支镜上的气管导管送入气管。若推进过程中气管导管尖端抵在杓状软骨上，可将气管导管旋转 90° 便可通过声带。

（4）快速顺序插管：是指通过联合应用强效静脉诱导药及速效肌松药配合环状软骨压迫使患者在极短时间内达到无意识及肌肉麻痹以完成气管插管的一项技术。实施时需要评估患者是否存在插管困难，如存在应视为禁忌。常使用丙泊酚或依托咪酯诱导，氯琥珀胆碱是快速诱导肌松的首选药物，如存在高钾血症或高钾风险时可选用罗库溴铵。给药前充分给氧，然后给予诱导药物，并压迫环状软骨防止反流，药物起效后迅速插管并确定导管位置，气囊充气后恢复通气。

5. 气管插管并发症

（1）插管期间：气管导管误入食管，口鼻软组织、牙齿损伤，高血压及心动过速，心律失常，胃内容物误吸，颅内压升高，休克。

（2）导管留置期间：气管导管阻塞，意外拔管，气管导管误入单侧主支气管，支气管痉挛，肺部感染，中耳炎及鼻窦炎，黏膜溃疡及鼻唇坏死，肉芽形成，气管黏膜损伤，气管食管瘘及气管无名动脉瘘。

（3）拔管时：喉痉挛，喉水肿或声门下水肿，杓状软骨脱位，异物阻塞声门。

（4）拔管后：气管软化，声带粘连或麻痹，喉狭窄。

（二）气管切开

气管切开技术的进步使得气管切开在床旁变得安全可行。气管切开与气管插管相比，可改善口腔清洁及口腔卫生、经口进食、减轻患者不适，减少镇静、镇痛药物的使用，减少无效腔量，降低气道阻力，减少呼吸做功，缩短带机时间，提高脱机成功率，因此在适当时机进行气管切开对机械通气患者是有益的。

1. 气管切开的适应证

（1）上气道梗阻，尤其是长期或永久性梗阻，如双侧声带麻痹、颈部手术等。

（2）预期需要较长时间机械通气治疗。

（3）下呼吸道分泌物多，长期自主清除能力差的患者，或吞咽反射障碍，喉反射受抑制者。

（4）减少通气无效腔，便于撤机。

（5）因喉部疾病致狭窄或阻塞无法气管插管的患者。

（6）头颈部大手术或严重创伤需要行预防性气管切开，以保证呼吸道通畅。

2. 气管切开术

（1）传统气管切开术：采用仰卧位，肩下垫枕，头后仰，始终保持气管在正中位。通常选择以第 2~4 软骨环（通常在胸骨上切迹上方 3~4 cm）为中心做一直切口或水平切口，切皮前使用 2% 利多卡因局部浸润麻醉，然后用止血钳沿肌白线分离两侧肌肉，并用甲状腺拉钩向两侧牵拉暴露气管，操作必须保持在中线进行，分离中需注意避开颈前静脉、甲状腺峡部及甲状腺下动脉等重要解剖结构。充分止血并准备好合适的气切导管、气管撑开器、吸引器等，在气管第 2~4 软骨环间用尖刀切断一软骨环，切开时刀刃向上，气管撑开器撑开气管后插入气切套管，迅速确认导管是否位于气管内，只有确认套管位于气管内才能将两侧的甲状腺拉钩取出，最后根据切口大小缝合切口，注意不要将切口完全缝合。

（2）经皮气管切开术：经皮气管切开术是近年出现的通过特殊器具、采用 Seldinger 技术实施气管切开的一种技术，与传统气管切开相比，具有相同的成功率及安全性，而创伤更小，操作更加简便。目前多用于择期气管切开的患者，不推荐用于 <18 岁及急诊气道管理的患者、已知或预期的困难气道。相对禁忌证包括：重度凝血疾病、颈部解剖困难及病态肥胖。

该术式的体位、手术定位及术前准备与传统气管切开相同。颈前区常规消毒、铺巾，局麻后于颈前正中线第 2、3 气管软骨沿皮纹作长约 1.5 cm 横行皮肤切口，经切口用穿刺套管针于两气管环间穿刺。进针过程中同时回抽注射器，直到由针筒抽出空气证实穿刺针在气管内后，拔出针芯，沿套管置入"J"形导丝。扩张器沿导丝扩开气管前组织及气管前壁后，沿导丝用气管扩张钳再次扩张，退出扩张钳，沿导丝将气管套管送入气囊内，拔出管芯和导丝，再次确认气管内无误，固定气管套管。已有气管插管患者，穿刺前须将导管套囊放气后向外退出一部分（距门齿约18 cm），避免妨碍操作。

3. 气管切开的并发症

（1）围术期：主要有出血、皮下气肿、纵隔气肿、气胸。

（2）套管留置期间：套管脱出、肺部感染、套管堵塞、气管食管瘘、气管无名动脉瘘、气管软化及气管狭窄等。

4. 气管切开的注意事项　气管切开的 48 h 内气管切开套管意外脱出的患者，因为气管切开窦道尚未形成，脱出后窦口将关闭，难以将套管重新插入，而重新插入会引起出血，甚至由此导致呼吸道梗阻及严重缺氧，因此患者床旁应备气管切开包，气切导管一旦脱出，应立即面罩呼吸囊通气，尽早直视下行气管切开术。紧急时亦可行经口气管插管以迅速建立人工气道。

四、人工气道的护理

（一）气囊管理

1. 气囊的作用　置入气管导管或气切导管后封闭气道，提供正压通气支持，并能预防或减少误吸的发生。若使用不当可能导致气管狭窄、气管软化及气管食管瘘等并发症。

2. 气囊的种类　可分为低容高压型气囊、高容低压型气囊及泡沫气囊。

3. 气囊内压力要求　气囊内压力应低于气道毛细血管灌注压，平均压力范围 20~25 mmHg，即 25~30 cmH$_2$O。由于患者存在气道解剖结构的差异，导管大小不同以及不同患者不同的治疗情况，如正压通气、喂食、误吸危险等，应尽量应用最低的压力密闭气道，并且不需常规放气。

4. 气囊充气技术　用气囊测压注气表可准确测量气囊的压力，无测压表时，可采用以下 2 种方法，掌握气囊充气量：

（1）最小漏气技术：即气囊充气后，吸气时允许有少量气体漏出。

操作方法：将听诊器置于患者气管处，听取漏气声。向气囊内缓慢注气直到听不到漏气声为止。然后从 0.1 ml 开始抽出气体，直到吸气时能听到少量漏气声为止。该方法可预防气囊对气管壁的损伤，但由于有少量漏气，口鼻腔内的分泌物可通过气囊流入肺内，并于进食时易发生误吸，增加肺内感染机会，且对潮气量有一定影响。

（2）最小闭合技术：即气囊充气后，吸气时恰好无气体漏出。

操作方法：将听诊器置于患者气管处，边向气管内注气边听漏气声，直到听不到漏气声为止。然后抽出 0.5 ml 气体时，又可听到少量漏气声，再注气，直到吸气时听不到漏气声为止。此方法可在一定程度上减小气囊对气管壁的损伤，不易发生误吸，不影响潮气量。

5. 气囊上滞留物清除

（1）气囊上滞留物：又称声门下分泌物，指建立人工气道的患者，口咽部分泌物及反流的胃内容物积聚于气囊上、声门下区域，形成气囊上滞留物。气囊上滞留物的吸入是形成呼吸机相关性肺炎（VAP）的重要途径。

（2）气囊上滞留物清除：声门下分泌物吸引（subglottic secretions drainage，SSD），见图 34-1，分为持续性吸引及间断性吸引。当进行持续吸引时，其吸引压力应保持在 20~30 cmH$_2$O，气囊压力保持在 25~30 cmH$_2$O。每 4 h 检查气囊压力及吸引管腔是否通畅，以保证引流的有效性。当无分泌物引流流出时，应及时检查系统是否存在问题。但持续声门下分泌物吸引可能会造成气道黏膜的损伤。

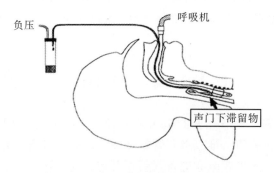

图 34-1　声门下分泌物吸引示意图

（二）人工气道内分泌物吸引

1. 传统吸痰技术

（1）指征：听诊双肺有痰鸣音、吸气时呼吸机气道峰压增加、患者血氧饱和度下降均为吸痰的指征，但临床中通常采用非定时吸痰技术，应在吸痰过程中严格执行无菌操作技术。

吸痰前洗手，戴无菌手套。吸痰前向意识清楚的患者解释吸痰的注意事项，如吸痰时会有憋气等短暂的不适感，向患者讲明吸痰时需咳嗽配合，以利于下呼吸道痰液的清除。注意选择合适的吸痰管，吸痰管的外径不应超过气管导管内径的 1/2。同时应检查吸痰装置是否完好，吸引负压以不低于 100 mmHg 为宜，此压力水平可望达到理想清除分泌物的结果，而高于 100 mmHg 的负压非但不增加吸引分泌物的效率，更易引起气管壁的损伤。

（2）操作流程：每次进行吸引前给予患者预先吸入纯氧。阻断吸痰管负压，将吸痰管插入气管导管，达到气管导管末端时上提 0.5 cm 开放负压，边吸引边鼓励患者咳嗽，同时旋转上提吸痰管。吸痰动作轻柔、迅速，每次吸痰时间不超过 15 s。吸痰后吸净口咽部分泌物。

（3）注意事项：①对于严重缺氧者，吸痰时间应严格控制，可由两人共同完成吸痰操作，尽可能缩短吸痰时间，最大限度减轻缺氧。②痰量多时，不可长时间吸引，必要时间隔 3 min 以上再次吸引。③分泌物黏稠者，吸痰前向气道内注入 3~5 ml 生理盐水后再吸引，必要时可重复 2~3 次。

2. 经纤支镜吸引及灌洗　急危重症患者的疾病诊断尚不明确，并且由于病情危重常不能进行强有力的呼吸物理疗法，为了尽早明确诊断并进行相应治疗，可进行床旁纤支镜治疗。主要包括对肺不张相应部分的大气道进行直接吸引，吸出黏稠的堵塞气道的分泌物；对相关气道进行支气管灌洗等。

（1）支气管吸引：急诊及重症监护室（ICU）患者黏稠的痰液和痰痂、黏液栓子、血块或误吸入肺的食物等堵塞气道，插入纤支镜可在直视下将这些物质吸引干净，吸引时吸力要适当，吸力过高可损伤气道黏膜导致出血。因此需间断吸引，避免持续吸引而加重缺氧，因为在吸引下动脉血氧分压可下降 10~20 mmHg 以上。应仔细观察相应区域的叶、段、亚段支气管的黏液栓或滞留的分泌物是否已经吸引干净。

（2）支气管灌洗：如果堵塞支气管的痰液或黏液栓不能经吸引清除，即可经纤支镜行支气管灌洗，灌洗液一般用无菌生理盐水（37℃）50~150 ml，每次注入 10~20 ml 反复吸引。如痰液黏稠可加用黏液溶解剂，如 20% 乙酰半胱氨酸或庆大霉素 4 万~8 万U、地塞米松 2~5 mg。支气管灌洗的主要目的是吸出支气管内分泌物，因此每次灌洗液量不能太大，灌洗液停留在支气管内时间不能太长，边灌边吸，以避免灌洗液流入肺泡或其他支气管。

（三）人工气道的湿化

建立人工气道后，患者失去了鼻腔等上呼吸道对吸入气体加温、加湿的作用，导致呼吸道黏膜干燥、纤毛运动减弱、分泌物黏稠，易引起细菌感染和肺不张等并发症。因此，气道加温、湿化功能是十分重要的，其主要目的是保持呼吸道通畅以及预防肺部感染。

1. 人工气道加温加湿方法

（1）电热恒温蒸汽发生器加湿法：该装置的加温和湿化效果受到室温、吸入气体的流量、水的温度、蒸发的面积、管路的长短等因素影响。一般调节温度显示 35~38℃ 为宜。加温时应注意在吸气管路上连接好测温探头，保证温度监测准确；调节呼吸机管道使接水瓶处于垂直状态；随时排除管路内积水，避免增加气道阻力和影响潮气量；注意随时添加、调节湿化罐内蒸馏水，使其处于适宜水位。

（2）气道内直接滴注加湿法：通过一根细塑料管由气管切开导管连续向气管内滴注，也可用注射器从气管导管外口直接注入，每日应达 200~300 ml 液体，常用药液为 0.45% 生理盐水。

（3）雾化加湿及给药法：在吸气回路中连接一个雾化器，以压缩空气为动力，利用射流原理，将水滴撞击成微小颗粒，并输入气道。其优点是药物直接进入气道，药效快，剂量小，不良反应少。

（4）温-湿交换过滤器（HME）的应用：HME 安装在气管插管与呼吸机管路相接处。其核心结构是由数层不同材料制成的细孔纱网，对细菌有过滤作用。此装置在呼气时能吸附呼出气中的部分热量和水分，吸气时又能将所吸附的热量和水分用于加温湿化吸入气重新吸入。但 HME 具有一定的无效腔量，对慢性阻塞性肺部疾病（COPD）、呼吸肌无力等患者应慎用，对脱水患者、体温过低和痰极黏稠患者不宜使用。

2. 常用湿化剂

（1）蒸馏水：系低渗液体，既可用于湿化较黏稠的痰液，又可用于湿润气道内细胞，但用量过大，可增加气道黏膜的水肿。

（2）高渗盐水溶液：雾化吸入有刺激性，其渗透压比呼吸道黏膜细胞内的渗透压要大，故在支气管内高渗盐水有从黏液细胞内吸出液体的倾向，因而有稀释痰液，促进排痰的作用。欲送检无痰者的痰标本可雾化吸入 3%~5% 的高渗盐水 20 ml。

（3）生理盐水：为等渗液，常用小剂量，在短期内作湿化剂用。若持久应用，因水分蒸发，生理盐水可变为高渗而具刺激性。

（4）0.45% 生理盐水：吸入后在气道内发生浓缩而使液体浓度接近生理盐水，对支气管无刺激性。临床上常用于黏痰较多且不易咳出的疾病，如支气管炎、支气管扩张继发感染等。

五、困难气道管理策略

困难气道是指具有五（六）年以上临床麻醉经验的麻醉医师在面罩通气或气管插管时遇到困难的一种临床情况。根据有无困难面罩通气将困难气道分为非紧急气道和紧急气道。用于困难气道的器具有百余种之多。将这些工具分为处理非紧急气道和紧急气道的工具和方法。处理非紧急气道的目标是无创，而处理紧急气道的目的是挽救生命。

非紧急气道是指仅有困难气管插管而无困难面罩通气的情况。患者能够维持满意的通气和氧合，允许有充分的时间考虑其他建立气道的方法。紧急气道是指只要存在困难面罩通气，无论是否合并困难气管插管，均属紧急气道。患者极易陷入缺氧状态，必须紧急建立气道。其中少数患者"既不能插管又不能通气"，可导致气管切开、脑损伤和死亡的严重后果。

1. 非紧急无创方法

主要有喉镜、经气管导管和声门上工具三类。

（1）喉镜类：分为直接喉镜和可视喉镜。

1）直接喉镜：包括弯型镜片（Macintosh）和直型镜片（Miller）。选择合适的尺寸类型非常重要，必要时需更换不同尺寸类型的镜片。

2）可视喉镜：包括 Glidescope、McGrath、UE、Tosight 等，不需要口、咽、喉三轴重叠，可有效改善声门显露，但一般需借助管芯，以防显露良好却插管失败。

（2）经气管导管类：包括硬质管芯、光棒、可视管芯、纤维支气管镜四类。

1）管芯类：包括硬质管芯、可弯曲管芯以及插管探条（gum elastic bougie，GEB）。需喉镜辅助，方法简便，可提高插管成功率。

2）光棒：如 Light Wand 等，利用颈前软组织透光以及气管位置比食管更靠前的特性。优点是快速简便，可用于张口度小和头颈不能运动的患者。

3）可视管芯：如视可尼（Shikani）等，优点是结合了光棒和纤维气管镜的优势，快捷可视。

4）纤维气管镜：此方法能适合多种困难气道的情况，尤其是清醒镇静表面麻醉下的气管插管，但一般不适合紧急气道，操作需经一定的训练。

（3）声门上工具：包括引流型喉罩、插管型喉罩以及其他。

1）引流型喉罩：常用的有 Proseal 喉罩（LMA-ProSeal）和 Supreme 喉罩（LMA-Supreme）等。置入成功率高，既可改善通气，也可代替气管插管维持通道。

2）插管型喉罩：常用的有 Fasrrach 喉罩（LMA-Fasrrach）、Cookgas 喉罩（Cookgas air-Q）和 Ambu 喉罩（Ambu Aura-i）等。插管型喉罩的优点是可同时解决困难通气与困难气管插管，插管成功率高，但受患者张口度限制。

3）其他：包括 i-gel 和 SLIPA 等声门上工具，免充气型，置入成功率高。

（4）其他方法：经鼻盲探气管插管也是临床可行的气道处理方法。优点是无须特殊设备，适用于张口困难或口咽腔手术需行经鼻气管插管者。

2. 非紧急有创方法

（1）逆行气管插管：适用于普通喉镜、喉罩、纤维支气管镜等插管失败，颈椎不稳、颌面外伤或解剖异常者可根据情况选择使用。

（2）气管切开术：气管切开术并发症较多，用时较长，只用于必须的患者，如喉肿瘤、上呼吸道巨大脓肿。气管食管上段破裂或穿孔以及其他建立气道方法失败必须手术的病例。

3. 紧急无创方法　发生紧急气道时要求迅速解决通气问题，保证患者的生命安全，为进一步建立气道和后续治疗创造条件。常用的紧急无创和微创气道工具和方法包括以下几种。

（1）双人加压辅助通气：在嗅物位下置入口咽和（或）鼻咽气道，由双人四手，用力托下颌扣面罩并加压通气。

（2）喉罩（laryngeal mask airway，LMA）：既可以用于非紧急气道，也可用于紧急气道。紧急情况下，应选择操作者最容易置入的喉罩，如 Supreme 喉罩。

（3）食管-气管联合导管（esophageal-tracheal combitube）：联合导管是一种双套囊和双管腔的导管，无论是导管插入食管还是气管均可通气。

（4）喉管（laryngeal tube，LT）：原理和方法与联合导管类似，尺码全，损伤轻。

（5）环甲膜穿刺置管和经气管喷射通气（transtracheal jet ventilation，TTJV）：用于声门上途径无法建立气道的紧急情况。每次喷射通气后必须保证患者的上呼吸道开放以确保气体完全排出。

4. 紧急有创方法　环甲膜切开术是紧急气道处理流程中的最终解决方案。快速切开套装如 Quicktrach 套装，可快速完成环甲膜切开术。操作虽然简便，便必须事先在模型上接受过训练才能迅速完成。

5. 紧急气道的处理流程

（1）面罩通气发生困难时立即请求帮助，同时行双人加压辅助通气。

（2）经双人加压辅助通气仍未获得良好通气时，需要尽快置入喉罩。没有喉罩时，立即由现场相对有经验的医师尝试一次插管（不要反复试），采用哪种方法取决于操作者的优势技术、已经备好的气道工具及建立通气的紧迫性等。

（3）判断喉罩通气是否满意或气管插管是否成功，失败者继续采用其他紧急无创方法，如食管-气管联合导管、喉管等。

（4）以上声门上气道工具失败时需考虑行环甲膜穿刺置管和 TTJV。

（5）TTJV 失败或不可行时需要尽快行环甲膜切开术建立有效通气（推荐快速装置，如 Quicktrach 套装等）。

（6）紧急无创方法建立的气道一般为临时性气道，缺乏稳定性，后续处理应考虑唤醒患者或尽快建立稳定的气道。

参考文献

［1］刘大为. 实用重症医学. 北京：人民卫生出版社，2010：51-61.

［2］Luca M，Bigtello，Rae M，et al. 麻省总医院危重病医学手册. 4 版. 杜斌，译. 北京：人民卫生出版社，2009：52-85.

［3］Safdar N，Crnich CJ，Maki DG. The pathogenesis of ventilator-associated pneumonia：its relevance to developing effective strategies for prevention. Respiratory Care，2005，50（6）：725-739.

［4］Strickland SL，Rubin BK，Drescher GS，et al. AARC Clinical Practice Guideline：effectiveness of nonpharmacologic airway clearance therapies in hospitalized patients. Respiratory Care，2013，58（12）：2187-2193.

［5］于布为，吴新民，左明章，等. 困难气道管理指南. 临床麻醉学杂志，2013，29（1）：93-98.

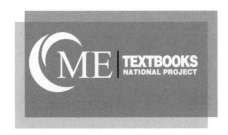

急诊重症患者营养支持

方邦江　宋景春

上海中医药大学附属龙华医院

第 **35** 章

急诊危重患者的营养支持治疗曾经饱受争议，并一度被认为无关紧要。但近年来，越来越多的临床试验证明了营养支持治疗在急诊危重患者中的重要性。营养不良是急诊危重患者死亡的独立危险因素，并且增加感染风险、延长重症监护室（ICU）和住院时间、机械通气以及创伤修复的时间。同时，也有充分的证据证明，合理的营养支持能够改善危重患者不良临床事件的转归。但急诊危重患者并非同质性人群，而是包括内科、外科、创伤等诸多疾病，这一概念存在的不确定性，本身就给如何合理进行营养支持带来很多困难。但目前对于营养支持给予的时机、方式，营养评估的方法，营养量的计算和配方，还是有一定的临床规范。同时医师还需考虑根据不同疾病的营养特点对总的营养方案进行调整，在避免营养方案对患者造成不良影响的前提下，最大程度地使患者受益。

一、营养支持的相关概念

（一）胃残余量

胃残余量（GRV）指经鼻胃管吸出的膳食量，用于评估胃肠道通畅的程度。其范围为 100～500 ml，通常应用 200 ml 为标准，西班牙营养指南则以 500 ml 为限。这一结论源于西班牙 28 个 ICU 中心（$n=329$）肠内营养调查结果，GRV 为 500 ml（研究组 $n=169$）与 GRV 为 200 ml（对照组 $n=160$）比较，GRV 为 500 ml 并未增加胃肠道不耐受的发生，而且 3 天后的喂养量明显高于对照组。新近亦考虑把 GRV 的动态变化趋势作为评价重症患者肠内营养的耐受性指标。GRV 的测定间隔一般为 8～24 h。

（二）氮平衡

氮平衡（nitrogen balance）是指氮的摄入量与排出量之间的平衡状态。测定每小时摄入氮的量和排出氮的量，并比较两者的比例关系，体内组织蛋白代谢状况的实验称为氮平衡。摄入氮等于排出氮叫作总氮平衡，这表明体内蛋白质的合成量和分解量处于动态平衡。摄入氮大于排出氮叫作正氮平衡，这表明体内蛋白质的合成量大于分解量。摄入氮小于排出氮叫作负氮平衡，这表明体内蛋白质的合成量小于分解量。

（三）误吸

误吸（aspiration）是指进食（或非进食）时在吞咽过程中有数量不一的液体或固体食物（甚

至还可包括分泌物或血液等）进入到声门以下的气道。少量误吸很常见，会引起急性呼吸窘迫综合征（ARDS）的误吸发生率则在1%~4%。

（四）血糖控制

血糖控制（glycemic control）指应用胰岛素持续输注的方法控制危重患者的高血糖至正常范围。现在饱受争议的是血糖控制的目标。以往认为血糖应控制到 4.4 ~ 6.1 mmol/L（80 ~ 110 mg/dl），但引起严重低血糖和危重患者的死亡。安全有效的血糖控制目标应该是 6.1 ~ 8.4 mmol/L（110~150 mg/dl）。

（五）腹泻

腹泻（diarrhea）一般是指每天大便次数增加或排便次数频繁，粪便稀薄或含有黏液脓血，或者还含有不消化的食物及其他病理性内容物。危重患者通常每天 5 次或 5 次以上大便或 24 h 排泄量超过 2000 ml。

（六）药理营养素

严重应激状态下体内某些营养素代谢发生了改变，其结果与危重症不良预后密切相关，这类营养素应视为在特殊时期具有治疗作用的药物，故被称为药理营养素（pharmaconutrients）。目前这方面研究较多的主要有谷氨酰胺（glutamine，Gln）、ω-3 多不饱和脂肪酸（ω-3polyunsaturated fatty acid，ω-3PUFA）、精氨酸、膳食纤维以及富含乳酸杆菌、双歧杆菌的生态免疫营养等。

（七）胰岛素抵抗

正常状态下能够发挥效应的胰岛素浓度不能发挥足够效应的现象称为胰岛素抵抗（insulin resistance）。危重患者的高血糖，高胰岛素水平现象主要与外周组织对葡萄糖的摄取和利用降低有关。胰岛素抵抗常发生于危重患者的应激状态、2 型糖尿病患者、脂质代谢异常和高血压等状况。目前，关于应激患者发生胰岛素抵抗的细胞和分子学机制仍不十分清楚，一般认为可能与胰岛素受体前受体功能异常、受体后信号转导、葡萄糖转运、细胞内代谢障碍及细胞因子如肿瘤坏死因子（TNF）-α 等因素有关。

（八）微量营养素

微量营养素（micronutrients）又称微营养素，是指维生素、微量元素等体内含量低、需要量少的营养素。微量营养素同样有着重要的生理作用，参与营养代谢，其中有些具有抗氧化作用，影响机体的免疫功能。近年来，维生素 C、E、β-胡萝卜素与微量元素硒、锌、铜等的抗氧化特性日益受到重视，一些实验研究显示其有助于氧自由基的清除及防治组织细胞的过氧化损伤等。大剂量维生素 C（360 mg/kg）可抑制应激后中性粒细胞释放自由基，保护线粒体功能，维护细胞膜的稳定性，是机体重要的抗氧化屏障。已证实危重症患者血清抗氧化剂含量降低，因此，危重症患者应适当增加包括维生素 C、E 在内的水溶性维生素及硒等微量元素。研究证实，含维生素 E 的脂肪乳剂，有助于防止脂肪乳剂的脂质过氧化产生。

（九）早期肠内营养

早期肠内营养（EEN）是指危重患者入院 24~48 h 内即通过胃肠道给予具有特殊治疗目的的食物，具体方式可通过经口、经鼻胃管、鼻肠管或经皮肤放置的营养管等方法给予。

（十）辅助肠外营养

患者入院后单纯依靠肠内营养无法达到计算所得的营养需要量，可以给予肠外营养作为肠内营养的补充。目前认为在患者入院 4 天内还无法达到设定营养量的 60%，那在接下来的 2 天里必须启动辅助肠外营养（CPN）。

（十一）外周肠外营养

允许肠外营养液通过外周静脉通道直接入血的肠外营养方式称为外周肠外营养（PPN）。这要求营养液渗透压要低于常规的肠外营养液。PPN 常用于患者的热氮比无法满足时或中心静脉通路开始之前营养治疗的过渡方法。

（十二）全肠外营养（total parenteral nutrition，TPN）

应用静脉给予患者全部的营养底物（葡萄糖、氨基酸、脂肪、维生素等），不用经口或肠内营养支持。

（十三）校正体重

计算肥胖患者能量需要量时在实际体重与理想体重（ideal weight，Wi）之间的测量参数。计算公式为：校正体重（Wa）＝理想体重+校正因子×（实际体重-理想体重）。轻度肥胖校正因子取 0.25，重度肥胖取 0.5。

（十四）理想体重

与身高对应的适当的体重可以降低危重患者的死亡率和心血管疾病的患病率。理想体重可以用表格获得，或者用公式计算。一般采用 Hamwi 公式：

男性（kg）：Wi＝48.08 + ［身高（cm）－152.4］/2.54 × 2.72

女性（kg）：Wi＝45.35 + ［身高（cm）－152.4］/2.54 × 2.26

（十五）基础能量消耗

基础能量消耗（BEE）是指人体在清醒而又安静，不受肌肉活动、环境温度、食物及精神紧张等因素的影响状态下的能量消耗。根据 Harris-Benedict 方程，计算得出基础代谢率，在此基础上根据病情加上一定的应激系数：

男性：BEE（kcal/24 h）＝ 66.5+13.8×W+5×H−6.8×A

女性：BEE（kcal/24 h）＝ 65.5+9.6×W+1.9×H−4.7×A

其中，W 是以 kg 为单位的体重，H 是以 cm 为单位的身高，A 是患者的年龄（岁）。

（十六）静息能量消耗

静息能量消耗（REE）是指机体禁食 2 h 以上，在合适温度下平卧休息 30 min 后的能量消耗。与基础能量消耗相比，REE 测定时，只需禁食 2 h 即可，因此，没有排除食物特殊动力作用的能量消耗。

（十七）过度喂养综合征（overfeeding syndrome）

接受人工营养快的患者出现以高血糖、高渗透压、高三酰甘油血症、脱水、肝功能障碍、氮质血症、低磷血症和免疫功能改变。其发病率随着 TPN 的应用而升高。

二、危重症患者的代谢和营养特点

机体遭受严重打击后在神经内分泌及炎症介质的作用下，特别是儿茶酚胺、胰高糖素、皮质激素等反调节激素分泌增加时，生理状态下的内稳态平衡受到破坏，机体呈现以高分解代谢的应激代谢特点。尽管应激代谢与饥饿代谢均属分解代谢，但前者更为复杂，且程度与持续时间更为突出。

根据危重症状态下的激素与代谢变化规律，危重病代谢可分为 3 个经典的阶段：早期低潮期（24 h 内）、流动期（持续较长时间，分解代谢为突出的代谢改变特点）和恢复期。不同疾病与该疾病的具体损伤形式、损伤程度、损伤过程和损伤后的代谢改变相关。

应激状态下机体代谢改变的特点与规律表现为代谢率明显增高，能量与蛋白质消耗与需求增加，进而出现代谢紊乱。尽管如此，体内的分解代谢与合成代谢依旧共存，只是打破了生理平衡，使分解代谢明显高于合成代谢，并表现为糖原分解和糖异生增加，肝糖生成增加和胰岛素介导的外周葡萄糖利用减少，导致了伴有胰岛素抵抗的应激性高血糖，这在骨骼肌和脂肪组织尤其明显。脂肪动员与分解加速，脂肪细胞中的三酰甘油被水解为游离脂肪酸，血浆中的脂肪酸水平增高，并在外周被氧化产生能量。蛋白分解增加、肌肉蛋白合成减少、骨骼肌与内脏蛋白迅速消耗、体内无脂组织群（lean body mass，LBM）的迅速丢失，直接导致生理功能受损，如呼吸肌与心肌功能、肠屏障功能等。肌肉中的蛋白分解为游离脂肪酸和谷氨酰胺，后者是内脏器官和免疫系统的燃料。过多的氨基酸在肝脏和肌肉被氧化为氮而排泄。这些改变导致严重的能量与营养的负平衡，进一步导致危重症患者营养状况的迅速下降，并出现不同程度的营养不良。

代谢紊乱的发生与导致应激的因素和程度、个体的基础状态和反应力密切相关，在严重创伤、严重感染、烧伤和颅脑损伤等急危重症患者更为明显。与饥饿代谢不同的是应激代谢并不能简单通过补充外源性营养底物获得改善，但有效的营养支持可以降低体内储存的能量与蛋白质、LBM 的丧失。同时要注意，不适当的营养支持亦可增加感染性并发症、器官功能衰竭的发生率，延长机械通气时间与住院时间，最终增加病死率与医疗花费。

三、营养评估

临床疾病尤其是危重症患者常常涉及多个系统功能障碍，疾病本身造成的营养不良与疾病加重形成恶性循环，就使得营养不良的纠正在危重症的救治中具有举足轻重的作用，而准确的营养评估（或营养评定）是整个临床营养治疗流程的第一步。临床医师需要获取、分析患者的病史（尤其是进食和体重史）、病历、体检和生化检查数据，做出临床的综合判断，而不应该局限于个别指标。在危重症患者中，血循环中蛋白质（如白蛋白和前白蛋白）的水平，经常因存在炎症、感染或液体过量而下降，因此不能完全依靠这些指标来判断蛋白质的营养状况。此外，需要强调的是，连续评估患者的营养状态应该成为临床急危重症医师治疗的常规内容（表 35-1）。目的是发现患者业已存在的营养不良或营养消耗的危险，进行动态评估疗效，及时调整营养方案。

表 35-1 评估和后续参数

评估时间	参数
入院时	体重，身高，体重减轻，体质指数（body mass index，BMI），白蛋白，胆固醇
每日	能量平衡，尿素
每周	根据应激因子、氮平衡、肌酐/身高指数、前白蛋白、视黄醇结合蛋白（RBP）的变化调整需要量

（一）人体测量指标

体重以简化的方式对总的身体成分进行测量。作为营养状况的指标，如果将体重用于构建如重量损失百分比和体质指数（BMI）等指标，其诊断能力会提高。近 6 个月内体重无意识减轻10% 以上或目前体重低于理想体重的 90% 均可视为营养不良的典型症状。体重是手术、慢性疾病和营养不良入院的适当指标。

BMI 评估体重和身高之间的相关性。BMI 小于 18.5 kg/m² 视为营养不良，并与外科患者的死亡率增加显著相关。与此相反，BMI 大于 30~35 kg/m² 视为超重肥胖，可评估为营养过剩。最近研究指出，与正常体重的患者相比，BMI 值高的危重症患者患 ARDS 的风险增高，住院时间也较长。

常用的人体测量变量还有三头肌皮褶厚度和上臂围。三头肌皮褶厚度是评估皮下脂肪的常用手段，上臂围则被视为肌筋膜间室保存状态的指标，但二者在危重症的营养评估方面价值不大。

（二）主观全面评价法

主观全面评价法（SGA）是指基于临床解释、症状和物理参数，并经过大量患者验证的结构化问卷。虽然 SGA 在老年患者中的应用受到质疑，但由专家施行的营养状况主观全面评价仍可作为营养不良的良好指标，并可预测 ICU 患者病程。专家评价是最可靠的入院时营养不良的评价参数，见表 35-2。

表 35-2　营养素缺乏的临床表现

症状或体征	可能缺乏的营养素
肌肉或脂肪组织消耗，无力	热卡和（或）蛋白质
外周水肿	维生素 B_1（心力衰竭）、蛋白质（胶体渗透低）
舌炎（舌变色、平滑或疼痛）	叶酸盐、维生素 B_{12}、烟酸、核黄素、维生素 B_1、铁
口角炎	核黄素、烟酸、叶酸盐、维生素 B_{12}
震动感或位置觉消失，乏力	维生素 B_{12}
皮炎（外露的皮肤）、腹泻、痴呆	烟酸（糙皮病）
对称性运动或感觉功能障碍、共济失调、眼球震颤、心力衰竭、智力状态改变或意识错乱	维生素 B_1（脚气病）
牙龈出血、皮肤淤斑、出血斑	维生素 C、维生素 K
伤口愈合差	热量、蛋白质、热量加蛋白质、维生素 C、维生素 A、锌、其他微量营养素
骨痛	维生素 D（骨软化症）
滤泡性角化过度症、夜盲、毕托（Bitot）斑	维生素 A
鳞状、发白的皮炎	必需脂肪酸（亚油酸、亚麻酸）
头发稀疏和（或）易脱发	锌、蛋白质
肤色苍白、匙状指	铁
没有味觉，鼻周、口周和腹股沟有发红的皮炎，脱发	锌
周围神经病、步态异常、四肢无力、疲乏	铜
肌痛、心力衰竭（心肌病）	硒
肢体感觉异常、手足痉挛	钙、镁、磷或钾

（三）表示肌肉蛋白质状态的生化变量

1. 肌酐/身高指数 这一指标测量肌肉的分解代谢，饮食中蛋白质含量、年龄等因素都会影响其数值。在肾衰竭状况下，肌酐/身高指数不是有效参数。该指数可检测入院时营养不良，但独立指标并无预后及后续价值。

2. 3-甲基组氨酸 这是一种由肌肉蛋白质代谢衍生的氨基酸。在分解代谢过度状态下，其数值会增加；在高龄及营养不良患者中数值会降低。3-甲基组氨酸（3-MH）是监测危重症患者营养及肌肉分解代谢的参数。

3. 尿素清除 尿素清除是测量蛋白质分解代谢的标准方法，也可用于评估肌酐和尿酸的损失，其数值随着血管内容量、氮的摄入量和肾功能的变化而产生改变。尿素清除是危重症患者对应激的代谢反应强度的指标。

4. 氮平衡 氮平衡是术后患者应激或中度营养不良的有效营养参数。建立氮平衡对于患者分解代谢，平衡或合成代谢非常有益。该参数并不是危重症患者营养不良和营养监测的有效参数，但可作为营养预后的一个指标。为了监测氮摄入量，也可以使用尿素。

（四）表示内脏蛋白质状态的生化变量

1. 白蛋白 这是最常用的营养生化参数。白蛋白浓度显著减少与并发症和死亡率增加相关。其血浆浓度受含水量变化的影响较大。然而，由于白蛋白的半衰期长达 20 天，这些数值对于营养状况的急性变化是不敏感的。

2. 前白蛋白或转甲状腺素蛋白 前白蛋白或转甲状腺素蛋白的半衰期为 2 天，这使得它成为监测危重病病程的一个参数，被认为是对营养状况变化最敏感的参数。然而，其数值受到与此状态无关因素的影响。其血浆浓度可能反映营养不良，也可能是潜在状态的严重后果，因此，其数值不适用于监测全身炎症反应患者的营养状况。然而，也有研究显示其入院时数值对于人工营养患者的营养风险、发病率和死亡率的预测十分有效。

3. 视黄醇结合蛋白 它的半衰期短，仅 12 h，这使它成为营养监测的指标，但其数值不会随营养支持迅速上升，直到返回到合成代谢状态。它的数值在维生素 A 摄入量增加情况下会增加，在肝脏疾病、感染及严重应激情况下会降低。对于慢性肾衰竭患者，它有一个相对数值。

4. 转铁蛋白 对转铁蛋白进行单独分析时，其灵敏度和特异性较低。其血浆值在缺铁性贫血状态下增加，在肝脏疾病、吸收不良综合征和非特异性炎症状态下减少。慢性缺铁、多输血、肠道吸收变化使其成为危重症患者的一个营养参数。转铁蛋白的半衰期为 8~10 天。

5. 促生长因子 这是一种低分子量的肽，其合成由生长激素和胰岛素因子调节。它的半衰期短，在血清中是稳定的。促生长因子是重症及分解代谢过度患者氮平衡的良好指标，也是营养不良患者营养监测的有效参数。它影响急性肾衰竭的危重患者的死亡率，研究证明，在对手术患者在应激阶段的代谢状况进行评估时，与转铁蛋白及视黄醇结合蛋白相比，由于不受患者应激水平的影响，促生长因子是一个更合适的参数。测量的复杂性和高成本限制了这一参数的使用。

6. 胆固醇 在患肾衰竭、肝衰竭和吸收不良综合征的营养不良患者中，可发现其血清胆固醇值较低。血胆固醇过低可能暗示危重症患者存在营养不良的情况，并与死亡率的增加有关。

（五）危重症患者营养评估的有效功能评估参数

1. 肌肉功能参数 肌肉强度分析作为营养状况的指标，分为主动的（呼吸肌强度，握力）和被动的（肌肉对电气强度的收缩和放松反应）。在预测手术并发症时，与生化标志物（如白蛋白、转铁蛋白）相比，其数值的诊断敏感性和特异性更高。然而，受镇静镇痛、肌肉松弛剂的使用以及肌病和（或）多发性神经病等高度多样化因素的影响，危重患者的肌肉功能测试可能发生改变。

2. 免疫功能参数　淋巴细胞总数减低（<1500），CD_3/CD_4 降低（<50）和延迟细胞介导免疫反应的缺失与营养不良有关。在危重病患者中，各种临床表现和药物治疗都可能改变淋巴细胞总数和免疫功能测试。这些参数对于监测入院时表现出免疫缺陷的危重患者的病程具有价值。

外周血单核细胞（PBMC）内线粒体复合物 I 的活性在营养不良时减少，营养支持后可迅速增加，因此可将其作为判断营养状况的良好指标。关于这一指标在危重患者中的实用性和患者中存在的潜在致混淆因素，尚无相关证据。口腔黏膜上皮细胞的凋亡率测量可能是确定营养状况的另一种无创技术。

3. 危重症患者营养评估的其他不常见有效参数　危重患者出现营养失调评估的难度促使我们探寻其他营养检测方法。目前，具有有限的临床价值的方法还有：中子活化分析（可测量体内氮总量）、生物电阻抗（可计算体内水分总量）、钾同位素（可用来估计瘠瘦组织总量）等。能量平衡（指规定热量和给予膳食热量之间的差异）和饮食的适应是有效的工具，因为低卡路里的饮食和持续的负能量平衡与不良的临床结果相关。血清瘦素浓度可能较好地预测营养状况，在中老年人的研究中已被证实，但仍无充分证据表明其在危重患者中的价值。

四、营养支持的适应证、时机和途径

营养支持是无法进食的危重病患者必不可少的治疗手段。危重病的高代谢会迅速使患者形成急性营养不良的状态。这种营养不良状态和缺乏营养支持会增加病死率并延长 ICU 入住时间。已有研究显示，不管是否存在感染，也无论患者是否经历长时间的机械通气，热量支持持续不足的患者都比全营养支持的患者出现更多的并发症。也有荟萃分析认为延迟肠内营养比早期肠外营养显示更高的死亡率，这说明营养状况的改善比营养途径的选择对患者的预后影响更大。只要连续 3 天还不能经口进食的患者，就必须给予营养支持，而无论是肠内还是肠外。营养支持治疗不仅改善营养本身，还能够调节机体对疾病的反应。

特殊营养支持的早期给药是危重症患者医疗质量的重要指标，但是有关危重症患者营养支持时机的掌握仍不尽相同，目前多数认为在有效的复苏与初期治疗 24~48 h 后，可考虑开始营养的供给，并视此为早期营养支持。对危重症患者进行早期营养治疗能够改善饮食的耐受性、减少肠屏障功能障碍、降低感染概率、缩短住院天数和机械通气天数。相关荟萃分析显示，早期营养支持能够使肠道手术患者的死亡率及住院时间显著下降，各种急性患者的感染及住院天数也显著减少。在对 14 项 ICU 患者随机对照试验的荟萃分析，结果显示早期肠内营养组死亡率呈现下降趋势，感染并发症显著减少，而住院天数以及机械通气天数等并无差异。一项纳入 6 个随机临床试验、234 例患者的荟萃分析显示，ICU 患者 24 h 内给予营养支持后，死亡率和肺炎的发生率均有显著下降。在经过早期的有效复苏（特别是容量复苏），生命体征与内稳态失衡得到一定的控制后，为了维持细胞的代谢与器官的功能，防止进一步的营养耗损，应及早开始营养支持。这一原则已达到国际上危重症学界的共识。相反，延迟的营养补充可导致较长时间持续的营养与能量负平衡，后者与增加患者感染性并发症的发生率及延长 ICU 入住时间显著相关，并且增加了后期纠正营养不良的难度。

许多研究指出，危重症患者的累积热量短缺与感染并发症发病率的升高和 ICU 停留时间延长相关，但应给多少热量、在多长时间内达到热量目标量等并无定论。分析相关研究可知，能量摄入量短期间隔的增加可能与病程的改善相关。一项对严重颅脑损伤患者进行快速早期营养支持的随机研究表明，快速给药患者的感染率显著降低，神经功能评分提高。一项在危重症患者中严格执行营养指南的研究显示，第一周内达到更高营养摄入量的患者死亡率（27%与37%比较；$P <$ 0.05）和住院时间呈下降趋势。目前尚无关于达到既定能量目标所需的时间的研究报道，但有学者推荐达到能量目标所需的时间为从营养支持治疗开始后的 48~72 h。动物研究表明，肠外途径的营养支持会导致肠内菌群失调、肠屏障功能损伤、肠道巨噬细胞功能紊乱及细胞因子释放增加。20 世纪 90 年代就有关腹部创伤并腹部手术术后的患者进行临床研究，结果显示与肠内营养途径相比，通过肠外给药会导致患者的感染率显著增高、住院治疗天数也明显增加。

　　一项荟萃分析研究了 13 项随机对照试验比较了采用肠内和肠外营养途径的危重症患者的预后，结果发现肠内营养患者的感染并发症低于肠外营养的患者（OR 为 0.64，95%CI 为 0.47~0.87，$P = 0.004$），但两者的死亡率无显著差异（OR 为 1.08，95%CI 为 0.70~1.65，$P = 0.70$）。此外，肠内营养还能降低危重患者治疗成本和高血糖的发生率。也有学者认为肠外营养患者的感染并发症的发病率升高可能与目前血糖管理目标不严格有关。肠外营养的严重并发症在 20 多年前就已经见诸报道，由于对肠外营养在热量和蛋白质需求等方面的认识加深，临床治疗上已不再提倡应用高热量的营养支持，因此，血糖水平的控制也更加严格，中心静脉导管的管理也更加规范，营养相关的并发症也大幅减少。

　　一篇有关意向性治疗研究的荟萃分析指出，进入 ICU 48 h 以后才开始接受肠内营养支持的患者的死亡率要高于接受肠外营养的患者，因此研究者建议如果危重症患者在进入 ICU 24 h 内不能接受肠内营养，则应采取肠外营养。研究者也指出，未给予早期营养带来的营养不良并发症的发生率高于胃肠外给药的并发症发生率。

　　人们通常认为，危重症患者接受肠外营养的适应证包括广泛小肠切除伴或不伴结肠切除、近端高排出量肠瘘和小肠穿孔，但这些适应证缺乏足够的循证依据。有可能禁忌使用肠内营养或不能耐受肠内营养的其他疾病，包括严重腹泻或呕吐、严重腹胀、部分或完全肠梗阻、严重的胃肠道出血和血流动力学不稳定。当这些疾病持续 3~7 天以上时，通常可被视为肠外营养的适应证。目前认为肠外营养禁忌证包括：患者有足够的胃肠道功能，可进行肠道喂养；有证据表明患者需要肠外营养的时间不太可能超过 5~7 天；患者不能耐受肠外营养所需的静脉内液体负荷，有严重高血糖，在计划启动肠外营养的当天有严重的电解质异常，存在任何可能显著增加静脉内导管放置危险的情况。这些禁忌证同样缺乏循证证据。

　　最近由加拿大、欧洲和美国的专业学会专家们制定的综合性临床实践指南已发表。目前指南提议，当不能进行肠道喂食时，应在 7 天内（根据美国指南）或在 3 天内（根据欧洲指南）启动肠外营养。对于入住 ICU 时已有蛋白质-能量营养不良的患者，美国临床实践指南建议即刻启动肠外营养。

　　临床实践中由于患者胃肠道不能耐受、饮食中止和其他因素（诸如放射学检查、内镜操作、手术操作等）的影响，患者入院初期很难达到营养目标，结果导致高达 60% 的患者营养摄入量未达到预设的营养目标。肠内营养的低摄入会增加患者的并发症。很多专家认为，在营养目标的全部营养需要中，至少应满足 80% 的需要。然而有研究显示，危重症患者并未受益于全面的营养补给，所以入院时达到营养目标的 33%~66% 即可。目前常规做法是，如果患者在进入 ICU 72 h 后，热量和蛋白质的需求未到达到营养目标的 60%，应采取辅助肠外营养。

五、宏量营养素和微量营养素的需求

（一）能量消耗的评估方法

　　间接测热法是一种临床上被视为黄金标准的方法。但应用间接测热法在临床有很大困难，如设备昂贵、测量时间长，操作人员经验不足和大多数医院利用率不高。此外，在较短时间间隔内（5~30 min）测量的总能量消耗（TEE）变异较大，一天内变化高达20%。因此，虽然建立能量消耗最精确的方式是维持测量 24 h，在计算总能量消耗时，应在静息能量消耗的基础上增加15%~20%。

在相关文献中，用于估算能量消耗的公式有 200 多个，但无一与间接测热法测量表现出良好的相关性。但当无法实施能量消耗测量时，建议采用间接测热法。为了选择最合适的公式，必须考虑到被评估患者的类型。一篇近期研究纳入 202 例机械通气的危重患者，使用不同的公式来计算基线能量消耗以比较间接测热法的结果。该研究结论认为在评估危重疾病患者机械通气上 Penn State 公式提供的代谢率更精确。

目前应用于急危重症患者能量消耗测量的方法在 80% 的病例中存在过高评价的情况，主要原因在于这些方法本来用于普通患者，危重患者应用代谢变量增加，在这些方法中很难兼顾。近期研究表明，固定数量的卡路里摄入量［25 kcal/（kg·d）］和间接测热法之间无很好的相关性，间接测热法得到的结果更佳。

（二）能量供应目标

患者所处的新陈代谢时期不同（初始代谢期或恢复代谢期），其能量需求将发生变化。研究显示，热量负平衡与热量正平衡相比，感染发生率较高。基于以上研究结果，在能量消耗无法测量的情况下，建议初始代谢期供应量应尽量接近间接测热法测得的需求量，高代谢康复期增加能量供应。有研究者建议，能量要求得不到满足（肠内供应的 60%~70%）时用肠外营养补充。一篇荟萃分析对进入 ICU 患者的肠内营养和混合营养进行了比较研究，结果显示，感染性并发症的发生率、入住 ICU 天数或机械通气天数并未降低。

公式中使用的体重取决于 BMI。BMI<18 kg/m^2 的患者建议使用目前体重，以防止营养过量综合征。其他患者则可使用患病前的体重。近年来，病危患者［18 kcal/（kg·d）］入院之初会出现允许性低营养不良的观点日益被接受，入院一周之后有望达到营养需求的全部目标［25 kcal/（kg·d）］。近期对这种营养方案进行效果评价的研究结果显示，在代谢初期，当摄取的热量介于估计要求的33%~66%时，临床结果较好。低于 33% 的供给与菌血症的增加相关，高于 66% 的供给与并发症发生率增加相关。然而，由于没有前瞻性研究，这一建议仅供参考。

（三）碳水化合物的供给

血糖仍然是危重病患者的主要热量底质。葡萄糖滴注［4 mg/（kg·min）］只能将糖原异生抑制在50% 以内，将蛋白质分解代谢抑制在 10%~15%，因此从不建议给予葡萄糖供给大于 4 mg/（kg·min）。尽管碳水化合物在总能量需求中的比例会因个体因素和疾病严重性的差异而产生变化，一般情况下，碳水化合物占总能量需求的 50%。能量供应和代谢应激会导致高血糖症发生，并会影响预后。研究者展开的多个研究和荟萃分析，部分研究建议将血糖值维持在 7.8~10 mmol/L（140~180 mg/dl）之间，如果超过此限制则使用胰岛素，但有关最合适的极限值并无研究共识。血糖值高于10 mmol/L（180 mg/dl）会导致病情恶化，在感染性并发症中尤其如此。血糖值低于 7.8 mmol/L（140 mg/dl）将与严重低血糖的发生率较高有关，甚至增加死亡率。

（四）脂肪供给

脂质摄取是营养支持的基本组成部分，因为除了提供小体积能量，脂肪摄取对于防止必需脂肪酸缺乏症（至少 2% 热卡的亚油酸，至少 0.5% 的亚麻酸）、维持细胞膜的结构和调节细胞内信号传导是必不可少的。相比碳水化合物，脂质供给导致的产热效应、脂肪生成、胰岛素释放、CO_2 生产和血糖值都较低。研究者普遍认为，ω-3 脂肪酸可以抵消 ω-6 的促炎效应。

0.7~1.5 g/（kg·d）的脂肪供应是安全的，而且耐受性良好。给药浓度应在 30% 或 20%，优于 10%，能减少磷脂供应（磷脂/三酰甘油比 0.04，浓度 30%），延长灌注时间，以预防肺通气和肺灌注的改变。已有许多长链三酰甘油（LCT）形式的实用配方在临床应用，但目前更推荐混合中链三酰甘油（MCT）。鱼油或橄榄油物形式的各种商业制剂也已显示出良好的耐受性，并优先于 LCT 使用。然而，由于这些制剂并无明显优于其他类型制剂的优势，很难在以上类型中做出具体的选择。当血浆三酰甘油水平大于 400 mg/dl 时，不建议给予以上制剂，或应考虑减少其供应量，并推荐提供 40% 的非蛋白热量。肠外营养时，对于急性肺损伤患者和 ARDS 患者，应特别建议鱼油 ω-3 含量较高的饮食。

（五）蛋白质供给

虽然严重创伤和烧伤患者的氮损失比较高，但不推荐高供应量，因为当蛋白质供应量为 1.5 g/（kg·d）时，蛋白质的分解代谢减少 70%；蛋白质供应量增加至 2.2 g/（kg·d）时，净蛋白质降解会进一步增加。肠外营养时，标准氨基酸配方可保证患者的正常供给，其中必需氨基酸的比例与健康个体的需求相似。在急危重症尤其是脓毒症患者中，强化肠外营养需要增加支链氨基酸的比例已通过临床测试，但目前尚缺乏循证医学证据。

目前有足够证据支持谷氨酰胺在危重病患者中作为条件必需氨基酸的日常使用。肠外营养时建议谷氨酰胺丙氨酰胺 0.3~0.5 g/（kg·d），药品配置稳定、可溶。肠外营养给药供应出现烧创伤患者的发病率甚至死亡率降低，但在其他类型的危重病患者中目前并没有得到证实。血糖代谢控制的改善在已接受肠外谷氨酰胺的患者中得到证实，因为这将有助于降低胰岛素抵抗。完整蛋白质通常用于肠内营养。在改善临床结果或减少胃肠道并发症方面，寡肽并未表现出有明显的临床获益。

（六）维生素和微量元素供给

抗氧化维生素和包含硒、锌和铜在内的微量元素组合，可以改善危重病患者的预后。一篇荟萃分析对 15 项随机研究进行分析，证明了抗氧化维生素和微量元素的组合能降低死亡率和缩短机械通气时间，但它并不能减少感染并发症的发生率或缩短住院时间。

虽然美国医学协会营养咨询小组的建议得到采纳，但目前危重病患者维生素的需要量并未确定，但目前临床实际治疗中的方案可能远远低于患者的需要量。供应硫胺素、烟酸、维生素 A、E、C 和复合维生素 B 都是非常必要的。

六、再喂养综合征

再喂养综合征是指在长期饥饿后提供再喂养（包括经口摄食、肠内或肠外营养）所引起的与代谢异常相关的临床表现，包括严重水和电解质失衡、葡萄糖耐受性下降和维生素缺乏等。

（一）再喂养综合征的发病机制

再喂养综合征易发生于营养不良患者，尤其是数月内体重下降超过 10% 的患者；其他如长期饥饿或禁食、嗜酒、神经性厌食、吸收不良综合征、体重明显下降的病态肥胖者、恶病质和部分术后患者都是再喂养综合征的高危人群。据报道，接受营养治疗的癌症患者中再喂养综合征发生率可高达 25%，且肠内营养者更易引起并发症。有报告称营养不良的老年患者再喂养综合征的发生率高达 48%。

严重营养不良者通常处于饥饿或半饥饿状态，碳水化合物摄入量明显减少，胰岛素分泌也相应减少，但胰高糖素释放增加；体内脂肪和蛋白质分解取代外源性碳水化合物而成为能量来源，体内水电解质平衡失调和维生素储备耗竭。尽管在营养不良患者早期血磷水平仍可能维持于正常范围，但其细胞内磷可能严重缺乏。当患者恢复摄食或接受肠内、外营养治疗后，外源性葡萄糖的供给使机体的供能由脂肪转为碳水化合物，随着胰岛素分泌增加，合成代谢增强，细胞对葡萄糖、磷、钾、镁和水的摄取增加，以致出现明显的低磷、低钾、低镁血症和水及电解质紊乱等代谢异常。

（二）再喂养综合征的临床表现和诊断

再喂养综合征发病早期，临床常无特异表现，故诊断较困难，易被忽略；后期则可出现明显的水和电解质紊乱和神经症状等。

1. 低磷血症　低磷血症是再喂养综合征最突出的临床表现。健康成人体内磷贮备为 500～800 g，其中 80% 存在于骨骼内，20% 分布于软组织和肌肉中。磷是细胞内的主要阴离子，是细胞内缓冲液的重要成分，参与磷脂、蛋白质和核酸的组成，在细胞代谢途径如糖酵解和氧化磷酸化过程中起关键作用。磷还参与许多酶解过程，故磷是维持细胞功能的必需元素之一。通常血磷浓度 <0.50 mmol/L 时可出现一系列临床表现，严重低磷血症（<0.32 mmol/L）时症状更为显著，包括：①神经肌肉系统异常，如横纹肌溶解、膈肌收缩力降低和心肌病，表现为头晕、厌食、四肢无力、感觉异常，重症者可有抽搐、精神错乱、昏迷，甚至可因呼吸肌无力而导致呼吸衰竭；②血液系统异常，如红细胞、粒细胞和血小板功能异常，表现为溶血、凝血障碍、粒细胞趋化性和吞噬性下降；③长期低血磷可造成骨痛、骨软化；④酸碱平衡失调，表现为轻度酸中毒；⑤肾小管功能减退引起急性肾小管性酸中毒；⑥葡萄糖代谢异常：如糖耐量减退等。

当血磷浓度 <0.50 mmol/L 时必须予以治疗。一次性补磷 5～10 mmol 往往不够，需根据血磷浓度重复给药，大多数（93%）患者在 24 h 内最终需要补磷 50 mmol，此剂量未发生明显不良反应。

2. 低镁血症　镁是人体必需元素，正常成人体内总镁含量约 25 g，其中 60%～65% 存在于骨、牙齿，27% 分布于软组织。镁是人体细胞内的主要阳离子作为多种酶的激活剂，参与 300 余种酶促反应，如作为磷酸转移酶和水解肽酶的激活剂，对葡萄糖酵解和脂肪、蛋白质及核酸的生物合成等起重要调节作用；低镁血症原因主要有镁摄入不足、吸收障碍、丢失过多等。再喂养时，碳水化合物的摄入使体内代谢发生变化，合成代谢增强，细胞对镁的摄取增多，使镁离子不断向细胞内转移，若不增加外源性镁的摄入，极易造成低镁血症。轻度低镁血症病例并无明显的临床症状，但严重低血镁（<0.50 mmol/L）可出现典型的临床症状，包括心律失常、腹部不适、厌食、肌震颤、麻木、手足抽搐、精神紧张、易激惹、意识障碍、乏力、共济失调等；严重者表现为烦躁不安、谵妄、惊厥。值得注意的是，体内镁缺乏与血清镁并不一定平行，因此，即使患者血镁浓度在正常范围也不能排除体内已存在镁缺乏，再喂养时应注意补镁，以防镁耗竭。

3. 维生素缺乏　尤其维生素 B_1 缺乏，也是再喂养综合征的常见表现。维生素 B_1 系水溶性，体内几乎没有贮备。维生素 B_1 参与催化丙酮酸氧化脱羧、生成乙酰辅酶 A 的羧化酶和葡萄糖磷酸戊糖途径中转酮酶的辅酶，与能量代谢和糖代谢关系密切。维生素 B_1 缺乏会导致丙酮酸不能通过三羧酸循环，仅能转化为乳酸，乳酸过量生成可造成乳酸性酸中毒甚至死亡，葡萄糖经磷酸戊糖途径代谢所需的转酮酶活力亦下降。再喂养时，葡萄糖的恢复供给使机体重新把葡萄糖作为主要能量来源；随之对维生素 B_1 的需求也相应增加，应注意及时补充。维生素 B_1 缺乏表现为感觉异常、麻痹、疼痛、膝腱反射消失等。维生素 B_1 缺乏引致的 Wernicke 脑病主要累及中枢神经系统，可表现为水平性或垂直性眼球震颤及眼直肌无力引起的眼肌麻痹等。

4. 低钾血症　低血钾可使神经肌肉、消化、心血管、泌尿、中枢神经等系统发生功能性或病理性改变。肠外营养时，由于胰岛素的供给，合成代谢增强，大量钾离子进入细胞，故需同时补钾并监测血钾水平。

5. 其他症状　包括体液分布改变和糖脂代谢异常等。长期饥饿患者多处于低代谢状态，一旦恢复再喂养，对液体代谢的不耐受可致脱水或液体超负荷，表现为低血压、心力衰竭、肾前性衰竭和猝死。钠潴留常发生于再喂养综合征的早期，过量液体和钠的摄入可加重钠潴留，引起液体超负荷、肺水肿和心功能失代偿。再喂养时，葡萄糖的摄入可抑制糖异生；持续、大量和快速补充葡萄糖易造成高血糖，并发高渗性非酮症昏迷、酮症酸中毒、渗透性利尿和脱水。同时，外源性补充葡萄糖可促进脂肪合成代谢，易引起高三酰甘油血症。故对再喂养患者应注意液体和葡萄糖的供给量和速度。

（三）再喂养综合征的防治关键

再喂养综合征的防治关键在于：①提高对再喂养综合征的认识，早期评估并识别容易发生再喂养综合征的高危患者。②由营养支持小组联合主管医师，根据病情制订个体化营养治疗方案更利于达到营养治疗的预期效果，并使相关并发症降至最低。③再喂养前，应注意检测和先期纠正原已存在的水和电解质代谢紊乱。④再喂养开始后即注意补充磷、镁和钾，并密切监测其水平，根据检测结果及时调整供给量。⑤再喂养的初始阶段热氮供给量宜低，能量为 83.7 kJ/（kg·d）或 4180 kJ/d，蛋白质 0.8~1.2 g/（kg·d），在 10~14 天内逐步、缓慢地递增供给量，直至达到预期营养需求目标或患者可耐受的剂量。宜以糖脂双能源供能，其中脂肪的供给量不能超过机体最大清除能力 [3.8 g/（kg·d）]，特别是脂肪清除能力下降的危重患者。⑥注意补充维生素，特别是维生素 B_1 和叶酸。

参考文献

[1] Kreymann KG, Berger MM, Deutz NE, et al. ESPEN Guidelines on Enteral Nutrition: Intensive care. Clin Nutr, 2006, 25 (2): 210-223.

[2] Mesejo A, Vaquerizo Alonso C, Acosta Escribano J, et al. Guidelines for specialized nutritional and metabolic support in the critically-ill patient. Update. Consensus SEMICYUC-SENPE: Introduction and methodology. Nutr Hosp, 2011, 26 (Suppl 2): 1-6.

[3] Fernández-Ortega JF, Herrero Meseguer JI, Martínez García P, et al. Guidelines for specialized nutritional and metabolic support in the critically-ill patient. Update. Consensus SEMICYUC-SENPE: Indications, timing and routes of nutrient delivery. Nutr Hosp, 2011, 26 (Suppl 2): 7-11.

[4] Ruiz-Santana S, Arboleda Sánchez JA, Abilés J, et al. Guidelines for specialized nutritional and metabolic support in the critically-ill patient. Update. Consensus SEMICYUC-SENPE: Nutritional assessment. Nutr Hosp, 2011, 26 (Suppl 2): 12-15.

[5] Bonet Saris A, Márquez Vácaro JA, Serón Arbeloa C, et al. Guidelines for specialized nutritional and metabolic support in the critically-ill patient. Update. Consensus SEMICYUC-SENPE: Macronutrient and micronutrient requirements. Nutr Hosp, 2011, 26 (Suppl 2): 16-20.

[6] Ziegler TR. Parenteral nutrition in the critically ill patient. N Engl J Med, 2009, 361 (11): 1088-1097.

[7] Dhaliwal R, Cahill N, Lemieux M, et al. The canadian critical care nutrition guidelines in 2013: An update on current recommendations and implementation strategies. Nutr Clin Pract, 2014,

29（1）：29-43

［8］中华医学会重症医学分会. 中国重症加强治疗病房危重患者营养支持指导意见（2006）. 中华外科杂志，2006，44（17）：1167-1177.

［9］李宁，于健春. 临床肠外营养支持治疗 2011-2012. 北京：人民军医出版社，2011.

［10］李宁，于健春. 临床肠内营养支持治疗 2011-2012. 北京：中华医学电子音像出版社，2011.

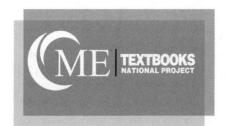

液体复苏的研究进展

尹 文

第四军医大学西京医院

第 36 章

低血容量休克是指各种原因引起的循环容量丢失而导致的有效循环血量与心排血量减少、组织灌注不足、细胞代谢紊乱和功能受损的病理生理过程。近三十年来，低血容量休克的治疗已取得较大进展，然而，其临床病死率仍较高。低血容量休克的主要死因是组织低灌注以及大出血、感染和再灌注损伤等原因导致的多器官功能障碍综合征（multiple organ dysfunction syndrome，MODS）。

低血容量休克的主要病理生理改变是有效循环血容量急剧减少，导致组织低灌注、无氧代谢增加、乳酸性酸中毒、再灌注损伤以及内毒素易位，最终导致 MODS。低血容量休克的最终结局与组织低灌注相关，因此，提高其救治成功率的关键在于尽早去除休克病因的同时，尽快以恰当的液体复苏方法来恢复有效的组织灌注，从而改善组织细胞的氧供，重建氧的供需平衡和恢复正常的细胞功能。

本章旨在根据低血容量休克液体复苏的最新循证医学进展，从复苏液体选择、复苏终点与预后评估指标以及不同原因导致休克的复苏策略等方面予以回顾，以利于低血容量休克的临床规范化治疗。

一、复苏液体的选择

1. 晶体液 液体复苏治疗常用的晶体液为生理盐水和乳酸林格液。在一般情况下，输注晶体液后会进行血管内外再分布，有 25% 存留在血管内，而其余 75% 则分布于血管外间隙。因此，低血容量休克时若以大量晶体液进行复苏，可引起血浆蛋白的稀释以及胶体渗透压的下降，同时出现组织水肿。但二者的液体复苏效果无明显差异。另外，生理盐水的特点是等渗，但含氯高，大量输注可引起高氯性代谢性酸中毒；乳酸林格液的特点在于电解质组成接近生理，含有少量的乳酸。一般情况下，其所含乳酸可在肝脏迅速代谢，大量输注乳酸林格液应该考虑到其对血乳酸水平的影响。

高张盐溶液的复苏方法起源于 20 世纪 80 年代。一般情况下高张盐溶液的钠含量为 400～2400 mmol/L。近年来研究的高张盐溶液包括高渗盐右旋糖酐注射液（HSD 7.5% NaCl + 6% dextran70）、高渗盐注射液（HS 7.5%、5%或3.5% NaCl）及 11.2%乳酸钠等高张溶液，其中前两者多见。荟萃分析表明，休克复苏时 HSD 扩容效率优于 HS 和生理盐水，但对死亡率无影响。迄今为止，没有足够循证医学证据证明高张盐溶液作为复苏液体更有利于低血容量休克。一般认为，高张盐溶液通过使细胞内水进入循环而扩充容量。有研究表明，在出血情况下，应用 HSD 和 HS 可改善心肌收缩力和扩张毛细血管前小动脉。其他有关其对微循环以及炎症反应等的影响的基础研究正在进行中，最近一项对创伤失血性休克患者的研究，初步证明高张盐溶液的免疫调理作用。对存在颅脑损伤的患者，有多项研究表明，由于可以很快升高平均动脉压而不加剧脑水肿，因此高张盐溶液可能有很好的前景，但目前尚缺乏大规模的颅脑损伤高张盐溶液使用的循证医学证据。一般认为，高张盐溶液主要的危险在于医源性高渗状态及高钠血症，甚至因此而引起的脱髓鞘病变，但在多项研究中此类并发症发生率很低。

2. 胶体液　目前有很多不同的胶体液可供选择，包括白蛋白、羟乙基淀粉、明胶、右旋糖苷和血浆。临床上低血容量休克复苏治疗中应用的胶体液主要有羟乙基淀粉和白蛋白。

羟乙基淀粉（HES）是人工合成的胶体溶液，不同类型制剂的主要成分是不同分子量的支链淀粉，最常用的是 6% 的氯化钠溶液，其渗透压为 300 mmol/L。输注 1 L 羟乙基淀粉能够使循环容量增加 700~1000 ml。天然淀粉会被内源性的淀粉酶快速水解，而羟乙基化可以减缓这一过程，使其扩容效应能维持较长时间。羟乙基淀粉在体内主要经肾清除，分子质量越小，取代级越低，其肾清除越快。研究表明，HES 平均分子质量越大，取代程度越高，在血管内的停留时间越长，扩容强度越高，但其对肾功能及凝血系统的影响也就越大。在使用安全性方面，应关注对肾功能的影响、对凝血的影响以及可能的过敏反应，并且具有一定的剂量相关性。目前关于应用羟乙基淀粉对凝血的影响缺乏大规模的随机研究，多项小规模研究表明：分子质量小和取代级稍小，但 C2/C6 比率高的羟乙基淀粉可能对凝血功能影响较小。

目前临床应用的人工胶体还包括明胶和右旋糖苷，都可以达到容量复苏的目的。由于理化性质以及生理学特性不同，他们与羟乙基淀粉的扩容强度和维持时间略有差距，而在应用安全性方面，关注点是一致的。应用人工胶体进行复苏时，应注意不同人工胶体的安全性问题。

白蛋白是一种天然的血浆蛋白质，在正常人体构成了血浆胶体渗透压的 75%~80%，白蛋白的分子质量 66 000~69 000。目前，人血白蛋白制剂有 4%、5%、10%、20% 和 25% 几种浓度。作为天然胶体，白蛋白构成正常血浆中维持容量与胶体渗透压的主要成分，因此在容量复苏过程中常被选择用于液体复苏。但白蛋白价格昂贵，并有传播血源性疾病的潜在风险。

3. 复苏治疗时液体的选择　胶体溶液和晶体溶液的主要区别在于胶体溶液具有一定的胶体渗透压，胶体溶液和晶体溶液的体内分布也明显不同。研究表明，应用晶体液和胶体液滴定复苏达到同样水平的充盈压时，它们都可以同等程度的恢复组织灌注。多篇荟萃分析表明，对于创伤、烧伤和手术后的患者，各种胶体溶液和晶体溶液复苏治疗并未显示对患者病死率的不同影响。其中，分析显示，尽管晶体液复苏所需的容量明显高于胶体液，两者在肺水肿发生率、住院时间和 28 天病死率方面均无显著差异。现有的几种胶体溶液在物理化学性质、血浆半衰期等方面均有所不同。截至目前，对于低血容量休克患者液体复苏时不同人工胶体溶液的选择尚缺乏大规模的相关临床研究。

临床上对于白蛋白的争论和相关研究也从未间断过。20 世纪末，一些研究认为应用白蛋白可以增加死亡率。这之后的两项荟萃分析认为：应用白蛋白对于低白蛋白血症患者有益，可以降低死亡率。研究又显示对于合并颅脑创伤的患者白蛋白组的病死率明显高于生理盐水组。与白蛋白相比，分子质量大的人工胶体溶液在血管内的停留时间长，扩容效应可能优于白蛋白，但目前尚缺乏人工胶体液与白蛋白或晶体液应用于低血容量休克复苏比较的大规模临床研究，因而尚无足够的证据表明晶体液与胶体液用于低血容量休克液体复苏的疗效与安全性方面有显著差异。

二、复苏终点与预后评估指标

1. 氧输送与氧消耗　人们曾把心指数（CI）>4.5 L/（min·m²）、氧输送>600 ml/（min·m²）

及氧消耗>170 ml/（min·m²）作为包括低血容量休克在内的创伤高危患者的复苏目标。然而，有研究表明这些指标并不能够降低创伤患者的病死率，发现复苏后经过治疗达到超正常氧输送指标的患者存活率较未达标的患者无明显改善。然而，也有研究支持，复苏早期已达到上述指标的患者，存活率明显上升。因此，严格地说，该指标可作为一个预测预后的指标，而非复苏终点目标。

2. 混合静脉氧饱和度（SvO₂） SvO₂的变化可反映全身氧摄取，在理论上能表达氧供和氧摄取的平衡状态。River 等以此作为感染性休克复苏的指标，使死亡率明显下降。目前，缺乏 SvO₂ 在低血容量休克中研究的证据，除此以外，还缺少 SvO₂ 与乳酸、DO₂ 和胃黏膜 pH 值作为复苏终点的比较资料。

3. 血乳酸 血乳酸的水平、持续时间与低血容量休克患者的预后密切相关，持续高水平的血乳酸（>4 mmol/L）预示患者的预后不佳。血乳酸清除率较单纯的血乳酸值能更好地反映患者的预后。以乳酸清除率正常化作为复苏终点优于平均动脉压（MAP）和尿量，也优于以 DO₂、VO₂ 和 CI。以达到血乳酸浓度正常（≤2 mmol/L）为标准，复苏的第一个 24 h 血乳酸浓度恢复正常（≤2 mmol/L）极为关键，在此时间内血乳酸降至正常的患者，在病因消除的情况下，患者的生存率明显增加。

动脉血乳酸恢复正常的时间和血乳酸清除率与低血容量休克患者的预后密切相关，复苏效果的评估应参考这两项指标。

4. 碱缺失 碱缺失可反映全身组织酸中毒的程度。碱缺失可分为三种程度：轻度（-5～-2 mmol/L），中度（-15～-5 mmol/L），重度（<-15 mmol/L）。碱缺失水平与创伤后第一个 24 h 晶体和血液补充量相关，碱缺失加重大多与进行性出血有关。对于碱缺失增加而似乎病情平稳的患者须细心检查有否进行性出血。多项研究表明，碱缺失与患者的预后密切相关，其中包括一项前瞻性、多中心的研究发现：碱缺失的值越低，MODS 发生率、死亡率和凝血障碍的概率越高，住院时间越长。

5. 胃黏膜内 pH（pHi）和胃黏膜内 CO₂ 分压（PgCO₂） pHi 反映内脏或局部组织的灌注状态，对休克具有早期预警意义，与低血容量休克患者的预后相关。已有研究证实 PgCO₂ 比 pHi 更可靠。当胃黏膜缺血时，PgCO₂>PaCO₂，中心静脉-动脉血二氧化碳分压差［P（g-a）CO₂］大小与缺血程度有关。PgCO₂ 正常值<6.5 kPa，P（g-a）CO₂ 正常值<1.5 kPa，PgCO₂ 或 P（g-a）CO₂ 值越大，表示缺血越严重。pHi 复苏到>7.30 作为终点，并且达到这一终点的时间<24 h 与超正常氧输送为终点的复苏效果类似，但比氧输送能更早、更精确的预测患者的死亡和 MODS 的发生。然而，最近一项前瞻性、多中心的研究发现，胃黏膜张力计指导下的常规治疗和在胃黏膜张力计指导下的最大程度改善低灌注和再灌注损伤的治疗，结果发现患者的病死率、MODS 发生率、机械通气时间和住院天数的差异无统计学意义。

6. 其他 皮肤、皮下组织和肌肉血管床可用来更直接地测定局部细胞水平的灌注。经皮或皮下氧张力测定、近红外线光谱分析及应用光导纤维测定氧张力测定等新技术已将复苏终点推进到细胞和亚细胞水平。但缺乏上述技术快速准确的评价结果及大规模的临床验证。

三、不同原因导致休克的复苏策略

1. 严重脓毒血症与脓毒性休克的液体复苏 脓毒症所致休克的定义为组织低灌注，表现为经过最初的液体复苏后持续低血压或血乳酸浓度≥4 mmol/L。此时应进行早期复苏，并应在确定存在低灌注第一时间、而不是延迟到患者入住重症监护室（ICU）后实施。

在早期复苏最初 6 h 的复苏目标包括：①中心静脉压（CVP）8～12 mmHg；②平均动脉压（MAP）≥65 mmHg；③尿量≥0.5 ml/（kg·h）；④中心静脉（上腔静脉）氧饱和度（ScvO₂）≥

70%，混合静脉氧饱和度（SvO_2）≥65%。

严重脓毒症或脓毒性休克在最初 6 h 复苏过程中，尽管 CVP 已达到目标，但对应的 $ScvO_2$ 与 SvO_2 未达到 70% 或 65% 时，可输入浓缩红细胞达到血细胞比容≥30%，或输入多巴酚丁胺［最大剂量为 20 μg/（kg·min）］，或同时输入二者来达到目标。此外，研究人员指出，在严重脓毒症和脓毒性休克早期复苏阶段，缺乏监测中央静脉氧饱和度设施下，乳酸（组织灌注不足的一个标记）水平升高的患者，应尽快使乳酸水平降至正常。

对于液体疗法，严重脓毒症早期液体复苏推荐使用晶体液，严重脓毒症和脓毒性休克早期液体复苏还建议使用白蛋白，不建议使用羟乙基淀粉等分子量大于 200 或取代度超过 0.4。不推荐使用低分子羟乙基淀粉，也不推荐使用明胶。

推荐液体复苏的初始治疗目标是 CVP 至少达到 8 mmHg（机械通气患者需达到 12 mmHg），之后通常还需要进一步的液体治疗。

推荐采用液体冲击疗法，持续补液直到血流动力学（例如动脉压、心率、尿量）得到改善。

对疑有血容量不足的患者进行液体冲击时，在开始 4~6 h 内至少要用 1000 ml 晶体液。对脓毒症导致器官灌注不足的患者，须给予更快速度更大剂量的液体治疗，至少达 30 ml/kg。液体冲击疗法，可根据动态（例如脉搏）或静态（例如动脉压）的变化，推荐采用增量补液直到血流动力学得到改善。

2. 创伤后未控制失血导致休克的液体复苏　创伤失血性休克患者在手术止血前，大量补充胶体或晶体液维持血压可能是有害的。越来越多的研究发现，液体复苏对于活动性出血的伤员，血压的回升可使机体保护性血管痉挛解除，血栓移位，加重出血，此外快速的液体复苏会稀释血液，使携氧能力下降；同时凝血机制障碍也会加重出血，并使组织水肿；快速灌注导致活性氧产生；复苏常用的等渗液乳酸钠具有促进炎症的作用。这些对原有的"以早期液体复苏提升血压、维持组织灌注、预防休克及其并发症发生"的原则提出了挑战。

限制性液体复苏（又称低压复苏或延迟复苏），是对出血未控制的失血性休克患者，在手术前限制液体输入量或输入速度，使血压维持在机体可耐受的较低水平，直至彻底止血。限制性液体复苏较常规复苏能在多方面更好地保护机体的功能与恢复。近年来，国内外对创伤失血性休克的复苏进行了相关研究，提出了新的一种液体疗法，即小容量高晶体-高胶体渗透压混合液（hypertonic-hyperoncotic solution，HHS），由于其临床输液量较少，仅需 2~4 ml/kg，故称为"小容量复苏"，其输入静脉后 1 min 即可使失血性休克机体的心排血量和动脉压明显升高，至少维持 2 h 以上。实验表明，小容量高渗盐水联合羟乙基淀粉溶液在失血性休克模型中的复苏效果最好。此外，除了"小容量复苏"外，新近有学者提出新观点——止血控制复苏。该观点认为，在快速、有效的止血措施基础上，在实施大量输血治疗方案之前，对血流动力学不稳定的患者输注一定量的血小板和血浆并结合血栓弹力图监测及指导输血治疗能明显改善大量出血患者的凝血功能。早期应用含血浆和血小板的血液制品而不是大量的晶体液和红细胞代替丢失的血液，可将稀释性凝血病减少到最低；同时，根据黏弹力试验（血栓弹力图）的结果可以对患者的真实需要进行个体化的止血复苏。研究证明，应用止血控制复苏的策略能明显降低严重出血患者接受大量输血治疗方案后的病死率，与依据输血指南治疗相比较，对大量输血患者进行止血控制复苏治疗可将病死率从 31% 降低到 20%（$P=0.002$），这说明止血控制复苏可能成为创伤性凝血病治疗的新方向。现在欧美等发达国家已将红细胞、新鲜冷冻血浆（FFP）和血小板按照一定比例和数量快速发放，组成多种大量输血方案（massive transfusion protocol，MTP），大多数医疗机构将 MTP 预先设定，以便随时并快速启动 MTP。为了争取时间，有的救治中心还将 O 型红细胞、AB 型 FFP 和血小板按比例组成所谓的"输血包"（transfusion package），到时第 1 个 MTP 可以不考虑患者的 ABO 血型，第 2 个 MTP 才发放血型明确、交叉配血相合的血液成分。这样使得发血速度更快而不必等待实验室检查结果就能施行大量输血。

在复苏液体的选择上，晶体液可补充细胞外液及组织间液，在较快时间内提升血压，但扩容效果没有胶体液好，目前认为仅用于补充细胞外液，而不作为容量治疗的单一液体。细胞外液减少不是休克的主要原因，大量补充晶体液可能是危险的，容量治疗中，晶体液为主的方案并不能维持足够的血容量。毛细血管的渗漏在晚期而非早期，不应因此限制胶体液的应用，容量复苏应采用以胶体液为主的治疗方案。用胶体溶液纠正低血容量性休克，主要是争取抢救时间，维持或扩充血容量，增加心排血量，实践证明是很有效的方法。常用的低分子右旋糖酐能够扩充血容量，抑制血小板功能，避免红细胞聚集，增加红细胞变形能力，易于通过狭窄的毛细血管，在循环中停留时间短，易于排出，故多作为微循环灌注的辅助治疗。6%或10%羟乙基淀粉的电解质平衡代血浆（HES130/0.4），其电解质与血浆相近，是一种较好的血浆增量剂，HE在血管内存在时间长，能有效补充血管内容量不足，增加心排血量，携氧量增加，使血管内皮细胞缺氧损害得到改善，形态得到恢复，从而缓解毛细血管渗漏。高渗高胶溶液即高晶体-高胶体渗透压溶液如7.5%氯化钠−10%羟乙基淀粉或右旋糖酐，能迅速提高血浆渗透压，逆转液体的反向流动，使有效循环血容量迅速增加，避免血液过度稀释，减轻凝血功能障碍，在允许的低血压范围内有效地预防血栓脱落和再出血，降低患者的后期死亡率。创伤出血后控制液体输入，能逐渐建立循环，减少再灌注时氧自由基等活性氧成分的产生，从而改善免疫反应。适量的晶体液输入可降低毛细血管通透性，减少白细胞渗出，抑制白细胞的黏附，有效地阻止创伤组织缺血再灌注损伤，而不是依赖大量液体的输入维持血压来达到目的。晶体溶液、人工胶体溶液都不含有血小板和凝血因子，天然胶体中库存全血的血小板和凝血因子也大都被破坏。中等度（3000 ml）以下失血的治疗，临床上输血输液不存在问题，但严重失血（>3000 ml）时，大量输入不含凝血因子和血小板的溶液会导致凝血功能障碍。

3. 重症急性胰腺炎导致休克的液体复苏　重症急性胰腺炎（SAP）起病急骤、并发症多、病死率高。急性反应期，多数患者因血流动力学变化、低血容量性休克、急性呼吸窘迫综合征（acute respiratory distension syndrome，ARDS）、急性肾衰竭等MODS而死亡。因此，早期积极的液体复苏、及时纠正低血容量性休克、纠正内环境紊乱等是防治MODS的关键。

SAP早期由于炎症引起组织大量炎症介质产生和释放，触发了机体全身炎症反应综合征（systemic inflammatory response syndrome，SIRS），大量的炎症因子释放，作用于血管内皮细胞，全身血管通透性增加，大量血管内液体进入组织间隙，使得大量强制性血管外液体潴留，出现全身水肿，体重增加。腹部B超和计算机断层扫描（CT）也可提示胰腺周围和腹腔内大量液体积聚。临床表现为低血容量性休克、急性肾衰竭（ARF）、ARDS甚至循环衰竭等一系列相应的症状或导致MODS，这也是早期患者死亡的主要原因。随着急性期SIRS的逐渐消退，机体功能逐渐恢复，血管通透性逐渐改善，复苏早期外渗到组织间隙的液体大量回输到血管内，若疾病并未严重损害到心肺肾功能，血管内容量的扩张会引起机体的自发性利尿，血管内容量趋于稳定。此时，临床上表现出总出量大于总入量的液体负平衡，提示液体复苏的终点，是患者度过急性期、进入组织修复期、疾病得到控制和恢复的反映。

当患者已有休克、少尿表现时，表明血容量已丧失25%以上，应首先恢复细胞外液的容量，以补充平衡盐液为主，这样既可迅速恢复功能性细胞外液量，又可降低血液黏滞度，改善微循环，有利于休克的纠正。休克患者在开始2~3 h内可静脉滴注平衡盐液1000~1500 ml，以后根据患者的血压、尿量和（或）中心静脉压等决定继续补充量。须注意，如输入平衡盐液过量，可造成血液稀释，红细胞携氧能力下降，胶体渗透压降低，引起组织水肿、肺水肿等，故容量补足后应适当补充胶体。细胞外液量经适当补充后，就应考虑纠正血浆的高渗或低渗状态，特别注意血浆胶体渗透压的调整，以维持血容量。25%白蛋白维持胶体渗透压的能力大约是血浆的5倍，如无条件输白蛋白或血浆，也可用低分子右旋糖酐代替。轻度代谢性酸碱失衡经补液、恢复有效循环血容量后可通过机体自身的调节而逐渐恢复，如补足血容量后仍有较重的酸碱失衡，或为重症患者，需急诊手术者，均应积极处理酸碱紊乱。在补足血容量后，肾脏灌注恢复正常，尿量应逐渐增加。如尿量达 40 ml/h，即可开始补钾，以尽快恢复细胞内外钾的缺失；疑有钙、镁缺失者，先补 10% 葡萄糖酸钙 10~20 ml，静脉缓注，如补钙后症状未缓解，或补钾后低血钾难纠正，提示有镁的丢失，应补镁。根据病情需要、患者耐受力、补液总量及液体的种类决定补液速度。对严重脱水、休克的患者，如心肺功能储备正常，可先将 24 h 总量的 1/2 于第一个 8 h 内补充，其余 1/2 在后 16 h 内输入。对第一个 8 h 的量，可于前 2~3 h 补充其 1/2 量，其余 1/2 在随后的 5~6 h 内输入。对心、肺、肾功能不全者，输液速度宜慢。

急性胰腺炎患者病情重，变化快，应随时调整补液方案，注意补液过程中的临床观察和监测，避免不良反应。观察与监测指标如下：①临床观察。密切观察患者生命体征，如体温、脉搏、血压、呼吸等的变化，注意患者的意识、皮肤黏膜湿度、皮肤弹性、外周静脉充盈度、有无下肢水肿和肺部啰音等。如患者出现心悸、气短、咳泡沫痰、下肢水肿、双肺满布湿啰音、心率快等表现，提示心功能不全或补液过快，需立即停止补液或减慢补液速度，同时给予强心、利尿处理。②准确记录出入量，观察小时尿量，监测尿比重及尿氯化物含量。尿量是反映血容量是否补足的可靠指标之一。③监测血电解质、渗透压及血气分析，了解电解质和酸碱紊乱的纠正情况，及时进行必要的调整。④有条件时应监测 CVP 及心肺功能，更精确地指导和调整输液量及输液速度。⑤体液补足、循环改善的指标有缺水症状、体征改善，脉搏变慢、有力，血压上升、稳定或正常，尿量 >30 ml/h，尿比重为 1.010~1.020，尿氯化物含量 >4 g/24 h，CVP 正常。

4. 烧伤导致休克的液体复苏 烧伤休克期，由于创面水分蒸发，大量热量丧失而致机体代谢亢进，患者大多数表现为畏寒，特别是大面积烧伤患者出现低体温，又有大量相对低温液体的输入，不利于休克的纠正。烧伤休克期复苏液的加温可平衡能量代谢，降低患者能量消耗，改善肾脏血流量，使患者尿量增加。同时保护脏器功能，防止低温对脏器的损害，缩短休克复苏时间，使患者平稳度过休克期。研究发现，用 39℃ 的液体进行休克复苏，心排血量能很快地恢复到基线水平，同时改善血流动力学，增加尿量。

年龄在 25 岁以下，烧伤面积在 29% 体表面积（total body surface area，TBSA）以下的患者适合口服液体复苏，而烧伤面积在 30%~75% 的患者适合于静脉补液复苏。研究发现烧伤后 24 h 内给予大剂量维生素 C［66 mg/（kg·h）］，可以减少补液量，减轻水肿，减少呼吸功能障碍的发生。休克复苏时，大剂量维生素 C 能缓解液体失衡，减轻脂质过氧化，维护机体抗氧化状态。早期肠内给予精氨酸，可以降低一氧化氮的产生，对烧伤休克复苏有益。周围静脉补液与中心静脉补液比较，选择中心静脉置管输液，更能保障液体快速高效输入，防止液体额外丢失。液体复苏时加用甘露醇，很短的时间内能迅速提高血液渗透压，吸收组织间液，快速增加血容量，对肾脏、肺脏都有保护功能。

烧伤休克已发生并持续了一段时间后（伤后 5 h）才开始液体复苏治疗，称烧伤延迟复苏。此类患者脏器功能衰竭发生率高，延迟复苏时应进行有创血流动力学指标严密监护，复苏前 2 h 将第 1 个 24 h 液体总量的一半快速补入，另一半于余下时间均匀补入。延迟复苏初期快速补液是可行且有益的，烧伤休克的延迟复苏需要显著增加补液量，快速补液可以显著改善组织的氧代谢情况。延迟复苏时可应用大剂量的维生素 C。

烧伤后第 1 个 24 h 内用 130 mmol/L 的乳酸林格溶液作为水和电解质的补充，结合胶体溶液输入，不补充葡萄糖溶液，在临床上是可行的。给予葡萄糖溶液时需额外补充电解质及胰岛素才能稳定。研究发现，血浆代用品（血安定）、万汶（6% 羟乙基淀粉）与血浆的疗效相近，可在烧伤休克早期救治中广泛应用。菲克雪浓（聚明胶肽注射液）和贺斯（中分子羟乙基淀粉）在烧伤休克中应用，也取得较好的疗效。以蛋白质为基础的胶体在烧伤复苏时利大于弊，成年人烧伤休克复苏时，给予5%人血白蛋白14天，不会降低MODS的发生。动物实验显示，烧伤后2 h按4 ml/kg给予高张生理盐水，等同于烧伤后8~12 h内补充大剂量液体。烧伤休克用高渗乳酸生理盐水溶液复苏，可以减少腹腔间隔室综合征的发生。

　　在过去的许多年里，关于液体复苏我们已经提出和解决了许多问题，但最理想的复苏液体和复苏方案仍有待确定。我们更需要准确的无创血压、器官灌注等监测手段以判断液体复苏是否有效。在未来我们还需要进一步研究液体复苏对免疫功能、炎症反应的影响，为寻求最佳的复苏液体和策略而努力。

参考文献

[1] 中华医学会重症医学分会. 低血容量休克复苏指南（2007）. 中国实用外科杂志, 2007, 27 (8)：581-587.

[2] Dellinger RP, Levy MM, Rhodes A, et al. Surviving sepsis campaign: international guidelines for management of severe sepsis and septic shock: 2012. Crit Care Med, 2013, 41 (2)：580-637.

[3] 熊利泽, 张西京, 尹文, 等. 多发创伤救治手册. 西安：第四军医大学出版社, 2013.

[4] 尹文, 黎军, 赵威, 等. 新编创伤外科急救学. 北京：军事医学科学出版社, 2014.

[5] 冯洋, 尹文. 创伤失血性休克限制性液体复苏的研究进展. 中国急救医学, 2012, 32 (6)：542-545.

[6] 张玉明, 孙绪德, 尹文, 等. 不同液体复苏方案对于治疗非控制性失血性休克的实验研究. 齐齐哈尔医学院学报, 2011, 32 (5)：684-686.

[7] 尹文. 创伤失血性休克早期复苏的几个关键问题. 创伤外科杂志, 2013, 15 (6)：485-488.

[8] 张宁, 尹文. 创伤性休克容量复苏的最新进展. 中国急救医学, 2014, 34 (3)：266-272.

[9] 刘明良, 陈惠孙. 战创伤休克液体服苏新概念. 国外医学创伤与外科基本问题分册, 1998, 19 (2)：68-70.

[10] Zehtabchi S, Sinert R, Goldman M, et al. Diagnostic performance of serial haematocrit measurements in identifying major injury in adult trauma patients. Injury, 2006, 37 (1)：46-52.

[11] Sakr Y, Payen D, Reinhart K, et al. Effects of hydroxyethyl starch administration on renal function in critically ill patients. Br J Anaesth, 2007, 98：216-224.

[12] Gonzalez EA, Moore FA, Holcomb JB. Fresh frozen plasma should be given earlier to patients requiring massive transfusion. J Trauma, 2007, 62 (1)：112-119.

[13] Krausz MM. Initial resuscitation of hemorrhagic shock. World J Emerg Surg, 2006, 1：14-19.

[14] 曾因明, 邓小明. 米勒麻醉学. 6版. 北京：北京大学医学出版社, 2006.

[15] 郭佳, 黄宗文, 何馥倩. 重症急性胰腺炎液体复苏研究进展. 现代临床医学, 2009, 35 (3)：228-233.

[16] 孙备, 程卓鑫, 周一男, 等. 重症急性胰腺炎早期液体复苏. 临床外科杂志, 2011, 19 (1)：5-6.

[17] 王车江, 张庆富. 烧伤休克液体复苏的研究进展. 河北医科大学学报, 2008, 29 (1)：137-139.

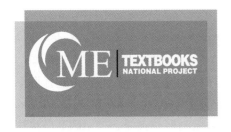

抗凝治疗在急诊科的应用进展

第 **37** 章

陈寿权
温州医科大学附属第一医院

防治血栓形成和血管栓塞的药物治疗包括溶栓治疗、抗栓治疗，其中抗栓治疗包括抗血小板和抗凝治疗，但广义的抗凝治疗或抗栓治疗也可概括抗血小板、抗凝、溶栓。临床急症可能发生凝血异常、血栓，或可能起因于凝血异常、血栓。针对高凝状态和血栓栓塞，抗凝、抗血小板、溶栓以及取栓是治疗的主要措施。由于这些治疗具有出血危险，以及急危重症本身发生出血的风险，寻找有效性和安全性之间的最佳平衡经常是治疗的难点，为此，急诊医师应及时了解循证研究进展和指南（共识）更新策略，充分重视对治疗获益与出血风险的评估，准确把握治疗的适应证（入选标准）和禁忌证（排除标准）。本章将对抗凝、抗血小板、溶栓治疗在急诊科常见急症的应用进展作介绍，这些急症的其他救治方法请参阅相关章节。许多本章未述及的急症可能在病程中存在凝血机制异常，抗凝治疗可以作为治疗措施之一，请参阅相关文献。

一、弥散性血管内凝血

弥散性血管内凝血（DIC）是在许多疾病基础上损伤微血管体系，导致凝血活化，全身微血管血栓形成、凝血因子大量消耗并继发纤溶亢进，引起以出血及微循环衰竭为特征的临床综合征。易诱发 DIC 的常见基础疾病包括严重感染/脓毒症、恶性肿瘤、病理产科、手术/创伤/烧伤，以及免疫损伤、中毒、重症胰腺炎、重症中暑等。DIC 是一种处于不断发展变化中的病理过程，主要的治疗措施包括治疗基础疾病及去除诱因、抗凝治疗、替代治疗（补充凝血因子/血小板）、其他治疗（支持对症、纤溶抑制药物、糖皮质激素）。基础疾病的治疗是终止 DIC 病理过程最关键和根本的措施，抗凝治疗是阻止凝血过度活化、中断 DIC 病理过程的重要措施。

抗凝药物常用肝素，可用普通肝素（UFH）或低分子肝素（LMWH）。UFH 一般不超过12 500 U/d，每6 h 用量不超过 2500 U，静脉或皮下注射；LMWH 3000~5000 U/d，皮下注射。根据病情决定肝素疗程，一般连用3~5 天。UFH 治疗需监测部分凝血活酶时间（APTT），使其延长为正常值的1.5~2.5 倍时即为合适剂量。UFH 过量可用鱼精蛋白中和，鱼精蛋白1 mg 可中和UFH 100 U。LMWH 常规剂量下无须严格血液学监测。抗凝治疗适应证包括：DIC 早期（高凝期）；血小板及凝血因子呈进行性下降，微血管栓塞表现明显者；消耗性低凝期但病因短期内不能去除者，在补充凝血因子情况下使用；除外原发病因素，顽固性休克不能纠正者。抗凝治疗禁忌证包括：手术后或损伤创面未经良好止血者；近期有严重的活动性出血；蛇毒所致 DIC；严重凝血因子缺乏及明显纤溶亢进者。

二、急性肺血栓栓塞症

对高度疑诊或确诊急性肺血栓栓塞症（APTE）的患者应立即给予抗凝治疗。药物可选择肝素（UFH 或 LMWH）、磺达肝癸钠（fondaparinux）或华法林。UFH 剂量为 2000~5000 U 或按 80 U/kg 静脉注射，继之以 18 U/（kg·h）持续静脉滴注，并进行 APTT 监测调整剂量，使 APTT 尽快达到并维持于正常值的 1.5~2.5 倍。抗凝不充分将严重影响疗效并导致血栓复发。需定时复查血小板计数，及时发现 UFH 引起的血小板减少症（heparin induced thrombocytopenia，HIT）。LMWH 可按体重给药，建议每次 100 U/kg，1~2 次/天皮下注射，无须监测 APTT，但对肾功能不全、过度肥胖者或孕妇需按血浆抗 Xa 因子活性来调整剂量。严重肾功能不全者初始抗凝首选 UFH。对于有严重出血倾向的患者，也应使用 UFH 进行初始抗凝，因其抗凝作用易被逆转。LMWH 致 HIT 发生率较 UFH 低。磺达肝癸钠可按每天 5 mg（体重<50 kg）、7.5 mg（体重 50~100 kg）或 10 mg（体重>100 kg），皮下注射，无须监测凝血指标。抗凝治疗至少 5 日，直到临床症状稳定方可停药。需长期抗凝者可用华法林，初始通常与 LMWH 联合使用，起始剂量为 2.5~3.0 mg/d，凝血酶原时间国际标准化比值（INR）稳定在 2.0~3.0 时停用 LMWH 并继续华法林治疗，疗程根据 APTE 诱发或伴发的危险因素不同而异，危险因素可短期内消除的 3 个月即可，危险因素不能消除时需长期抗凝治疗。

对高危患者（休克或低血压+右心室功能不全+心肌损伤）需用抗凝+溶栓或介入取栓治疗。溶栓治疗的适应证：两个肺叶以上的大块肺栓塞；血流动力学改变，不论血栓栓塞部位及面积大小；并发休克和体动脉低灌注［如低血压、乳酸酸中毒和（或）心排血量下降］；原有心肺疾病的次大块肺血栓栓塞引起循环衰竭者；呼吸窘迫症状（呼吸频率增加、动脉血氧饱和度下降等）；肺血栓栓塞后出现窦性心动过速。绝对禁忌证：活动性内出血或近期自发性颅内出血。相对禁忌证：2 周内的大手术、分娩、器官活检或不能以压迫止血部位的血管穿刺；2 个月内的缺血性卒中；10 天内的胃肠道出血；15 天内的严重创伤；1 个月内的神经外科或眼科手术；难于控制的重度高血压（收缩压>180 mmHg，舒张压>110 mmHg）；近期曾行心肺复苏（CPR）；血小板计数低于 100×10^9/L；妊娠；细菌性心内膜炎；严重肝肾功能不全；糖尿病出血性视网膜病变；出血性疾病；动脉瘤；左心房血栓；年龄>75 岁。溶栓药物常用尿激酶（UK）或重组组织型纤溶酶原激活剂（rt-PA）。UK 20 000 U/（kg·2 h）静脉滴注，或 rt-PA 50~100 mg 持续静脉滴注 2 h。APTE 起病 48 h 内开始行溶栓治疗能够取得最大的疗效，但对于那些有症状的 APTE 患者在 6~14 天内行溶栓治疗仍有一定作用。对于高危、大块肺栓塞的 APTE 患者，当有溶栓禁忌证或溶栓治疗无效，可经导管取栓或溶栓。

深静脉血栓形成（deep venous thrombosis，DVT）是引起 APTE 的主要血栓来源，抗凝是 DVT 的基本治疗。急性期 DVT 应用华法林联合 LMWH 或 UFH，在 INR 达标且稳定 24 h 后，停 LMWH 或 UFH，或选用利伐沙班（rivaroxaban）。高度怀疑 DVT 者，如无抗凝治疗禁忌证，在等待检查结果期间可开始抗凝治疗。对于急性期中央型或混合型 DVT，全身情况好、预期生存期≥1 年、出血风险小的可选择介入溶栓，不具备导管溶栓条件的，可给予静脉溶栓。

三、急性冠状动脉综合征

急性冠状动脉综合征（ACS）发生的主要病理机制是斑块破裂诱发急性血栓形成（闭塞性或非闭塞性），再灌注治疗、抗栓治疗是 ACS 救治策略的重要组成部分，再灌注治疗包括经皮冠状动脉介入（percutaneous coronary intervention，PCI）、溶栓。对 ST 段抬高型心肌梗死（STEMI）患者初始治疗的主要目标是通过溶栓或 PCI 进行早期再灌注治疗。应迅速确认患者溶栓治疗和 PCI 的适应证和禁忌证，当选择溶栓作为再灌注策略时，需尽快（最好在接诊后 30 min 内）给予溶栓药物。在无禁忌证的情况下，对起病 3 h 内、无法选择 PCI（如缺乏专业设施或难以进行血管穿刺）或预计 PCI 将延误者，推荐采用溶栓治疗；对起病 12 h 内且无法在医疗接触后 90 min 内进行 PCI，也可进行溶栓治疗。一般不建议对症状出现后 12~24 h 的患者进行溶栓治疗，除非患者出现持续缺血性疼痛和持续的 ST 段抬高。溶栓治疗不能用于症状出现后超过 24 h 的患者。

2012 年欧洲心脏病学会（ESC）的 STEMI 指南、2013 年美国心脏病学会基金会（ACCF）/美国心脏协会（AHA）的 STEMI 指南、2010 年中国急性 STEMI 诊断和治疗指南均强调，对于 STEMI，无论是接受直接 PCI、溶栓治疗还是保守治疗的患者，都需应用抗凝药物。对 STEMI 患者进行溶栓治疗时可选择依诺肝素（一种 LMWH）、UFH，使用链激酶（SK）溶栓治疗的可给予磺达肝癸钠；对接受直接经皮冠状动脉介入治疗（PPCI）的 STEMI 患者同时可给予比伐芦定（bivalirudin）、依诺肝素或 UFH，加或不加血小板糖蛋白（GP）Ⅱ b/Ⅲ a 受体抑制剂。磺达肝癸钠不应单独作为 PPCI 的抗凝治疗，因为有发生导管内血栓形成的风险。症状发作 12 h 内且无法实施再灌注策略或症状发作超过 12 h 的 STEMI 患者，需立即给予阿司匹林、氯吡格雷（clopidogrel）和抗凝药物（UFH、依诺肝素或磺达肝癸钠）。

非 ST 段抬高型急性冠状动脉综合征（NSTE-ACS）包括不稳定性心绞痛（UA）/非 ST 段抬高型心肌梗死（NSTEMI）。UA/NSTEMI 的治疗策略以危险分层为基础，抗血小板、抗凝是重要的治疗措施，再灌注治疗采用 PCI，而不用溶栓治疗，对高危患者应及早进行 PCI。2014 版 ACC/AHA 对 NSTE-ACS 患者管理指南推荐对所有无禁忌证的 NSTE-ACS 患者起病后需尽快给予非肠溶性阿司匹林咀嚼片，因超敏反应及胃肠道不耐受而不能应用阿司匹林的给予氯吡格雷。对于接受早期侵入性或缺血指导策略治疗且无禁忌证的 NSTE-ACS 推荐应用 P2Y12 抑制剂联合阿司匹林治疗。P2Y12 抑制剂包括氯吡格雷和替格瑞洛（ticagrelor），优先选择替格瑞洛。在接受 PCI 且出血并发症风险不高的 NSTE-ACS 患者优先选择普拉格雷（prasugrel）而非氯吡格雷。对于接受早期侵入性治疗及双联抗血小板治疗（DAPT）的中高危 NSTE-ACS 患者，起始抗血小板治疗策略中应考虑应用 GP Ⅱ b/Ⅲ a 受体抑制剂，依替巴肽（eptifibatide）及替罗非班（tirofiban）为优选。对于所有 NSTE-ACS 患者无论初始治疗策略如何，均应在抗血小板药物基础上应用抗凝药物，PCI 治疗后一般应停止抗凝治疗，除非有继续抗凝的需要。

四、心搏骤停与心肺复苏

心肺复苏（cardio-pulmonary resuscitation，CPR）中行溶栓治疗的目标在于对引起心搏骤停（cardiac arrest，CA）的冠状动脉或肺动脉血栓进行对因治疗，以及对 CA 引起的继发改变进行治疗，以溶解微血栓、改善微循环灌注。对于 CA 患者，尽管已有较多的病例报告和小样本研究显示在 CPR 过程中给予溶栓治疗获得成功的迹象，但大规模的随机研究未能证实这种结果，因而溶栓治疗未能被推荐为 CA 患者的标准治疗。但如果 CA 病因是大片 APTE 或常规 CPR 未成功并推测 CA 原因可能是血栓形成时应考虑给予溶栓治疗，在经选择的病例潜在的获益超过出血的风险。Böttiger 等应用 TNK-tPA 对 525 例院外发生 CA 并行 CPR 的患者进行了溶栓治疗，并与 525 例采用安慰剂治疗的患者进行了双盲、对照、多中心研究，结果两组自主呼吸循环恢复（ROSC）率、存活住院率、24 h 存活率、存活出院率、30 天存活率和神经功能结局比较差异均无统计学意义，溶栓组颅内出血的发生率较高，表明溶栓治疗对院外 CA 复苏无益。一篇对 CPR 过程中 ROSC 前应用溶栓治疗的 9 项研究（2000—2009 年，溶栓组 847 例，非溶栓组 1028 例，共 1875 例）的 Meta 分析显示，与非溶栓比较，溶栓组 ROSC 率、24 h 存活率、出院率较高，神经功能恢复情况无显著差异，严重出血发生率较高。对于 STEMI 的 CA 患者，经 CPR 获得 ROSC 后可予以溶栓治疗。Arntz 等对 53 例 STEMI 在 CPR 期间（3 例）或 ROSC 时（50 例）接受溶栓治疗，结果 24 例（45%）存活出院且神经功能恢复良好。对共 24 项临床研究（1995 年 1 月至 2012 年 10 月）的 Meta 分析发现，STEMI 患者 CA 获 ROSC 后给予 PCI 治疗或溶栓治疗，均可改善出院率，出院和神经功能恢复率在 PCI 治疗组与溶栓治疗组之间无显著差异。

五、急性缺血性脑卒中和短暂性脑缺血发作

溶栓治疗是急性缺血性脑卒中（acute ischemic stroke，AIS）最重要的恢复血流措施。美国 AIS 早期管理指南（2013）推荐对诊断为 AIS 且存在明确的神经功能缺损、年龄 ≥18 岁、起病 3 h 内的患者，给予静脉 rt-PA 治疗（0.9 mg/kg，最大剂量 90 mg），排除标准：近 3 个月内有严重头颅外伤史或脑梗死史；症状提示蛛网膜下腔出血；近 7 天内在不易压迫止血部位的动脉穿刺史；既往有脑出血史；颅内肿瘤、动静脉畸形或动脉瘤；近期颅内或脊髓内手术史；血压高（收缩压>185 mmHg 或舒张压>110 mmHg）；活动性内出血；急性出血体质；血小板计数<100×10⁹/L；发病前 48 h 内应用肝素者，且 APTT 延长超过正常上限；正在应用抗凝药，INR>1.7 或 PT>15 s；正在使用直接凝血酶或 Xa 因子抑制剂，敏感的实验室指标升高，如 APTT、INR、血小板计数、静脉酶凝结时间（ECT）、凝血酶时间（TT）或恰当的 Xa 因子活性测定；血糖<2.7 mmol/L（50 mg/dl）；计算机断层扫描（CT）显示多脑叶梗死（低密度范围>1/3 大脑半球）。相对排除标准（需仔细权衡风险和获益）：症状轻微或迅速自发缓解；妊娠；痫性发作后遗留神经功能缺损；近 14 天内大手术或严重创伤史；近 21 天内胃肠道或尿道出血史；近 3 个月内急性心肌梗死史。对发病 3.0~4.5 h 内的患者，也给予静脉 rt-PA 治疗（0.9 mg/kg，最大剂量 90 mg），排除标准包括 3 h 内的排除标准，以及额外的相对排除标准：年龄>80 岁；严重的脑卒中，即美国国立卫生院卒中量表（NIHSS）>25 分；口服抗凝药物，不论 INR；既往脑卒中史和糖尿病史。阿司匹林仍然是被推荐使用的抗血小板药物，但不建议将阿司匹林等抗血小板药作为静脉溶栓治疗 24 h 内的辅助治疗。

中国 AIS 诊治指南（2010）指出目前认为有效抢救半暗带组织的时间窗为 4.5 h 或 6 h 内。rt-PA 和 UK 是我国使用的主要溶栓药。对发病 3 h 内和 3~4.5 h 的 AIS 患者，应根据适应证严格选择，尽快静脉给予 rt-PA 溶栓治疗（0.9 mg/kg，最大剂量为 90 mg），其中 10% 在最初 1 min 内静脉推注，其余持续静脉滴注 1 h，用药期间及用药 24 h 内严密监护；发病 6 h 内的患者，如不能使用 rt-PA 可静脉给予 UK，根据适应证严格选择患者，UK 100 万~150 万 IU，溶于 0.9% 氯化钠溶液 100~200 ml，持续静脉滴注 30 min，并严密监护；发病 6 h 内由大脑中动脉闭塞导致的严重脑卒中且不适合静脉溶栓的患者，经过严格选择后可在有条件的医院进行动脉溶栓；发病 24 h 内由后循环动脉闭塞导致的严重脑卒中且不适合静脉溶栓的患者，经过严格选择后可在有条件的医院进行动脉溶栓。使用溶栓 24 h 后复查颅脑 CT，若无出血开始予抗血小板治疗。对于不符合溶栓适应证且无禁忌证的 AIS 患者尽早给予口服阿司匹林 150~300 mg/d，急性期后可改为预防剂量 50~150 mg/d。不能耐受阿司匹林的可用氯吡格雷 75 mg/d。对大多数患者，不推荐早期抗凝治疗，对少数特殊患者的抗凝治疗，可在谨慎评估风险效益比后慎重选择，需抗凝治疗的患者，应在 24 h 后使用抗凝剂。对不适合溶栓并经过严格筛选的脑梗死患者，特别是高纤维蛋白血症者可选用降纤治疗，可用降纤酶（defibrase）或巴曲酶。

对短暂性脑缺血发作（transient ischemic attack，TIA）和轻型卒中，需使用危险分层评分尽快

识别高危患者，高卒中复发风险（ABCD^2 评分≥4）的急性非心源性 TIA（根据 24 h 时间定义）或轻型卒中（NIHSS 评分≤3）急性期患者（起病 24 h 内），应尽早给予氯吡格雷联合阿司匹林治疗 21 天（氯吡格雷首次负荷量 300 mg），随后氯吡格雷单药治疗（75 mg/d），总疗程为 90 天。

　　AIS 血管内治疗（动脉溶栓、血管内取栓、血管成形支架术）可作为静脉溶栓禁忌或静脉溶栓无效的大动脉闭塞患者的一种补充或补救性治疗手段。动脉内溶栓药物选择包括 UK 和 rt-PA，最佳剂量和灌注速率尚不确定，推荐动脉使用 UK 总剂量不超过 80 万 IU，1 万 ~ 2 万 IU/min；rt-PA 总剂量不超过 40 mg，1 mg/min，每 5 ~ 10 min 造影观察血管再通情况，以最小剂量达到血管再通标准即可。

六、心房颤动

　　心房颤动（房颤）常导致心房附壁血栓形成，脱落后形成栓子，引起血栓栓塞性并发症，以脑卒中最为常见。合理的抗凝治疗是预防房颤患者血栓栓塞事件的有效措施，但由于抗凝会增加出血风险，因此在治疗前需评估患者发生卒中风险以及治疗出血风险。国内较多采用 CHADS$_2$ 评分系统（心力衰竭 1 分、高血压 1 分、年龄≥75 岁 1 分、糖尿病 1 分、卒中 2 分）评估房颤卒中风险。若无禁忌证，评分≥2 分的房颤患者应用口服抗凝药治疗，CHADS$_2$ 评分为 1 分可应用口服抗凝药治疗或阿司匹林（100 ~ 300 mg/d）治疗，CHADS$_2$ 评分为 0 分时一般无须抗凝治疗。应用华法林治疗时应从较低剂量（如 1.5 ~ 3.0 mg/d）开始，并根据 INR 调整剂量，将 INR 控制在 2.0 ~ 3.0。应用华法林治疗的禁忌证包括围术期（含眼科与口腔科手术）或外伤、明显肝肾功能损害、中重度高血压（≥160/100 mmHg）、凝血功能障碍伴有出血倾向、活动性消化性溃疡、妊娠、其他出血性疾病。新型口服抗凝药（NOAC）可显著降低出血风险，主要包括达比加群酯（dabigatran）、利伐沙班、阿哌沙班（apixaban）等，治疗过程无须常规监测凝血功能，便于长期治疗，目前主要适用于非瓣膜性房颤患者。抗凝治疗患者出血风险评估可用 HAS-BLED 评分系统，评分≥3 分提示患者出血风险增高。出血风险增高者发生血栓栓塞事件的风险往往也增高，因此，只要患者有适应证（CHADS$_2$ 评分≥2 分）仍应进行抗凝治疗，HAS-BLED 评分增高并不是抗凝治疗禁忌证，但应注意纠正出血风险的可逆因素、加强监测与评估、更谨慎使用抗凝药。

　　欧洲（2012）和美国（2014）房颤指南推荐 CHA$_2$DS$_2$-VAS$_c$ 评分系统［充血性心力衰竭 1 分、高血压 1 分、糖尿病 1 分、血管疾病（如心肌梗死、外周动脉疾病、主动脉斑块）病史 1 分、年龄 65 ~ 74 岁 1 分、女性 1 分、年龄≥75 岁 2 分、卒中/TIA/血栓病史 2 分］评估房颤卒中风险，评分≥2 分的房颤患者须给予口服抗凝药治疗。从 CHADS$_2$（找出需抗凝的高危患者）到 CHA$_2$DS$_2$-VAS$_c$（找出不需抗凝的真正低危患者），有助于更好的评估风险，尤其是对低危患者。

七、急性肠系膜血管缺血

　　急性肠系膜血管缺血性疾病主要包括急性肠系膜上动脉栓塞（ASMAE）、急性肠系膜上动脉血栓形成（ASMAT）、急性肠系膜上静脉血栓形成（ASMVT）、非阻塞性肠系膜缺血（NOMI）等，是严重的血管源性急腹症。对于阻塞性肠系膜缺血（包括 ASMAE、ASMAT 和 ASMVT），一旦诊断明确，即应争取在肠坏死出现前（无腹膜炎体征时）早期给予抗凝治疗和溶栓治疗，有条件的医院可立即进行介入取栓、溶栓。抗凝治疗是基石，溶栓治疗是主要的再通手段。出现腹膜炎表现需及时进行手术治疗，但术后仍需要维持抗凝治疗。抗凝药物可选择 UFH 或 LMWH，对于局部炎症引起的血栓需持续华法林抗凝 3 ~ 6 个月，血栓形成体质倾向或病因不明的患者则需终身抗凝治疗。

参考文献

［1］中华医学会血液学分会血栓与止血学组. 弥散性血管内凝血诊断与治疗中国专家共识（2012 年版）. 中华血液学杂志, 2012, 33（11）: 978-979.

［2］中华医学会心血管病学分会肺血管病学组, 中国医师协会心血管内科医师分会. 急性肺血栓栓塞症诊断治疗中国专家共识. 中华内科杂志, 2010, 49（1）: 74-80.

［3］中华医学会外科学分会血管外科学组. 深静脉血栓形成的诊断和治疗指南（第二版）. 中华外科杂志, 2012, 50（7）: 611-614.

［4］Field JM, Hazinski MF, Sayre MR, et al. 2010 AHA CPR American Heart Association（AHA）Guidelines for Cardiopulmonary Resuscitation（CPR）and Emergency Cardiovascular Care（ECC）Science. Circulation, 2010, 122（18 Suppl 3）: S640-S946.

［5］丛洪良. ACS 抗凝治疗指南临床解析. 医学论坛网, 2013 - 10 - 28. http: //circ. cmt. com. cn/etail/351235. Html.

［6］Amsterdam EA, Wenger NK, Brindis RG, et al. 2014 AHA/ACC Guideline for the management of patients with NSTE-ACS: a report of the ACC/AHA Task Force on practice guidelines. J Am Coll Cardiol, 2014, 64（24）: e139-e228.

［7］Spöhr F, Wenzel V, Böttiger BW. Thrombolysis and other drugs during cardiopulmonary resuscitation. Curr Opin Crit Care, 2008, 14（3）: 292-298.

［8］Böttiger BW, Arntz HR, Chamberlain DA, et al. Thrombolysis during resuscitation for out-of-hospital cardiac arrest. N Engl J Med, 2008, 359（25）: 2651-2662.

［9］李津金, 徐昌盛, 芮庆林, 等. 心肺复苏过程中溶栓治疗疗效与安全性的 Meta 分析. 中华急诊医学杂志, 2011, 20（5）: 528-532.

［10］Arntz HR, Wenzel V, Dissmann R, et al. Out of-hospital thrombolysis during cardiopulmonary resuscitation in patients with high likelihood of STEMI. Resuscitation, 2008, 76（2）: 180-184.

［11］Li YQ, Sun SJ, Liu N, et al. Comparing percutaneous coronary intervention and thrombolysis in patients with return of spontaneous circulation after cardiac arrest. Clinics（Sao Paulo）, 2013, 68（4）: 523-529.

［12］Jauch EC, Saver JL, Adams HP, et al. Guidelines for the early management of patients with acute ischemic stroke: a guideline for healthcare professionals from the American Heart Association/American Stroke Association. Stroke, 2013, 44（3）: 870-947.

［13］中华医学会神经病学分会脑血管病学组急性缺血性脑卒中诊治指南撰写组. 中国急性缺血性脑卒中诊治指南 2010. 中华神经科杂志, 2010, 43（2）: 146-153.

［14］短暂性脑缺血发作中国专家共识组. 短暂性脑缺血发作与轻型卒中抗血小板治疗中国专家共识（2014 年）. 中华医学杂志, 2014, 94（27）: 2092-2096.

［15］中华预防医学会卒中预防与控制专业委员会介入学组, 急性缺血性脑卒中血管内治疗中国专家共识组. 急性缺血性脑卒中血管内治疗中国专家共识. 中华医学杂志, 2014, 94（27）: 2097-2101.

［16］中华医学会心血管病学分会, 中国老年学学会心脑血管病专业委员会, 中国生物医学工程学心律分会, 等. 心房颤动抗凝治疗中国专家共识. 中华内科杂志, 2012, 51（11）: 916-921.

［17］Camm AJ, Lip GY, De Caterina R, et al. 2012 focused update of the ESC Guidelines for the management of atrial fibrillation: an update of the 2010 ESC Guidelines for the management of atrial fibrillation. Developed with the special contribution of the European Heart Rhythm Association. Eur Heart J, 2012, 33（21）: 2719-2747.

［18］January CT, Wann LS, Alpert JS, et al. 2014 AHA/ACC/HRS Guideline for the Management of Patients With Atrial Fibrillation: A Report of the American College of Cardiology/American Heart Association Task Force on PracticeGuidelines and the Heart Rhythm Society. Circulation, 2014, 130（23）: e199-e267.

［19］杨艳丽, 李铭, 任庆国, 等. 急性肠系膜缺血的诊断和治疗进展. 中华消化杂志, 2012, 32（12）: 876-878.

［20］杨硕菲, 吴性江, 黎介寿. 急性肠系膜上静脉血栓的进阶式诊治. 中华胃肠外科杂志, 2014, 17（5）: 516-520.

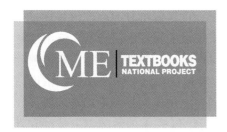

急诊患者抗生素的合理应用

第 **38** 章

朱长清

上海交通大学医学院附属仁济医院

一、绪论

由病毒、细菌、真菌、衣原体、支原体等所引起的疾病均可成为感染性疾病。目前全球细菌耐药形势严峻，时下不断出现新型细菌、病毒等病原体，危及人类健康，临床医生更应该合理应用抗生素，减少各种耐药菌的产生。要做到合理有效的应用抗生素，就要对急诊各种常见病，常见病致病菌及有效抗生素有一个全面的认识。

（一）急诊感染性疾病特点

目前在急诊就诊的各种疾病调查结果显示，急诊感染或其他疾病合并急性感染占急诊就诊原因的首位，急诊感染性疾病涉及多个临床科室，急诊患者多病情危急重，且目前各大医院的急诊科病原学检查比较困难，急诊医生只能根据经验及常见致病菌选择用药，在紧张的工作环境下，第一时间选择合适的抗感染药物，对急诊科医生是个大挑战。急诊感染患者选择抗生素要确保覆盖所有可能的致病菌，优先应用广谱抗生素，及时进行细菌学检查，并及时调整抗生素治疗方案，重症患者，更应选择重拳出击的策略选择抗生素。要在短时间内判断患者是否有感染，何处感染，何种细菌感染，感染轻重，并选择合适的抗感染药物，就需要急诊医师对感染性疾病及抗生素特性熟练地掌握。

（二）抗生素选择需要考虑的问题

目前抗菌药分为抗生素及合成抗菌药，选择抗生素时应考虑到抗生素的作用机制、抗菌谱、抗生素的药代动力学及药效学特点，如对这些特性不了解，不合理选用抗生素，非但起不到治疗的目的还会增加患者经济负担，增加耐药菌的产生。耐药菌的不断产生也促进了新型抗生素的发展，如头孢菌素类的头孢吡普，链阳霉素类的达福普汀，噁唑烷酮类的利奈唑胺，苷酰胺环素类的替加环素及脂肽类的达托霉素。下面就简单介绍常见抗生素的作用机制，药代动力学及药效特点，经验性选择抗生素需考虑的问题。

1. 抗生素的主要作用机制 ①阻断细菌细胞壁的合成，例如 β-内酰胺类、万古霉素、磷霉素；②阻断核糖体蛋白合成，如氨基糖苷类、四环素、红霉素、氯霉素；③损伤细胞浆膜影响通透性，如多黏菌素、两性霉素和制霉菌素；④影响叶酸代谢，如磺胺类、异烟肼、乙胺丁醇；⑤阻断 RNA/DNA 的合成，如喹诺酮类、利福平、阿糖腺苷、新生霉素。

2. 抗生素的药代动力学和药效学　根据药代动力学和药效学，抗生素可分为浓度依赖性抗生素和时间依赖性抗生素。浓度依赖性抗生素，杀菌作用主要取决于血药峰浓度的高低，峰浓度越高，杀菌所需时间越短，应用原则为将剂量集中使用，将间隔时间延长，如喹诺酮类、氨基糖苷类、两性霉素 B、达托霉素等；时间依赖性抗生素的杀菌作用主要取决于血与组织中药物浓度超过最低抑菌浓度（minimum inhibitory concentration，MIC）的时间，应用原则是缩短用药间隔，减少每次用量，使血药浓度在 24 h 有 60% 的时间超过 MIC，此类药物包括 β-内酰胺类、林可霉素类、单环类等。

3. 经验性选择抗生素应考虑的问题　①年龄：不同年龄患者常见病原体种类不同，会影响抗生素的选择；②感染部位：不同感染部位病原菌的种类不同，需选择针对不同病原菌的药物；③并发症：当感染导致急性呼吸窘迫综合征（ARDS）、呼吸衰竭、多器官功能障碍综合征（MODS）、休克等严重并发症时需选择强有效的广谱抗生素；④并发症：要考虑患者的基础疾病，肝肾功能不全的患者用药时需考虑药物对肝肾功能的影响，免疫抑制患者，感染严重，混合感染概率大，需经验选用对绿脓杆菌有强效的广谱抗生素；⑤妊娠期：应用美国食品药品管理局（FDA）列出的 B 类抗生素，避免使用四环素、喹诺酮、氨基糖苷类等。

4. 抗真菌药　抗真菌药也包括抗生素及合成药物，在此单独列出。抗真菌药物是指具有抑制或杀死真菌生长或繁殖的药物，根据化学结构的不同可分为：①抗生素类，如两性霉素、制霉菌素、灰黄霉素；②唑类，如酮康唑、咪康唑、伊曲康唑、伏立康唑等；③棘白菌素类，如卡泊芬净、米卡芬净。在抗生素应用泛滥的今天，真菌感染越来越常见，在取得真菌感染的微生物证据后应尽快应用合适的抗真菌药物，因抗真菌药物容易影响白细胞及肝肾功能，所以在应用抗真菌药物时需密切监测血常规及肝肾功能。

（三）总结

以中国现在国情看来，急诊就诊人数巨大，急诊资源丰富，危急重病患较多，这对急诊医生来说是机遇也是很大的挑战，对各位医生的成长起到关键作用，随着我国经济及医学技术的发展，急诊科也将得到长足的发展，本章节主要介绍急诊常见感染性疾病、常见感染菌、抗生素的合理应用等内容。

二、革兰阳性菌和阴性菌在急诊科的抗感染趋势

自然界的病菌种类繁多，应用革兰染色法，将细菌分为革兰阳性菌和革兰阴性菌。

（一）革兰阳性菌

常见的感染属革兰阳性菌的有：葡萄球菌、链球菌和肠球菌［包括金黄色葡萄球菌、表皮葡萄球菌、溶血性葡萄球菌、A 型溶血性链球菌（GAS）、肺炎链球菌、粪肠球菌和屎肠球菌］。

近年来，革兰阳性菌的感染率显著升高，而且耐万古霉素及多耐药性菌的出现，更为医生的抗感染治疗增加了难度。恶唑烷酮类的利奈唑胺和脂肽家族的达托霉素等抗生素的临床应用，为医生制订最佳治疗方案提供了新的选择。

1. 金黄色葡萄球菌　金黄色葡萄球菌广泛分布于自然界，可引起人和动物的感染，多为散发，但也可在大面积皮损的患者和新生儿病房发生流行。它曾是医院重要的病菌，自青霉素问世以来，得到有效控制，但随着抗生素的应用，其对青霉素耐药率已极高。在医院里，耐甲氧西林和其他抗生素的金黄色葡萄球菌广泛流行，对万古霉素不敏感的菌株也有所增加，给临床治疗带

来了很大的困难。

金黄色葡萄球菌导致的疾病：①化脓性感染：常见有局部化脓性炎症，例如，疖、痈、毛囊炎、蜂窝织炎；也可引起内脏器官感染，如肺炎、中耳炎、心内膜炎，发生于老年人的社区获得性金黄色葡萄球菌支气管炎；全身感染，如败血症，脓毒血症。②毒素性疾病：食物中毒、烫伤样皮肤综合征、中毒性休克综合征。

（1）疖和痈：疖发生于毛囊区，是一种急性化脓性毛囊及其周围的感染。痈为多个疖的发生，即多个相邻的毛囊和皮脂腺或汗腺的急性化脓性感染。多发生于毛囊和皮脂腺丰富的部位，如颈、头、面部、背部等。

1）临床表现：最初为红、肿、痛的小结节，以后逐渐肿大，数日后，脓栓脱落。位于"危险三角"的疖，如被挤压，易引起化脓性海绵状静脉窦炎。

痈除了和疖有相似的症状外，会伴有寒热、头痛、食欲缺乏等全身性临床症状，应及时治疗。

2）治疗：疖一般不用特殊治疗，而痈主要采取全身治疗和局部治疗。

a）局部治疗：①患部制动，防止炎症扩散，减轻疼痛；②物理疗法，短波紫外线外局部照射，控制扩散，促进炎症吸收；③药物涂抹，初期红肿时，可用 50% 硫酸镁或 0.5% 碘伏湿敷；轻微化脓时，可用鱼石脂软膏；④切开引流，当脓肿成熟时，麻醉下，做"十"字形切口引流。

b）全身治疗：①对症治疗，如高热给予物理降温，疼痛剧烈，予以止痛；②支持治疗，给予易消化、高热量食物；③抗生素治疗，根据药敏试验，选择性用药。也可使用利奈唑胺，推荐疗法：成人，口服利奈唑胺 600 mg，每 12 h 1 次；年龄 ≥12 岁的青少年，口服 600 mg，每 12 h 1 次；5~12 岁的儿童，口服 10 mg/kg，每 12 h 1 次；年龄 <5 岁，口服 10 mg/kg，每 8 h 1 次。均为 10~14 天。若为复杂性的皮肤及皮肤软组织感染，可使用达托霉素 2 mg/kg，每 12 h 1 次。

若合并糖尿病或败血症等疾病应注意给予适当的特殊性疗法。

（2）社区获得性金黄色葡萄球菌肺炎：在社区获得性耐甲氧西林金黄色葡萄球菌（community acquired-methicillin resistant *Staphylococcus* aureus，CA-MRSA）感染性疾病中，肺炎通常是最严重和进展迅速的疾病，常导致脓毒性休克和高死亡率。患者多有复杂性，广泛肺坏死。CA-MRSA 性肺炎常继发于皮肤或软组织感染。发生感染的患者多为儿童，或病前健康状态良好的成人。

1）临床表现：病毒感染性症状（例如，流行性感冒或流行性感冒样疾病），随后症状加剧最常表现为急性的呼吸短促、高热、败血症以及咯血，常需要机械通气。和大多数其他类型的细菌感染不同，CA-MRSA 感染性肺炎的白细胞不增多而是减少；影像学上，可见多叶浸润或伴有空洞形成。

2）治疗：因缺乏前瞻性临床试验，并没有最优化的治疗方案。万古霉素和利奈唑胺已被推荐用于 CA-MRSA 性肺炎的治疗。万古霉素的推荐浓度为 15~20 mg/ml（美国胸科协会/美国感染性疾病协会指南），因利奈唑胺在肺泡内液中浓度高，可作为首选。推荐疗法：成人及年龄 ≥12 岁的青少年，600 mg，每 12 h 1 次；年龄 <12 岁的儿童，剂量为每 8 h 10 mg/kg，静脉注射或口服，连续使用 10~14 天。达巴万星、奥利万星或抗-MRSA 的头孢菌素类（头孢吡普、头孢洛林）的应用需要更多前瞻性研究。

3）预防：因 CA-MRSA 多为人互相接触，或污染的衣物、毛巾、剃须刀、肥皂、绷带或运动器械，注意保持良好的卫生习惯。有实验证实，在体外，辣椒素通过抑制 CA-MRSA 的 α-毒素的产生，从而保护实验小鼠不受其感染。当然需要更多的试验尤其是临床试验的证明。

（3）金黄色葡萄球菌性败血症：金黄色葡萄球菌引起的败血症，大多数患者在患病前健康状态良好，临床表现较典型。

1）临床表现：①急性起病，高热寒战，呈弛张热或稽留热型；②多形性皮疹、淤点；③可伴大关节炎；④迁徙性损害是金黄色葡萄球菌败血症的特点，约半数病程会出现迁徙性损害，常见为，多发性肺部浸润，皮下脓肿，心内膜炎（多为亚急性，如发热不退，进行性贫血，反复皮肤淤斑，血培养持续时应注意）；⑤少见感染性休克。

2）治疗：多为经验性治疗，因其大多数对青霉素耐药，所以要选用耐酶青霉素（苯唑西林、氯唑西林、双氯西林或联合应用万古霉素）。使用何种抗生素最终要根据药敏试验做出最优化的选择。而利奈唑胺和达托霉素可推荐应用，利奈唑胺推荐疗法同 CA-MRSA 性肺炎治疗，而达托霉素推荐疗法为 6 mg/kg，一天一次。因金黄色葡萄球菌败血症在院内感染常见，所以，慢性医护带菌者应及时隔离或治疗。疖、痈这些皮肤软组织感染，切忌挤压。对糖尿病、慢性肝病、白血病等易感染的慢性疾病宜积极治疗。

2. A 型链球菌（group A Streptococci，GAS）　GAS 因与一系列化脓性感染有关，又称为化脓性链球菌。皮肤和软组织此类感染是最常发生的，而其最严重的临床症状是坏死性筋膜炎和链球菌中毒休克综合征（streptococcal toxic shock syndrome，STSS）。另外，GAS 感染也常导致免疫介导的后遗症发生，包括急性肾衰竭（acute renal failure，ARF）、风湿性心脏病（rheumatic heart disease，RHD）和链球菌感染后肾小球肾炎（post-streptococcal glomerulonephritis，PSGN）。

在澳大利亚一研究中表示，当地的侵袭性 A 型链球菌（invasive group A Streptococci，iGAS）的感染率在上升，患者在感染症状出现前很少有咽部剧痛症状或非甾体消炎药用药史。但最近或目前患有疖疮、脓皮病和外伤常见。虽然 iGAS 引起的浅感染较多，程度轻且具有自限性，侵袭性感染相当少，但却常伴有多器官衰竭和休克，这些和疾病的高死亡率有关。老年人的发病率高于小儿，特别是一岁以下的儿童。

（1）咽炎

1）临床表现：①咽炎是 GAS 最常见的感染，可发生于任何年龄段，是儿童期最常见的细菌感染之一，占儿童所有渗出性咽炎的 20%~40%；②潜伏期 1~4 天，症状包括咽痛、发热、畏寒、浑身乏力，有时表现为腹部不适和呕吐；③重者可表现为剧烈的咽部疼痛，伴随密集的红斑和咽部黏膜肿胀，咽后壁及扁桃体弓出现脓性渗出物，且常常伴有颈前淋巴结痛。

2）治疗：咽部细菌培养始终是诊断的金标准。一般链球菌性咽炎的症状的消退在 3~5 天。ARF 的预防需要根除咽部细菌。口服青霉素一天两次共治疗 10 天（若过敏，可用红霉素代替）。一项最近的研究表明，一天一次口服阿莫西林在消除症状和消灭细菌方面和一天两次的青霉素有相同的效果。较贵的选择为一天一次阿奇霉素，5 天的疗程有效。但效果与 10 天的标准疗程相同。链球菌性咽炎的青霉素治疗被证实可减少儿童时期 ARF 的发生，但是不能减少 PSGN 的发生。

（2）猩红热

1）临床表现：常伴表现特殊疹子的咽炎。在猩红热病程的第一天或第二天，躯干出现典型的疹子然后四肢，手掌和足底除外。这些疹子是由微小的丘疹组成，是皮肤有一种"砂纸"的感觉，在皮肤皱褶处（帕斯蒂阿线）里的疹子更严重。还有相关改变，包括口周苍白，"草莓舌"。6~9 天后手掌和脚底开始蜕皮，疹子开始消失。

2）治疗：青霉素为治疗首选。

（3）蜂窝织炎：链球菌性蜂窝织炎的一种特别类型是丹毒，以受感染的皮肤红亮为特征，形成了与周边正常皮肤边界清楚的隆起。丹毒的好发区域是颊部（扩展时，通常越过鼻梁到对面的颊部）和四肢远端。一次发作后，会在同一地方再发生——有时是几年后还时有发生。链球菌性蜂窝织炎常发生于正常的淋巴回流被阻断的位置。例如乳房切除术后腋窝淋巴结被清扫，下肢先前有静脉血栓形成或淋巴水肿。

1）临床表现：①触摸皮损，可感觉到发热、发紧、光泽和肿胀；②皮肤有橘皮样纹理（可能是表浅淋巴管受损引起的）；③通常在发病 2～3 天后就会有表浅的水泡或大疱形成；④皮损一般几个小时形成并会伴有发热和畏寒。

（4）菌血症，链球菌中毒性休克综合征（streptococcal toxic shock syndrome，STSS）：GAS 菌血症通常伴随着可见的局部感染。菌血症主要发生在复杂咽炎后，有时会在蜂窝织炎或肺炎之后，特别是反复发作的坏死性筋膜炎。因菌血症不好辨识，从而增加了心内膜炎，隐匿性脓肿，或是骨髓炎的发生率。

STSS 是最严重的后果之一，最普遍的相关感染是软组织感染——坏死性筋膜炎、肌炎或是蜂窝织炎。

1）临床表现：发热、低血压、肾损害，呼吸窘迫综合征，一般无皮疹出现。大多数在发病前存在菌血症。

2）实验室检查：白细胞分化左移，低钙血症，低蛋白血症和出现在疾病第二、三天更为严重的血小板无力症。

3）治疗：大多数 STSS 是发生在休克和呼吸衰竭之后，死亡率 30%。所以应积极识别该综合征。患者应接受积极的支持疗法（液体复苏术、升压、机械通气）和抗生素治疗。有实验表明，克林霉素比青霉素更能有效终止毒素的产生。但因确实存在对克林霉素的耐药，所以对为获得确诊的患者进行治疗时，可同时加用青霉素。细菌耐药性强时可选用利奈唑胺，用法为成人或年龄≥12 岁的青少年静脉注射或口服 600 mg，每 12 h 1 次，<12 岁的儿童为静脉注射或口服 10 mg/kg，每 12 h 1 次，连续用药 10～14 天。静脉滴注免疫球蛋白已经被用作 STSS 的附加疗法。

3. B 型链球菌（group B Streptococci，GBS）　GBS 被认为是新生儿脓毒症和脑膜炎的最主要的原因和妇女围生期发热的常见病因。

（1）新生儿感染　早发感染发生在出生一周以内，平均在出生 20 h 时发生。近一半的患病婴儿在出生时就有 GBS 感染性疾病的体征，是在生产和临产时从母体产道中获得。研究发现 5%～40% 的妇女的阴道和泌尿道携带 GBS。近 50% 经作为携带者母亲的阴道出生的婴儿，发现感染 GBS。晚期感染是婴儿出生 1～3 个月时发生（平均 3～4 周起病）。脑膜炎是晚期感染最常见的表现，大多数和三型荚膜有关。

1）临床表现：①早期感染的典型表现包括呼吸衰竭、嗜睡和低血压。②晚期感染婴儿出现发热、嗜睡或易激惹、难喂养和突然发作。其他多种类型的晚期感染包括无病灶的菌血症、骨髓炎、脓毒性关节炎，伴随着下颌下腺炎和耳前腺炎的表浅蜂窝织炎。

2）治疗：青霉素几乎适用于所有的 GBS 感染。患菌血症或软组织感染的婴儿应该使用青霉素，剂量为每天 20 万 U/kg，一天两次。脑膜炎患者应每天使用 40 万 U/kg，治疗应持续 14 天，短程治疗容易复发。若青霉素过敏可用头孢唑林替代。

3）预防：高危因素包括早产、胎膜早破（早于出生 24 h）、滞产、发热或绒毛膜羊膜炎。因此对此类孕妇使用抗生素预防性治疗（intrapartum antibiotic prophylaxis，IAP）可达到降低婴儿在出生时感染的危险。美国疾病预防与控制中心（CDC）建议在怀孕 35～37 周时，做肛门生殖检查，对培养为阳性或前一个孩子出生时感染 GBS 的孕妇，在怀孕期间曾有过菌尿者，不管培养结果如何，均推荐药物预防。未知培养结果，发生早产（<37 周），胎膜不破（>18 h），或是产时发热，都应该接受产时药物预防。药物预防的推荐应用方法为青霉素 G 500 万 U，然后每 4 h 250 万 U，直到生产。若青霉素过敏可选用头孢唑林。若敏感试验无结果，可用万古霉素。

（2）成人感染

1）临床表现：成年人经常发生的感染是蜂窝织炎、软组织炎（包括感染性糖尿病皮肤溃疡）、泌尿道感染、肺炎、心内膜炎和脓毒性关节炎。

2）治疗：对患有严重局部感染（肺炎、肾盂肾炎、脓毒症）的成人，每天使用青霉素 G 的剂量应为 1200 万 U；患心内膜炎或是脑膜炎的患者应每天 1800~2400 U，分次使用。对青霉素过敏的患者可以使用万古霉素。

4. 肠球菌　对人类有意义的肠球菌类是粪肠球菌和屎肠球菌。它们倾向于感染皮肤黏膜屏障受损或因使用抗生素引起菌群失调的年老或是疲劳的患者。

1）临床表现：①泌尿道感染，典型表现为尿频、尿急、尿痛、腰痛，发热、畏寒。②腹部感染，与腹部手术有关，出现腹部刺激征、发热、肠鸣音消失或减弱，可有脓性分泌物。③菌血症，高热不退、全身不适、头痛、恶心等中毒症状。④肺部感染，高热较少，痰白色，量少，白细胞总数一般不升高，中性粒细胞升高为主。

2）治疗：庆大霉素联合青霉素或氨比西林，再加用一种氨基糖苷的联合剂，对大多数肠球菌有杀菌作用。该法也推荐用于因该菌引起的心内膜炎和脑膜炎。疗法是青霉素（每 4 h 300 万~400 万 U）或是氨比西林（每 4 h 2 g）联合适量的庆大霉素（正常肾功能患者，1 mg/kg，8 h 一次）。如果症状已经超过 3 个月，或是感染波及人工瓣膜，肠球菌性心内膜炎应持续治疗 4~6 周。万古霉素联合庆大霉素是对内酰胺类高耐药的肠球菌感染的推荐疗法。若为耐万古霉素肠球菌感染则使用利奈唑胺，剂量一般成人或≥12 岁的青少年为 600 mg，每 12 h 1 次；儿童<12 岁为 10 mg/kg，每 12 h 1 次，疗程为 14~28 天。

5. 草绿色链球菌　草绿色链球菌通常是混合菌群的一部分，也常在鼻窦炎、脑脓肿和肝脓肿病灶中被检出。草绿色链球菌性菌血症常见于中性粒细胞减少的患者，特别是在骨髓移植后或高剂量的肿瘤化疗患者。这些患者中的一些发展为高热和休克的脓毒症综合征。患草绿色链球菌血症的危险因素包括高剂量的胞嘧啶阿糖核苷化疗，治疗前应用甲氧苄啶+磺胺嘧啶或氟喹诺酮类，用抗酸药或组胺拮抗药治疗，黏膜炎和严重的中性粒细胞减少。因进食、牙刷刷牙、用牙线刷牙引起，或其他小伤口来源导致的一过性草绿色链球菌性菌血症，被认为是引起心内膜炎的常见原因。

一般对青霉素敏感，但中性粒细胞减少的患者应用万古霉素实验性用药，直到得出敏感性试验的结果。

（二）革兰阴性菌

1. 铜绿假单胞菌　铜绿假单胞菌是假单胞菌属中的重要病菌，主要引起住院患者的感染和囊性纤维化病（cystic fibrosis，CF）患者的感染。单纯的接触并不能使其定居和感染人类，主要是因为宿主的免疫力缺乏或广谱抗生素的使用。铜绿假单胞菌是 CF 呼吸衰竭的最常见病因，也是大多数 CF 患者的死亡原因。

（1）菌血症：从已掌握的数据来看，铜绿假单胞菌菌血症患者死亡率为 50%。最近有报告为 28%~44%。铜绿假单胞菌菌血症现在更常见于重症监护室（ICU）的患者。

1）临床表现：①患者很少有发热症状，更甚者会出现休克或低体温；②会有小的或大的、痛的、淡红色的地图样斑丘疹损害广泛发生于中性粒细胞减少和获得性免疫缺陷综合征（AIDS）患者，它们最开始是粉色，然后向紫色过渡，最后变成黑色并化脓。组织病理学研究表明，损害是因血管侵入和充满细菌。

2）治疗：①非中性粒细胞缺乏的患者进行单一疗法：头孢他啶（2 g，每 8 h 1 次，静脉滴注）或头孢吡肟（2 g，每 12 h 1 次，静脉滴注），或联合疗法：哌拉西林/他巴唑坦（3.375 g，每 4 h 1 次，静脉滴注）或亚胺培南（500 mg，每 6 h 1 次，静脉滴注）或美罗培南（1 g，每 8 h 1 次，静脉滴注）联合阿米卡星（7.5 mg/kg，每 12 h 1 次或 15 mg/kg，每 24 h 1 次，静脉滴注）。②中性粒细胞缺乏的患者使用头孢吡肟（2 g，每 8 h 1 次，静脉滴注）或在所有其他药物剂量以上。

大多数研究表明一种单模式的菌群的敏感的内酰胺类抗假单胞菌药使用和联合使用有相同的效果。但很多专家还是支持联合疗法，至少一种氨基糖苷类药物的单独使用不是治疗的最佳选择。

（2）急性肺炎：在所有因铜绿假单胞菌感染所致的疾病中，呼吸道感染最常见，是呼吸机相关性肺炎（ventilator associated pneumonia，VAP）排行第一或第二的病因。

1）临床表现：①传统暴发型感染多为发绀、气促、多痰和全身中毒综合征。②如今典型患者是使用呼吸机，有缓慢的侵袭性浸润，且气管内的黏膜或仅气管支气管炎培养显示已感染了铜绿假单胞菌数天。③胸部 X 线片常见结节性密度。但浸润有可能转为化脓。④化脓性肺炎也有一定的患病率，典型表现：发热、白细胞增多、脓痰，胸部 X 线片上会出现新的浸润或原本浸润的扩展。⑤一般会有啰音和浊音。⑥痰的革兰染色，主要是以多核白细胞和培养阳性的铜绿假单胞菌混合为背景提示为急性铜绿假单胞菌性肺炎。

2）治疗：效果不佳，有报道死亡率在 40%～80%。治疗铜绿假单胞菌性肺炎选择的药物和治疗菌血症的药物相似。有效地抗假单胞菌内酰胺类药物是治疗的关键。一些专家建议，以一种内酰胺类和一种抗假单胞菌性氟化喹啉酮类抗生素的联合使用作为替代治疗。

2. 洋葱伯克菌　洋葱伯克菌因致 CF 患者获得迅速致死性呼吸衰竭综合征和败血病而出名。

洋葱伯克菌对多种抗生素耐药，因此，治疗必须根据药敏试验调整用药。复方新诺明（trimethoprim-sulfamethoxazole，TMP-SMX）、美罗培南和多西环素是最有效的抗生素，或许已经开始作为一线药物。对严重的肺部感染的联合疗法建议用于多耐药性菌株。然而，美罗培南和 TMP-SMX 联合使用可能有对抗性。

3. 类鼻疽伯克菌　类鼻疽伯克菌是类鼻疽的病因，其为人类和动物的一种疾病，地域限制在南洋和澳大利亚北部，有时散发于其他国家，比如中国和印度。该菌引有起潜在感染的能力。从感染到出现症状可能有一段时间。类鼻疽伯克菌可存在于水和土壤中。人和动物可通过接触，吸入和食入而获得感染；该菌极少在人和人之间传播。人类不会携带除非感染，而且在感染期间，会出现并不清楚的过度炎症反应。

类鼻疽伯克菌引起的疾病范围广泛。它是致命性社区获得性肺炎和流行区域败血病的重要病因，在泰国报道其死亡率高达 44%，急性肺部感染是类鼻疽感染最常见的形式。类鼻疽伯克菌疾病感染还有与相关淋巴管炎和区域淋巴结肿大有关的皮肤溃疡。从肺和皮肤扩散，最常发生于过度疲劳者，也导致了高死亡率的类鼻疽败血症形式。

类鼻疽性肺炎的临床表现：①常见发热、咳嗽、咳痰；②中性粒细胞和 C-反应蛋白大多明显升高；③影像表现累及上叶为主的多个肺叶，浸润性病变为主、结节、胸腔积液，还可见空洞。治疗：类鼻疽伯克氏菌对高级的青霉素和头孢菌素类以及碳青霉烯类敏感。治疗分为两个阶段：头孢他啶或一种碳青霉烯抗生素为期两周的强化治疗。为了能清除细菌并防止复发，至少需口服 TMP-SMX 12 周。对该菌有潜能成为生物武器的认识刺激了研发疫苗的兴趣。

三、急诊中枢神经系统感染患者抗生素的合理应用

中枢神经系统感染是指各种生物性病原体（包括细菌、病毒、螺旋体、寄生虫、立克次体和朊蛋白等）侵犯中枢神经系统实质、被膜、血管等引起的急性或慢性炎症性（或非炎症性）疾病，是最为严重的感染之一，起病急，病死率高。中枢神经系统感染疾病的治疗及时与否与预后密切相关，及时使用敏感的抗生素可大大降低病死率。

（一）中枢神经系统细菌性感染

1. 病原与流行病学 急诊内科临床工作中细菌性脑膜炎非常常见，主要是化脓性脑膜炎与流行性脑膜炎，这两种脑膜炎均属于传染性疾病，前者主要由肺炎链球菌感染导致，亦可见于流感嗜血杆菌、金黄色葡萄球菌、革兰阴性杆菌以及铜绿假单胞菌的感染，后者主要由脑膜炎奈瑟菌感染所致，国内已经开展多年的流脑疫苗的普遍接种，大大降低了脑膜炎奈瑟菌引起的脑膜炎的发病率。

2. 治疗原则 抗菌治疗的效果与多种因素有关：①首先取决于抗生素使用是否及时；②其次取决于病原菌对抗生素的敏感程度，在病原菌未确定前，应做出初步诊断，并选用广谱抗生素进行经验用药，同时对中枢神经系统感染患者的脑脊液（cerebro-spinal fluid，CSF）、血液、皮肤淤点做必要的病原菌培养，并对病原菌进行药敏试验，选取其敏感的抗生素进行用药，原则上应用杀菌剂而非抑制性抗生素；③还取决于抗生素在脑脊液中所能达到的浓度，要选用通过血-脑脊液屏障较好的抗生素，同时要首先经静脉给予抗生素而非肌内注射或口服，使其血浓度短期内明显升高，相应的脑脊液中也获得较高的抗生素浓度，同时尽量避免鞘内注射给药，以免造成由于药物过量而导致惊厥、昏迷等不良后果。

3. 经验用药 根据美国感染性疾病协会（IDSA）2004 年制定的细菌性脑膜炎治疗指南，社区获得性化脓性脑膜炎原则上考虑最为常见的病原菌，如肺炎链球菌性脑膜炎，推荐治疗为三代头孢联合万古霉素，三代头孢（如头孢曲松、头孢噻肟等）能在脑脊液中达到较高的浓度，从而获得较好的治疗效果。冬春季节为流行性脑膜炎发病的高峰，亦要考虑脑膜炎奈瑟菌性脑膜炎，推荐治疗亦为三代头孢。是否把万古霉素列入经验性一线治疗用药仍存在争议，因为万古霉素针对的耐药阳性球菌引起的中枢神经系统感染发生率较低，且万古霉素对儿童和老年人可能产生一定的不良反应，因此建议只有在常规经验用药效果较差（如经过 3~5 天经验用药未出现脑脊液生化、常规检测指标和临床症状的缓解），才可考虑选用万古霉素。替考拉宁的抗菌谱与抗菌活性与万古霉素相似，但由于其血-脑脊液屏障通透性差，一般不作为革兰阳性菌颅内感染的一线药物。对于新生儿、大于 50 岁的中老年患者以及免疫力低下患者（长期接受激素等免疫抑制剂治疗的患者），其细菌性脑膜炎治疗还需考虑单核细胞增生李斯特菌的感染，推荐治疗为青霉素或氨苄西林，如果对青霉素过敏，也可予以美罗培南或复方新诺明。

4. 针对性抗菌治疗及用药疗程 在明确了细菌培养和药敏结果基础上，细菌性脑膜炎的针对性抗菌治疗见表 38-1。

用药疗程：脑脊液中细胞数及各项生化指标需恢复正常，脑脊液细菌涂片及培养均需转阴。推荐剂量见表 38-2，其中革兰阴性杆菌脑膜炎由于复发率高，疗程至少 4 周；继发于心内膜炎的链球菌脑膜炎则需 4~6 周。

（二）中枢神经系统真菌性感染

1. 病原与流行病学 新型隐球菌性脑膜炎是中枢神经系统最常见的真菌感染，本病病情重，病死率高。隐球菌是条件致病菌，接触鸽子排泄物是发生新型隐球菌病的主要原因，但也多见于宿主免疫力低下时（如获得性免疫缺陷综合征、淋巴瘤、白血病、器官移植术后长期应用免疫抑制剂等）。

2. 治疗原则 选用血-脑脊液屏障通透性好并且敏感度高的药物，及早治疗。

3. 抗真菌治疗药物 常用多烯类抗真菌药物两性霉素 B，还有氟胞嘧啶、氟康唑及两性霉素 B 脂质制剂均可用来治疗隐球菌感染。

表 38-1 不同致病菌感染的针对性治疗药物选择

细菌及药敏	标准治疗	备选治疗
肺炎链球菌		
青霉素 MIC<0.1 μg/ml	青霉素或氨苄西林	三代头孢，氯霉素
青霉素 MIC 0.1~1.0 μg/ml	三代头孢	头孢吡肟，美洛培南
青霉素 MIC≥2.0 μg/ml	万古霉素联合三代头孢	氟喹诺酮类
头孢噻肟或头孢曲松 MIC≥1.0 μg/ml	万古霉素联合三代头孢	氟喹诺酮类
脑膜炎奈瑟菌		
青霉素 MIC<0.1 μg/ml	青霉素或氨苄西林	三代头孢，氯霉素
青霉素 MIC 0.1~1.0 μg/ml	三代头孢	氯霉素，氟喹诺酮类，美洛培南
单核细胞增多性李斯特菌	氨苄西林或青霉素	复方新诺明，美洛培南
无乳链球菌	氨苄西林或青霉素	三代头孢
大肠杆菌或其他肠杆菌科细菌	三代头孢	氨曲南，氟喹诺酮类，美洛培南，复方新诺明，氨苄西林
铜绿假单胞菌	头孢吡肟或头孢他啶	氨曲南，环丙沙星，美洛培南
流感嗜血杆菌		
不产 β-内酰胺酶株	氨苄西林	三代头孢，头孢吡肟，氯霉素，氟喹诺酮类
产 β-内酰胺酶株	三代头孢	头孢吡肟，氯霉素，氟喹诺酮类
金黄色葡萄球菌		
甲氧西林敏感株	奈夫西林或苯唑西林	万古霉素，美洛培南
耐甲氧西林株	万古霉素	复方新诺明，利奈唑胺
表皮葡萄球菌	万古霉素	利奈唑胺
肠球菌属		
对氨苄西林敏感	氨苄西林联合庆大霉素	
对氨苄西林耐药	万古霉素联合庆大霉素	
对氨苄西林和万古霉素耐药	利奈唑胺	

表 38-2 不同致病菌感染的用药疗程

致病菌	疗程（天）
脑膜炎奈瑟菌	7
流感嗜血杆菌	7
肺炎链球菌	10~14
无乳链球菌	14~21
需氧革兰阴性杆菌	21
单核细菌增多性李斯特菌	≥21

4. 抗真菌治疗方案

（1）对于非人类免疫缺陷病毒（HIV）感染、非器官移植受者两性霉素 B［0.7~1.0 mg/（kg·d），静脉滴注］联合氟胞嘧啶［100 mg/（kg·d），分 4 次口服］，至少诱导治疗 4 周。脑膜脑炎患者如果无神经系统并发症，且治疗 2 周后脑脊液真菌培养阴性，则诱导治疗 4 周。两性霉素 B 的不良反应大，所以后 2 周的治疗可以由两性霉素 B 含脂制剂（包括两性霉素 B 脂质体与两性霉素 B 脂质复合物）替代。对于有神经系统并发症的患者，需延长诱导治疗至 6 周，其中包括两性霉素 B 含脂制剂治疗至少 4 周。然后开始氟康唑（400 mg/d）巩固治疗 8 周。如果患者无法耐受两性霉素 B，用两性霉素 B 脂质体［3~4 mg/（kg·d），静脉滴注］或两性霉素 B 脂质复合物［5 mg/（kg·d），静脉滴注］。如果诱导治疗未使用氟胞嘧啶或曾中断氟胞嘧啶，则两性霉素 B 或两性霉素 B 含脂制剂诱导治疗延长至少 2 周。如果患者治疗失败的可能性很小（如诊断早期，没有其他疾病或免疫抑制状态，初始联合抗真菌治疗 2 周疗效良好），两性霉素 B 联合氟胞嘧啶的诱导治疗可以减少到 2 周，再序贯氟康唑［800 mg（12 mg/kg）/d 口服］治疗 8 周。诱导治疗和巩固治疗后，可以氟康唑［200 mg（3 mg/kg）/d 口服］维持治疗 6~12 个月。

（2）对于器官移植受者的隐球菌性脑膜炎，两性霉素 B 脂质体［3~4 mg/（kg·d），静脉滴注；或两性霉素 B 脂质复合物 5 mg/（kg·d），静脉滴注］，联合氟胞嘧啶［100 mg/（kg·d），分 4 次口服］诱导治疗至少 2 周，序贯氟康唑［400~800 mg（6~12 mg/kg）/d，口服］治疗 8 周，然后氟康唑［200~400 mg/d，口服］治疗 6~12 个月。

（3）对于 HIV 感染患者的隐球菌性脑膜炎，临床试验发现联合应用两性霉素 B 和氟胞嘧啶的效果优于单用两性霉素 B 或氟康唑。同样，联合应用氟康唑和氟胞嘧啶的效果优于单用氟康唑，但这种联合疗法的毒副反应大于氟康唑单用。最近研究发现，单用两性霉素 B 脂质体或与氟胞嘧啶联合应用治疗隐球菌性脑膜炎，其不良反应小于传统的两性霉素 B 制剂。

（三）中枢神经系统结核性感染

1. 病原与流行病学　近年来，由于结核分枝杆菌的基因突变、抗结核药物研制相对滞后和 AIDS 患者的增多，使国内外结核病的发病率和病死率逐渐升高，约 6% 结核侵犯神经系统，其中以结核性脑膜炎最常见。

2. 治疗原则　早期给药、合理选药、联合用药和系统治疗，只要患者临床症状、体征及实验室检查高度提示中枢神经系统结核性感染，即使脑脊液、抗酸涂片阴性亦应立即开始抗结核治疗。

3. 抗结核药物治疗

（1）选择药物时要考虑药物的性质，包括：①是杀菌还是抑菌药；②主要是对抗细胞内还是对抗细胞外的细菌；③通过血-脑脊液屏障的程度，一些药物只在炎症急性期能通过血-脑脊液屏障。

（2）常用抗结核药物：异烟肼（isoniazidum，INH）、利福平（rifampicinum，RFP）、吡嗪酰胺（pyrazinamidum，PZA）或乙胺丁醇（ethambutolum，EMB）、链霉素（streptomycin，SM）等主要的一线抗结核药物，世界卫生组织（WHO）、美国感染病学会与胸科学会对中枢神经系统结核性感染的抗菌治疗与肺结核的治疗方案相似，即采用 4 药联合的强化期治疗和延长疗程的巩固期治疗，因其有严重的致残和死亡风险，建议更长时间的治疗，强化期 2~4 个月，总疗程建议达到 9~12 个月。INH 及 PZA 较易透过血-脑脊液屏障，当脑膜炎症时它们在脑脊液中浓度与血中浓度几乎相等，因此在治疗结核性脑膜炎时 INH 及 PZA 是关键药物。WHO 推荐的一线抗结核药剂量和特性见表 38-3。

表 38-3　一线抗结核药剂量和特性

药名	成人剂量				穿透血-脑脊液屏障	作用部位	分类
	每日一次		每周三次				
	范围（mg/kg）	最大量（mg）	范围（mg/kg）	最大量（mg）			
INH	5（4~6）	300	10（8~12）	900	佳	细胞内/外	杀菌
RFP	10（8~12）	600	10（8~12）	600	炎症时	细胞内/外	杀菌
PZA	25（20~30）	—	35（30~40）	—	佳	细胞内	杀菌
EMB	15（15~20）	—	30（25~35）	—	炎症时	细胞内/外	杀菌
SM	15（12~18）	—	15（12~18）	1000	炎症时	细胞外	杀/抑菌

1）INH：易透过血-脑脊液屏障，当脑膜炎症时其在脑脊液中浓度与血中浓度几乎相等，因此在治疗结核性脑膜炎时 INH 是关键药物。中国人为 INH 快速代谢型，为保持脑脊液中的有效抗菌浓度，应提高用药量，成年患者剂量可加至 900~1200 mg/d 静脉滴注。儿童采用 15~20 mg/（kg·d），症状好转后可改为 10 mg/（kg·d），待症状改善后改为每日 400~600 mg 口服。INH 最常见的不良反应是周围神经病和肝炎，前者可并用维生素 B_6 每日 50 mg 以预防；后者应定期检查肝功能，一旦发现异常应立即停药。

2）RFP：可与 INH 合用，儿童采用 10~20 mg/（kg·d）剂量。WHO 指出，新肺结核患者的治疗方案应包含 6 个月的 RFP 治疗：2HRZE/4HR。该药的不良反应有肝功能损害，故要密切随访肝功能变化。

3）PZA：易透过血-脑脊液屏障，在脑脊液中的浓度高，已成为治疗结核性脑膜炎的主要药物，剂量为 1.5~2.0 g/d，分 3 次口服，于病程前 2 个月使用。PZA 的不良反应为皮疹、胃肠道紊乱和肝功能障碍。对肾衰患者应采用每周 3 次给药（而非每日 1 次）的方式服用 PZA。

4）EMB：在脑膜有炎症时，CSF 浓度可达血清治疗的 15%~40%，成人剂量为 750 mg/d，小儿为 15~20 mg/（kg·d）。EMB 的不良反应是视神经炎和球后视神经炎，表现为颜色识别丧失、视野缩小、盲点、视物模糊和视力减低，6 岁以下儿童尽可能不用，使用时应定期检查视力和红绿颜色辨别能力。

5）SM：采用成人剂量为 750 mg/d，小儿为 20~30 mg/（kg·d）。由于存在肾毒性和耳毒性的风险，对肾功能不全者应慎用 SM，采用较低的给药频率（每周 2~3 次）。如有可能，应定期监测血药浓度，以适时调整用药剂量。SM 可穿过胎盘导致胎儿听神经损害及肾毒性，因此孕妇禁用链霉素。

当临床疗效欠佳时应考虑是否存在耐药结核感染。氟喹诺酮类的莫西沙星有较强的抗结核活性，提示可作为一线药物发生耐药时的替代用药。当发生耐多药结核病时则应考虑更多可供选择的二线抑菌抗结核药物，如对氨基水杨酸、环丝氨酸、乙硫异烟胺、卡那霉素、卷曲霉素、氨硫脲、阿米卡星、氧氟沙星和环丙沙星等。美国胸科学会和 CDC 对中枢神经系统结核病的治疗方案见表 38-4。

4. 鞘内注射　一般无须鞘内注射，适应证为：①开始治疗已属结核性脑膜炎晚期，有椎管阻塞及脑积水表现者；②脊髓型患者；③经正规治疗 1~2 周症状和 CSF 未改善者；④严重肝脏损害不能全身用 INH 及 PZA 时；⑤症状和脑脊液改善不显著者；⑥病情反有恶化者可考虑鞘内给药。INH 能较好地透过血-脑脊液屏障不需鞘内注射，但严重肝功能损害时 INH 应停止口服改为鞘内注射，应用异烟肼每日或隔日鞘内注射 25 mg（儿童）或 50 mg（成人），加地塞米松 2 mg/次。亦可鞘内注射 SM（从 10 mg 渐增至 100 mg），加地塞米松 2 mg，每日 1 次，连续注射若出现蛛网膜炎症状（尿潴留、下肢麻木或轻瘫）时停止注射，隔日注射效果不如每天注射效果。

表 38-4　抗结核治疗方案

选择方案 1	INH，RFP，PZA，EMB/SM， INH，RFP	每日给药，疗程 8 周，然后改为： 每日给药，或 2~3 次/周，疗程 16 周或更长
选择方案 2	INH，RFP，PZA，EMB/SM， INH，RFP	每日给药，疗程 2 周，然后改为方案 2 2 次/周，疗程 6 周或更长，然后改为方案 3 2 次/周，疗程 16 周或更长
选择方案 3	INH，RFP，PZA，EMB/SM。	3 次/周，疗程 6 个月
儿童结核性脑膜炎患者必须治疗 12 个月		

四、重症肺炎的诊治策略

肺炎包括社区获得性肺炎（community acquired pneumonia，CAP）和医院获得性肺炎（hospital acquired pneumonia，HAP），后者亦称医院内肺炎（nosoco-mial pneumonia，NP）。

（一）社区获得性肺炎

CAP 指在医院外罹患的感染性肺实质炎症，包括具有明确潜伏期的病原体感染而在入院后平均潜伏期内发病的肺炎。临床诊断依据是：①新近出现的咳嗽、咳痰或原有呼吸道疾病症状加重，并出现脓性痰；伴或不伴胸痛。②发热。③肺实变体征和（或）湿性啰音。④白细胞计数>10×10^9/L，伴或不伴核左移。⑤胸部 X 线检查显示片状、斑片状浸润阴影或间质性改变，伴或不伴胸腔积液。以上①~④项中任一项加⑤，并除外肺结核、肺部肿瘤、非感染性肺间质疾病、肺水肿、肺不张、肺栓塞、肺嗜酸性粒细胞浸润症、肺血管炎等，可建立临床诊断。常见病原体为肺炎链球菌、流感嗜血杆菌、卡他莫拉菌和非典型病原体。

（二）医院内肺炎

HAP 指患者入院时不存在、也不处于潜伏期，而于入院 48 h 后在医院（包括老年护理院、康复院）内发生的肺炎。临床诊断依据与 CAP 相同，但其临床表现、实验室和影像学所见对 HAP 的诊断异性甚低，尤其应注意与肺不张、心力衰竭和肺水肿、基础疾病肺侵犯、药物性肺损伤、肺栓塞和急性呼吸窘迫综合征等鉴别。无感染高危因素患者的常见病原体依次为肺炎链球菌、流感嗜血杆菌、金黄色葡萄球菌、大肠埃希菌、肺炎克雷白杆菌等；有感染高危因素患者为金黄色葡萄球菌、铜绿假单胞菌、肠杆菌属、肺炎克雷白杆菌等。

（三）重症肺炎

重症肺炎的诊疗目前应用最广泛的是美国胸科学会（ATS）和 IDSA 发布的指南，考虑到因它们各自指南的不同而造成的混乱，IDSA 和 ATS 组成了一个联合委员会来制定一个统一的 CAP 指南——2007 年 ATS/IDSA 的重症社区获得性肺炎诊断标准。主要标准：①需要创伤性机械通气；②需要使用升压药物的脓毒性休克。次要标准：①呼吸频率>30 次/分；②氧合指数（PaO$_2$/FiO$_2$）<250；③胸部 X 线提示多肺叶受累；④意识障碍；⑤尿毒症［尿素氮（BUN）>7.1 mmol/L］；

⑥白细胞计数减少（<4.0×10⁹/L）；⑦血小板计数减少（<100×10⁹/L）；⑧体温降低（深部温度<36℃）；⑨低血压需要液体复苏。具备以上 1 条主要标准或至少 3 条次要标准可做出诊断。虽然总体来说本指南适用于全世界的任何地区，但由于抗生素耐药模式、可用药物及卫生保健系统的差异，在美国和加拿大外的地区使用本指南应谨慎。应因地制宜地使用 CAP 指南，以改善医疗和相关临床结局。在我国，目前参考 2006 年由中华医学会呼吸病分会制定的重症肺炎诊断标准：①意识障碍；②呼吸频率>30 次/分；③动脉氧分压（PaO₂）<60 mmHg、PaO₂/FiO₂<300，须行机械通气治疗；④收缩压<90 mmHg；⑤并发脓毒性休克；⑥胸部 X 线片提示双侧或多肺叶受累，或入院 48 h 内病变扩大≥50%；⑦少尿：尿量<20 ml/h 或<80 ml/4 h，或急性肾衰竭需要透析治疗。有上述征象中的 1 项及以上，可诊断为重症肺炎。重症肺炎的治疗首先应选择广谱、强力抗菌药物，足量、联合用药，因为初始经验性治疗不足或不合理，其病死率均明显高于初始治疗正确者，而且增加医疗成本和医患矛盾。

（四）经验性用药选择

1. 初始经验性治疗的药物选择　若未在就诊后 8 h 内给予初始抗菌治疗，患者在随后 30 天内的病死率将明显增加；若在就诊后 4 h 内及时给予抗生素，可以降低肺炎病死率。因此，一旦诊断成立，在留取微生物检验标本的同时，应立即进行经验性抗菌治疗。病原体的流行病学分布是初始经验性抗菌治疗的参考依据。对于需入 ICU 治疗的重症社区获得性肺炎（serious community acquired pneumonia，SCAP）患者，2007 年 ATS 及 IDSA 推荐的经验性用药分为两类。

（1）针对不存在特定病原感染者，推荐使用 β-内酰胺类（头孢噻肟、头孢曲松或氨苄西林-舒巴坦）联合大环内酯（阿奇霉素）/氟喹诺酮类（对于青霉素过敏者，推荐选择氟喹诺酮和阿奇霉素）。

（2）针对存在特定病原感染高危因素者，若考虑假单胞菌感染，则选用：①抗肺炎链球菌、抗假单胞菌的 β-内酰胺类（哌拉西林他唑巴坦、头孢吡肟、美罗培南和亚胺培南）联合环丙沙星或左氧氟沙星治疗；②上述 β-内酰胺类联合氨基糖苷类和阿奇霉素；③上述 β-内酰胺类联合氨基糖苷类和抗肺炎链球菌的氟喹诺酮类（青霉素过敏者选用氨曲南）。若怀疑耐甲氧西林金黄色葡萄球菌（MRSA）感染，联用万古霉素或利奈唑胺。

我国 SCAP 病原学及耐药率的资料较少，但 CAP 病原体流行病学分布和耐药趋势总体规律大体是相似的，因此，我国 CAP 诊治指南中有关 SCAP 的抗菌药物选择如下。

（1）对于不存在铜绿假单胞菌感染高危因素者，可选用：①头孢噻肟或头孢曲松联合大环内酯类；②氟喹诺酮类联合氨基糖苷类；③静脉注射 β-内酰胺类联合酶抑制剂（如阿莫西林克拉维酸、氨苄西林-舒巴坦）联合大环内酯类；④厄他培南联合静脉注射大环内酯类。

（2）对于存在铜绿假单胞菌感染高危因素者，可选择：①具有抗假单胞菌活性的 β-内酰胺类（如头孢他啶、头孢吡肟、哌拉西林他唑巴坦、头孢哌酮舒巴坦、亚胺培南、美罗培南等）联合静脉注射大环内酯类，必要时还可同时联用氨基糖苷类；②具有抗假单胞菌活性的 β-内酰胺类抗生素联合静脉注射喹诺酮类；③静脉注射环丙沙星或左氧氟沙星联合氨基糖苷类抗生素。

2. 病原明确后的针对性治疗　在经验性治疗 48~72 h 后，应对病情进行重新评估。治疗有效者（体温下降、呼吸道症状改善、白细胞恢复正常和胸部 X 线显示病灶吸收）继续原治疗方案，可以不必顾及病原学结果（血培养例外）。治疗 48 h 后感染病情恶化或 72 h 后无变化的患者，应考虑方案是否正确，在更换治疗方案之前，应当考虑：①抗菌药物选择正确，但剂量不足或用药途径、间隔时间等不正确；②是否有诊断错误，如非感染性疾病或特殊感染；③某些宿主、细菌和治疗（抗菌药）因素没有考虑，如 HIV 感染宿主、军团菌感染、化学性肺炎等；④感染导致并发症。针对认定的感染病原的治疗，则需要采取针对性抗菌治疗。例如：不耐药的肺炎链球菌，可选择青霉素、阿莫西林、大环内酯类、头孢菌素类等；耐青霉素的肺炎链球菌，则根据药敏试验进行选择，如头孢噻肟、头孢曲松、氟喹诺酮类、万古霉素、利奈唑胺或高剂量阿莫西林（3 g/d）等；不产酶的流感嗜血杆菌，则选阿莫西林、氟喹诺酮类、多西环素和阿奇霉素/克拉霉素；产酶的流感嗜血杆菌，则选择二代或三代头孢菌素、阿莫西林克拉维酸、氟喹诺酮、多西环素、阿奇霉素或克拉霉素等。

3. 肺炎临床稳定标准　遵循指南，充分考虑宿主因素，避免延迟，初始就正确的治疗，降低病死率是治疗的核心。全程疗效评价和脏器功能评价，肺炎临床稳定标准：①体温≤37.8℃；②心率≤100 次/分；③呼吸≤24 次/分；④收缩压≥90 mmHg；⑤SaO$_2$≥90%或 PaO$_2$≥60mmHg；⑥能够口服进食；⑦精神状态正常。

在进行抗感染疗效评价的同时，还需要重视全身辅助治疗，包括：分泌物引流，促排痰，对患者重要器官的功能以及全身的免疫状况、营养状况等进行评价，维持能量、水电解质平衡，避免治疗药物的不良反应，给患者提供充分的治疗。戒烟、避免酗酒有助于预防肺炎的发生。预防接种肺炎链球菌疫苗和（或）流感疫苗可减少某些特定人群，如老年患者或有基础疾病或免疫功能低下者等罹患肺炎的概率。

五、尿路感染的诊治策略

尿路感染（urinary tract infection，UTI）是指各种病原微生物在尿路（包括肾脏、肾盂、输尿管、膀胱、尿道及前列腺）中生长、繁殖而引起的尿路感染性疾病，多见于育龄期妇女、老年人、免疫力低下及尿路畸形者。UTI 是最常见的感染性疾病，特别是女性，约 1/3 的女性在 65 岁前至少有过一次泌尿系统感染。

（一）UTI 的分类

1. 感染部位　根据感染部位可分为上尿路感染和下尿路感染。上尿路感染主要指肾盂肾炎（pyelonephritis）、肾脓肿及肾周脓肿；下尿路感染主要指膀胱炎、尿道炎及前列腺炎。

2. 临床症状　根据临床有无症状可分为有症状 UTI 和无症状 UTI。

3. 发作次数　根据发作次数可分为初发感染（initial infection）和反复感染（recurrent infection），后者又可分为复发（relapse）和重新感染（reinfection）。复发指治疗后症状消失，菌尿转阴后在 6 周内再出现菌尿，菌种与上次相同。重新感染约占反复感染的 80%，指治疗后症状消失，菌尿阴性，但在停药 6 周后再次出现真性细菌尿，菌株与上次不同。

（二）临床表现

典型的下尿路感染的症状为尿频、尿急、尿痛及排尿不适，尿镜检可发现白细胞增多，血尿可以是镜下血尿，可也以是肉眼血尿，一般无发热及肾区疼痛。

典型的上尿路感染（主要为急性肾盂肾炎）的症状为寒战、高热、腰痛，可以伴尿频、尿急、尿痛及排尿不适等下尿路感染的症状。肾区叩痛明显，血白细胞计数增高，有血尿及脓尿，尿中可以发现白细胞管型。急性肾盂肾炎起病急，除上述表现外，还常有恶心、呕吐，部分患者可有夜尿增多。复杂性肾盂肾炎时常可发生脓毒症，如糖尿病患者可出现急性肾乳头坏死，脱落的肾乳头阻塞输尿管，常导致严重脓毒症。

但临床中遇到许多患者症状不典型，很难区分上、下尿路感染。急性肾盂肾炎可以没有发热及肾区疼痛，而下尿路感染可以没有尿频、尿痛及排尿不适等尿路刺激征。在有下尿路刺激症状并有真性菌尿的患者中只有 50%～70% 感染局限于膀胱，其余 30%～50% 存在隐匿性上尿路感染，因此在急诊工作中对于单纯表现为下尿路感染的患者也应警惕隐匿性上尿路感染的存在。

（三）实验室检查

1. 尿常规检查 尿液常浑浊，可有异味，尿常规可见白细胞尿、血尿，如发现白细胞管型，有助于肾盂肾炎的诊断。尿蛋白常为阴性或微量。

2. 尿细菌学检查 UTI 诊断的确立主要依靠尿细菌学检查。①尿沉渣镜检细菌：清洁中段尿的没有染色的沉渣用高倍镜找细菌，检出率达 80%～90%，可初步确定是杆菌或球菌、革兰阴性菌或革兰阳性菌，对及时选择有效抗生素有重要参考价值。②尿细菌定量培养：标本可采用清洁中段尿、导尿及膀胱穿刺尿，细菌培养后定量培养菌落计数 $\geq 10^5/ml$ 即称为真性菌尿，可确诊 UTI；$1\times(10^4\sim10^5)/ml$ 为可疑阳性，需复查；如 $<1\times10^4/ml$，可能为污染。耻骨上膀胱穿刺采集标本培养有菌落生长即为真性菌尿。

3. 血常规检查 急性肾盂肾炎时白细胞常升高，中性粒细胞增多，核左移。

4. B 超检查 B 超可以发现尿路的结构异常，如梗阻、肾盂积水、多囊肾等，建议作为儿童和成人 UTI 的常规检查。

5. 影像学检查 X 线尿路检查包括尿路平片、静脉肾盂造影（IVP）、逆行尿路造影、排尿时的膀胱输尿管造影，其目的是为了了解尿路情况，及时发现有无尿路结石、梗阻、反流、畸形等导致 UTI 反复发作的因素。但应掌握以下适应证：①任何类型的男性 UTI；②儿童，尤其是年龄 <5 岁的儿童 UTI；③对于初次发生的女性 UTI 原则上不做尿路 X 线造影检查，但对于反复发作的女性 UTI，若抗生素效果不好，或有持续血尿，或怀疑肾乳头坏死、肾周脓肿、肾脓肿、肾肿瘤时，应进行尿路 X 线检查。

对于较复杂的病例可以考虑进一步做核素显像、计算机断层扫描（CT）或磁共振成像（MRI）检查。

（四）UTI 的诊断流程

1. 确诊尿路感染的存在 尿路感染确诊依赖于细菌学检查证实尿路中病原菌存在。符合下列指标之一者，即可诊断尿路感染：①新鲜中段非离心尿革兰染色后油镜观察，>1 个细菌/视野；②新鲜清洁中段尿细菌培养计数 $\geq1\times10^5/ml$；③膀胱穿刺的尿培养阳性。

2. 尿路感染的定位诊断 符合下列指标之一均提示肾盂肾炎：①明显的全身感染症状，如发热、寒战、体温升高、恶心、呕吐、肌肉酸痛及血白细胞显著升高等；②明显的腰痛和腰肋角压痛、叩痛；③尿中白细胞管型和（或）颗粒管型；④尿抗体包裹细菌阳性；⑤尿液 N-乙酰-β-D-葡萄糖苷酶（NAG）升高；⑥尿液视黄醇结合蛋白升高；⑦尿 Tamm-Horsfall 蛋白升高和（或）血 Tamm-Horsfall 蛋白抗体阳性；⑧肾小管功能损伤，如夜尿增多、低渗尿、低比重尿及肾性糖尿等；⑨急性肾衰竭、肾周围脓肿、肾乳头坏死等并发症；⑩影像学检查提示肾盂病变。

3. 判断是急性或慢性肾盂肾炎 肾盂肾炎患者反复，存在尿路感染病史，合并肾小管功能损伤或肾脏形态异常之一，可诊断为慢性肾盂肾炎。肾脏形态是指影像学检查提示：①肾盂形态异常：肾盂畸形、瘢痕；②肾脏表面不光滑、萎缩及双侧大小不一。

4. 有无并发症 肾盂肾炎常见的并发症包括：①肾结石和尿路梗阻、肾盂积液；②肾乳头坏死；③肾周围脓肿；④革兰阴性杆菌败血症。

（五）治疗原则

尿路感染的治疗应遵循以下原则：

1. 多饮水、增加尿量，促进细菌和炎性分泌物从尿中排出。

2. 尽可能纠正梗阻、结石等易感因素。

3. 除女性急性单纯性尿道炎、膀胱炎外，治疗前均应该进行尿细菌定量培养或尿沉渣革兰染色镜检，以证实感染存在，并应根据药敏试验指导治疗。

4. 一般而言，单纯性下尿道感染，短期治疗有效，而上尿道感染需要长期治疗。

5. 临床症状缓解并不意味着细菌学治愈。

6. 治疗方案完成后应进行评估和随访。

7. 普通抗生素治疗无效应考虑厌氧菌、L 型细菌、结核分枝杆菌或支原体、沙眼衣原体及单纯疱疹病毒所致的尿路感染。

（六）病原菌分布及抗生素的使用

在治疗过程中，正确合理选择合适药物，减少医疗费用，减轻患者的经济负担是非常重要的，值得引起广大医务工作者的重视。从相关研究分析，左氧氟沙星是治疗尿路感染成本较低、疗效确切而方便的治疗方案，但必须注意 18 岁以下患者禁用。但当经验性治疗效果不佳时，应根据尿液细菌学检查提示的病原菌来选择更有针对性的抗生素。

相关研究提示，从尿液中分离出病原菌以革兰阴性杆菌为主，占 71%；其次为革兰阳性球菌和真菌，分别占 26% 和 3%。在革兰阴性杆菌中以大肠埃希菌为主，其次为肺炎克雷白菌和变形菌属；在革兰阳性菌中以凝固酶阴性葡萄球菌为主，其次为肠球菌属和金黄色葡萄球菌；在真菌中以白色假丝酵母菌为主。大肠埃希菌、凝固酶阴性葡萄球菌是目前泌尿系感染最主要的病原菌。

大肠埃希菌对头孢吡肟有很好的敏感性，对头孢他啶、头孢塞肟、哌拉西林/他唑巴坦、阿米卡星、头孢曲松、头孢哌酮、氧氟沙星、氨曲南的敏感性较好，对氨苄西林、头孢唑林、阿莫西林/克拉维酸、哌拉西林的敏感性很低。对过去常用治疗泌尿系感染的环丙沙星、氨苄西林/舒巴坦敏感率只有 30.0%~40.0%。肺炎克雷伯菌、变形菌属对药物敏感性与大肠埃希菌相近。超广谱 β-内酰胺类抗菌药物在临床大量使用，其后果出现了大量产超广谱 β-内酰胺酶（ESBL）的细菌，其中大肠埃希菌和和肺炎克雷伯菌是易产 ESBL 的细菌，而尿液中这两种菌的分离率已达 63.3%，因此 ESBL 检测非常必要。

凝固酶阴性葡萄球菌对万古霉素敏感率 100.0%，对哌拉西林/他唑巴坦敏感率很高，对过去常用的庆大霉素、环丙沙星、氧氟沙星、呋喃妥因敏感性只有 50.0%~70.0%，对其他抗菌药物敏感性则更低。耐甲氧西林凝固酶阴性葡萄球菌分离率为 83.7%，但部分菌株在体外药敏试验中对哌拉西林、头孢菌素类抗菌药物敏感，根据美国临床实验室标准委员会（NCCLS）规定，耐苯唑西林葡萄球菌对目前所有的 β-内酰胺类抗菌药物耐药，即使体外试验敏感，也应报告耐药。肠球菌属细菌是下消化道正常菌群之一，最常引起胆道及尿路感染，已成为医院感染的主要病原菌。20 世纪 80 年代以来，肠球菌严重感染的发生率和病死率明显升高，其对多种药物呈天然耐药，其中屎肠球菌对青霉素类和喹诺酮类药物的耐药率高达 90%，且其耐药率高于粪肠球菌，与文献报道一致。粪肠球菌对四环素和喹诺酮类药物耐药率较高，对青霉素类药物比较敏感。粪肠球菌和屎肠球菌均对万古霉素、利奈唑胺、替考拉宁敏感。因此，对临床分离菌及时进行药敏试验，并且进行各种酶类检测，筛选出各种特殊耐药株，正确修正药敏试验结果，对指导临床正确选择、使用抗菌药物，减少耐药株产生、控制医院感染有非常重要的意义。

六、消化系统感染

（一）胆道系统感染

急性胆道系统感染主要包括急性胆囊炎和急性胆管炎，根据流行病学调查结果，全球5%～15%的人群存在胆道系统结石，其中每年有1%～3%的患者因为胆道系统结石引起急性胆囊炎或急性胆管炎等胆道感染。

1. 急性胆囊炎

（1）病因：急性胆囊炎在所有腹痛患者中占3%～10%，其中90%～95%由胆囊结石引起，5%～10%为非结石性胆囊炎。急性胆囊炎的危险因素有：蛔虫、妊娠、肥胖、艾滋病，短期服用纤维素类、噻嗪类、第三代头孢菌素类、红霉素、氨苄西林等药物，长期应用奥曲肽、激素替代治疗均可能诱发急性胆囊炎。急性非结石性胆囊炎是一种特殊类型的急性胆囊炎，通常起病严重，预后比急性结石性胆囊炎差，危险因素主要有：大手术、严重创伤、烧伤、肠外营养、肿瘤、感染以及糖尿病等。

（2）诊断标准：①症状和体征：右上腹疼痛（可向右肩背部放射），墨菲征阳性、右上腹包块/压痛/肌紧张/反跳痛；②全身反应，发热，C反应蛋白升高（≥30 mg/L），白细胞升高；③超声、CT、MRI检查发现胆囊增大，胆囊壁增厚，胆囊颈部结石嵌顿、胆囊周围积液等表现。症状和体征及全身反应中至少各有1项为阳性可确诊急性胆囊炎；仅有影像学证据支持疑似急性胆囊炎。诊断急性非结石性胆囊炎最佳的影像学方法是腹部超声和CT检查，但诊断困难，确诊率低。

（3）严重程度评估：根据急性胆囊炎的严重程度不同，治疗方法和预后不同。将急性胆囊炎分为轻、中、重度三级。①轻度：胆囊炎症较轻，未达到中、重度评估标准；②中度：白细胞计数>18×10⁹/L；右上腹可触及包块；发病持续时间>72 h；局部炎症严重：坏疽性胆囊炎，胆囊周围脓肿，胆源性腹膜炎，肝脓肿；③重度：低血压，需要使用多巴胺>5 μg/（kg·min）维持，或需要使用多巴酚丁胺；意识障碍；氧合指数<300 mmHg（1 mmHg=0.133 kPa）；凝血酶原时间国际标准化比值>1.5；少尿（尿量<17 ml/h），血肌酐>177 μmol/L（2.0 mg/dl）；血小板<10×10⁹/L。中度胆囊炎：符合中度评估标准4项中任何1项；重度胆囊炎：符合重度评估标准6项中任何1项。

（4）治疗：对所有急性胆囊炎患者，尤其是重度患者应进行胆汁和血液培养。在我国引起胆道系统感染的致病菌中，革兰阴性细菌占2/3，前3位依次为大肠埃希菌、铜绿假单胞菌、肺炎克雷伯菌。革兰阳性细菌前3位依次为粪肠球菌、屎肠球菌、表皮葡萄球菌。14.0%～75.5%的患者合并厌氧菌感染，以脆弱拟杆菌为主。大肠埃希菌和肺炎克雷伯菌对第三代、四代头孢菌素耐药率分别为56.6%和31.1%，对氟喹诺酮类药物耐药率分别为64.6%和29.2%。铜绿假单胞菌对亚胺培南、头孢哌酮/舒巴坦耐药率分别为28.7%和19.8%。屎肠球菌对抗菌药物耐药率高于粪肠球菌，革兰阳性细菌对万古霉素和替考拉宁耐药率较低。

1）轻度急性胆囊炎：常为单一的肠道致病菌感染。如果患者腹痛程度较轻，实验室和影像学检查提示炎症反应不严重，可口服抗菌药物治疗，甚至无须抗菌药物治疗。在解痉、止痛、利胆治疗的同时，适当使用非甾体类抗炎药物。如需抗菌药物治疗，应使用单一抗菌药物，首选第一代或二代头孢菌素（如头孢替安等）或氟喹诺酮类药物（如莫西沙星等）。由于肠道致病菌多可产生β-内酰胺酶，对青霉素类和头孢唑啉耐药，推荐使用含β-内酰胺酶抑制剂的复合制剂，如头孢哌酮/舒巴坦、哌拉西林/他唑巴坦、氨苄西林/舒巴坦等。

2）中度和重度急性胆囊炎：应根据当地病原学分布和细菌耐药情况、病情的严重程度、既往使用抗菌药物的情况、是否合并肝肾疾病选择抗菌药物。首先进行经验性治疗，在明确致病菌后，应根据药敏试验结果选择合适的抗菌药物进行目标治疗，并定期对疗效进行评估，避免不必要地长期使用抗菌药物。对中度急性胆囊炎应静脉用药。经验性用药首选 β-内酰胺酶抑制剂的复合制剂、第二代头孢菌素或氧头孢烯类药物。重度急性胆囊炎常为多重耐药菌感染，应静脉用药，首选含 β-内酰胺酶抑制剂的复合制剂、第三代及四代头孢菌素、单环类药物，如果首选药物无效，可改用碳青霉烯类药物，如美罗培南 1.0~3.0 g/d，亚胺培南/西司他丁 1.5~3.0 g/d，帕尼培南/倍他米隆 1.0~2.0 g/d。急性胆囊炎抗菌治疗 3~5 天后，如果急性感染症状、体征消失，体温和白细胞计数正常可以考虑停药。需要强调的是，不适当地使用或过度使用第三代、四代头孢菌素以及碳青霉烯类药物可能导致耐药菌株出现。怀疑厌氧菌感染时需合用甲硝唑 1.0~2.0 g/d。

任何抗菌治疗都不能替代解除胆囊管梗阻的治疗措施。胆囊切除是针对急性胆囊炎的有效治疗手段，应遵循个体化原则，正确把握手术指征与手术时机，选择正确的手术方法。

2. 急性胆管炎

（1）病因：急性胆管炎是指肝、内外胆管的急性炎症，单纯的胆道感染而无胆道梗阻可不引起急性胆管炎症状。常见的病因有：胆道结石、胆管良性狭窄、胆道恶性肿瘤以及先天性胆道畸形等各种引起胆道梗阻的因素。胆汁中存在细菌和内镜逆行胰胆管造影是急性胆管炎的危险因素。急性胆管炎的总病死率为 10%~30%，死因大多是感染性休克以及多器官功能衰竭。

（2）诊断标准：①症状和体征，胆道疾病史，高热和（或）寒战，黄疸，腹痛及腹部压痛（右上腹或中上腹）；②实验室检查，炎症反应指标（白细胞/C 反应蛋白升高等）肝功能异常；③影像学检查，胆管扩张或狭窄、肿瘤、结石等。症状和体征中≥2 项+实验室检查+影像学检查可确诊急性胆管炎；仅症状和体征中≥2 项疑似急性胆管炎。

（3）严重程度评估：轻度，对于支持治疗和抗菌治疗有效；中度，对于支持治疗和抗菌治疗无效，但不合并 MODS；重度，低血压，需要使用多巴胺>5 μg/（kg·min）维持，或需要使用多巴酚丁胺；意识障碍；氧合指数<300 mmHg；凝血酶原时间国际标准化比值>1.5；少尿（尿量<17 ml/h），血肌酐>177μmol/L；血小板计数<10×10⁹/L。

（4）治疗：所有怀疑急性胆管炎的患者应立即使用抗菌药物，进行胆汁培养和血液培养。社区获得性与院内获得性急性胆管炎的致病菌不同。前者的致病菌多为肠道需氧菌，如大肠埃希菌、克雷伯菌属、肠球菌。后者的致病菌则为各种耐药菌，如甲氧西林耐药的金黄色葡萄球菌、万古霉素耐药的肠球菌以及铜绿假单胞菌。胆汁细菌培养若为阳性，提示急性胆管炎病情严重、预后不佳。在选择经验性治疗的抗菌药物时需综合考虑所选抗菌药物抗菌谱、急性胆管炎的严重程度、有无肝肾疾病、患者近期（1 年内）使用抗菌药物史、当地致病菌及其耐药情况、抗菌药物在胆汁中的浓度。在明确致病菌后，应根据药敏试验结果选择合适的抗菌药物进行目标治疗，避免出现双重感染或细菌耐药而导致治疗失败。

1）轻度急性胆管炎：常由单一的肠道致病菌，如大肠杆菌感染所致，应使用单一抗菌药物治疗。首选第一代或二代头孢菌素（如头孢替安等）或氟喹诺酮类药物（如莫西沙星等）。由于目前肠道细菌普遍产生 β-内酰胺酶，对青霉素类和头孢唑啉耐药，推荐使用 β-内酰胺类/β-内酰胺酶抑制剂复合制剂，如哌拉西林/他唑巴坦、头孢哌酮/舒巴坦、氨苄西林/舒巴坦等。抗菌药物治疗 2~3 天后可停药。

2）中度、重度急性胆管炎：常为多重耐药菌感染，首选含 β-内酰胺酶抑制剂的复合制剂、第三代和四代头孢菌素、单环类药物，应静脉用药。如果首选药物无效，可改用碳青霉烯类药物，如美罗培南 1.0~3.0 g/d，亚胺培南/西司他丁 1.5~3.0 g/d。如果怀疑铜绿假单胞菌感染，推荐使用头孢哌酮/舒巴坦、哌拉西林/他唑巴坦。中度、重度急性胆管炎抗菌治疗应至少持续 5~7 天，之后根据症状、体征以及体温、白细胞、C 反应蛋白来确定停药时间。需要强调的是，不适当地使用或过度使用第三代和四代头孢菌素以及碳青霉烯类药物可导致耐药菌株出现。怀疑厌氧菌感染时需合用甲硝唑 1.0~2.0 g/d。

（二）肝脓肿

肝脓肿（liver abscess）是指致病微生物通过各种途径迁移到肝脏所致的肝内化脓性疾病，临床上最常见的两种肝脓肿类型是细菌性肝脓肿（pyogenic liver abscess）和阿米巴肝脓肿（amebic liver abscess）。

1. 感染途径和病原学

（1）细菌性肝脓肿：细菌性肝脓肿可发生于任何年龄段，多见于中年以上，无明显的性别差异。原有糖尿病、肝脏疾病（肝硬化）、AIDS、恶性肿瘤和长期服用抗生素或免疫抑制剂者机体免疫功能低下，其发病率较高，10%~15% 发生于糖尿病患者，5%~10% 发生于肝硬化患者。常见感染途径及病原如下：①胆道，是细菌进入肝脏最多见、最主要的途径，据文献报道，细菌性肝脓肿约 50% 发生于胆道、胰腺疾病，其中胆石症、胆道蛔虫最常见，其次为胰腺、胆道肿瘤造成的胆道狭窄、梗阻。近年来，胆道、胰管支架应用逐渐增多，也可发生胆源性细菌性肝脓肿。病原菌多为革兰阴性菌，如肺炎克雷白菌、大肠埃希菌、变形杆菌、产气杆菌、铜绿假单胞菌等，还可合并厌氧菌感染，较多见的为梭形杆菌、脆弱类杆菌、厌氧链球菌等。②血液系统，腹腔内有感染灶，可通过门静脉进入肝脏，引起肝脓肿，经门静脉感染者常侵犯肝右叶；全身任何部位的感染都可通过血行途径经肝动脉进入肝脏，经肝动脉感染者多侵犯左右肝叶的多发性脓肿。病原菌多为金黄色葡萄球菌、溶血性链球菌，近年来克雷白杆菌感染者增多。③淋巴系统，肝脏毗邻器官、组织的感染性病灶，细菌经淋巴管进入肝脏。④各种原因导致的肝脏开放性损伤时，细菌直接经伤口进入肝脏。

（2）阿米巴肝脓肿：阿米巴肝脓肿指溶组织阿米巴滋养体从肠道侵入肝脏而引起的化脓性病变。主要由肠系膜上静脉经门静脉进入肝脏，也可经淋巴管进入肝脏，或有邻近肝脏的肠道病变直接蔓延引起。80% 位于肝右叶，10% 只见于左叶，有 10% 可见于左右两叶，约 60% 单发。

2. 诊断　根据发热、右上腹痛、肝大、炎症指标升高等征象，结合腹部影像学初步做出诊断，确诊需在 B 超或 CT 引导下穿刺抽脓检查。

3. 治疗

（1）支持治疗：积极改善患者的全身状况，给予充分的营养，纠正贫血、低蛋白血症、维持水、电解质平衡。

（2）抗生素：细菌性肝脓肿应早期、足量、足疗程使用抗生素，可参考感染途径及脓液细菌培养结果及药敏选用敏感抗生素，当病原菌难以确定时，首先选用广谱抗生素，如第三代头孢菌素、喹诺酮类，联合使用抗厌氧菌药物，如甲硝唑等，抗生素疗程一般为 4~6 周。

（3）抗阿米巴药物：首选甲硝唑，剂量为口服 0.4 g，每日 3 次，10 天为一疗程，一般用药 48 h 后症状开始缓解，1 周左右体温恢复正常，文献报道甲硝唑对阿米巴肝脓肿治愈率为 70%~80%，不良反应主要是恶心、呕吐、上腹不适等，对甲硝唑不耐受者可选用替硝唑，不良反应少，耐受性好，剂量为口服 0.5 g，每日 4 次，疗程为 2 周。其他还可选用依米丁、去氧依米丁、磷酸氯喹等药物。

（4）超声或 CT 引导下穿刺抽脓：穿刺抽脓兼有诊断和治疗的作用，可置管引流，直至临床症状明显改善，脓腔几乎闭合为止。

（5）手术治疗：对抗感染及穿刺引流效果不佳者，可考虑切开引流。

七、免疫抑制剂应用后的抗感染治疗

免疫抑制剂是对机体的免疫反应具有抑制作用的药物，能抑制与免疫反应有关细胞（T 细胞和 B 细胞等免疫细胞）的增殖，能降低抗体免疫反应。常用的免疫抑制剂主要有五类：①糖皮质激素类，如可的松和泼尼松；②微生物代谢产物，如环孢素和藤霉素等；③抗代谢物，如硫唑嘌呤和 6-巯基嘌呤等；④多克隆和单克隆抗淋巴细胞抗体，如抗淋巴细胞球蛋白和 OKT3 等；⑤烷化剂类，如环磷酰胺等。免疫抑制剂主要用于如类风湿性关节炎、红斑狼疮、皮肤真菌病、膜性肾小球肾炎、炎性肠病和自身免疫性溶血贫血等的自身免疫病及器官移植抗排斥反应。但长期应用免疫抑制剂后所产生的不良反应依旧不可避免，较为常见的有：①骨髓抑制，可发生粒细胞减少或缺乏症；②肝功能损害，使丙氨酸氨基转移酶增高；③性功能损害，尤其是男性，少数可发生不育；④脱发；⑤出血性膀胱炎，血尿增多；⑥恶心、呕吐、食欲缺乏等胃肠道反应。其中最严重的不良反应是骨髓抑制所致的粒细胞缺乏症，不仅能够降低机体对外界微生物的抵抗能力，提高外源性感染的概率，还能够大大增加隐性感染的概率，从而对机体产生不良反应甚至是死亡。

（一）自身免疫性疾病的抗感染治疗

粒细胞减少特别是粒细胞缺乏是应用大量免疫抑制剂后较为常见的不良反应。粒细胞缺乏（简称粒缺）是指外周血中性粒细胞（ANC）<0.5×10⁹/L，由于粒缺时患者常有细胞免疫功能受损，吞噬细胞功能障碍，部分患者可能还伴有体液免疫功能受损，当 ANC<0.5×10⁹/L 时感染的发生率为 14%，若 ANC<0.1×10⁹/L 时感染的发生率增加到 24%~60%，如果没有合适的抗菌药物治疗死亡率极高，因此，及时合理地应用抗菌药物对于降低粒细胞缺乏患者的病死率、减少细菌耐药菌具有重要意义。

1. 粒缺患者常见病原菌　导致粒缺患者感染的病原体主要为寄居体内的微生物，其中大多数是革兰阳性球菌（如金黄色葡萄球菌、表皮葡萄球菌和 α-溶血性链球菌、肠球菌）或革兰阴性菌（如大肠埃希菌、肺炎克雷白杆菌、铜绿假单胞菌、不动杆菌），而常见的病毒感染为单纯疱疹病毒、呼吸道合胞病毒、副流感病毒、流感病毒。近年来，革兰阴性菌感染率及死亡率下降，而革兰阳性菌感染率呈上升局势，耐药菌的感染数量逐步增加，如铜绿假单胞菌和肠球菌对第三代头孢菌素的耐药率平均达 9%~16%，个别甚至到 30% 以上，耐万古霉素肠球菌的感染率也在增加，而念珠菌感染多在粒缺 2 周左右发生，曲霉菌感染多在粒缺第 3 周或以后发生。病毒感染在合并免疫缺陷患者中常见，其他病原微生物（如结核等）感染在粒缺患者发生率高于普通人群。

2. 粒缺患者抗生素应用

（1）在开始抗生素治疗前，应对患者进行初始评估。粒缺时发生感染除发热外，其他感染表现常不典型，泌尿系感染而尿常规白细胞增高不显著，肺部感染而胸片浸润表现延后。抗生素选择主要根据细菌感染流行病学资料及耐药趋势，一般抗菌谱革兰阴性杆菌应覆盖绿脓杆菌、革兰阳性球菌应覆盖金黄色葡萄球菌。由于粒缺感染革兰阴性杆菌占多数且内毒素血症较外毒素更凶险，抗菌药物首选覆盖革兰阴性杆菌（包括铜绿假单胞菌）的半合成青霉素、三代或四代头孢、碳青霉烯类抗菌药物单药或联合氨基糖苷类抗菌药物，48~72 h 后根据治疗反应和细菌学结果调整抗菌药物。多药联合治疗革兰阴性需氧杆菌和厌氧菌较单药为好，尤其是联合应用 β-内酰胺酶抑制剂，可以减少耐药菌的出现。在院内感染中，革兰阳性球菌感染日益增多。万古霉素对

MRSA、凝固酶阴性的链球菌和肠球菌疗效确切。对青霉素过敏者可使用克林霉素或万古霉素。早期应用万古霉素可减少金黄色葡萄球菌感染和菌血症的发生。如患者存在 MRSA 或链球菌感染，或最初的培养物中就存在革兰阳性菌，应该及早使用万古霉素。在细菌培养 48~72 h 后，如果无革兰阳性菌生长，则可停用万古霉素。随着对广谱 β-内酰胺类和喹诺酮类抗生素耐药的大肠杆菌和其他革兰阴性细菌迅速增多，有必要更早期地应用碳青霉烯类抗生素，它对革兰阴性及革兰阳性菌均有良好的作用，经验治疗初始的成功率优于其他抗菌药物。亚胺培南、美罗培南适用于非发酵菌（铜绿假单胞菌、不动杆菌），常用于院内获得性感染。因此，根据患者的实际情况，尽早、正确的使用抗生素对于挽救粒缺患者的生命至关重要。另外，抗生素的选择还要考虑到患者接受的免疫抑制药物的特殊毒性。

（2）抗生素治疗后 3~5 天内应对患者病情进行再评估，如患者体温逐渐降低，感染的症状或体征稳定或改善，血流动力学稳定。若此时感染的病原体仍未明确，则按原方案继续治疗。如导致患者感染的病原体已经明确，则按病因给予治疗。若治疗后 3~5 天，患者仍持续或间歇性发热、感染的症状或体征无改善、血流动力学不稳定或血培养持续阳性，则应根据患者的血培养情况以及临床症状来考虑，是否更换抗生素。如果患者发热持续 4 天以上，或体温下降后，在继续使用有效抗生素的情况下体温再次上升，应考虑有真菌感染的可能性，需要加用抗真菌药物。

（3）粒细胞缺乏患者是侵袭性真菌感染的高危人群，在广谱抗生素治疗 72~96 h，尤其是调整抗菌药物（加用氨基糖苷类）后仍持续发热，应加用抗真菌药物进行经验性治疗。侵袭性真菌感染呈现高院内感染率、高死亡率（念珠菌感染病死率 30%~60%，曲霉菌感染病死率 58%~90%）、低临床诊断率和低实验室诊断率四大特点，病情进展迅速，早期治疗可减少粒缺患者真菌感染死亡率。粒细胞缺乏者应充分利用血清学和影像学诊断方法，使经验性治疗转为靶向治疗。除念珠菌感染外，还应考虑曲霉菌感染的可能，应选用可同时覆盖两者的药物，包括两性霉素 B脂质体、卡泊芬净或氟康唑。两性霉素 B 毒性较大，伊曲康唑对曲霉菌活性较弱，氟康唑对曲霉菌无活性，不适宜作为一线经验性治疗。对于高危侵袭性真菌感染患者，联合用药有助于增加疗效。卡泊芬净与唑类及多烯类作用点不同，主要抑制 1，3-β-D-葡聚糖，是较理想的联合用药选择。从目前我国的国情，联合用药费用较高，且有可能增加不良反应，不建议作为常规经验性治疗，仅限于高危单药治疗无效的有条件患者。

（二）移植后的抗感染治疗

器官移植术后应该考虑器官供体和受体的感染，由于器官移植术后需应用免疫抑制剂，以提高移植器官的存活率，使得术后感染变得复杂。因此，那些在正常人或器官移植前处于潜伏期或无症状的感染在器官移植而免疫抑制的患者可成为致命性的感染，因此，对器官移植患者进行必要的预防性抗感染治疗其重要地位不亚于器官移植术本身。

1. 实性器官移植患者的感染　由于有效抗菌药物的应用，实性器官移植患者感染的发病率和死亡率都在降低。在器官移植后的几周里，由于细胞免疫抑制剂的应用和（从供体器官获得）病毒、寄生虫的获得或激活所致的感染显现出来，巨细胞病毒（CMV）感染是移植术后前 6 周最常见的问题，可表现为严重的全身性疾病或移植器官的局部感染。在移植术后的 2~4 周内，可发生人疱疹病毒（HHV）-6 的激活（通过血培养而定），这可能与术后发热和粒细胞减少症有关。移植术 6 个月以后，患者因缺乏细胞免疫，感染的特点组要为李斯特菌、奴卡菌、各种真菌和其他细胞内病原体。要防止此类感染至少要等到患者对移植器官产生耐受而停用免疫抑制剂时；同时，对实性器官移植患者感染的警戒、预防、抢先治疗、快速诊断和治疗，常可挽救患者的生命。

（1）肾移植：肾移植术后的早期感染多由皮肤或切口部位的细菌所致，应用头孢菌素或青霉素联合氨基糖苷类可降低术后感染的危险性。在手术的前 4 个月，使用甲氧磺胺米隆甲噁唑每天 1 个加强剂量（800 mg 磺胺甲噁唑，160 mg 甲氧苄啶）可降低早期和中期发病率。在移植术的 6 个月后，由于长期的免疫抑制机体可发生 CMV、疱疹病毒、EBV、HHV-8、乳头瘤病毒 BK 和 JC、奴卡菌、曲霉菌、毛霉菌及弓形体等感染，而在长期感染中则以真菌感染最为常见与严重，可通过应用阿昔洛韦、磺胺甲唑（SMZ）等治疗与预防，最主要还是在经验性应用抗感染药物的基础上通过血培养明确致病菌，通过药敏确定最佳抗感染药物而减少不良反应。

（2）肝移植：肝移植早期主要为细菌感染，移植术后 5 天常规使用广谱抗菌药物可大大减少感染发生率。肝移植术后常见的并发症有腹膜炎和腹腔内脓肿，主要为混合感染，常见的细菌为肠球菌、厌氧革兰阴性细菌、葡萄球菌、厌氧菌或真菌，可通过预防性使用对革兰阴性菌和厌氧菌均有效的抗菌药物。病毒性肝炎也是肝移植术后不可忽视的感染问题，使用大剂量的 HBV 免疫球蛋白，拉米夫定、α-干扰素及利巴韦林对 HBV 感染都有较好的预防与治疗作用，还可以通过使用阿昔洛韦、更昔洛韦及 CMV 免疫球蛋白预防病毒及 CMV 感染。

（3）心肺移植：心肺移植的早期感染常见的病原体主要是皮肤正常菌群（如金黄色葡萄球菌和表皮葡萄球菌），革兰阴性菌（如铜绿假单胞杆菌）以及真菌（如白色念珠菌），同时也应该考虑到支原体的感染，应用克林霉素及四环素可预防支原体相关感染对于 CMV、EBV 可通过抗病毒药予以预防，心肺移植中常见的卡式肺囊虫感染可通过使用 SMZ 加以预防。

2. 实性器官移植的其他感染 移植患者为了输药、输血制品和静脉营养，在不同的器官移植患者长期留置静脉插管是常见现象，常由金黄色葡萄球菌引起，而凝固酶阴性的葡萄球菌是血流感染最常见的病原体，应用相应的抗菌药物可有效预防感染。长期接受免疫抑制治疗的患者较普通患者更易发生与病毒有关或怀疑与病毒有关的恶性肿瘤，因此常规应用抗病毒药物对相关恶性肿瘤也有预防作用。现国外研制出相关细菌或病毒疫苗以对相关感染进行有效预防，但最佳接种时间、不同患者接种剂量及接种的相关疫苗种类仍需进一步研究。作为一把双刃剑，免疫抑制剂在有效抑制自身免疫反应的同时，对机体带来的潜在感染亦不可估量，及时、针对性的使用抗菌药物，对免疫抑制剂应用后的感染进行有效治疗，降低患者的死亡率，仍是医务工作者需终生奋斗的目标。

八、艾滋病及机会性感染

艾滋病即 AIDS，是 HIV 引起的一种严重的传染性疾病。病毒主要侵犯并毁损 CD4+ T 淋巴细胞（辅助性 T 淋巴细胞），造成机体细胞免疫功能受损。感染初期可出现类感冒样或血清病样症状，之后分别经历无症状期、艾滋病前期，最后发生多种严重的机会性感染和恶性肿瘤，发展为艾滋病。

（一）病原学及流行病学

HIV 属于反转录病毒科慢病毒属中的人类慢病毒组，可在体外淋巴细胞系中培养，是一种直径为 100~120 nm 的球形颗粒，由核心和包膜两部分组成。核心包括两条单股 RNA 链、核心结构蛋白和病毒复制所必需的酶类——反转录酶（RT，P51/P66），整合酶（INT，P32）和蛋白酶（PI，P10）。核心外面为病毒衣壳蛋白（P24、P18），病毒的最外层为包膜，其中嵌有外 gp120 和跨膜糖蛋白 gp41。

自 1981 年美国报告首例 AIDS 患者后，至今全球已有 199 个国家和地区报告 HIV 感染者或艾滋病患者。2012 年，全球共有 3530 万人感染 HIV，其中撒哈拉以南的非洲地区，尤其南非，是全球 HIV 负担最重的地区。至 2010 年 10 月 31 日中国大陆累计报告 HIV 感染者和艾滋病患者约 37 万例，其中艾滋病患者约 13 万例。

HIV 感染者是本病的传染源。HIV 主要存在于感染者和患者的血液、精液、阴道分泌物、胸腹腔积液、CSF 和乳汁中。主要经以下三种途径传播：性接触（包括同性、异性和双性性接触），血液及血制品（包括共用针具静脉注射毒品、介入性医疗操作等）和母婴传播（包括经胎盘、分娩时和哺乳传播），其他少见的传播途径包括经破损的皮肤、牙刷、刮脸刀片、口腔操作以及应用 HIV 感染者的器官移植或人工授精等。我国 HIV 流行仍然集中在注射吸毒者、性工作者、男-男性行为者中，且我国新发感染的途径已从注射吸毒和性接触传播为主转变为以性接触传播为主。

（二）临床表现与分期

1. 急性期　通常发生在初次感染 HIV 后 2~4 周。部分感染者出现病毒血症和免疫系统急性损伤的临床症状。大多数患者临床症状轻微，持续 1~3 周后缓解。临床表现以发热最为常见，可伴有咽痛、盗汗、恶心、呕吐、腹泻、皮疹、关节痛、淋巴结肿大及神经系统症状。此期在血液中可检出 HIV-RNA 和 P24 抗原，而 HIV 抗体则在感染后数周才出现。CD4+ T 淋巴细胞计数一过性减少，同时 CD4/CD8 比值亦可倒置。部分患者可有轻度白细胞和血小板减少或肝功能异常。对于近期内有流行病史和临床表现，结合实验室 HIV 抗体由阴性转为阳性即可诊断，或仅实验室检查 HIV 抗体由阴性转为阳性即可诊断。

2. 无症状期　可从急性期进入此期，或无明显的急性期症状而直接进入此期。此期持续时间一般为 6~8 年。其时间长短与感染病毒的数量、型别，感染途径，机体免疫状况，营养条件及生活习惯等因素有关。在无症状期，由于 HIV 在感染者体内不断复制，感染者免疫系统受损，CD4+ T 淋巴细胞计数逐渐下降，同时具有传染性。有流行病史，结合抗 HIV 阳性即可诊断，或仅实验室检查抗 HIV 阳性即可诊断。

3. 艾滋病期　此期为感染 HIV 后的最终阶段。患者 CD4+ T 淋巴细胞计数明显下降，多为<200/μl，HIV 血浆病毒载量明显升高。此期主要表现包括：一般症状，即持续 1 个月以上的发热、盗汗、腹泻、体重减轻 10% 以上，慢性腹泻，全身淋巴结肿大、肝脾大等；严重的免疫缺陷导致的各种机会性感染，最常见的为单纯疱疹病毒，巨细胞病毒，耶氏肺孢子菌，结核分枝杆菌感染，其他的包括假丝酵母菌、隐球菌、EB 病毒、鸟分枝杆菌、弓形虫、隐孢子虫等感染；神经系统症状包括头痛、头晕、恶心、呕吐、记忆力减退、精神淡漠、下肢瘫痪、性格改变、癫痫及痴呆等；免疫缺陷而继发肿瘤，最常见为卡波西肉瘤，非霍奇金淋巴瘤等。

（三）诊断

有流行病史、实验室检查 HIV 抗体阳性，加下述各项中的任何一项，即可诊断为艾滋病；或者 HIV 抗体阳性，而 CD4+ T 淋巴细胞数<200/μl 也可诊断为艾滋病。①原因不明的持续不规则发热 38℃以上，超过 1 个月；②腹泻（大便次数多于 3 次/天）超过 1 个月；③6 个月之内体质量下降 10% 以上；④反复发作的口腔假丝酵母菌感染；⑤反复发作的单纯疱疹病毒感染或带状疱疹病毒感染；⑥耶氏肺孢子菌肺炎；⑦反复发生的细菌性肺炎；⑧活动性结核或非结核分枝杆菌病；⑨深部真菌感染；⑩中枢神经系统病变；⑪中青年人出现痴呆；⑫活动性巨细胞病毒感染；⑬弓形虫脑病；⑭青霉菌感染；⑮反复发生的败血症；⑯皮肤黏膜或内脏的卡波西肉瘤、淋巴瘤。

（四）常见机会性感染

机会性感染（opportunistic infection）是指当人体的免疫功能下降时，原本寄生在人体的非致病性微生物造成的感染，或人体对致病性微生物易感性增加而发生的感染。机会性感染是艾滋病患者急诊就诊的最主要原因，也是其重要的死亡原因。在临床工作中，早期识别、诊断、预防及治疗机会性感染对改善艾滋病患者预后，延长其生命及减少 HIV 传播有重要意义。以下分别介绍常见艾滋病患者机会致病菌感染的临床特点、诊断及治疗。

1. 耶氏肺孢子菌肺炎

（1）临床特点及诊断：约占艾滋病肺部感染的 80%，耶氏肺孢子菌肺炎（PCP）相关呼吸衰竭的病死率近 60%，是艾滋病主要的致死原因。本病由肺孢子菌引起的间质性浆细胞性肺炎，起病隐匿或亚急性，临床表现为干咳、气短和活动后加重，可有发热、发绀，症状进行性加重，严重者发生呼吸窘迫、呼吸衰竭而死亡；肺部阳性体征少或可闻及少量散在的干湿啰音，体征与疾病症状的严重程度往往不成比例；胸部 X 线检查可见双肺从肺门开始的弥漫性网状结节样间质浸润，有时呈毛玻璃状阴影；血气分析示低氧血症，严重病例动脉血氧分压（PaO_2）明显降低，常在 60 mmHg 以下；血乳酸脱氢酶常升高；在急诊室，当晚期 HIV 感染者（$CD4^+$ T 淋巴细胞<200/μl）出现无法解释的低氧血症（排除其他导致低氧血症的原因，如肺栓塞），因高度怀疑 PCP。急诊诊断主要依赖间接免疫荧光（IFA）单克隆抗体染色。确诊依靠病原学检查如痰液或支气管肺泡灌洗/肺组织活检等发现肺孢子菌的包囊或滋养体。

（2）治疗：针对病原菌的治疗首选复方磺胺甲唑（SMZ-TMP），每日甲氧苄啶（TMP）15~20 mg/（kg·d），联合 SMZ 75 mg/（kg·d），分次口服或静脉注射，疗程 3 周。静脉用药的指征包括呼吸窘迫、肺泡动脉血氧分压差>45 mmHg 及 PaO_2<60 mmHg。SMZ-TMP 过敏者可试行脱敏疗法。替代治疗：克林霉素 600~900 mg 静脉滴注或 450 mg 口服，每 6 h 1 次；联合口服伯氨喹 15~30 mg/d，疗程 3 周。喷他脒 3~4 mg/（kg·d），缓慢静脉滴注，疗程 3 周。对于中重度患者 PaO_2<70 mmHg 或肺泡动脉血氧分压差>35 mmHg，早期可应用激素治疗，泼尼松 80 mg/d，分 2 次口服，5 天后改 40 mg/d，分 2 次口服，5 天后改 20 mg/d，口服至疗程结束。如患者进行性呼吸困难明显，可给予人工辅助通气，在呼吸机参数设置时需给予低潮气量及低呼气末静态压，以减少气胸的发生。治疗有效者于 2~4 日内体温下降，X 线表现随之改善。对于曾患过耶氏肺孢子菌肺炎的患者，应进行第二阶段抗虫预防，喷他脒气雾剂 300 mg 每月 1 次，由呼吸道吸入。

2. 结核分枝杆菌感染

（1）临床特点及诊断：HIV 感染者感染结核分枝杆菌的风险为普通人群的 50~200 倍，大多为潜伏性感染的活化，部分为原发感染，常表现为播散性结核病，且常为艾滋病早期表现及首诊原因，累及多系统，其中累及肺最常见。据 WHO 统计，全球 HIV 感染者中约 1/3 合并结核菌感染，在发展中国家，有 1/2 HIV 感染者合并活动性肺结核。由于免疫缺陷，其临床症状不典型且无特异性，常见症状包括咳嗽、咳痰、呼吸困难、胸痛及结核菌感染中毒症状（发热、盗汗、厌食及体重减轻）。影像学特点亦不典型，特别是中晚期艾滋病合并结核菌感染患者，病变部位常累及 2~6 肺段，呈弥漫分布，单叶受累少见，常累及肺门及纵隔淋巴结，无特定好发部位；病变性质及形态不一，CT 主要表现为肺段阴影，小叶融合阴影及腺泡结节等，呈双肺随机分布，病灶中心浓密而周围浅淡且模糊；病灶易形成空洞，常为多发薄壁空洞。急诊诊断需综合易感因素、临床表现、血清抗体、痰涂片检测，确诊需借助病原学检查（结核分枝杆菌培养）。

（2）治疗：艾滋病患者结核病的治疗原则与非艾滋病患者相同，但治疗较困难且易形成全身播散，抗结核药物使用时应注意与抗病毒药物之间的相互作用及配伍禁忌。如果结核分枝杆菌对一线抗结核药物敏感，则使用异烟肼（300 mg，每日 1 次）+利福平（600 mg，每日 1 次）+乙胺丁醇（15 mg/kg，每日 1 次）+吡嗪酰胺（15~25 mg/kg，每日 1 次）进行 2 个月的强化期治疗，然后使用异烟肼+利福平（或利福布汀）进行 4 个月的巩固期治疗。对抗结核治疗的反应延迟

（即在抗结核治疗 2 个月后仍有结核病相关临床表现或结核分枝杆菌培养仍为阳性）或胸部 X 线片上出现空洞的结核病患者，抗结核治疗疗程应延长至 9 个月。如患者结核潜伏感染相关检测结果为阳性，可采用异烟肼 300 mg，每日 1 次，口服，共干预 9 个月。

3. 弓形虫感染

（1）临床特点及诊断：鼠弓形虫是细胞内寄生的原生生物，正常人感染后不发病，在 CD4$^+$ T 淋巴细胞<100/μl 的艾滋病患者中可引起致死性疾病，主要引起脑炎、肺炎及视网膜炎。艾滋病患者颅内结节样病变中弓形虫感染发生率为 3%~4%。多数患者为潜伏感染者，常见的临床表现有发热、持续性头痛、反应迟钝、精神异常和（或）视力下降，视野缺损及癫痫发作，超过 80% 患者有局灶或弥漫性中枢神经系统损害。体征可有失语、共济失调、偏瘫步态等。血清学抗体检测无特异性，可作为筛选，急诊诊断主要依赖影像学检查，通常头颅 CT 呈单个或多个低密度病灶，对于平扫 CT 不典型高度怀疑本病者可行头颅增强 CT 或 MRI 检查。增强 CT 检查可见病灶呈环状或结节样增强，周围一般有水肿带；MRI 表现为颅内多发长 T$_1$ 和长 T$_2$ 信号，与增强 CT 相比有更高的敏感性。部分患者眼底检查可见视网膜出现厚密不透光的边框，有白色或黄色分泌物，常无出血。需要与脑结核、脑淋巴瘤、颅内 CMV 感染及卡西波肉瘤相鉴别。确诊依赖于脑组织活检。

（2）治疗：首选乙胺嘧啶（负荷量 200 mg，分 2 次口服，此后 50~75 mg/d 维持）联合磺胺嘧啶（4~6 g/d，分 3 次口服）。替代治疗包括 SMZ-TMP（3 片，3 次/天，口服）联合克林霉素（每次 600 mg，静脉给药，每 6 h 给药 1 次）或阿奇霉素（0.5 g，1 次/天静脉给药）。疗程至少 6 周。对症治疗包括降颅压、抗惊厥、抗癫痫等。对于临床上有高颅压表现、影像学提示中线移位或病情突然恶化患者可给予地塞米松治疗。在 CD4$^+$ T 淋巴细胞<100/μl 且弓形虫抗体 IgG 阳性的艾滋病患者应用药预防弓形虫脑病一般采用 SMZ-TMP，每日 2 片。对既往患过弓形虫脑病者要长期用乙胺嘧啶（25~50 mg/d）联合磺胺嘧啶（2~4 g/d）预防，直至 CD4$^+$ T 淋巴细胞>200/μl 并持续≥6 个月。一旦 CD4$^+$ T 淋巴细胞<100/μl，需重新开始预防用药。

4. 巨细胞病毒感染

（1）临床特点及诊断：CMV 是疱疹病毒组 DNA 病毒，在成人中感染率近 100%，大多无症状，在免疫力低下的艾滋病患者中亦发病，可为原发感染或潜伏性感染再激活，可导致视网膜脉络膜炎、病毒性肺炎、食管炎、脑炎、多发性神经根炎、肾上腺炎、肝炎等。其中以视网膜脉络膜炎最常见，临床常见的表现为眼前漂浮物，盲点，视野缺损以及快速视力下降，检眼镜可确诊，典型表现为沿血管分布的白色分泌物伴出血。颅内感染可有头痛、注意力下降、困倦、昏睡等非特异性表现，脑组织活检见病毒包涵体是诊断 CMV 脑炎的唯一手段；CMV 可侵犯口咽部、食管及胃，引起溃疡，临床表现为吞咽痛、吞咽困难、胸骨后灼烧感、腹痛及出血，纤维食管/胃镜检可确诊；CMV 可引起免疫复合物肾炎，临床上可有蛋白尿、血尿、水肿、氮质血症或急性肾功能不全等，病理变化为局灶性或弥漫性系膜增殖性肾小球肾炎、急性肾小管坏死、肾小管萎缩及局灶性间质性肾炎，病理活检可确诊；此外，CMV 可引起肉芽肿性肝炎，急、慢性肝炎，脂肪肝、肝硬化、硬化性胆管炎样综合征及溃疡性结肠炎等出现乏力、黄疸、腹泻、脓血便，确诊需依靠肝脏及肠黏膜活检。

（2）治疗：抗病毒治疗对 CMV 引起的视网膜炎、肺炎及胃肠道疾病有效，但只能阻止疾病发展。对于 CMV 视网膜炎必须在治疗 CMV 后 4 周开始高效抗逆转录病毒疗法（HAART），避免免疫炎症反应致眼病加重。首选治疗方案为更昔洛韦 10~15 mg/（kg·d），分 2 次静脉滴注；2~3 周后改为 5 mg/（kg·d）静脉滴注或 20 mg/（kg·d），分 3 次口服，或膦甲酸钠 180 mg/（kg·d），分 2~3 次应用（静脉应用需水化）；2~3 周后改为 90 mg/（kg·d）静脉滴注，1 次/天。病情危重或单一药物治疗无效时可二者联用。对于 CMV 抗体阳性 CD4$^+$ T 淋巴细胞<50/μl 的艾滋病患者

给予预防性治疗，更昔洛韦 3 g，分 3 次口服，直至 HAART 后 CD4$^+$ T 淋巴细胞>150/μl 持续 6 个月以上。

5. 新型隐球菌感染

（1）临床特点及诊断：新型隐球菌存在于富含鸟粪的土壤中，正常人感染后呈自限性，艾滋病患者感染科出现中枢神经系统、皮肤和肺部感染，常为播散性，可有真菌血症，其中隐球菌性颅内感染发病率为 10%，特别是 CD4$^+$ T 淋巴细胞<100/μl 的患者发病率更高。病变包括颅内结节及隐球菌性脑膜炎；病变好发部位为脑干及基底节，常见的首发症状为发热及头痛，少见的包括视力改变、头晕、癫痫发作以及中枢神经功能的缺失，易形成高颅压、脑疝而导致病情恶化，病死率约 30%。通常头颅平扫 CT 无特异性改变，确诊依赖于脑脊液中新型隐球菌抗体的检测（特异性及敏感性高达 100%），其他检测手段包括脑脊液墨汁染色，真菌培养及血清新型隐球菌抗体检测等。所有血清新型隐球菌抗体检测阳性的艾滋病患者均应行脑脊液检查以排除新型隐球菌颅内感染。

（2）治疗：新型隐球菌性颅内感染病原治疗分为诱导期、巩固期和维持期三个阶段，首选两性霉素 B 联合氟尿嘧啶（5-FU）。两性霉素 B 从每天 0.02~0.10 mg/kg 开始，逐渐增加剂量至 0.5~0.75 mg/kg，最高剂量不超过 50 mg/d，不能耐受者可用两性霉素 B 脂质体；5-FU 剂量为 100 mg/（kg·d）分 3~4 次口服，诱导治疗期至少 2 周；在脑脊髓液培养转阴后改为氟康唑 400 mg/d 进行巩固期治疗，此期至少 8 周或脑脊液菌检阴性。而后改为氟康唑 200 mg/d 进行维持治疗，维持治疗期至少 1 年。新型隐球菌性颅内感染有高达 50% 的复发率，因此对于治疗有效免疫功能未重建的艾滋病患者（CD4$^+$ T 淋巴细胞<200/μl）需长期口服低剂量氟康唑。降颅压治疗首选甘露醇，颅压不易控制者可行腰椎穿刺术帮助降低颅压，重症者可行侧脑室外引流或脑脊髓液脑室腹腔分流术。新型隐球菌性肺炎治疗推荐使用氟康唑，400 mg/d 口服或静脉滴注，疗程 6~12 个月，如抗病毒治疗后 CD4$^+$ T 淋巴细胞>100/μl 在治疗 1 年后停止氟康唑维持治疗。

6. 播散性鸟分枝杆菌感染

（1）临床特点及诊断：播散性鸟分枝杆菌（MAC）可引起多脏器受累，临床症状无特异性，可表现为持续发热、盗汗、慢性腹泻、消瘦等，可有贫血、肝脾和淋巴结肿大，累及神经系统常表现为颅内脓肿或脊髓脓肿形成。确诊有赖于从血液、淋巴结、骨髓以及其他无菌组织或体液中培养出非结核分枝杆菌，并通过 DNA 探针、高效液相色谱或生化反应进行菌种鉴定。粪便或活检组织的抗酸染色涂片与培养以及影像学检查等可协助诊断。

（2）治疗：首次治疗可予克拉霉素 1000 mg/d，分 2 次口服或阿奇霉素 600 mg/d+乙胺丁醇 150 mg/（kg·d），分次口服，重症患者可联合应用利福布汀 300~600 mg/d 或阿米卡星 10 mg/（kg·d），肌内注射；疗程 9~12 月。CD4$^+$ T 淋巴细胞<50/μl 的艾滋病患者给予预防性治疗，克拉霉素 1000 mg/d，分 2 次口服；或阿奇霉素，每周 1200 mg。

7. 疱疹病毒感染

（1）临床特点及诊断：常见单纯疱疹病毒及水痘带状疱疹病毒感染，前者可引起口腔、生殖器周围反复出现疱疹、溃疡和结痂，常伴疼痛，7~14 天愈合，可反复发作，诊断主要依靠临床表现；后者可引起带状疱疹，可在 HIV 症状发作前出现，表现为沿神经支配分布的皮肤、黏膜出现红斑、水疱、溃疡和结痂伴疼痛，三叉神经分布区病变可致失明。

（2）治疗：首选口服阿昔洛韦 800 mg，每天 5 次，疗程 10 天，严重者可给予静脉用药 10~12 mg/kg，每 8 h 1 次，疗程 14 天。亦可与阿糖腺苷或膦甲酸钠治疗。

8. 假丝酵母菌感染

（1）临床特点及诊断：假丝酵母菌感染主要引起鹅口疮和食管炎，成人出现鹅口疮是 HIV 感染发病的征象；主要表现为口腔出现白斑，进食有烧灼感、阻滞感及胸骨后疼痛，诊断主要依靠临床表现。

（2）治疗：口腔假丝酵母菌感染首选制霉菌素局部涂抹联合碳酸氢钠漱口水漱口，疗效不佳可口服氟康唑，首剂 200 mg，后改为每次 100 mg，2 次/日，疗程 1~2 周。食管假丝酵母菌感染选氟康唑，首剂 400 mg 口服，后改为 200 mg/d，不能耐受口服者静脉使用氟康唑 400 mg/d，疗程为2~3 周。

参考文献

［1］钱春艳，缪丽艳，陈彦. 利奈唑胺的药物利用评估回顾性调查. 中国现代应用药学，2014，31（2）：240-243.

［2］Toro CM, Janvier J, Zhang K, et al. Community-associated methicillin-resistat Staphylococcus aureus necrotizing phneumonia without evidence of antecedent viral upper respiratory infection. Can J Infect Dis Med Microbiol, 2014, 25（3）：e76-e82.

［3］Hidron AI, Low CE, Honig EG, et al. Emergence of community-acquired meticillin-resistant Staphylococcus aureus strain USA300 as a cause of necrotizing community-onset pneumonia. Lancet Infect Dis, 2009, 9（6）：384-392.

［4］Qiu JZ, Niu XD, Wang JF. Capsaicin protects mice from community-associated methicillin-resistant staphylococcus aureus pneumonia. PLoS One, 2012, 7（3）：e33032.

［5］林琳. 治疗革兰氏阳性菌感染的新型药物. 中国药业，2009，18（13）：84-85.

［6］Gear RJ, Carter JC, Carapetis JR, et al. Changes in the clinical and epidemiological features of group A streptococcal bacteraemia in Australia's Northern Territory. Trop Med Int Health, 2015, 20（1）：40-47.

［7］Snelling T, Carapetis J. Treatment of Group A streptococcal infections. Paediatrics and Child Health, 2014, 20（11）：513-520.

［8］仝净净，姚开虎. 新生儿 B 族链球菌感染预防策略的研究进展. 中国当代儿科杂志，2014，16（10）：1075-1080.

［9］伍万，江荣林. 肠球菌感染临床研究进展. 第三届全国中西医结合重症医学学术会议，2013：233-236.

［10］Tunkel AR, Hartman BJ, Kaplan SL, et al. Practice Guidelines for the management of bacterial meningitis. Clin Infect Dis, 2004, 39（9）：1267-1284.

［11］张文宏. 中枢神经系统感染的抗菌药物应用. 中国实用内科杂志，2011，31（12）：980-983.

［12］Perfect JR, Dismukes WE, Dromer F, et al. Clinical practice guidelines for the management of cryptococcal disease：2010 update by the infectious diseasessociety of america. Clin Infect Dis, 2010, 50（3）：291-322.

［13］WHO. Treatment of tuberculosis：guideline. 4th ed. World Health Organization, Geneva, Switzerland, 2010.

［14］Thwaites G, Fisher M, Hemingway C, et al. British Infection Society guidelines for the diagnosis and treatment of tuberculosis of the central nervous system in adults and children. J Infect, 2009, 59（3）：167-187.

［15］Mandell LA, Wunderink RG, Anzueto A, et al. Infectious Diseases Society of America/American Thoracic Society consensus guidelines on the management of community-acquired pneumonia in adults. Clin Infect Dis, 2007, 44（Suppl 2）：S27-S72.

［16］Pinzone MR, Cacopardo B, Abbo L, et al. Duration of antimicrobial therapy in community acquired pneumonia：less is more. Scientific World Journal, 2014, 2014：759138.

［17］Torres A, Blasi F, Peetermans WE, et al. The aetiology and antibiotic management of community-acquired pneumonia in adults in Europe：a literature review. Eur J Clin Microbiol Infect Dis, 2014, 33（7）：1065-1079.

［18］刘雅芬，高燕. 成人社区获得性肺炎病原流行病学及诊断研究进展. 中华医学杂志，2013，93（4）：317-319.

［19］中华医学会呼吸病学分会. 社区获得性肺炎诊断

和治疗指南. 中华结核和呼吸杂志, 2006, 29 (10): 651-655.

[20] 陶秀英, 陈哲, 陶家驹, 等. IDSA/ATS 社区获得性肺炎指南对治疗是失败率的影响. 国际呼吸杂志, 2013, 33 (8): 580-582.

[21] Williams DH, Schaeffer AJ. Current concepts in urinary tract infections. Minerva Urol Nefrol, 2004, 56 (1): 15-31.

[22] 张雷, 吴艳. 左氧氟沙星治疗泌尿道感染的临床疗效. 中国医院药学杂志, 2004, 24 (4): 233-234.

[23] 王鑫, 赵宝珍, 杨敬芳, 等. 泌尿系感染病原菌菌群及耐药性变迁. 中华医院感染学杂志, 2002, 12 (11): 861-862.

[24] 喻华, 刘华, 颜英俊, 等. 尿路感染病原菌分布及耐药性检测. 中华医院感染学杂志, 2003, 13 (10): 982-984.

[25] 赵建平, 周艳萍, 白晓红, 等. 泌尿系感染的病原菌分布及耐药性分析. 中华医院感染学杂志, 2004, 14 (3): 350-352.

[26] 冯汉斌. 革兰阳性球菌医院感染的体外耐药性监测. 中华医院感染学杂志, 2005, 15 (1): 110-111.

[27] 孙自镐, 徐金莲, 朱旭慧, 等. 2005 年武汉同济医院细菌耐药性监测. 中国感染与化疗杂志, 2007, 7 (4): 238-243.

[28] 王伟. 我院泌尿道感染患者使用抗菌药物情况分析. 中国当代医药, 2011, 18 (13): 83-85.

[29] 曹桂玲, 吴靖. 新生儿病房医源性感染的调查及耐药性分析. 中国当代医药, 2011, 18 (31): 164.

[30] 谢冰, 招矩泉. 支原体感染检测与药敏分析. 中国当代医药, 2011, 18 (26): 84-85.

[31] 王坚, 王昊陆, 李可为, 等. 急性胆道系统感染的诊断和治疗指南 (2011 版). 中华消化外科杂志, 2011, 2 (10): 9-13.

[32] van Gelder T, van Schaik RH, Hesselink DA. Pharmacogenetics and immunosuppressive drugs in solid organ transplantation. Nat Rev Nephrol, 2014, 10 (12): 725-731.

[33] Fabiani S, Bruschi F. Rheumatological patients undergoing immunosuppressive treatments and parasitic diseases: a review of the literature of clinical cases and perspectives to screen and follow-up active and latent chronic infections. Clin Exp Rheumatol, 2014, 32 (4): 587-596.

[34] Braunwald F, Kasper H, Longo J. 哈里森内科学. 15 版. 王德炳, 译. 北京: 人民卫生出版社, 2003.

[35] Maartens G, Celum C, Lewin SR. HIV infection: epidemiology, pathogenesis, treatment, and prevention. Lancet, 2014, 384 (9939): 258-271.

[36] 中华医学会感染病学分会艾滋病学组. 中国艾滋病指南 (2011 版). 中华临床感染病杂志, 2011, 4 (6): 321-330.

[37] 陈灏珠, 林果为, 王吉耀, 等, 实用内科学. 北京: 人民卫生出版社, 2009: 466-479.

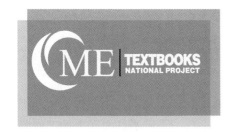

糖皮质激素在急诊科的应用进展

穆 琼 梁显泉

贵阳市金阳医院

第 **39** 章

糖皮质激素是急诊科临床用药中的"法宝"，在急危重症患者中往往可以起到神奇的作用，但并不能因为它的神奇就大肆地滥用，临床医生要根据疾病的性质、病情严重程度以及患者既往患有的慢性病选择合适的种类、剂量、用法及应用时机。合理的使用糖皮质激素是临床亟待解决的问题，对急诊患者病情的评估是临床医生使用糖皮质激素的关键，一般来说，在抢救严重危及生命的疾病时，应采用静脉用药，选择溶解度好、起效快、半衰期短的激素，以便及时调整用药剂量，为使患者及早度过危险期，可采用短期（某些疾病采用中大剂量激素）冲击疗法，病情稳定后及早减量停用，对停用后复发的疾病，使用疗程一定要足，但可短期用药者应避免长期使用，因为某些糖皮质激素的不良反应是短期内未能显现，但却能给患者带来长期甚至是终身的痛苦。在采用激素治疗的过程中，应密切观察疗程和不良反应、并发症，若出现上述情况要及早处理，因此，糖皮质激素在急诊科的应用应得到规范化管理。

一、糖皮质激素的药理作用及不良反应

（一）糖皮质激素的作用

糖皮质激素是由肾上腺皮质中束状带分泌的一类甾体激素，主要受下丘脑-腺垂体-肾上腺皮质轴的调节，生理剂量的糖皮质激素是维持生命的必须物质，因此它有着影响蛋白质、糖、脂肪、水、电解质等物质代谢及多种组织器官正常功能的作用。糖皮质激素有着极其重要的药理学作用。

1. 抗炎作用 糖皮质激素有强大的抗炎作用，能对抗物理性损伤（如烧伤、创伤等）、化学性损伤（如酸、碱损伤）、生物性损伤（如细菌、病毒感染）、免疫性损伤（如各型变态反应）、无菌性炎症（如缺血性组织损伤）等。在各种急性炎症的早期，应用糖皮质激素可减轻炎症早期的渗出、水肿、毛细血管扩张、白细胞浸润和吞噬等反应；在炎症后期，应用糖皮质激素可抑制炎症过后留下的粘连和瘢痕形成。

2. 免疫抑制与抗过敏作用 糖皮质激素对免疫反应有多方面的抑制作用，能缓解许多过敏性疾病的症状，抑制因过敏反应而产生的病理变化，如过敏性充血、水肿、渗出、皮疹、平滑肌痉挛及细胞损害等，能抑制组织器官的移植排异反应，对于自身免疫性疾病也能发挥一定的近期疗效。

3. 抗休克 糖皮质激素已广泛用于各种严重休克，特别是感染性休克的治疗。其作用可能与糖皮质激素可稳定溶酶体膜，阻止或减少蛋白水解酶的释放，减少心肌抑制因子的形成，降低血管对某些血管活性物质的敏感性，使微循环的血流动力学恢复正常、增强心肌收缩力、增加心排

血量、扩张痉挛血管、增加肾血流量等有关系。近几年的研究报告指出，感染性休克时患者出现相对肾上腺皮质功能不全的情况，应用糖皮质激素可纠正因严重感染造成的顽固性休克。

（二）糖皮质激素的不良反应

1. 诱发或加重感染　糖皮质激素可抑制机体的免疫功能，长期、大剂量的应用常可诱发或加重感染，可使体内潜在的感染灶扩散或静止感染灶复燃，特别是抵抗力下降者，而在近期的研究中显示小剂量的糖皮质激素不会产生类似的结果。虽然没有过多证据显示感染的加重，但同时也没有依据说明糖皮质激素对于感染控制有利，或为感染的控制提供有效的帮助，毕竟糖皮质激素为免疫抑制剂，若对机体炎症反应和抗炎反应过度干预将导致免疫失衡，感染治疗困难，患者可在原有病原菌的基础上合并其他新的病原菌感染。

2. 消化系统并发症　糖皮质激素能刺激胃酸、胃蛋白酶的分泌并抑制胃黏液分泌，降低胃黏膜的抵抗力，故可诱发或加剧消化性溃疡，特别是与非甾体类消炎药使用时发生溃疡的概率增加，或加重原有溃疡的症状，出现突发出血和穿孔等严重并发症。

3. 心血管系统并发症　糖皮质激素有影响水、电解质等物质代谢的生理作用，长期应用糖皮质激素，可导致钠、水潴留和血脂升高等类肾上腺皮质功能亢进综合征的症状，如水肿、高血压、向心性肥胖等症状。若出现电解质代谢紊乱则可出现低钾血症、高钠血症所致的心律不齐。

4. 骨质疏松　糖皮质激素可抑制成骨细胞的活力，减少骨中胶原的合成，促进胶原和骨基质的分解，使骨盐不易沉着，骨质形成发生障碍而导致骨质疏松症。在近几年使用大剂量激素治疗重症感染患者的报道中糖皮质激素造成骨质疏松是严重的后遗症之一。

5. 神经精神症状　糖皮质激素可减少脑中 γ-氨基丁酸的浓度，造成抑制性神经递质降低，中枢神经系统兴奋性增高，临床上可出现欣快、不安、行动增多、激动、失眠甚至产生焦虑、抑郁及不同程度的躁狂等异常行为，甚至诱发癫痫发作或精神失常。

二、糖皮质激素的应用

（一）糖皮质激素与脓毒血症

重症感染是急诊患者就诊的常见疾病之一，随着对脓毒血症的认识，肾上腺皮质功能不全在脓毒血症中所起的作用已经被医疗界所认可。在严重感染、危重患者中，血清皮质醇水平是普遍升高的，但是相对于感染应激的状态仍不足；换言之，虽然这类患者肾上腺分泌皮质醇的功能是"正常"的，但皮质醇在应激状态下的需要增加，因此仍相对缺乏。因此小剂量糖皮质激素替代性的治疗在严重脓毒症和脓毒性休克的患者中开始有循证医学的证据。2013 年 2 月，*Critical Care Med* 全文发表了"拯救脓毒症战役（SSC）：严重脓毒症和感染性休克指南 2012 更新"，其中涉及糖皮质激素类药物治疗由以前氢化可的松 300 mg/d 降为 200 mg/d。综合糖皮质激素在脓毒性休克中的应用，推荐剂量逐渐减少，虽然它对休克逆转的疗效得到越来越多的临床试验肯定，但其对疾病的预后及生存率的改善仍未得到肯定的结果，目前能得到的结果是糖皮质激素仅在经足够液体复苏和血管活性药物治疗均告失败的脓毒性休克患者可使用小剂量氢化可的松。

（二）糖皮质激素与急性呼吸窘迫综合征

急性呼吸窘迫综合征（ARDS）是急诊常见的呼吸系统急症，该疾病由于发病急迫，进展迅速，威胁患者生命，是急诊室急需解决的重症急症之一。ARDS 的主要病理特征是由肺微血管通透性增高而导致的肺泡渗出液中富含蛋白质的肺水肿和透明膜形成，并伴有肺间质纤化，糖皮质激素因其强大的抗炎、抗纤维化作用早已应用于 ARDS，临床上使用小剂量激素治疗［甲泼尼龙（MP）2 mg/（kg·d），分 4 次静脉滴注，14 天后减量］并不降低患者 60 天病死率，但可明显改善低氧血症和肺顺应性，改善肺功能及促进肺外器官功能的恢复，并明显缩短机械通气时间及住院时间，降低病死率，显著改善预后。2011 年 Paul 等的研究中再次提到小剂量糖皮质激素治疗 ARDS 的有效性，并且提到在 ARDS 早期使用 1 mg/（kg·d），治疗 7~9 天后若无效果建议增加剂量到 2 mg/（kg·d），但需密切观察患者使用激素的不良反应。

（三）糖皮质激素与百草枯中毒

百草枯为速效触杀型灭生性季铵盐类除草剂，是一种目前使用较广泛的除草剂，是基层医院急诊科常见的中毒病种之一，因吸收极快、致死率极高、治疗复杂，百草枯中毒的死亡率达 60%~80%，是致死性最高的农药中毒。百草枯通过抗氧化失衡、脂质过氧化、炎性因子激活等途径造成脏器功能的损伤，尤其是肺对百草枯有亲嗜性，肺内药物浓度较高，造成肺部氧化性损伤，迅速出现肺出血和肺间质纤维化，临床上患者表现为顽固性低氧血症的呼吸窘迫。糖皮质激素可维持肺泡上皮细胞的重建性及肺泡表面活性物质的活性，抑制炎性细胞活化及细胞因子的释放，对抗自由基损伤，抑制脂质过氧化，抑制肺实质结构的重塑，从而抑制肺纤维化，防止呼吸窘迫综合征的发生。临床上早期糖皮质激素联合使用血液净化及多种免疫抑制剂的治疗取得了一定的治疗效果。MP、地塞米松具有强力抗炎及免疫抑制作用，故临床上常使用这两类药物，据多篇文献报道强调激素的应早期、大剂量、足疗程才能达到有效治疗效果。临床上采用 MP 1 g/d，连用 5 天后减量，一周后停药，也有报道按 30 mg/kg 给予 MP，但因激素的不良反应较大，剂量的选择尚无完全定论，因此，对于如何选用合适剂量的糖皮质激素来减轻肺损伤，仍需进行更多的动物实验及临床研究。

（四）糖皮质激素与中枢神经系统感染

各种病原微生物包括细菌、病毒、寄生虫等，都可引起中枢神经系统感染，导致中枢神经系统的急性或慢性感染性疾病。在中枢神经系统感染性疾病中，除采取能通过血-脑脊液屏障的抗生素治疗外，使用糖皮质激素，可有效降低患者体温、减轻脑水肿、防止脑膜炎及颅内粘连等，提高治愈率。严重的颅内感染如术后感染、脑膜炎等情况下，糖皮质激素可与抗生素合用减轻颅内的炎症和全身的毒性反应。特别是治疗结核性脑膜炎，抗结核杆菌药物配合糖皮质激素治疗，可有效发挥药物的协同作用，可控制感染、减轻中毒症状、降低颅内压和脑膜刺激征、防止脑积水，改善结核性脑膜炎患者的预后。在治疗隐球菌脑膜炎时，采用两性霉素 B 治疗，配合大剂量的糖皮质激素，在有效控制患者体温，减轻脑水肿，降低颅内高压的同时，还可减轻两性霉素 B 的不良反应。但部分研究提示，治疗隐球菌脑膜炎不可长期使用糖皮质激素，因隐球菌性脑膜炎为宿主免疫力下降的获得性感染，抑制机体的免疫功能，将使疾病迁延不愈。因此糖皮质激素在急性脑炎的治疗还需临床医生的判断，不可照本宣科，当患者存在全身的真菌感染，活病毒疫苗接种后、活动性结核、肾上腺皮质功能亢进症、严重高血压、应激性溃疡、糖尿病、原因不明的高热等情况下避免使用糖皮质激素。

（五）糖皮质激素与脊髓损伤

急性脊髓损伤是急诊室常见创伤患者，发病机制可分为神经通路的立即断裂和继发性损伤两方面，其中继发性损伤是造成脊髓损伤最主要的因素，患者的预后极差相应并发症是造成患者死亡的主要原因。继发性脊髓损伤可因脊髓神经缺血、缺氧、蛋白质合成障碍、细胞内电解质发生紊乱、细胞凋亡等造成脊髓功能障碍,临床上甚至出现脊髓休克的症状。糖皮质激素可通过抑制脂质过氧化,减少脊髓的病理损伤;促进受损伤脊髓的血流循环,保证局部足够的血氧供应;维持细胞内外 Ca^{2+} 平衡,维持神经纤维正常的兴奋性和传导作用等保护损伤的脊髓。MP 是目前临床治疗急性脊髓损伤的首选药物。其中具有代表性的试验是美国国家急性脊髓损伤研究（national acute spinal cord injury study,NASCI）。从 20 世纪 80 年代开始,至 20 世纪 90 年代末,共进行了三次试验,最后结果提示,MP 治疗急性脊髓损伤,初始剂量合理、治疗间隔时间和治疗持续时间恰当,是治疗成败的关键。急性脊髓损伤后 3 h 内,适应于 MP 24 h 疗程治疗;急性脊髓损伤后 38 h 内,无复杂内科疾病的患者适用于 MP 48 h 疗程治疗。研究结果还表明,在脊髓损伤 8 h 后才开始应用 MP 治疗,损伤部位血流量减少,对 MP 的摄取量下降,对神经组织无保护作用。治疗脊髓损伤的 MP 剂量,以 30 mg/kg,采取静脉冲击给药,效果最佳。而在近期一项 MP 对急性脊髓损伤神经元保护作用的研究中报道了甲泼尼龙对急性脊髓损伤后的继发性组织结构破坏无明显改善作用,且在疾病早期能促使神经元的死亡,但在后期能增加正常神经元数量。另一来自英国关于脊髓损伤使用大剂量激素的临床报道指出,使用激素治疗组可延长患者住院时间,增加医疗费用,单核细胞表达 II 类主要组织相容性抗原人类白细胞抗原-DR［HLA-DR（MO_2DR）］明显低于非激素组,增加了院内感染的发生率。因脊髓损伤使用大剂量激素改善神经功能的作用不确定,而激素使用带来的较多不良反应是明确的,临床使用需谨慎。

（六）糖皮质激素与颅脑创伤

既往观点认为颅脑创伤后使用糖皮质激素是因为糖皮质激素可以稳定细胞膜,防止细胞水肿,从而降低颅内压,因此颅脑创伤后糖皮质激素使用的主要目的是减轻神经损伤、脑水肿,促进神经功能恢复。但糖皮质激素治疗颅脑创伤的效果一直有较大争议。支持使用糖皮质激素的学者认为,颅脑创伤后应用糖皮质激素,尤其是早期大剂量应用有显著的脑保护作用。但近年来较多试验认为,在颅脑创伤后早期（伤后3~6 h）给予糖皮质激素治疗,治疗组与对照组在剂量大小与病残率、死亡率、半年后生存质量等方面,并无显著差异。因此该研究认为不论小剂量或大剂量、伤后早期或晚期给药,糖皮质激素对重度脑创伤均无治疗作用的结论,且糖皮质激素本身具有较多的不良反应,特别是长期、大剂量应用更易发生,因此对重度脑创伤,特别是伴有明显颅内压升高者,不应考虑使用大剂量糖皮质激素。

（七）糖皮质激素的替代治疗

来急诊科就诊的部分患者在仔细询问病史及详细体格检查后可得出患者在原发疾病的基础上合并有各种内分泌危象,如甲状腺功能亢进患者因感染出现甲状腺危象、突然中断激素治疗出现肾上腺皮质功能危象等,这些危象常常在短时间内就可威胁到患者的生命,但相关的实验室检查并不是即刻就可以得到结果的,因此一旦临床症状符合且病史明确就可开始糖皮质激素的治疗,采用起效迅速、抗炎作用小、半衰期短的氢化可的松静脉使用治疗,根据病情调整剂量及使用时间。在使用糖皮质激素后危象常能够迅速解除,若患者病情未能得到有效的好转,建议查找其他原因,不能过度的依赖激素而忽视了病因的寻找。

参考文献

［1］Dellinger RP, Levy MM, Rhodes A, et al. Surviving sepsis campaign: international guidelines for management of severe sepsis and septic shock: 2012. Crit Care Med, 2013, 41（2）:580-637.

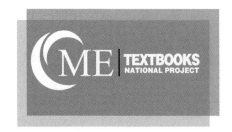

介入技术在急诊科的应用进展

魏红艳 廖晓星
中山大学附属第一医院

第 *40* 章

一、概述

介入治疗（interventional treatment）是介于外科手术和内科药物治疗之间的一类新兴的治疗方法，可以简单地分为血管内介入和非血管介入治疗。基本原理是在不开刀暴露病灶的情况下，在人体血管、皮肤上作直径几毫米的微小通道，或经人体原有的管道腔道，通常在影像设备［血管造影机、透视机、计算机断层扫描（CT）、磁共振成像（MR）、B超等］的引导下，对病灶局部进行干预以改变病理生理状态，达到去除病灶或逆转病情的目的。由于它具有创伤小、疗效好、操作相对简单、性价比高等优点，在过去20多年中发展迅速，成为临床治疗学中发展最快的分支之一，不仅取代了部分传统的治疗方法，还大大地拓展了许多治疗领域。

急诊医学是近年来临床医学中发展迅速的学科之一，针对的人群是各种类型的急危重症患者，其中部分患者病因复杂、病情危重，甚至有生命之虞，及时的评估诊断、果断的干预处理常常是救死扶伤的关键环节。介入治疗技术在急危重症患者的救治方面发挥着越来越大的作用，逐渐成为急诊科不可或缺的工具。

二、介入技术的优势

介入技术创伤小、简便、安全、有效、并发症少且可明显缩短住院时间，这些优势与急诊医学的特点相吻合，因此具有良好的应用前景。

1. 介入技术创伤小，疗效高。"立竿见影"是对许多介入技术临床疗效的形象诠释，这一点在急诊抢救中显得尤为重要。例如，对于各类急诊出血性疾病，介入技术的准确定位和血管内栓塞往往能在整个急救过程中起到确定性的治疗作用。

2. 在介入诊疗过程中，需要相关科室和人员较少，因此缩短了从急诊接诊到实施诊疗的过程，节约了宝贵的抢救时间，极大地提高了工作效率。介入手术一般只需要2名医生和1名护士就能完成，部分相对简单的手术甚至1名医生也能独立完成。

3. 介入技术往往既包括诊断又包括治疗，在同一过程中达到双重目的，体现了诊断与治疗的完美结合。

4. 介入技术对患者本身的基础生命条件要求较低，绝对禁忌证较少。对于急危重症患者而言，抢救生命、稳定病情是首要的，医患双方都比较容易接受，这与其他慢性病和择期手术不同。

与大部分开放性手术相比较，高血压，糖尿病，轻度的心、肺、肝、肾功能不全及轻度凝血功能障碍均不是其绝对禁忌证。

5. 在标准的大医院，导管室和放射科 CT 室、MRI 室等常用的检查设备的机房与急诊科相邻，大大简化了各种检查之间的流程，在"时间就是生命"的急诊过程中显得非常重要。

6. 对于内科治疗类疾病，介入治疗可将药物直接作用于病变部位，不仅大大提高病变部位药物浓度，还可减少药物用量，减少药物不良反应。对于目前治疗难度大的恶性肿瘤，介入治疗能够尽量把药物局限在病变的部位，减少对身体和其他器官的不良反应，部分肿瘤采用介入治疗的疗效相当于外科手术切除。

三、介入技术在急性血管性疾病中的应用

介入治疗在急性出血性疾病和血管栓塞性疾病的治疗中有着不可替代的作用，已经成为急诊治疗中的重要手段，尤其在心血管、脑血管疾病和其他出血性疾病中的应用已经比较成熟。

1. 在急性冠状动脉综合征-急性心肌梗死的治疗中，紧急经皮冠状动脉介入治疗（percutaneous coronary intervention，PCI）已经成为最重要的急诊治疗手段，能够迅速实施血管再灌注改善临床症状，挽救患者生命。

2. 在脑血管疾病，尤其是动脉瘤性蛛网膜下腔出血的栓塞治疗，已经成为动脉瘤治疗的首选方法；在急性脑梗死治疗中，急诊动脉溶栓也已显示出良好的临床疗效，随着卒中单元的建立和各科室之间的良好协作，其应用会越来越广泛。

3. 急性上消化道大出血患者，紧急胃镜下病变部位的套扎、激光、电凝、喷洒药物等治疗，达到诊断治疗的双重目的。

4. 在急性肺栓塞救治中，介入技术不但可以进行溶栓和碎栓治疗，迅速改善肺循环障碍，还能够针对下肢深静脉血栓置入腔静脉滤器，做到对因治疗。

5. 在支气管大咯血、鼻出血、产后大出血以及外伤性肝脾肾破裂出血等的急诊治疗中，介入治疗能够在短时间内发现"罪犯"病变并进行栓塞治疗，稳定患者生命体征。

6. 在各种周围血管的急性栓塞，介入治疗能够迅速改善肢体及各脏器缺血症状，可能使患者免去手术和截肢之苦。

四、介入技术在心肺脑复苏中的应用

1. 经气管插管人工通气 建立和维护人工气道是心肺复苏中的关键环节，气管插管是"金标准"。近年来急诊科医师开展气管插管培训，已经熟练掌握了这一技能，发挥重要作用。

2. 主动脉内球囊反搏 主动脉内球囊反搏（IABP）是循环支持的重要方法，对于大面积心肌梗死导致的心源性猝死患者，经心肺复苏致心脏复跳后常使用该方法维持血压，稳定血流动力学指标。

3. 治疗性亚低温 对于心脏复跳的患者，治疗性亚低温的疗效已获肯定，其中经动脉置管降低和维持低温的方法是最佳途径。

4. 纤维支气管镜 可帮助去除呼吸道分泌物，保持气道通畅。

五、介入技术在肿瘤治疗中的应用

1. 肿瘤的栓塞 肝癌、肺癌、盆腔等部位肿瘤均可通过导管将栓塞剂注入供血动脉，阻断其

血运，达到"饿死肿瘤"的目的。

2. 肿瘤出血的栓塞　晚期肿瘤常引发大出血，如不及时控制，常引起其他并发症，导致死亡，如肺癌、膀胱癌、胃底食管静脉曲张破裂等，该类患者可行急诊介入，堵塞其供血血管，控制出血。

六、介入技术在其他疾病中的应用

除出血和栓塞以外的一些临床急症，介入技术大有用武之地。

1. 超声引导下行心包穿刺置管引流，可以迅速缓解心包积液患者心脏压塞症状。

2. 肾盂积液、肺脓肿、肝脓肿等均可通过超声引导下穿刺置管引流或注入药物治疗。

3. 置入气道支架能够迅速解除胸部晚期肿瘤引起的气道阻塞，改善患者呼吸功能。

4. 置入食管支架可缓解晚期食管肿瘤患者的梗阻症状，同时支架对肿瘤有一定压迫作用，造成肿瘤缺血，延缓肿瘤生长。

5. 置入结肠支架能够迅速解除肠道梗阻，排除积粪，改善肠道血运和电解质紊乱，使二期手术变为一期手术。

6. 对于高危急性胆管炎、阻塞性黄疸的患者，经皮肝穿刺胆道引流（percutaneous transhepatic cholangial drainage，PTCD）能够迅速改善患者全身中毒症状，降低急性期死亡率，为二期手术提供机会；另外，采取经皮肝穿刺，将胆道支架置于狭窄段，使胆汁直接进入十二指肠，是目前解决阻塞性黄疸的首选方法。

7. 外伤或骨质疏松引起的椎体压缩性骨折，可导致严重的脊柱疼痛，经皮椎体成形术在迅速缓解疼痛和稳定脊柱方面具有极大的优势。

8. 急重症胰腺炎的患者，持续区域灌注胰酶抑制剂等药物能够控制胰腺炎的发展，降低死亡率，成为综合性治疗的重要手段。

七、介入技术急诊应用的展望

近年来，与介入技术相关的基础研究也有了迅速的发展。这些研究主要集中在动物模型的建立、栓塞材料的研制和介入器材的设计改进方面。

动脉瘤模型、蛛网膜下腔出血模型以及脑梗死、肺梗死模型已经成熟并广泛应用于介入相关实验研究，肠系膜动脉栓塞模型也已有报道。栓塞材料的开发主要集中在颗粒性栓塞材料、机械性栓塞材料和液态栓塞材料方面。颗粒性栓塞材料除了传统的吸收性明胶海绵、聚乙烯醇（PVA）颗粒外，新型的生物栓塞材料如甲壳素、藻酸类、淀粉、纤维素的研究发展较快；机械性栓塞材料主要是各种弹簧圈的研制开发，生物涂层弹簧圈和可吸收弹簧圈成为目前的研究热点；液态栓塞材料的研制主要集中在不黏管、无毒性或低毒性的高分子聚合物乙烯醇共聚物（EVAL）和温度敏感性聚合物等方面。介入器械的研究热点主要集中在各种支架和取栓装置的研制开发，其开发有望取代动脉溶栓治疗急性脑梗死。

目前在急危重症患者的抢救和治疗中还远远没有发挥出介入治疗的作用。除心脑血管疾病外，适合治疗的患者真正能在第一时间就接受介入治疗的很少。大部分患者往往被实施了创伤更大的开放手术或保守治疗，等到病情恶化时才想到介入治疗，原因在于许多急诊科医生对介入治疗仅停留在概念上的认识，对其具体的技术特点、应用范围知之甚少，面对急诊患者时还没有首先想到介入医生和介入治疗。要改变这一现状，首先我们应加强介入科与急诊科医生的沟通交流，通过各种渠道宣传急诊介入知识，使他们认识到介入治疗在急诊中的优越性。其次，我们要努力提高自身的业务水平，提高介入治疗的疗效，良好的临床疗效是最好的宣传。再次，建议有条件的门急诊患者较多的医院，介入医生应当加强急诊值班，积极参与抢救治疗有介入治疗适应证的患者。

介入技术在急诊医学中的应用尚处在年轻的阶段，但已经显示出了巨大的潜力，有些方面甚至有代替外科手术的趋势，但在许多方面还有待于完善。"乘风破浪会有时，直挂云帆济沧海"，相信通过急诊科与介入科医生的共同努力，急诊介入治疗能够给患者带来更多的希望与福音。

参考文献

[1] 中华医学会心血管病学分会介入心脏病学组，中华心血管病杂志编辑委员会. 中国经皮冠状动脉介入治疗指南 2012（简本）. 中华心血管病杂志，2012，40（04）：271-277.

[2] Connolly ES Jr, Rabinstein AA, Carhuapoma JR, et al. Guidelines for the management of aneurysmal subarachnoid hemorrhage：a guideline for healthcare professionals from the American Heart Association/american Stroke Association. Stroke，2012 ，43（6）：1711-1737.

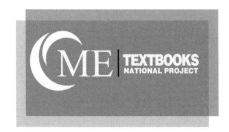

机械辅助装置在急诊科的应用

第 41 章

商德亚
山东省立医院

一、心脏起搏器在急诊医学中的应用

随着临床诊疗技术的不断进展，心脏起搏器在临床中得到广泛应用。心脏起搏器的工作原理是由脉冲发生器发放一定频率的脉冲电流，通过电极导线传输到心房或心室心肌细胞，使局部心肌细胞兴奋而引起心脏收缩。

心脏起搏器主要用于严重缓慢心律失常的治疗，可分为临时和永久起搏器两种。临时心脏起搏是一种暂时性的人工心脏起搏，脉冲发生器置于体外，起搏电极一般不超过 2 周，待达到诊断、治疗或预防的目的后，随即撤出，如仍需起搏治疗则需植入永久起搏器。近年来，起搏器开始用于治疗难治性心力衰竭、心脏抑制型反射性晕厥等非心电疾病的治疗，越来越多的患者从中受益。

（一）临时心脏起搏器的适应证

作为临时性或暂时性的心脏起搏技术，临时起搏器适用于任何引起明显症状或血流动力学变化的心动过缓患者。由于临时起搏器的并发症较多，在 2013 年欧洲心律学会/欧洲心脏病学会（EHRA/ESC）心脏起搏器和心脏再同步化治疗指南中，建议临时心脏起搏不作为常规治疗手段，药物中毒、电解质紊乱等可逆因素导致的心动过缓，经过异丙肾上腺素、阿托品等药物治疗无效后，临时起搏治疗作为最后的手段，并在植入临时起搏器后需尽快评估患者永久起搏器植入指征，如有则尽早更换。指南仅推荐下列两种情况下植入临时心脏起搏器：①高度或完全房室传导阻滞且逸搏心律过缓；②手术操作过程中或急性心肌梗死、药物中毒、严重感染等危重情况下出现危及生命的缓慢心律失常。

尽管临时起搏器的应用地位在新的欧洲指南中有所下降，但由急性心肌梗死、急性心肌炎、洋地黄或抗心律失常药物中毒、电解质紊乱、急性脑卒中等疾病引起的窦房结或房室传导功能障碍而导致的症状性心动过缓，心脏停搏出现阿-斯综合征发作，药物治疗效果不佳，都是紧急植入临时心脏起搏器的绝对指征。因此，临时起搏器在急诊医学中仍具有重要应用价值。

（二）永久心脏起搏器的适应证

由各种类型的心动过缓造成的头晕、晕厥、胸闷、心悸、气短、乏力等症状是急诊工作中遇到的常见症状，根据心动过缓的具体类型，植入永久起搏器的适应证主要包括以下情况。

1. 心电图或既往病史提示持续性心动过缓

（1）病态窦房结综合征：对于该类患者，植入永久起搏器的最主要意义在于改善胸闷、气短、头晕等心动过缓相关症状，大量研究证实起搏器并不能改善预后，因此准确判断有无心动过缓相关症状是决定起搏器治疗的关键，Ⅰ类适应证主要是明确的症状性心动过缓，首选的起搏模式为频率适应性双腔起搏（DDDR）；而对于无症状的心动过缓或中毒、电解质紊乱等可逆原因造成的心动过缓不建议永久起搏器治疗。

（2）获得性房室传导阻滞：永久起搏器治疗具有改善此类患者预后的作用。对于二度Ⅱ型及三度房室传导阻滞患者，起搏器治疗能显著预防晕厥发生，提高生存率，在排除可逆因素后，无论有无心动过缓症状均建议植入永久起搏器；而二度Ⅰ型患者伴有明确的临床症状，如证实阻滞部位在希氏束水平及以下，也可考虑行永久起搏器治疗。

对于上述患者，如合并窦房结功能障碍，首选的起搏模式为 DDDR；如窦房结功能正常，起搏模式建议首选 DDD；对于房室传导阻滞合并心房颤动（简称房颤）患者，建议首选频率适应性的心室起搏（VVIR）模式，以有效缓解患者胸闷、心悸等临床症状。

2. 间歇性缓慢性心律失常

（1）有心电图记录的间歇性心动过缓，在排除可逆原因后以下情况建议植入永久起搏器：病态窦房结综合征，心电图证实临床症状由窦性停搏或窦房阻滞引起；快慢综合征患者，心电图记录到快速心律失常终止后大于 3 s 的长间歇；无论有无症状的二度Ⅱ型及三度房室传导阻滞；反复发作的无征兆晕厥患者，年龄≥40 岁，心电图记录到心动过缓或窦性停搏的证据。

（2）对于无明确心电图记录的可疑心动过缓患者，应尽快行心电图、Holter、电生理等检查，进一步明确心律失常的类型，选择合适的治疗策略。对于无征兆的反复发作性反射性晕厥患者，颈动脉窦压迫试验或倾斜试验证实由心脏抑制所致，心电图记录到窦性停搏长达 3 s 以上时，可考虑行永久起搏器治疗。

3. 特殊病因的起搏器治疗

（1）急性心肌梗死伴有缓慢性心律失常患者，房室传导阻滞或缓慢心律通常自行恢复，植入永久起搏器并不能显著改善患者预后，因此，应重点关注缓慢心律的病因及诱因治疗，必要时可考虑临时起搏治疗，对于少数出现永久性二度Ⅱ型或三度房室传导阻滞的急性心肌梗死患者，可植入永久起搏器。

（2）心脏外科或介入手术患者发生缓慢性心律失常比较常见，部分患者术后能够自行恢复，可暂时临床观察数天，甚至数周，再根据患者症状、逸搏心律等具体情况，决定是否行永久起搏器治疗。

（3）儿童与先天性心脏病外科治疗的患者发生缓慢性心律失常，在充分评估心动过缓的类型、持续时间、相关症状及可能预后等情况后，有起搏指征者可考虑植入永久起搏器。

4. 特殊类型的起搏治疗　近年来，随着起搏技术的发展，起搏器开始用于非缓慢性心律失常疾病的治疗，如慢性难治性心力衰竭（简称心衰）、预防快速致命性心律失常的治疗，心脏再同步化治疗（CRT）与埋藏式心脏转复除颤器（ICD）的适应证不断扩展。大量研究已证实 CRT 具有明显改善难治性心衰患者症状及预后的作用，在给予充分的优化药物组合后，符合 CRT 植入指征的心衰患者，可考虑行 CRT 治疗。在最新的欧洲指南中，QRS 波大于 120 ms，伴左束支传导阻滞、射血分数≤0.35、心功能Ⅱ～Ⅳ级的窦性心律患者，植入 CRT 是Ⅰ类适应证，而美国指南则对 QRS 波的宽度要求更为严格，建议大于 150 ms。对于同时存在 CRT 与 ICD 植入指征的患者，则建议植入 CRT-D。

持续性室性心动过速（VT，简称室速）和心室颤动（VF，简称室颤）是导致心源性猝死最常见的致命性心律失常，需要紧急给予电除颤等处理，对于这类患者应积极寻找导致相应的病因、诱因，并综合评价是否有 ICD 植入指征。目前已公认，ICD 是治疗室速、室颤等致命性心律失常，预防心脏猝死最有效的方法，近年来其适应证也不断拓展，主要包括以下几种。

（1）伴有器质性疾病的自发持续性室速患者。

（2）非可逆因素引起的室速或室颤所致心脏骤停者。

（3）不明原因的晕厥，行电生理检查能够诱发血流动力学不稳定的持续性室速或室颤。

（4）美国纽约心脏病学会（NYHA）心功能 II ~ III 级的缺血性或非缺血性心肌病，伴射血分数≤0.35；或心肌梗死导致的心功能 I 级，伴射血分数≤0.30 的患者。

（5）心肌梗死导致的非持续性室速，射血分数≤0.40 的患者，电生理检查能够诱发出持续性室速或室颤。

此外，对于一些心脏猝死高危患者，如有晕厥病史的各种心肌病、离子通道疾病患者，也可考虑植入 ICD 预防心源性猝死的发生。

（三）植入心脏起搏器的并发症及注意事项

随着各种类型起搏器植入数量的增多，对起搏器相关并发症的识别及处理，也逐渐进入急诊工作的范畴。起搏器相关的并发症主要包括以下内容

1. 手术相关的并发症　主要包括感染、局部出血、血管损伤、气胸等，尤其是植入临时起搏器更容易出现手术相关并发症，手术时应注意严格无菌操作，预防使用抗生素，轻柔操作等事项。

2. 与起搏装置有关的并发症　如局部肌肉跳动，电池提前耗尽，电极导线脱位、折断，膈肌刺激等，应积极寻找病因，必要时手术处理。

3. 由于起搏模式导致的并发症　如起搏器综合征、起搏器介导的心动过速（PMT），可通过调整起搏模式减轻胸闷、乏力、心悸不适等症状。

对于在急诊工作中遇到的携带起搏器患者，在诊疗活动中应注意避免对起搏器的干扰。在非绝对必须情况下，起搏器患者应避免磁共振成像（MRI）检查；需要心脏复律或电除颤者，应采取前后位置放置电击板，并且使电极板尽量远离脉冲发生器，至少大于 10 cm，电击后应常规对起搏器进行检查，此外还应进一步告知患者平时避免手机等院外的电磁干扰，并且避免起搏器植入一侧肢体进行剧烈活动。

二、主动脉内球囊反搏在急诊医学中的应用

主动脉内球囊反搏（intra-aortic balloon pump，IABP）是一种常用的机械辅助循环方法，目前已广泛应用于急性心肌梗死、心源性休克等危重患者的抢救和治疗。IABP 的工作原理是在主动脉内放置一条球囊导管，通过体外的 IABP 泵控制球囊的充放气，达到改善血流动力学的目的。当心脏舒张时球囊充气，使血流向前提高舒张压和冠状动脉的灌注，增加心肌的供氧；心脏收缩时球囊放气，降低心脏后负荷，减少左心室做功及心肌氧耗。

（一）主动脉内球囊反搏的适应证

1. 急性心肌梗死并心源性休克或泵衰竭　对该类患者，应尽早应用 IABP，有助于稳定患者的血流动力学指标，联合紧急血运重建术有助于改善预后。2004 年美国心脏协会（AHA）/美国心脏病学会（ACC）将 IABP 推荐为治疗急性心肌梗死（AMI）合并心源性休克患者的 I 类适应证。中华医学会心血管病学分会在 2011 年 AMI 诊断和治疗指南中明确指出心源性休克药物治疗效果不

佳时，使用 IABP 可作为冠状动脉造影和急诊再灌注前的一项稳定措施。

2. AMI 机械并发症的辅助治疗 有 1%~2% 的 AMI 患者发生乳头肌断裂、室间隔穿孔、严重二尖瓣反流等机械并发症，并迅速出现血流动力学恶化发生心源性休克，如不及时处理预后极差。早期应用 IABP 有助于短暂稳定血流动力学指标，为行紧急血运重建及修补术争取时间。

3. 顽固性心绞痛患者及其相关严重心律失常的辅助治疗 对于一些药物治疗效果差，并伴有血流动力学不稳定的顽固性心绞痛及缺血相关的心律失常，可考虑应用 IABP 减轻心脏做功及心肌氧耗，增加冠状动脉灌注，结合冠状动脉血运重建进一步改善症状。

4. 部分高危冠状动脉粥样硬化性心脏病（简称冠心病）患者行经皮冠状动脉介入治疗（PCI）术的辅助治疗 对于左心室射血分数（LVEF）<0.40，左主干病变伴左心排血量下降，大面积心肌梗死，PCI 失败或术后发生血管闭塞等情况的冠心病高危患者，可考虑应用 IABP 稳定血流动力学，降低 PCI 的风险或作为转外科治疗前的临时支持治疗。

5. 急性病毒性心肌炎伴心功能不全 严重病毒性心肌炎会导致明显的心肌受损伴心功能不全，出现血压下降、严重心律失常等血流动力学不稳定的表现，当药物治疗效果不佳时，可考虑行 IABP 辅助治疗。

6. 高危心脏外科手术的辅助治疗 IABP 还可以用于冠状动脉旁路移植术（coronary artery bypass grafting，CABG）、心脏移植术、心室辅助装置置入等高危外科手术的前后，辅助维持血流动力学的稳定。

7. 其他 各种病因导致的顽固性心力衰竭，以及心脏挫伤、脓毒症、药物中毒等原因导致的心脏功能严重受损的辅助治疗。

（二）IABP 禁忌证

1. 主动脉瓣关闭不全。
2. 胸主动脉瘤、主动脉夹层、主动脉窦瘤破裂。
3. 严重的周围血管病变。
4. 凝血功能障碍、严重贫血。
5. 脑死亡、心脏停搏、室颤。
6. 脑出血急性期、消化道大出血等抗凝明显禁忌的患者。

（三）IABP 的植入和参数调节

行 IABP 治疗前应充分向患者或家属讲明操作的目的和过程，并签署知情同意书，结合最新的客观检查结果进一步评价患者有无操作禁忌，如凝血功能障碍。术前准备好消毒、IABP 穿刺包、除颤仪等用品，贴好心电图监测电极并与 IABP 反搏泵连接。手术前应根据患者的身材选择合适的球囊导管，原则上宁小勿大，以免损伤主动脉壁。成年男性可选择容积为 35~40 ml 的球囊导管，成年女性一般可选择容积为 30~35 ml 的球囊导管。原则上合适的球囊导管充盈后应占据降主动脉横截面积的 90%~95%，其容积大小应大于每搏心排血量的 50%。一般采用穿刺股动脉途径，将 IABP 球囊导管在 X 线透视下沿导引钢丝送入胸主动脉，放置球囊导管于左锁骨下动脉下方 2 cm 和肾动脉上方的降主动脉内，导管到位后穿刺口局部固定防止导管移位，抽净导管中的气体后尾部连接床旁反搏泵，按事先设置好的触发模式、触发频率开始反搏，调整好充气和放气时间，并在反搏过程中根据实际情况随时调节。

（四）IABP 常用触发方式

1. 心电图触发 最常用的触发方式，球囊导管在心电图 T 波（舒张期开始）充盈，在 R 波

（收缩期开始）放气。

2. 动脉压力波触发　当患者心电信号不稳定时，采用该种触发方式。此时球囊充盈设置在动脉压力曲线的重搏波切迹，而球囊去充盈设置在动脉压力波的上升支。

3. 固有频率触发　在无心电信号和机械活动时，无法采用心电图和动脉压力波形触发模式，只能设置固定频率控制球囊的充盈和放气，在无血流搏动的体外循环中，这种模式提供了一定程度的搏动血流。

IABP 的反搏频率可以是 1∶1，即 1 个心动周期辅助反搏 1 次，也可以是 1∶2（2 个心动周期辅助反搏 1 次），或 1∶3、1∶4 等。一般反搏频率从 1∶1 开始，随着患者血流动力学指标的好转，可以逐步降低反搏频率。

（五）IABP 的并发症及预防处理

文献报道，IABP 并发症的发生率为 5%～35%，有以下特点的患者并发症发生率明显增加：合并周围血管疾病、女性患者、糖尿病患者、长期吸烟患者。IABP 应用的并发症如下。

1. 主动脉或股动脉夹层、穿刺部位出血、动脉穿孔等血管相关并发症。在应用 IABP 前应充分评估患者外周血管状况，确定更适合植入 IABP 导管的途径，轻柔操作，导管插入遇到阻力时不可强行推送，术后注意观察患者有无突发胸痛，低血压等血流动力学不稳定的状况，同时严密观察穿刺部位有无出血，固定导管位置有无偏移等情况，此外，原则上导管置入一侧下肢应绝对制动，保持患者合适的体位，避免床头过度抬高，遇到出血时应予以加压包扎、压迫止血，并定期监测血小板、凝血等指标，及时矫正肝素的用量。

2. 下肢缺血　下肢缺血是 IABP 最常见的并发症，预防应首选动脉搏动最好的一侧股动脉入路，选择合适的气囊导管，适当抗凝，严密观察下肢足背动脉搏动，皮肤颜色、温度，必要时拔出气囊导管。

3. 感染　IABP 植入时注意无菌操作，插管部位每天换药，反搏时间较长者预防使用抗生素预防感染。

4. 血栓形成和栓塞　可造成肾动脉、脑血管或周围血管的栓塞，给予适当的肝素化，维持活化部分凝血酶原时间（APTT）时间在正常值的 1.5～2 倍，可预防这一并发症。IABP 气囊导管必须始终处于反搏工作状态，一旦遇到反搏停止，若不能迅速排除障碍继续工作，在 15 min 内必须拔出气囊导管。

5. 气囊破裂　气囊破裂可导致气栓，IABP 反搏的气体容量应从较低的水平开始，逐渐增加到所需容量，监测球囊内压力，一旦发生漏气应立即停止反搏。

6. 溶血、血小板减少　一方面由于气囊长时间反搏工作对红细胞、血小板的物理损伤，另一方面，肝素可诱导血小板减少。IABP 工作过程中，应定期监测血常规、肝和肾功能，必要时予以输注红细胞、血小板。

（六）IABP 的撤除指征

目前对 IABP 的应用时限尚没有统一的认识，当患者已停用或减量使用血管活性药物，血流动力学指标稳定，一般情况良好，无明显心衰、休克或休克前状态时，可考虑停用 IABP。撤除 IABP 可通过逐步减少辅助反搏比例或减少主动脉球囊反搏容积来实现。当反搏比例减至 1∶3 或 1∶4，或将球囊反搏容积减至 20 ml，患者血流动力学状况仍然良好时可安全拔管。

拔管前 4 h 应先停用肝素，为防止患者情绪紧张造成心脏负荷加重，可给予适量镇静药物。停机后立即用 50 ml 注射器将球囊导管中的气体抽空，将球囊导管回撤至鞘管，压住穿刺点下方股动脉,连同鞘管一起拔出。拔出后让 2~3 个心动周期的血从穿刺口喷出,将可能存在的血凝块冲出,压迫穿刺部位至少 30 min 后加压包扎,并用沙袋压迫 6 h,穿刺一侧肢体制动 12 h,患者卧床 24 h。期间严密观察穿刺部位出血情况。

(七)目前 IABP 应用中存在的问题

IABP 应用于临床已有 40 余年的历史,目前已成为临床医生抢救急危重患者非常重要的心脏辅助装置。然而,IABP 的应用也存在较为明显的局限性,主要表现在以下方面。

1. IABP 不像心脏起搏器一样能够主动的辅助心脏,改善心脏功能的作用高度依赖心脏自身收缩和较为稳定的节律,对心肌收缩功能严重受损的心衰患者或严重心律失常患者辅助治疗效果差。

2. 尽管目前 IABP 得到广泛应用,但缺乏评价 IABP 应用效果的大型临床试验。而近期发表在《新英格兰杂志》的一项临床试验显示:在心梗合并心源性休克患者中,应用 IABP 并不能改善患者 30 天死亡率。此外,在不同的情况下,对 IABP 应用的时机、时限尚无统一的共识。因此,IABP 应用水平的提高还需要更多设计严谨的临床研究提供数据支持。

3. IABP 的禁忌证与并发症较多。IABP 主要应用于冠心病危重患者的辅助治疗,而冠心病患者多合并糖尿病、外周血管疾病等,严重制约了 IABP 的应用;由于 IABP 是一种有创操作,并需要抗凝、严格肢体制动等措施,随着置入时间的延长,感染、出血、下肢缺血、血栓形成等并发症较多。

4. IABP 是一种暂时性的、过渡性的辅助治疗措施,对患者预后的影响仍主要取决基础疾病的治疗,在应用 IABP 辅助稳定血流动力学的同时,应及时、有效地针对病因治疗。

参考文献

[1] Hill JD, O´Brien TG, Murray JJ, et al. Prolonged extracorporeal oxygenation for acute post-traumatic respiratory failure (shock-lung syndrome). Use of the Bramson membrane lung. N Engl J Med, 1972, 286 (12): 629-634.

[2] Bartlett RH, Gazzaniga AB, Jefferies MR, et al. Extracorporeal membrane oxygenation (ECMO) cardiopulmonary support in infancy. Trans Am Soc Artif Intern Organs, 1976, 22: 80-93.

[3] Zapol WM, Snider MT, Hill JD, et al. Extracorporeal membrane oxygenation in severe acute respiratory failure. A randomized prospective study. JAMA, 1979, 242 (20): 2193-2196.

[4] Noah MA, Peek GJ, Finney SJ, et al. Referral to an extracorporeal membrane oxygenation center and mortality among patients with severe 2009 influenza A (H1N1). JAMA, 2011, 306 (15): 1659-1668.

[5] Peek GJ, Mugford M, Tiruvoipati R, et al. Efficacy and economic assessment of conventional ventilatory support versus extracorporeal membrane oxygenation for severe adult respiratory failure (CESAR): a multicentre randomised controlled trial. Lancet, 2009, 374 (9698): 1351-1363.

[6] Sauer CM, Yuh DD, Bonde P. Extracorporeal membrane oxygenation use has increased by 433% in adults in the United States from 2006 to 2011. ASAIO J, 2015, 61 (1): 31-36.

[7] Hochman JS, Sleeper LA, Webb JG, et al. Early revascularization and long-term survival in cardiogenic shock complicating acute myocardial infarction. JAMA, 2006, 295 (21): 2511-2515.

[8] Baughman KL, Jarcho JA. Bridge to life-cardiac mechanical support. N Engl J Med, 2007, 357 (9): 846-849.

[9] Deng MC, Edwards LB, Hertz MI, et al. Mechanical Circulatory Support Device Database of the International Society for Heart and Lung Transplantation: second annual report-2004. J Heart Lung Transplant, 2004, 23 (9): 1027-1034.

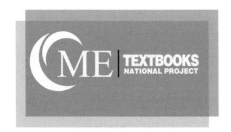

血液净化技术在急诊科的应用进展

黄 亮

南昌大学第一附属医院

第 42 章

近年来，随着急诊医学的不断发展成熟，血液净化在急危重症的救治过程中发挥越来越重要的作用。血液净化不仅可以起到肾脏代替，维持内环境稳定等作用，还能够清除毒物，减轻炎性因子对器官功能的损害，是继"呼吸支持"和"循环支持"之后的第三大有力治疗手段，在急诊诸如急性中毒、顽固性心力衰竭、严重创伤、感染、脓毒症等常见急危重病的抢救中占有重要地位。

一、血液净化的基本原理及模式

血液净化是利用净化装置通过体外循环的方式清除体内代谢产物、异常血浆成分以及蓄积在体内的药物或毒物，以纠正机体内环境紊乱的一组治疗技术。清除溶质的主要方式有四种：弥散、对流、吸附和置换。

弥散是溶质以浓度差为驱动力通过半透膜的一种方式，清除作用与溶质分子大小、膜的面积、膜孔通透性及膜两侧物质浓度差有关。对流是溶质以跨膜压为动力，液体从压力高的一侧通过半透膜向压力低的一侧移动，液体中的溶质随液体通过半透膜，清除率与膜的特点、面积、膜孔通透性、溶质大小、血流量及跨膜压有关。吸附是溶质吸附到滤器膜的表面，只是对某些溶质才起效，且与溶质浓度关系不大，与溶质及膜的化学亲和力和膜的吸附面积有关。置换是将患者的异常血浆（抗体免疫复合物或其他有害物质）分离、清除后，再将剩余细胞成分和正常人的新鲜冰冻血浆或代血浆等置换液输回体内，或将异常血浆分离后用吸附法除去血浆中有害物质再输回体内。

血液净化根据净化方式不同可分为血液透析、血液滤过、血液灌流、血浆置换、免疫吸附、分子吸附再循环系统等。

血液透析是根据膜平衡的原理，半透膜两侧液体各自所含溶质浓度的梯度差及其所形成的不同渗透浓度，可使溶质从浓度高的一侧通过平衡膜移向浓度低的一侧，水分子移向渗透浓度高的一侧，达到动态平衡。因此血液透析过程中溶质清除的原理主要是弥散作用，只有分子质量小，不与血浆蛋白或血浆其他成分结合或结合率低且高度水溶性的物质才能在血液透析中被大量清除，如肌酐、尿素氮、醇类、水杨酸盐、锂类等。

血液滤过是模拟正常肾小球的滤过作用原理，以对流为基础进行溶质的清除，即在跨膜压作用下，在膜孔径范围内的所有溶质以相同速率和水分一起被排出。同时，为了补偿被滤过的液体和电解质，保持机体内环境的平衡，需要补回相应的液体和电解质（称置换液）以代替肾小管的重吸收功能。溶质的清除效率主要与超滤容量及筛选系数有关，对中分子物质有较高的清除率，例如中分子的炎症介质等。

血液灌流是指将患者血液流经灌流器时，通过灌流器中吸附剂的作用清除外源性和内源性毒物达到净化目的的一种方法，最常用的吸附材料是活性炭和树脂。适用于中高分子量（500～20 000），脂溶性，高蛋白结合率，小分布容积的物质。临床多用于急诊中毒。一般认为，中毒3 h 内行血液灌流治疗效果最佳，每次治疗2～3 h 为宜，超过此时间，吸附剂已达到饱和。

血浆置换是指将患者的血液通过管道引入血浆分离器，将患者的异常血浆分离、清除，再把剩余的细胞成分加入正常人的新鲜冰冻血浆或代血浆等置换液输回体内，或将异常血浆分离后用吸附法去除血浆中有害物质再输回体内。这不仅清除了血浆中的病理性物质，减轻其对机体的病理损害，还有助于血浆因子功能的恢复及调节免疫系统的功能。主要用于清除血浆蛋白结合率高，单室分布，内源清除率低，不易被血液透析及灌流清除的致病物质。

免疫吸附是利用吸附材料，从血液中特异或选择性吸附并除去与免疫有关的病因物质的方法。分子吸附再循环系统是模拟肝脏解毒代谢功能机制，由血液循环、透析循环系统和清蛋白循环系统组成，不仅可有效清除体内小分子量的毒性物质，而且可清除体内与白蛋白结合的大分子致病物质，大大改善肝功能状态。

当遇到大分子溶质以及蛋白结合率高的溶质时，为迅速清除致病物质，也可采用 Hybrid 血液净化治疗，即将两种或两种以上血液净化技术同时或先后用于同一个患者身上的治疗方法。血液灌流联合血液滤过就是一种比较简单有效的组合技术。对于高蛋白结合率的致病物质，可联合血浆分离技术、血浆/血液吸附技术及血液滤过/血液透析技术来共同清除，以提高抢救成功率。而血浆滤过吸附透析是一种综合滤过、吸附以及透析3种不同血液净化治疗模式的全新血液净化技术，核心技术是采用一个三腔透析器，同时进行血浆滤过及透析，并采用特殊的吸附柱再生血浆，从而在较大分子量范围清除亲水及疏水分子。

此外，对于危重患者，血液净化的实施需采用持续性方式，特别是指连续性血液透析及血液滤过。因为间歇性血液净化易导致危重患者血流动力学紊乱，酸碱内环境过快纠正可导致失衡综合征等。研究表明，超滤率大于0.35 ml/（min·kg），低血压发生率显著增加，当超滤率大于0.6 ml/（min·kg），低血压发生率高达60%。与间歇性血液净化相比，连续性血液净化能连续、缓慢等渗地清除水分及溶质，更符合生理状态，容量波动小，尤其适用于血流动力学不稳定的患者。血浆渗量缓慢下降，可防止失衡综合征，更好地维持水、电解质和酸碱平衡，为营养支持创造条件。连续性血液净化能清除中分子及炎症介质，控制高分解代谢。因此，对于危重患者应推荐使用连续血液净化治疗。

二、影响血液净化对致病物质清除的因素

血液净化对致病物质的清除效果受有害物质动力学参数、血液净化特性及疾病本身的影响。因此，在面对危重患者时，选择何种血液净化方法治疗，需综合考虑致病物质的各项动力学参数，患者全身状态等，并且应根据治疗后临床症状的变化及时调整治疗方法。

影响血液净化清除溶质的动力学参数主要包括：溶质的分子质量、表观分布容积、蛋白结合率和反跳等。

致病物质的相对分子量是决定被血液净化清除的重要因素。小分子物质（相对分子量<500），主要通过弥散的方式被清除，这类物质易选择血液透析；而对于中分子物质，主要通过对流的方式被清除，易选择血液滤过的方式予以清除。此外，血液净化对毒物的清除还与毒物所带电荷有

关。目前临床所用透析器或血液滤器的血液侧吸附白蛋白等带负电荷的物质，可明显延缓带正电荷物质的跨膜运动，因此带负电荷的物质容易被清除，带正电荷的物质则较难清除。

表观分布容积明显影响血液净化对致病物质的清除。当致病物质在体内达到动态平衡后，体内毒物浓度与血中毒物浓度的比值称为表观分布容积。表观分布容积越小，毒物的组织亲和力越差，血毒物浓度越高，血液净化越容易清除；反之，表观分布容积越大，毒物的组织亲和力越高，血毒物浓度相对越低，毒物排泄越慢，在体内存留时间越长，被血液净化清除的越有限。

蛋白结合率也可影响血液净化对致病物质的清除。致病物质在体内的存在形式主要包括游离态和与蛋白结合状态，通常只有游离状态的毒物可被血液净化清除。毒物与蛋白结合后分子质量明显增大，不易通过滤过膜，因此，毒物的蛋白结合率越高，越不容易被血液净化清除。

反跳是指急性中毒时，毒物从组织或细胞中重新分布到血液中。如果毒物从血管外向血管内再分布的速度小于其在血管内代谢清除的速度，在毒物从血管中清除后就可出现血药浓度的反跳。治疗这些毒物中毒可能需要重复血液净化或连续血液净化。

除了致病物质的动力学特点影响血液净化对有害物质的清除外，血液净化自身的特性也同样影响致病物质的清除。首先，滤器膜的通透性、吸附面积与吸附能力直接影响毒物的清除。其次，不同模式的血液净化方式同样有所区别。再者，对于血液滤过模式，不同的超滤率，前稀释与后稀释的比例等同样影响毒物的清除。可见，血液净化的固有特性对有害物质的清除也有一定作用。

患者疾病本身是第三大类影响致病物质清除的因素。诸如患者体内含水量的变化、白蛋白和急性反应蛋白水平、肌肉含量，血 pH 值、胆红素水平以及肾脏、肝脏、心脏功能均会影响患者体内药物药理学特性，影响药物清除。重症患者并发多器官功能障碍时，低血压、血管舒张、器官灌注明显减少，因此即使在没有肾脏或肝脏功能不全的情况下，毒物的清除也可能会降低。毒物的消除半衰期延长，表观分布容积增大将导致毒物浓度增加和（或）毒物代谢产物的蓄积。

三、血液净化在常见急危重病中的应用

（一）急性中毒

急性中毒是急诊科常见疾病，发病率及病死率均较高，早期及时有效清除体内吸收的毒物是治疗的重要原则之一。血液净化能够清除体内毒物，并减轻炎性因子对器官功能的损害，是急性中毒的有效治疗手段。

1. 有机磷酸酯类农药中毒　有机磷酸酯类农药品种达百余种，毒性相差甚大，分布容积大，进入体内后与蛋白质等大分子结合，具有高度脂溶性，在脂肪组织中浓度为血中的 20~50 倍。结合有机磷农药的理化特性，可优先考虑具有吸附功能的血液灌流（hemoperfusion，HP）。特别是在中毒早期，毒物刚进入血液时有一高峰浓度，此时进行 HP 能够大量清除毒物。研究显示，患者经一次 HP 治疗后，体内毒物浓度一般可降低 30%~50%，由于毒物在血液中能够重新分布，血液毒物浓度在一次 HP 24 h 后仍可出现较大幅度回升，此时被认为是再次 HP 的最适指征，因此，需要反复行 HP 以达到清除毒物的目的。

2. 百草枯中毒　百草枯的相对分子质量为 257.16，易溶于水，极少与血浆蛋白结合。因此，血液透析可用于治疗百草枯，但清除率低于 HP。研究证实在血清百草枯质量分数为 $(1~2) \times 10^{-6}$ 时，HP 对百草枯的清除率是血液透析的 5~7 倍；当质量分数低于 1×10^{-6} 时，血液透析几乎不能清除百草枯，而 HP 能使血清中百草枯浓度很快降为 0。动物实验提示，百草枯摄入早期（2~4 h）采用 HP 治疗，可除去体内负荷量的 25%。但需注意早期实施，许鸣华等应用 HP 治疗中等剂量百草枯患者 62 例，分别于中毒 6 h 内、6~12 h、12 h 以后行 HP，病死率分别为 42.31%、53.33% 和 91.67%。

3. 毒鼠强中毒 化学名称四亚甲基二砜四胺，是相对分子量为 248 的小分子有机氯化合物，对人的致死量为 0.1 mg/kg，属神经毒性杀鼠剂。有学者分别采用 HP、血液透析、血液透析联合 HP 以及血浆置换的净化方式，并进行了比较，结果提示 HP 对救治毒鼠强中毒有显著效果。

4. 生物毒素中毒 生物毒素是存在于动植物中的不同成分毒素，引起中毒的常见生物毒素来源种类有毒蕈、鱼胆、蛇毒、蜂毒等，多引起肾、肝、心肌等多系统损害。此类毒素一般成分复杂，分子量较大，与组织亲和力高，毒性较强且无特异性解毒剂，临床治疗棘手。有报道依据生物毒性特征、中毒不同时段选择血液净化方式治疗如血浆置换、血液透析、滤过、灌流及分子吸附再循环系统等组合取得了良好效果。

5. 镇静类药物中毒 临床常见的镇静类药物中毒采用 HP、透析、连续滤过等方式进行血液净化治疗取得较好疗效已有多篇报道，与常规治疗相比，加用血液净化能提高好转治愈率，改善或预防脏器功能障碍。

6. 其他类型毒物 对于其他类型的毒物中毒，当吸收的毒物靠机体自身的清除作用及一般内科治疗不能及时排出体外，病情难以控制甚至恶化时，血液净化成为重要的急救手段。在选择血液净化模式时，需综合考虑毒物的分子质量，表观分布容积，蛋白结合率，反跳等因素。可首选 HP 清除毒物。然而，由于 HP 器容易出现饱和现象，且不能清除多余水分，也不能很好地纠正酸碱平衡及电解质的紊乱，尤其是并发肾脏损害、内环境紊乱等情况时，需联合血液透析/血液滤过取长补短，发挥协同作用，这样既可清除多余水分和小分子毒素，纠正电解质和酸碱平衡紊乱，又可最大限度地清除特殊毒物，从而提高抢救成功率，主要适用于伴有心肺功能衰竭、脑水肿、肾衰竭和电解质紊乱的急性重症中毒患者。因此，有学者提出序惯性血液净化的方法，即先采用 HP 迅速降低血中毒物浓度，再采用持续血液滤过清除毒物，避免血中毒物"反跳"。

（二）急性肾衰竭

在急诊危重患者中，急性肾衰竭是常见的严重并发症，发病率 5%，病死率高达 50%~70%。近年来，连续性血液净化作为一种连续、缓慢、等渗清除水分和溶质的血液净化方式，在其出现后即被用于急性肾衰竭的肾脏替代治疗，使急性肾衰竭的存活率有突破性的提高。主要目的在于清除体内过多的水分及毒素；维持酸碱平衡；为用药及营养治疗创造条件；避免出现多脏器功能衰竭。然而选择连续血液净化的时机，主要依据患者临床病症（如其他脏器功能状况、水负荷等），而不是依据生理指标是否达到尿毒症水平，早期、预防性血液净化能更好改善患者水负荷、内环境紊乱，促进早日脱离透析，改善预后。

（三）脓毒症

脓毒症的本质是失控的全身炎症反应，由微生物入侵引起的多种内外源性促炎或抗炎介质释放，导致全身多器官功能障碍。理论上通过一系列措施迅速、显著地从血液中清除炎性介质与细胞因子可改善预后，使促炎症介质和抗炎介质达到平衡，从而能改善脓毒症患者预后。血液净化通过非选择性地清除炎症介质，可降低炎症介质的峰值浓度，减少对内皮细胞和血流动力学的影响，恢复机体的免疫能力。

与急性肾衰竭常规血液净化不同的是，传统连续性血液净化的置换液量国内外一般采用 2000 ml/h 即 35 ml/（kg·h），可满足"肾脏替代作用"，阻止危重疾病治疗后的反跳等，但不能清除血浆内炎性介质，也不能降低脓毒症的病死率；高容量血液滤过（置换液量为 6 L/h）可显著改善血流动力学指标，减轻脓毒症休克症状，改善器官功能状态。除了加大置换量，使用大孔径的膜也可增加中分子物质的清除率。此外，增加溶质清除的其他方法还有连续血浆滤过吸附，该技术使用血浆分离器分离出血浆，后者经过树脂吸附，再与血液有形成分混合后进行常规血液滤过，用来清除中大分子炎性介质，具有广谱及自我调节作用。

（四）急性肝衰竭

急性肝衰竭时，体内蓄积的水溶性毒素如氨、硫醇和非水溶性毒素如胆红素、胆酸、短链脂肪酸、芳香族氨基酸等会诱导肝性脑病甚至多器官衰竭。常规的连续性动静脉血液透析滤过可以有效地清除水溶性毒素，而非水溶性毒素绝大多数是以与白蛋白结合的形式存在的，普通血液净化方式清除有限。血液吸附能清除与清蛋白结合的毒素，改善患者脑内能量代谢，使肝昏迷患者清醒。血浆置换可以广泛清除肝衰竭患者的内源性毒素、与血浆蛋白结合的大分子物质、循环免疫复合物等，同时补充生物活性物质如凝血因子、清蛋白、调理素。HP 可清除胆酸、胆红素、细胞因子、硫醇、酚类。此外，分子吸附再循环系统（MARS）可于肝衰竭伴有明显水、电解质、酸碱平衡紊乱或肾衰竭伴有肝性脑病的患者。可见，对于急性肝衰竭的患者，需综合运用多种血液净化方式。

（五）顽固性心力衰竭

顽固性心力衰竭患者机体处于失代偿状态，全身组织器官代谢紊乱，肾动脉血流灌注差，对利尿剂反应差，进一步加重水钠潴留，加重心脏前负荷，静脉系统淤血，组织无氧代谢产物堆积。血液净化可以保证在血流动力学稳定的情况下减轻心脏前负荷，使患者左心室舒张末期容量降低，左心室射血分数增加，左心室收缩功能改善，降低外周血管阻力和提高心指数，从而迅速有效地纠正顽固性心力衰竭。研究者对 200 例患者进行的随机研究显示：治疗 48 h 后，血液净化组患者体重降低 [（5±3.1）kg 与（3.1±3.5）kg 比较，$P=0.001$] 和液体净丢失量（4.6 L 与 3.3 L 比较，$P=0.001$）显著高于利尿组；90 天后，血液净化组再次入院接受血液净化治疗患者的数量较利尿组显著降低（10% 与 32% 比较，$P=0.001$）。可见，血液净化在顽固性心力衰竭的治疗中具有重要地位。

（六）多器官功能障碍综合征

多器官功能障碍综合征（MODS）是严重创伤或感染后，同时或序贯出现的两个或两个以上系统器官功能不全或衰竭的临床综合征。MODS 的病理基础存在炎性介质的大量释放及免疫功能的紊乱，持续血液滤过可以清除炎性介质及细胞因子，通过降低游离细胞因子的数量来减轻其他器官的相关损伤。通常认为持续血液滤过的治疗剂量应至少为 35 ml/（kg·h）。此外，采用高截留点滤器 [截留点为相对分子质量（60~150）×10^3] 进行持续血液净化治疗，研究显示可降低炎性介质和细胞因子，改善中性粒细胞吞噬功能和单核细胞功能，减少血管活性药物的需求。

近年来，连续性血浆滤过吸附和内毒素吸附被提出可用于治疗 MODS。连续性血浆滤过吸附有溶质筛选高、生物相容性好、能同时清除细胞因子和纠正内环境失衡等特点，有助于改善 MODS 患者单核细胞反应性和血流动力学状态。最近也有研究表明连续性血浆滤过吸附可以消除可溶性 E 选择素和可溶性血栓调节蛋白，在一定程度上改善内皮细胞功能，在改善临床症状及炎性介质清除方面均优于持续血液滤过。内毒素吸附主要是以多黏菌素 B 纤维柱、白蛋白-聚甲基丙烯酸酯微粒吸附柱、苯乙烯-二乙烯基苯小柱等吸附柱对滤器进行包被，对内毒素进行直接吸附，从而间接减少了细胞因子和炎性介质，减少了内皮细胞损伤、凋亡活性和免疫抑制。

目前认为对于合并急性肾功能不全的 MODS，持续性血液净化是根本治疗手段，持续性血液净化可以维持 MODS 患者内环境的稳定，最大限度地维持 MODS 患者血流动力学的稳定，有效保证 MODS 患者的液体平衡，是对 MODS 患者实施营养支持的基础。

（七）其他

在心肺复苏后的高级生命支持中，血液净化对血流动力学不稳定、心力衰竭、脑水肿、高分解代谢等合并的急性肾衰竭者能较好地发挥肾脏替代作用，维持机体血流动力学、心功能及内环境稳定。对急性坏死性胰腺炎，早期高流量血液净化能够有效地清除血浆炎症介质，缓解全身炎症反应和胰腺炎的腹部症状。对创伤挤压、药物、感染等所致的横纹肌溶解综合征，血液净化能有效清除肌红蛋白和坏死组织，防止急性肾衰竭发生，纠正体液平衡紊乱。低温血液净化治疗有助于改善中暑患者肾功能，清除体内肌红蛋白、异常升高的各种血清酶及代谢产物，有效调节水、电解质紊乱，改善重症中暑患者预后。

综上所述，血液净化技术作为一种多器官功能支持治疗技术已经在急诊危重病的救治中显示出独特疗效，并且随着血液净化的广泛和规范应用，必将会成为继机械通气和循环辅助之后，又一个能够明显改善危重患者预后的有力武器。

参考文献

[1] Monaghan KM, Acierno MJ. Extracorporeal removal of drugs and toxins. Vet Clin North Am Small Anim Pract, 2011, 41：227-238.

[2] 黎磊石，季大玺. 连续性血液净化. 南京：东南大学出版社，2004：31-38.

[3] 杨荣利，陈秀凯，王小亭，等. 重症血液净化：从连续肾脏替代治疗到集成技术. 中华医学杂志，2013，35：2769-2771.

[4] 樊爽，李艳辉. 血液净化治疗在百草枯中毒中的应用. 中华急诊医学杂志，2011，11：1216-1217.

[5] 徐麦玲. 血液净化治疗在急性农药中毒中的应用. 中华劳动卫生职业病杂志，2001，4：317-318.

[6] 季大玺，龚德华，徐斌. 连续性血液净化在重症监护病房中的应用. 中华医学杂志，2002，18：1292-1294.

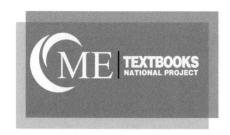

即时检验在急诊科的应用及评价

彭　鹏
新疆医科大学第一附属医院

第 43 章

一、概述

（一）定义

即时检验（point-of-care testing，POCT）指在患者旁边进行的临床检测（床边检测，bedside testing），是在采样现场即刻进行分析，省去标本在实验室检验时的复杂处理程序，快速得到检验结果的一类新方法。笼统的 POCT 定义，主要是指一些操作简便（非专业检验人员只要经过简单培训就可以操作），能够在中心实验室之外，如：病房、患者住所、医生办公室、急诊科、手术室、救护车上、战场，甚至学校、工厂等任何场所开展的检验技术。由于 POCT 的即时性、便捷性、可比性等优点目前其在临床的各个方面均得到广泛的利用，同时也促进了 POCT 的发展。

（二）分类

1. 基于美国临床实验室改进修正法规（CLIA）标准根据 POCT 的复杂程度与是否使用显微镜将其分为两类。

（1）Waived 实验：是指已被美国食品药品管理局（FDA）核准的能在家中使用的非危急实验，使用的方法非常简单和准确。一般不会出现错误结果，或如果操作不正确也不会对患者有损伤的危险。Waived 实验项目经常被更新，并可在网上查到。

（2）Non-Waived 实验：属于中等复杂程度实验。实验有一定的科技含量，需要经过培训，掌握正确的操作步骤方可自己完成或控制实验，也需要一定的解释和判断能力。

2. POCT 与中心实验室一样要依赖各种现代分析技术的支持，如：化学、酶、酶免疫、免疫层析、免疫标志、电极、色谱法、光谱法、生物传感器、光电分析等技术。根据技术学将其分类（表 43-1）。

表 43-1　POCT 技术学分类

分类	技术
简单显色	直接观察/半定量
酶标	免疫学反应
免疫渗滤或免疫层析	免疫学反应
电学检测	电子探头对某些化学分子的敏感性
分光光度	光学吸光度
生物传感器	光学和电学方法识别酶和抗体

二、POCT 相应技术的基本原理

（一）胶体金免疫标志技术

氯金酸（$HAuCl_4$）在还原剂作用下，可聚合成一定大小的金颗粒，形成带负电的疏水胶溶液，由于静电作用而成为稳定的胶体状态，故称胶体金。免疫金标志技术类似酶免疫技术，是用胶体金标志单克隆抗体，可用于快速检测蛋白质类和多肽类抗原，如激素、心肌肌钙蛋白 T（cTnT）、人血白蛋白、高敏 C 反应蛋（hs-CRP）及一些病毒如乙型肝炎病毒（HBV）、丙型肝炎病毒（HCV）、人类免疫缺陷病毒（HIV）抗原和抗体测定。

1. 免疫层析技术　将金标抗体吸附于下端的玻璃纤维纸上，浸入样品后，此金标单抗即被溶解，并随样品上行，若样品中含有相应抗原时，既形成 Ab-Ag-Ab-金复合物，当上行至中段醋酸纤维薄膜，即与包被在膜上的抗原（抗体）结合并被固定呈现红色线条（阳性结果）。

免疫层析技术问世已有十多年，取得了惊人的发展，可检测项目已达数十种。如心肌标志物、激素和各种蛋白质等，多为定性试验。基质中分析物的分离是通过纸层析法完成的，并且免疫层析法是凭借固定在层析带表面的特异性抗体捕获目标分析物，反应后观察反应区的颜色有无变化，用于定性分析。另外也有小型定量测定仪，如瑞士 Roche 公司的心肌标志测读仪（Cardiac Reader），可用于测定肌钙蛋白 T 和肌红蛋白，以及 D-二聚体等。定量测定甲胎蛋白和人绒毛膜促性激素（HCG）的金标检测技术已在国内研发成功。

2. 免疫斑点渗滤技术　原理与层析法相同，将包被有特异性待测物抗原（抗体）的醋酸纤维薄膜放置在吸水材料上面，当样品滴加到膜上后，样品中的待测物质结合到膜上的抗原（抗体）上。洗去膜上的未结合成分后，再滴加金标抗体，若样品中含有目标物质，膜上则呈现 Ab-Ag-Ab-金复合物红色斑点。该技术目前已被广泛应用于结核杆菌等细菌的抗原或抗体检测，从而实现细菌的快速鉴定。

（二）干化学技术

将一种或多种反应试剂，干燥固定在固体载体上（纸片、胶片等），用被测样品中所存在的液体作反应介质，被测成分直接与固化于载体上的干试剂进行呈色反应。

1. 单层试纸技术　包括单项检测试纸和多项检测试纸。单项试纸一次只能测一个项目，如目前被广泛应用的血糖检测试纸、血氨检测试纸、尿糖检测试纸等。而多项检测试纸一次在一条试纸条上可同时检测几项、十几项甚至几十项，技术相对复杂一些。多项检测试纸根据各测试项目的试纸块本身的 pH 值和各试纸块的物理、化学性能不同，对其进行分段排列。以尿多项检测试纸为例，由于尿中白细胞和酮体试纸块的 pH 值高且易吸潮发生化学变化，它就将白细胞和酮体试纸块排放于试纸条的顶端处，这样在使用时就不易暴露在空气中，避免了试纸块与空气长时间接触而产生化学变化，增加了试纸块的稳定性。将亚硝酸盐、尿胆原、胆红素、蛋白质四项的低 pH 值试纸块排放在白细胞和酮体试纸块之后，葡萄糖、尿比重、pH 值、隐血等中性 pH 值的试纸块则排放在试纸条的中端，因为这些试纸块稳定性好，对其他试纸块无干扰，且将它们设于低 pH 值的试纸块与尿肌酐、尿钙等碱性强的试纸块之间，还具有隔离的作用。而将尿肌酐和尿钙排在靠近手柄端，是由于它们的碱性太强，避免使用时，与尿液接触时间过长，而影响了尿液的成分。由于尿微白蛋白试纸块容易受其他项目的影响，所以将其放在最后的手柄端，以避免干扰。

2. 多层涂覆技术　由多层涂覆技术制成干片，主要包括三层：扩散层、试剂层和支持层。样品加入干片后首先通过扩散层，样品中的蛋白质、有色物质等干扰成分被扩散层中的吸附剂过滤后，液体成分渗入试剂层进行显色反应，光线通过支持层对反应产物进行比色，以此通过计算机计算样品中待测物的含量。此技术目前已被广泛应用于血糖、血尿素氮、血脂、血氨及心脏、肝脏等酶学血生化指标的 POCT 检测。

（三）生物、化学传感器技术

生物、生化传感器是指能感应（或响应）生物、化学量，并按一定规律将其转换成可用信号（包括电信号、光信号等）并输出的器件或装置。它一般由两部分组成，其一是生物或化分子识别元件（感受器），由具有对生物或化学分子识别能力的敏感材料（如由电活性物质、半导体材料等构成的化学敏感膜和由酶、微生物、DNA 等形成的生物敏感膜）组成；其二是信号转换器（换能器），主要是由电化学或光学检测元件（如电流、电位测量电极、离子敏场效应晶体管、压电晶体等）。POCT 技术充分利用生物或化学传感器技术，将一个传感器耦联上一个特定的生物检测器（如化学分子、酶、抗体或核酸探针等）到一个换能器用于靶分析物的直接测定而无须分离。

（四）生物芯片技术

生物芯片又称微阵列（microarray），是 20 世纪 80 年代末在生命科学领域中迅速发展起来的一项高新技术，它主要是指通过微加工技术和微电子技术在固相载体芯片表面构建的微型生物化学分析系统，以实现对核酸、蛋白质、细胞、组织以及其他生物组分的准确、快速、大信息量的检测。基本原理是在面积很小（可达几个平方毫米）的固相材料（玻片、硅片、金属片、尼龙膜等）芯片表面有序地点阵固定排列一定数量的可寻址分子（DNA、抗体或抗原等蛋白质及其他分子）。这些成分与待测成分及相应的标记分子结合或反应，结果以荧光、化学发光或酶显色等指示，再用扫描仪或电耦合器件（CCD）摄像等技术记录，经计算机软件处理和分析，最后得到所需要的信息。而组织芯片的原理是将不同的组织样品点阵固定排列在一张芯片上，再通过免疫组化、原位杂交等手段对芯片上的组织样品进行分析。由于生物芯片能够在短时间内分析大量的生物分子，快速准确地获取样品中的生物信息，效率是传统检测手段的成百上千倍，因此将成为 POCT 技术的发展方向，有学者认为它将是继大规模集成电路之后的又一次具有深远意义的科学技术革命。由于生物芯片技术在疾病筛查和早期诊断上的优势，已经成为检验医学发展的热点之一。目前，通过基因多态性芯片，对不同个体药物代谢能力分析，可以实现临床的个体化用药；通过基因芯片可以进行细菌检测和细菌耐药性分析；通过生物芯片对肿瘤、糖尿病、高血压、传染性疾病的筛查和监测等方面的检验产品日趋成熟。

三、目前临床常见的 POCT

（一）凝血指标检测

近十几年来，随着血栓性疾病与出血性疾病在人类疾病谱中地位的变化及防治研究的迅速进展，血栓与止血的实验诊断技术也有新的发展并在全国逐步普及。POCT 技术在血栓性疾病的快速筛查及在止凝血检验中的应用日渐成熟。目前一些患者因各种原因需要较长时间使用抗凝剂以防止血栓形成。而在使用抗凝剂过程中必须经常监测血液中某些凝血指标以防止抗凝剂使用不足或者使用过度带来的危险。因此这类患者常常需要通过住院或在门诊检测凝血指标，这样就给患者带来很多不便，导致很多患者无法做到定期监测。最近有公司研制成功 POCT 检测凝血因子的便携式仪器供患者在家庭使用，并通过研究证明，POCT方法凝血指标检测结果与中心实验室大型仪器检测结果相比，有很好的可比性。

（二）糖尿病监测

利用POCT血糖监测仪对患者进行血糖监测是实现糖尿病控制的基本手段。随着人们生活水平的提高、饮食结构与生活习惯的改变以及环境等因素的影响，糖尿病的发病率持续上升。由于糖尿病患者需要经常监测血糖变化以调节治疗用药和饮食控制，从而极大地促进了POCT血糖监测仪器的研制与技术发展，目前市场上存在众多不同品牌的POCT血糖监测仪。为了提供更准确的检验结果，有学者对POCT血糖监测仪与中心实验室自动化分析仪器所测血糖的结果比较，结果发现，POCT血糖仪的检测结果在准确度方面与生化分析仪检测结果存在一定的误差。因此它只适用于糖尿病患者对血糖的随机监测，不能用做临床上对糖尿病的治疗性评价，更不能取代中心实验室生化分析仪的检测，并且须定期与中心实验室生化分析仪的检测结果进行比对校正。最近有报道，POCT检测糖化血红蛋白（HbA1c）、白蛋白/肌酐比率、脂质等某些糖尿病相关指标均可通过POCT仪器监测。

（三）心肌标志物

肌红蛋白（MYO）是早期诊断急性心肌梗死（acute myocardial infarction，AMI）较重要的指标，肌酸激酶同工酶（CK-MB）是临床医师诊断AMI较信赖的心肌标志物，心肌肌钙蛋白I/T是心肌损伤检测的"金标准"，脑钠肽（BNP）是全新的充血性心力衰竭诊断的标志物，可协助诊断充血性心力衰竭，判断病情的严重程度和预后，以及指导治疗等。目前上述指标都已可用POCT测定，这对于心肌损伤性疾病特别是心肌梗死的早期诊断、及时采取有效的治疗措施具有非常重要的意义。最近的研究结果表明，血液中hs-CRP与心肌损伤程度相关，目前也有POCT对其检测。

（四）尿液分析

尿液干化学分析是利用检测试带上各种特有显色模块与尿液中有关的化学成分、细胞发生颜色反应，通过反射光的不同利用尿液分析仪的功能模块处理得到相应结果。尿液的干化学分析已有早期应用时的单项分析试纸条到多项分析试纸条，现在的干化学分析试纸的检测项目基本包含了尿液常规分析的内容，如pH值、比重、蛋白、尿糖、酮体、胆红素、尿胆原、亚硝酸盐、白细胞、红细胞等。

（五）感染性疾病

POCT可广泛应用于细菌、病毒及寄生虫的检测。最近问世的POCT快速口腔艾滋病检测技术（oraquick）可用于艾滋病病毒的快速筛查。同时POCT可快速检测降钙素原（procalcitonin，PCT）。PCT作为一个参数来鉴别诊断细菌性和非细菌性感染和炎症。监测有感染危险的患者以及需要重症监护患者，用来探测细菌感染的全身影响或检测脓毒性并发症。评价严重炎症性疾病临床进程及预后，如腹膜炎、脓毒症、全身炎症反应综合征（SIRS）和多器官功能障碍综合征（MODS）。

（六）毒品检测

随着人们对毒品危害认识的提高，毒品的检测技术也得到快速发展，最近一种称之为Triage

免疫荧光快速药物滥用（DOA）POCT 的检测方法问世，并获得了美国食品药品管理局（FDA）的许可。该试剂盒包含 3 种不同的分析组合，可检测目前常见的 8 种主要药物，15 min 内即可得到结果。

（七）血气分析

血气分析在临床上常用于判断机体是否存在酸碱平衡失调以及缺氧和缺氧程度等。POCT 的血气分析中还包括对患者血乳酸、葡萄糖、血红蛋白、碳氧血红蛋白及电解质的检测，可帮助我们判断患者的内环境。

（八）其他

POCT 常见的检测内容还包括：内分泌疾病的检测、变态反应性疾病的检测、自身免疫性疾病的检测、肿瘤标志物的实验室检查等。

四、POCT 的优点

（一）快速

利于尽早诊断和更好治疗，特别是对于 AMI 患者的诊断，如果临床表现高度可疑心电图表现无决定性诊断意义，心肌损伤标志物心肌肌钙蛋白 I（cTnI）床旁诊断试剂的应用可使此类急性患者的诊断和治疗方案的确定变得更容易和更准确。整个过程只需要 15 min。

（二）使用简单

操作简便，容易使用，POCT 有实验室的功能，又不需要传统的医院实验室设备。POCT 既可在医生的诊所也可在开动的汽车上完成。POCT 可以不受时间、地点限制，24 h 全方位使用。

（三）节约综合成本

从"单个检验成本"方面考虑，POCT 相对较高；但在许多情况下 POCT 的应用不仅可快速诊断，也可及时治疗，减少送检的时间，不必占用医护人员的时间，缩短患者住院的时间等。

五、POCT 在急诊领域的应用

急诊医学与其他临床医学相比最大的特点就是患者病情急、重，急诊医生要以最快的速度、最有效的手段，尽最大可能挽救患者的生命和最大限度地减轻患者的伤残，这就要求一种能就地取材、即时报告的检验方法，将体现患者病情的检验结果快速、准确的反馈到医生手中，帮助医生做出准确及时的诊断，从而采取适当的治疗。POCT 省去了标本复杂的预处理程序，并能即时在现场采样分析，与传统实验室相比极大地缩短了检验周转时间，因此在急诊医学领域的应用得到了迅猛的发展。

AMI 是急诊的常见病，有研究显示 AMI 发病 1 h 内得到及时诊断和治疗的死亡率为 1%；AMI 发病 6 h 内得到诊断和治疗的死亡率增加到 10%~12%，即 AMI 的诊断和治疗每晚 30 min，死亡率增加 1%。对于 AMI（尤其是非 ST 段抬高型 AMI）的诊断，美国心脏病协会和欧洲心脏病协会近期的指南都强调了心肌标志物升高的重要性。肌钙蛋白（cTnI、cTnT）是心肌损伤的金标准，而

MYO 是诊断早期 AMI 重要的指标，目前已有 POCT 设备可于数分钟内同时定量测定 CK-MB、cTnI、cTnT 及 MYO，而中心实验室检查常需 1 h 以上。近来研究者发现心脏型脂肪酸结合蛋白（H-FABP）对 AMI 诊断的敏感性更高，检测 H-FABP 的商业化 POCT 试纸已经问世，检测仅需 2~3 滴全血，15 min 即可显示结果。

急性呼吸困难是急诊重症中的常见病，通常分为急性心源性和急性肺源性呼吸困难，二者的治疗方案是不同的，因此如何快速的鉴别二者是非常重要的。BNP 和 N 末端脑钠肽前体（NT-proBNP）对表现为呼吸困难的心力衰竭患者诊断的敏感性分别为 97% 和 95%。应用 POCT 仪器测出的 BNP 结果与中心实验室的检查结果相关性高。同时可以快速检测血气分析，判断患者的氧分压及二氧化碳分压，有助于区别一型及二型呼吸衰竭，以方便指导治疗方案的选择。

现代化的 POCT 技术可以进行细菌和病毒的检测，为急诊感染患者的快速诊断提供了依据；血糖及酮体的检测为糖尿病酮症酸中毒患者的抢救赢得了时间；血红蛋白、电解质、乳酸等指标的 POCT 检测对降低急诊创伤患者的死亡率发挥了显著作用；DOA POCT 检测方法可同步定性检测尿液中的麻黄碱类、鸦片类、大麻酚类、安非他明类、可卡因类、苯巴比妥类、苯二氮草类、五氯酚类迷幻药、三环类抗抑郁药等九大类毒性药物，可用于急诊对吸毒及药物中毒患者进行初步筛选；POCT 技术对于凝血功能的快速检测，有助于急诊常见血栓性疾病及出血性疾病的诊断，D-二聚体对于深静脉血栓特别是肺血栓栓塞的排除诊断价值得到了国内外专家的认可，POCT 的 D-二聚体结果与中心实验室 ELISA 法的检测结果相关性好。

六、POCT 发展现状

近年来 POCT 的进展主要体现在便携式分析仪器的大量使用，酶免疫、传感器、生物芯片等现代分析技术的进入和 POCT 检验应用范围的拓宽，具体体现在以下方面。

1. 大量小型化、便携式自动化分析仪器被用于 POCT 对待测物进行准确定量检测，例如便携式血糖测定仪的问世及不断改进，使得目前用 POCT 技术测定的血糖结果的准确度与中心实验室的检测结果有不错的相关性。因此小型 POCT 测定仪器的发展对 POCT 技术进步起到了巨大的推动作用，它从根本上结束了肉眼观察定性试验带来的先天不足。

2. 化学、光学、生物传感器技术，电化学，酶免疫、免疫层析、免疫荧光等免疫分析技术，分子生物学等分析技术的应用，使得以往 POCT 检测方法中普遍存在的很多问题得到解决或不同程度改进，从而使很多 POCT 方法成为更为快速、方便、高灵敏度、高特异性、高通量的检验方法。特别是近几年，POCT 检测被广泛应用在免疫学试验（表 43-2），为很多临床疾病的快速诊断提供了有效的辅助手段。就目前的发展趋势来看，在不远的将来，POCT 方法有可能覆盖整个一般小型实验室的所有检测项目。因此，在全自动化实验室应用范围不断扩大的今天，有学者提出了芯片实验室的概念。

3. 最近十年，POCT 市场发展迅猛。目前 POCT 已经在美国及欧洲得到了很广泛的推广。在我国，随着经济的快速增长、人民生活水平的提高，糖尿病、高血脂等代谢性疾病及其他一些慢性疾病的发病率持续上升，血糖、血脂等检测指标需要经常观察，而仅为了一个单项指标花至少半天的时间到医院挂号、开化验单、交费、抽血所带来的不便可想而知。上述情况大大促进了我国 POCT 市场的快速发展。

表 43-2　可以应用 POCT 检测的免疫学试验

分析项目	实验目的
变态反应标志物：抗原特异性 IgE 等	测定变应原
细菌鉴定：螺旋菌、链球菌、衣原体、梅毒等	细菌感染疾病的诊断
心肌标志物：肌红蛋白、肌酸激酶同工酶、肌钙蛋白 I/T、脑钠肽等	心脏疾病的诊断
糖尿病标志物：糖化血红蛋白 A1c、尿白蛋白、肌酐等	糖尿病的诊断
药物：止痛剂、镇静剂、茶碱等	治疗药物的监测、超剂量药物测定
毒品：巴比妥、鸦片、安非他明，可卡因、大麻	成瘾药物测定
激素：绒毛膜促性腺激素、促甲状素皮质激素、黄体生长素等	激素水平测定
炎性因子：C-反应蛋白、降钙素原等	炎性疾病诊断、抗生素治疗监测
脂代谢标志物：脂蛋白（a）等	心血管疾病危险因素的评估
凝血标志物：D-二聚体等	深静脉血栓排除
肿瘤标志物：前列腺特异性抗原、核有丝分裂器蛋白、隐血试验等	肿瘤监测
病毒：腺病毒、乙型肝炎病毒、丙型肝炎病毒、艾滋病病毒、轮状病毒、流感病毒等	病毒性感染的诊断

七、POCT 常见问题

（一）标本采集和患者准备

临床检验对测试标本都有专门的要求，或是标本类型，或是抗凝剂种类，不一而足。操作者必须明确患者在受检前要注意的事项，这是保证检验合理性的前提。首先要了解在检验原理上对标本有哪些具体要求，如：光学法检测的仪器多数会受到标本中溶血和乳糜的干扰，化学显色法会受到外源性氧化还原物质的影响。采血对象要处于空腹平静的状态，饱食和油腻食品会干扰血小板因子和纤溶成分的测定；情绪紧张，激烈运动也将导致测量的偏差；必须保证标本新鲜，并核实患者是否服用药物，利尿剂可导致亚硝酸盐检验试验出现假阳性，尿液被甲醛污染等可使白细胞检验出现假阳性。血细胞比容高低的不同可能导致全血葡萄糖含量测定的差异，试剂中酶（氧化酶、脱氢酶、己糖激酶）的差异可能在方法学之间被进一步反映出来，甚至毛细管、静脉和动脉之间的含氧量差异也可能影响某些仪器的检测结果。

（二）试剂（带）的储存和使用

基于免疫层析、色谱和干化学技术的各种试剂条和仪器都会因温度、湿度和 pH 值的不同影响反应基质中微蛋白的活性，进而影响结果。特别要注意保持试剂条的干燥，试纸应随取随用，不要长时间地暴露在空气中，以防试纸受潮或污染；基于磁场变化的分析仪应避免反映卡中的铁粉被磁化，以试管作为检测载体的实验要注意管中激活剂或抗凝剂等的活性和有效期。

（三）仪器校准和质量控制

潮湿空气附着在仪器光路系统上会影响结果，所以光学原理检测的仪器（如光学生物传感器）测量葡萄糖、电解质或动脉血气的仪器要特别注意干燥存放。坚持质量控制，以确定仪器在使用期间是否出现异常，使用仪器厂家提供的质控物绘制质控图并对质控图进行统计学分析。原则上仪器校准每周至少 1 次。例如，便携式血凝仪，不仅每天要用仪器厂商提供的正常和异常血浆进行室内质控，每月还要用新鲜的静脉血浆在方法学相同且试剂接近的同类仪器间进行室间质控。仪器保管者和自行监测的患者要熟悉仪器的性能和存放条件。

（四）操作人员的培训

由于 POCT 可以发生在床旁、门诊、患者家中、救护车、事故现场等地点，因此对操作者（包括医护人员、患者和其家属）必须进行专业而严格的培训，培训内容应包括了解仪器的技术参数和基本性能，以及熟练操作仪器等，并通过考核对其资格和能力予以确认。

患者在家中自行检测使用的主要是简单的试剂（带）类分析仪，实现了取样与分析同步进行，检验过程进一步简化。艾滋病监测及口服抗凝剂检测等在国外已经相当普遍，妊娠检测在国内业已普及，如果没有专业的解释说明，缺乏相关的专业知识很可能会产生错误的检验结果或对结果的曲解。因此，对普通患者进行普及教育是必需的，患者也应该与指定的专业人员保持联系，以便在需要时得到必要的咨询服务。

对于相对复杂的 POCT，专业机构要对普通使用者进行相关培训以保证分析仪的正确使用。在国外，已经有正规的培训机构对口服抗凝剂患者进行凝血酶原时间（PT）分析仪的相关培训。培训内容包括理论部分和实践部分，学员将学到凝血检验的基本理论、仪器的使用和相关问题的处理方法，以及食物营养学和其他疾病等对口服抗凝药物效果的影响。最后会对学员使用凝血仪的情况进行测试。培训时间为 6 h，分两次进行，统计分析表明学员均能在指定的时间内完成指定的学习任务。培训以后在使用过程中遇到问题可以向专业咨询机构进行咨询。呼吸道感染疾病 POCT 也有类似培训。

（五）检验报告及其管理

标准统一的结果不仅是临床科室与检验科室互信的需要，更是救治患者的需要。比如检测 PT 的 POCT 仪器，WHO 建议对凝血活酶试剂的国际标准化比值（INR）予以校正，使全血和血浆试验的 INR 值保持一致，尽量减少床旁 PT 检测结果偏低的影响。现代医学的发展使医务人员的分工不断细化，实验室不仅要加强与临床的信息交流，而且承担着解读检测信息的责任，检验结果差异的产生与消除以及背景知识的介绍都要求实验室工作人员树立高度的临床意识，这也是实验室质量管理对人员的基本要求。

不仅床旁分析仪与实验室仪器的数据在一定程度上存在差异，床旁检测的系统特异性也增加了结果处理的难度，干扰了临床决策。因此，需要床旁检测能够对患者的检验数据加以储存、回放、分析甚至生成质控图表。近年来，在追求床旁仪器小型化的同时，部分厂家推出的配套数据管理系统就包括上述功能，方便了调试人员，并赋予分析仪一定的质量保证。

（六）法规管理

1. 法律法规 美国早在 1988 年的《临床实验室检查改进修正案》中就已经明确规定所有实验室检查都要符合同样的质量标准，并且要受联邦管理部门的监督。虽然我国的法律法规中对 POCT 还没有很明确的规定，但《中华人民共和国职业医师法》及《中华人民共和国护士管理办法》中有规定：医师或护士从事医师职业活动或护理工作必须通过"资格考试"及"执业注册"。随着法律法规制度的健全，质量管理的加强，对检验工作包括 POCT 将有更高的要求，同时需要学习国外的先进经验。

2. 行政管理和规章制度 医院应成立专门的 POCT 委员会，委员会可以包括实验室人员、医师、护理人员、管理人员等。委员会的作用是制定该学科的政策，选择和评价 POCT 的仪器试剂，安排并监督 POCT 工作，协调各方面的矛盾，制定医院 POCT 项目，由委员会制定 POCT 的规章制度，规章制度应对委员会的职责及人员、POCT 操作人员的配置、质控程序、结果的影响因素、标本取材、仪器操作、结果分析、报告发放、数据保存、仪器校准、维护保养等做出详细的规定。

参考文献

［1］Searles B，Nasrallah F，Graham S，et al. Electronic data management for Hemochron Jr. Signature coagulation analyzer. J Extra Corpor Technol，2002，34（3）：182-184.

［2］Wu，Alan HB. Point - of - Care Testing for Conventional Cardiac Markers ［J］. Point Care，2006，5（1）：20-24.

［3］Savoca R，Jaworek B，Huber AR. New "plasma referenced" POCT glucose monitoring systems-are they suitable for glucose monitoring and diagnosis of diabetes? Clin ChimActa，2006，372（1 - 2）：199-201.

［4］梁国威，王新华，王树琴，等. 检验与临床诊断 POCT 分册 ［M］. 北京：人民军医出版社，2010.

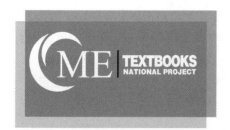

急危重症超声的应用进展

第 44 章

高玉芝　张　茂

浙江大学医学院附属第二医院　浙江大学急救医学研究所

当前急危重症超声已经成为特定的概念，它区别于传统的由超声科医师完成的急危重症患者的床旁超声检查，而是特指由急诊、重症监护室（ICU）、外科、麻醉等学科的临床医师开展的超声应用，是针对急危重症患者进行有目的、有重点、快速、反复的床旁超声评估，并将检查结果更加有效和及时地和其他临床信息相整合，并直接影响到临床诊疗决策的过程。近年来国内外有关急危重症超声应用相关的研究不断增加，适用的范围不断拓展，临床应用更加广泛，对临床医师而言超声起到了看得见的"听诊器"作用。而且随着现代科技的不断进步，超声设备变得更加小巧、性能更佳、价格更实惠，也为进一步的普及使用奠定了很好的基础。

一、肺超声

肺超声（lung ultrasound）的应用突破了超声不能检查肺的传统观念，已经成为急危重症超声的重要内容。Lichtenstein 等对肺超声进行了详细的定义，阐述了 10 个超声的基本征象，包括：胸膜线，胸膜滑行征/沙滩征（用于排除气胸），肺点（诊断气胸特异性最高的征象），A 线，B 线（提示肺间质性渗出），胸腔液性暗区（提示胸腔积液），碎片征和肝样变肺组织（提示肺实变），肺搏动和支气管充气征（可以区分肺不张和肺炎性实变）。根据肺超声检查的不同征象，可以明确一系列临床常见的病理情况。

1. 定性及半定量地诊断气胸　丁武及 Alrajhi 等的 Meta 分析结果表明，肺超声诊断气胸的敏感性和特异性优于胸部 X 线片。但超声诊断气胸是操作者依赖的，诊断价值必须保证检查者接受过足够的训练。有学者根据超声诊断气胸的金标准——肺点，进行轮廓描记法半定量地诊断气胸的程度，与胸部 X 线片及计算机断层扫描（CT）比较，肺超声可作为快速有效评估的方法。但也有学者提出质疑，认为单纯肺超声无法准确诊断评估气胸大小。

2. 诊断肺炎　诊断社区获得性肺炎（community acquired pneumonia，CAP）、呼吸机相关性肺炎（ventilator associated pneumonia，VAP）等。肺的炎症性病变具有异常的超声征象，包括不均质的 B 线增多，累及胸膜、胸膜下见小肺不张或实变，炎症性肺实变，动态支气管充气征或充液征。Chavez 等纳入 10 项研究、共 1172 例患者进行超声诊断肺炎的 Meta 分析，结果表明与胸部 X 线片或 CT 比较，超声诊断肺炎的敏感性及特异性均>90%。肺超声也尤其适合于小儿、孕妇、传染病患者等特殊人群肺炎的诊断，显示了其独特的价值。

3. 呼吸困难的快速鉴别　急性呼吸困难是急诊室常见的症状，关键是鉴别心源性肺水增多还是非心源性的原因所致。心源性肺水增多的肺超声征象是两肺弥漫性、对称性、均质 B 线增多。

Al Deeb 等对符合标准的 7 项研究、共 1075 例患者进行系统评价，结果表明肺超声对呼吸困难的心源性肺水肿的诊断敏感性及特异性均>90%，除单纯通过肺超声征象鉴别心源性肺水肿，还可联合心肺超声应用，鉴别诊断心源性呼吸性困难。还引入容量超声的概念，即通过对心脏泵功能、下腔静脉（inferior vena cava，IVC）呼吸变异度及肺水情况进行循环系统容量状态的评估。

4. 肺超声评分　肺超声评分即肺部病变量化的评估标准。但目前不同研究采用的肺部分区法不同，有 28 区、12 区、4 区法，还没有统一的肺超声评分。对各个肺区的肺超声评分依据包括：正常肺超声征象 0 分，轻度渗出、B 线增多 1 分，弥漫融合 B 线增多 2 分，肺不张或实变 3 分。将各分区的肺超声评分相加，总和即为肺超声评分。通过动态的肺超声评分，可以更加直观有效地指导呼吸机设置与肺复张，无创定量评估血管外肺水、指导液体复苏终点。

5. 诊断肺栓塞、鉴别肺不张/肺实变等　Squizzato 等对肺超声诊断肺栓塞进行系统评价，同时阐释了肺超声可以诊断肺栓塞的原理，周围型肺栓塞形成典型的楔形梗死灶，而炎症性肺实变多表现为不规则病灶，且周边肺组织不同程度受累及，出现不均质 B 线。当然超声诊断肺栓塞的局限性是病变必须累及胸膜，因为肺超声不能诊断中心性病变，另外也有研究提出联合心肺及大血管超声对严重的肺栓塞也有诊断价值。对于肺超声在鉴别肺实质病变病因，Bouhemad 等研究认为肺不张多可通过有无胸腔积液、有无静态支气管/彩色多普勒超声检查有无血管叉出现等与炎症性病变进行鉴别。

6. 其他　肺超声还可应用于协助气道管理中，如引导及定位气管插管位置，观测膈肌运动幅度，预测脱机成功的可能性，指导呼吸机最佳呼气末正压通气（PEEP）的选择等。

二、心脏超声

重点心脏超声（focused cardiac ultrasound）也是急危重症超声的重要内容。重点心脏超声区别于传统的心脏超声检查，后者主要观测心脏的壁、腔、瓣、流四方面，进行疾病的诊断；而前者的重点是对急危重患者循环功能状态中最重要的一环——心功能及容量进行评估，重点不是心脏器质性病变的诊断，而是对血流动力学状态的评估。美国心脏协会推荐重点心脏超声的五个标准切面，包括剑突下下腔静脉（IVC）切面（用于测量 IVC 直径及呼吸变异度），剑突下四腔心切面（观察心包积液），胸骨旁长轴切面（观察左心室收缩功能），胸骨旁短轴切面（观察左心室收缩及右心室大小），心尖四腔心切面（观察左心室舒张末容积及左/右心大小），且不推荐进行具体参数的测量，而是强调目测法评估。Cyril 等提出 ICU 医生应该使用重点心脏超声的 10 条理由，包括 ICU 患者血流动力学监测的重要性，可作为一项新的无创血流动力学监测工具，无创、方便、快捷、可动态评估，不但可提供更多有效信息，做出正确的诊疗决策，还可动态评估治疗效果。

在循环功能评估中，最易普及推广的是 IVC 直径及呼吸变异度的监测，用以评估液体反应性及容量负荷状态。最初是通过超声探查 IVC 直径及变异估测右房压（right atrial pressure，RAP）或中心静脉压（central venous pressure，CVP）。在剑突下 IVC 切面上获取 IVC 入右心房口的超声图像，离右房口 1~2 cm 处测量其直径及呼吸变异。IVC 直径及呼吸变异可用来估测液体反应性及容量负荷状态的原理是，在机械通气或自主呼吸过程中胸腔内压力周期性变化，IVC 回心阻力随之周期性变化。当循环容量不足时，IVC 回心血流受到胸腔内压力变化影响，呼吸变异度越大，但对于 IVC 大小及呼吸变异的具体参考标准仍不统一。有研究对机械通气患者，在完全外控呼吸下设置潮气量>8 ml/kg，进行补液试验，发现当 IVC>2.5 cm 且呼吸变异度<50%，提示容量超负荷；若 IVC<1.5 cm 且呼吸变异度>50%，提示容量不足。也有研究对这些标准提出质疑，认为 IVC 呼吸变异不能准确地预测液体反应性。有研究对 IVC 的呼吸变异预测液体反应性进行系统评价，在纳入的 8 项研究共 235 例患者中，ΔIVC 的临界值为 12%~40%，有较高的预测价值，尤其对机械通气的患者。总之，临床应用 IVC 直径及其变异度评估容量负荷时要小心，因为有很多因素包括右心功能、胸腔内压、呼吸幅度等均会影响 IVC，类似于单纯测量 CVP 不能准确地反映容量状态。另外，也有研究提出应用颈内静脉或上腔静脉的呼吸变异度替代 IVC，作为预测液体反应性的监测指标。

美国心脏协会也强调通过对心脏的探查，获取循环功能相关信息，心超检查可提供心脏泵功能及左心前负荷等信息，尤其推荐胸骨旁短轴切面可获取相关信息。欧洲危重病医学会在重症心脏超声培训共识中指出，操作者通过培训要基本掌握：①心功能评估，包括左心室收缩功能，右心功能；②液体反应性及容量状态评估，通过左心室舒张末容积，IVC 直径及呼吸变异，联合肺超声检查（肺水评估）；③筛查亟须干预的心肺急症，如大量心包积液/心脏压塞，肺源性右心室流出道梗阻，肺栓塞等。

针对急危重患者动态血流动力学监测，心脏超声不能独立于急危重症超声之外，而是以心脏超声为重点，联合肺超声、肾脏超声检查等加以综合分析。例如肺超声也可作为血流动力学的监测工具应用于 ICU，其经典的 FALL 流程可用于低血压休克病因鉴别，明确休克原因。另外，通过监测肺水含量，也可指导液体复苏治疗，尤其对于急性呼吸窘迫综合征或急性肾损伤的患者，液体的精细化管理直接影响治疗成败及预后。心脏超声还可应用于心肺复苏患者，除了可快速诊断病因如张力性气胸、心脏压塞等，还可通过观测心肌收缩与否预测自主循环的恢复。

三、创伤的 FAST 检查

针对创伤患者的 FAST 检查（focused assessment with sonography for trauma）是急危重症超声早期应用于临床的典范，最早是由外科医生针对胸腹腔是否有积血进行的有重点、快速、有效的床旁超声检查。针对创伤患者的 FAST 检查主要通过对两侧胸腔、心包腔、肝肾间隙、脾肾间隙进行快速检查判断无液性暗区（积液/积血），目前 FAST 检查已经演变为 eFAST 检查，即在原有五腔隙基础上，纳入两侧结肠旁沟检查。

针对创伤患者的 FAST 检查不再局限于体腔内是否有积液/积血，拓展为更广泛的超声评估，包括：①针对胸腹部损伤患者，除了进行胸腹腔有无游离液体的 FAST 检查，还可筛查张力性气胸、大量胸腔/心包积液、心脏压塞、腹主动脉损伤等。②针对颜面部损伤患者，进行眼部超声检查，筛查眼球及球旁附属内有无出血、异物、视网膜脱落等。一项针对急诊科医师应用超声诊断视网膜脱落的系统评价研究中，与检眼镜检查或 CT 检查比较，超声诊断视网膜脱落的敏感性及特异性分别为 97%~100%、83%~100%。③针对颅脑损伤患者，可以通过超声观测视神经鞘直径（ONSD）评估颅内压。原理是当颅内压增高，脑脊液代偿性向颅腔外排出，而与颅内各腔隙相通的视神经鞘膜腔内充斥脑脊液，当颅内压急性增高，而视神经鞘内蛛网膜颗粒回吸收不畅时，致使视神经鞘增宽。尽管，目前对于视神经鞘直径评估颅内压增多的临界值没有统一定论，但通过超声观测 ONSD 可作为无创监测颅内压变化的一个方便快捷工具，甚至有研究认为 ONSD 可作为重型颅脑损伤死亡的独立预后因子。还可以对颅脑外伤患者进行颅脑二维形态及脑血流多普勒超声检查，筛查有无继发性颅内出血、中线移位、脑室扩张等，还可评估脑组织灌注、脑血管自动调节状态等。④肌肉和骨骼超声检查的应用，如筛查颜面骨、肋骨及其他长骨是否骨折，有无皮下软组织感染、脓肿，关节腔检查或穿刺等。

四、肾脏超声

肾脏超声也是急危重症超声应用领域的重要拓展，主要是针对肾脏灌注进行的肾脏多普勒超声检查，重要的参数指肾脏叶间/小叶间动脉血流阻力指数（resistant index，RI），反应被测量血管血流远端阻力的参数，正常范围<0.6。

1. 通过测量阻力指数来评估有无急性肾损伤（acute kidney injury，AKI）存在，鉴别可逆性AKI、慢性肾脏疾病，还可通过泌尿系超声检查排除梗阻性 AKI 发生。一项系统性评价研究中纳入 9 项研究 176 例患者，测定 RI 可用于鉴别一过性 AKI 还是持续性 AKI。但该系统评价也指出纳入的研究中，肾脏多普勒超声检查获取 RI 的方法不一，结果仍需更多临床研究证实。有研究认为正常肾脏叶间/小叶间动脉 RI<0.6，RI>0.7 发生 AKI 风险增加，也有研究质疑 RI 在评估 AKI 或肾脏灌注中的作用，认为 RI 受肾脏灌注压（平均动脉压，尤其脉压）及灌注阻力（体循环阻力，如 CVP、腹腔压力等）影响，还受血管活性药物影响。

2. 通过超声造影量化评估肾皮质灌注情况，用来指导液体复苏治疗，避免超负荷液体复苏或复苏不充分。因为一部分 AKI 患者通过及早识别，积极精细化液体治疗，其肾功能是可恢复的；且这些高危 AKI 患者常合并其他疾病状态，需液体复苏治疗，超负荷液体复苏治疗带来很多弊端。肾脏作为对体循环灌注异常敏感的器官之一，监测其灌注状态，可作为评估容量状态的监测指标。此外，还可以联合急危重症超声的其他检查，如快速对膀胱扫查，心肺超声评估血容量状态，对少尿原因进行鉴别及指导液体治疗。

五、胃肠超声应用进展

胃肠超声检查是急危重症超声应用的又一拓展应用。既往由于胃肠内积气，超声在胃肠功能检查的应用局限于通过胃肠造影，进行胃肠道肿瘤的疾病诊断。针对 ICU 危重患者实施肠内营养支持治疗观念的日益加深，进行胃肠功能评估是肠内营养能否顺利实施的前提，可目前用于临床胃肠功能评估的手段稀少，超声作为现代急危重医师看得见的"听诊器"，逐渐发挥其作用，胃肠超声可用于：①营养管的引导及定位；②评估胃腔潴留量；③观测胃肠蠕动情况；④胃肠道扩张积液/积血（消化道出血）。另外，也有研究通过观测肠系膜上动脉血流评估肠道灌注情况。

六、超声定位及引导操作

急危重患者往往需要接受各种无创/有创操作，包括胸腹腔穿刺引流、动静脉置管、气管插管、气道切开、肠内营养管的放置等，超声作为可视化操作的引导工具而具有重要价值。多项系统性评价的研究证实，在超声引导下进行中心静脉置管，可大大减少与盲穿相关的并发症，利于新手的操作练习等。与盲法动静脉置管比较，超声引导下行桡动脉或其他外周静脉置管成功率高。超声还可确认各种导管的头端位置，减少患者辐射暴露及医疗花费。有研究通过中心静脉导管注入 10~20 ml 生理盐水，在剑突下或心尖四腔心切面观测右心房内出现"发泡"现象，判断导管的头端位置是否恰当。超声还可协助气管插管定位，实时引导鼻肠管置管等。

掌握超声引导下的有创操作并不困难，首先熟悉相应解剖结构及相应超声图像，然后掌握操作技法。如动静脉置管，超声引导下两种操作方法：①平面外引导法，获取血管短轴切面，进针角度恰好让针尖落入血管短轴超声切面内，可见高亮的针尖显影；②平面内引导法，获取血管长轴切面，进针角度与超声切面重合，进针轮廓在超声切面内显影，可见针尖刺入血管内。超声还可用于引导局部软组织脓肿穿刺引流，关节腔穿刺、局部神经阻滞引导等。

七、超声造影

将超声造影应用于急危重症超声领域中是发展的趋势，可床旁进行、无辐射、显像清晰的优点弥补了 CT 与普通超声检查的不足。超声造影剂分两类：一类是由静脉注入，增强超声显像，用以评估实质器官及微循环的超声对比剂；另一类是用于增强管道轮廓显像，如胃肠道造影、子宫输卵管造影、泌尿系造影。

针对创伤患者，静脉超声造影可用于探查实质器官损伤及活动性出血，提高 FAST 检查的灵敏度。适用于：①普通 CT 不能显现的轻度实质器官损伤，超声造影下可清楚显现；②可探查实质器官或血管破裂所致的活动性出血（可见造影剂溢出，类似血管造影检查）。

超声造影还可用于评估心脏、肾脏、脑的微循环状态。①超声造影后心脏结构显像更清楚，尤其适用于机械通气、慢性阻塞性肺疾病患者，器质性病变显像更明显；另外还可以评估心肌灌注，对急性心肌梗死的高风险患者进行筛查。②评估肾脏灌注，尤其肾皮质灌注，有助于了解 AKI 的风险、液体复苏终点。③脑血管疾病及脑灌注的评估。

参考文献

［1］Volpicelli G，Elbarbary M，Blaivas M，et al. International evidence-based recommendations for point-of-care lung ultrasound. Intensive Care Med，2012，38（4）：577-591.

［2］Ding W，Shen Y，Yang J，et al. Diagnosis of pneumothorax by radiography and ultrasonography：a meta-analysis. Chest，2011，140（4）：859-866.

［3］Volpicelli G，Boero E，Sverzellati N，et al. Semi-quantification of pneumothorax volume by lung ultrasound. Intensive Care Med，2014，40（10）：1460-1467.

［4］Chavez MA，Shams N，Ellington LE，et al. Lung ultrasound for the diagnosis of pneumonia in adults：a systematic review and meta-analysis. Respir Res，2014，15：50.

［5］Al DM，Barbic S，Featherstone R，et al. Point-of-care ultrasonography for the diagnosis of acute cardiogenic pulmonary edema in patients presenting with acute dyspnea：a systematic review and meta-analysis. Acad Emerg Med，2014，21（8）：843-852.

［6］Corradi F，Brusasco C，Pelosi P. Chest ultrasound in acute respiratory distress syndrome. Curr Opin Crit Care，2014，20（1）：98-103.

［7］Squizzato A，Rancan E，Dentali F，et al. Diagnostic accuracy of lung ultrasound for pulmonary embolism：a systematic review and meta-analysis. J Thromb Haemost，2013，11（7）：1269-1278.

［8］Zadel S，Strnad M，Prosen G，et al. Point of care ultrasound for orotracheal tube placement assessment in out-of hospital setting. Resuscitation，2015，87：1-6.

［9］Via G，Hussain A，Wells M，et al. International evidence-based recommendations for focused cardiac ultrasound. J Am Soc Echocardiogr，2014，27（7）：681-683.

［10］Zhang Z，Xu X，Ye S，et al. Ultrasonographic measurement of the respiratory variation in the inferior vena cava diameter is predictive of fluid responsiveness in critically ill patients：systematic review and meta-analysis. Ultrasound Med Biol，2014，40（5）：845-853.

［11］Kent A，Patil P，Davila V，et al. Sonographic evaluation of intravascular volume status：Can internal jugular or femoral vein collapsibility be used in the absence of IVC visualization？Ann Thorac Med，2015，10（1）：44-49.

［12］Neskovic AN，Edvardsen T，Galderisi M，et al. Focus cardiac ultrasound：the European Association of Cardiovascular Imaging viewpoint. Eur Heart J

Cardiovasc Imaging, 2014, 15 (9): 956-960.

[13] Expert Round Table on Echocardiography in ICU. International consensus statement on training standards for advanced critical care echocardiography. Intensive Care Med, 2014, 40 (5): 654-666.

[14] Blyth L, Atkinson P, Gadd K, et al. Bedside focused echocardiography as predictor of survival in cardiac arrest patients: a systematic review. Acad Emerg Med, 2012, 19 (10): 1119-1126.

[15] Williams SR, Perera P, Gharahbaghian L. The FAST and E-FAST in 2013: trauma ultrasonography: overview, practical techniques, controversies, and new frontiers. Crit Care Clin, 2014, 30 (1): 119-150.

[16] Vrablik ME, Snead GR, Minnigan HJ, et al. The diagnostic accuracy of bedside ocular ultrasonography for the diagnosis of retinal detachment: a systematic review and meta-analysis. Ann Emerg Med, 2015, 65 (2): 199-203.

[17] Mohammad A, Hefny AF, Abu-Zidan FM. Focused Assessment Sonography for Trauma (FAST) training: a systematic review. World J Surg, 2014, 38 (5): 1009-1018.

[18] Bouzat P, Oddo M, Payen J. Transcranial Doppler after traumatic brain injury. Current Opinion in Critical Care, 2014, 20 (2): 153-160.

[19] Ninet S, Schnell D, Dewitte A, et al. Doppler-based renal resistive index for prediction of renal dysfunction reversibility: A systematic review and meta-analysis. J Crit Care, 2015, 30 (3): 629 -635.

[20] Cokkinos DD, Antypa EG, Skilakaki M, et al. Contrast enhanced ultrasound of the kidneys: what is it capable of? Biomed Res Int, 2013, 2013: 595873.

[21] Pickering JW, Endre ZH. The definition and detection of acute kidney injury. J Renal Inj Prev, 2014, 3 (1): 21-25.

[22] Wu SY, Ling Q, Cao LH, et al. Real-time two-dimensional ultrasound guidance for central venous cannulation: a meta-analysis. Anesthesiology, 2013, 118 (2): 361-375.

[23] Gu WJ, Tie HT, Liu JC, et al. Efficacy of ultrasound-guided radial artery catheterization: a systematic review and meta-analysis of randomized controlled trials. Crit Care, 2014, 18 (3): R93.

[24] Barr L, Hatch N, Roque PJ, et al. Basic ultrasound-guided procedures. Crit Care Clin, 2014, 30 (2): 275-304.

[25] Pinto F, Valentino M, Romanini L, et al. The role of CEUS in the assessment of haemodynamically stable patients with blunt abdominal trauma. Radiol Med, 2015, 120 (1): 3-11.

[26] Bilotta F, Dei GL, Lam A, et al. Ultrasound-based imaging in neurocritical care patients: a review of clinical applications. Neurol Res, 2013, 35 (2): 149-158.

[27] Van de Putte P, Perlas A. Ultrasound assessment of gastric content and volume. Br J Anaesth, 2014, 113 (1): 12-22.

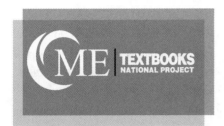

电子计算机断层扫描在急诊科应用进展

武军元　何新华
首都医科大学附属北京朝阳医院

第45章

　　医学影像学是 20 世纪医学领域中最活跃、知识更新最快的学科之一，从 20 世纪 70 年代发展起来的电子计算机断层扫描（CT）技术，到 80 年代磁共振成像（MRI）应用于医学临床，医学影像技术进入了全新的数字影像时代，医学影像技术的发展反映和引导着临床医学在诊断和治疗方面的进步。CT 可提供人体断面像，且密度分辨率高，给诊断提供了大量信息，使过去不易确诊的疾病得到了准确的诊断，已成为临床各学科重要的检查方法，特别为急诊科的疑难、危重病做出快速准确诊断提供帮助。MRI 作为最先进的影像检查技术之一，在许多方面有其独到的优势，尤其是近年来高场强磁共振超快速成像与功能成像的出现，使得 MRI 的优势更为明显。但由于国情所限，MRI 远没有 CT 普及，实际工作中，特别是在急诊科的应用受到明显限制。

一、头部 CT 在急诊科的应用

　　头部 CT 可清晰地显示脑白质与灰质，是急诊科最常见的 CT 检查，广泛应用于脑部多种疾患的诊断，特别是脑出血、脑梗死，以及脑外伤等检查，具有简便、快捷、经济的优点，诊断正确率很高。

（一）脑梗死

　　脑梗死为脑血管的急性闭塞所引起的脑缺血缺氧造成的脑坏死，常见原因有脑动脉血栓形成或其他部位来的血栓栓塞。多发生在大脑中、后及前动脉，小脑次之。

　　CT 表现：①脑血管闭塞后 6 h 开始出现脑的低密度区；②大面积脑梗死时常伴有明显脑水肿，呈占位表现可压迫脑室；③基底核、丘脑区、脑干、脑室旁的小梗死（5～10 mm）称为腔隙性梗死灶；④大片脑梗死局部脑组织坏死、软化形成边缘清楚的囊腔，周围脑萎缩，使邻近脑室扩大；⑤小脑梗死时可见小脑半球低密度灶；⑥出血性脑梗死，即在梗死灶中有小的出血，呈低密度影中有高密度出血区。

（二）脑出血

　　因脑外伤、高血压、脑血管畸形、动脉瘤或脑瘤而出血。多发生在脑基底核、丘脑、脑桥及小脑。也可破入脑室、蛛网膜下腔、血肿周围引起水肿，可压迫脑组织发生软化、坏死。血肿血块液化后逐渐吸收，亦可残留囊腔，小脑出血较大脑为少，病理改变相同。

　　CT 表现：①高血压性脑出血多在基底核、丘脑、大脑半球、脑干及小脑；②表现为高密度影像，CT 值 60~80 HU；③血肿周围可见低密度脑水肿带；④出血可破入脑室，使其密度增高；⑤出血较多时可出现占位效应使中线结构移位；⑥7 天后血肿逐渐缩小、吸收，完全吸收后（2 个月）可残留空腔，注意与脑梗死鉴别；⑦小脑出血多于小脑半球部，可压迫第四脑室或穿破第四脑室。

（三）颅脑外伤

颅脑外伤为常见损伤，CT 检查可做出定性诊断，指导临床进行治疗，其中常见有血肿及挫伤亦可并发骨折。

1. 急性硬膜外血肿　外力伤害使脑膜血管破裂，血液流入硬膜外间隙，也可由静脉窦出血和板障静脉出血所致。

CT 表现（图 45-1）：①颅骨内板下部局限性双透镜形或梭形阴影；②呈高密度影，CT 值40~80 HU；③形状较规则；④边缘也整齐。

2. 急性硬膜下血肿　血肿于硬膜下，多数并发脑挫伤，出血自静脉窦，血液在硬脑膜与蛛网膜之间。

CT 表现（图 45-2）：①于颅骨内侧呈新月状高密度影；②内侧缘多不清晰；③CT 值 40~80 HU。

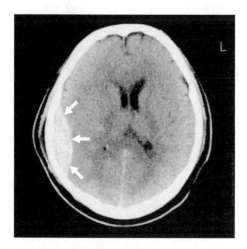

图 45-1　硬膜外出血（箭示出血）

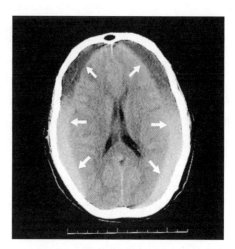

图 45-2　硬膜下出血（箭示出血）

3. 蛛网膜下腔出血　由于外伤蛛网膜血管破裂，血液流出至蛛网膜下腔。脑动脉瘤破裂是非外伤性蛛网膜下腔出血最常见原因。

CT 表现：①蛛网膜下腔呈高密度影（图 45-3）；②有时可充满侧脑裂；③脑底池及迂回池可呈高密度；④少量出血易被忽略，可呈蛛网膜下腔局部密度增加。

4. 脑挫伤　脑部外伤，使脑部产生冲击而造成挫伤。可使脑实质产生水肿、淤血或发生多发性小出血，也可合并脑出血。

CT 表现：①脑挫伤部出现脑水肿低密度区；②可呈大片状或半月形；③也可在被冲击部的对侧产生；④可并发出血斑点阴影（图 45-4）；⑤出血区密度增高，CT 值为 60~80 HU；⑥着力部及对侧均可产生对冲性挫伤。

5. 颅骨骨折　外力导致头颅骨骼中的一块或多块发生部分或完全断裂。常见类型有线性骨折、粉碎性骨折、穿入性骨折和压凹性骨折。

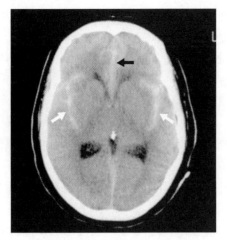

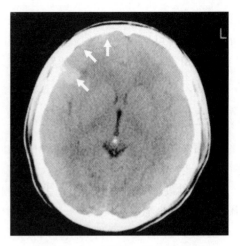

注：图中黑色箭头指前纵裂高密度影像；白箭
头指外侧裂高密度影像

图 45-3 蛛网膜下腔出血

图 45-4 脑挫伤（箭示损伤）

CT 表现：①颅底骨折线的显示，为诊断颅底骨折的直接征象和可靠依据；②颅内积气又称气颅，是颅底骨折的重要间接征象；③鼻窦窦腔及乳突小房积血是颅底骨折的又一个重要间接征象。

二、胸部 CT 在急诊科的应用

CT 在胸部疾病的诊断中占有重要地位，可对肺部、纵隔部以及胸壁等作全面的观察，特别是对纵隔、心脏、大血管、支气管、食管以及淋巴结可清晰的显示，这些信息对疾病的诊断、治疗、判断预后以及疾病的早期发现等具有重要意义。胸部 CT 扫描时，根据病情需要可选择普通平扫CT、高分辨 CT 和增强 CT。以下将对急诊科常见病、危重病的胸部 CT 应用进行介绍。

（一）肺炎

肺炎是指终末气道、肺泡和肺间质的炎症。可由细菌、病毒、真菌、非典型病原体等致病微生物，以及放射线、吸入性异物等理化因素引起。按解剖部位可分为大叶性肺炎、小叶性肺炎、间质性肺炎。大叶性肺炎是由肺炎双球菌等细菌感染引起的呈大叶性分布的肺部急性炎症。小叶肺炎常见于老人和婴幼儿，可由细菌或病毒引起。间质性肺炎主要侵犯支气管壁、肺泡壁，特别是支气管周围、血管周围、小叶间和肺泡间隔的结缔组织，而且多呈坏死性病变。间质性肺炎大多由于病毒所致。

1. 大叶性肺炎 CT 表现　①肺叶可见大斑片状阴影；②肺窗时边界略清楚；③CT 值较低，20~35 HU；④纵隔窗时小片影隐去，只显示浓密部；⑤经常出现支气管充气征象，即片影中残留黑色支气管气腔，为本病的影像特点；⑥肺叶的体积增大而不收缩；⑦动态观察影像变化较快。

2. 小叶性肺炎 CT 表现　①多位于双肺下叶；②支气管分布；③呈小斑片状阴影；④边缘模糊；⑤可部分融合形成小片状，占据小叶；⑥短期影像变化较快。

3. 间质性肺炎高分辨 CT 表现　①双肺弥漫性改变（图 45-5）；②呈现出密集细小的网织状结节，此结节较均匀且边界不清；③或有条索状病灶、网格影、蜂窝肺。

由于多种病因所引起的肺组织化脓性病变。早期为化脓性炎症，继而坏死形成脓肿。

CT 表现：①多位于双肺下叶，但上叶、中叶及舌叶亦可发生；②形成厚壁空洞阴影；③洞内常见大量液平面；④急性、亚急性期影像变化较大；⑤慢性期则形成不规则空洞；⑥与空洞相通的支气管常见扩张。

（三）肺结核

肺结核是由结核杆菌引起的慢性传染病，可侵及许多脏器，以肺部最常见。肺结核是急诊科青少年咯血的主要病因。肺结核分型包括：①原发性肺结核（Ⅰ型）；②血型播散型肺结核（Ⅱ型）；③继发型肺结核（Ⅲ型），包括浸润型肺结核和慢性纤维空洞型肺结核；④结核性胸膜炎（Ⅳ型）。急诊科就诊咯血患者常见的是血行播散性肺结核、继发型肺结核。

（二）肺脓肿

血行播散型肺结核 CT 表现：①CT 可发现早期微小的粟粒性病灶（<1 mm），较胸部 X 线片发现早；②显示双侧肺野呈粟粒状点状阴影（1~3 mm）；③点状阴影的分布、密度及大小比较均匀（图 45-6）；④短期内（1 个月）可见阴影变化，吸收或融合。

继发型浸润型肺结核 CT 表现：①病变多位于双肺上叶的尖、后段及下叶尖段；②呈不规则斑片状阴影；③边缘界清晰；④密度稍高，CT 值 30~40 HU；⑤阴影变化极慢（2~3 个月）；⑥常见钙化灶；⑦邻近胸膜常见增厚、粘连；⑧亦可形成结节状、小块状阴影。

继发型空洞型肺结核 CT 表现：①在结核病变中形成环状透亮区；②新鲜空洞（3 个月内）洞壁稍厚，规则；③常与引流支气管相通；④如为慢性纤维性空洞则壁密度较高，洞腔不规则；⑤常见患侧或对侧肺野有播散性斑片状结核病变；⑥很少有液平面（感染时可出现）；⑦缩小或闭合较慢；⑧邻近肺野常见结核性腺泡性病变（acinus），即似米粒状为结核病变的特征；⑨邻近胸膜常见增厚、粘连。

（四）肺栓塞

肺栓塞是以各种栓子阻塞肺动脉系统为其发病原因的一组疾病或临床综合征的总称，包括肺血栓栓塞症、脂肪栓塞综合征、羊水栓塞、空气栓塞等。临床最常见类型是肺血栓栓塞。肺动脉

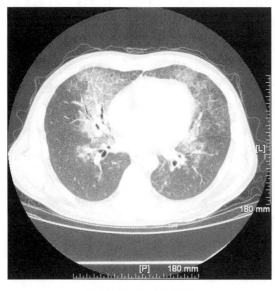

图 45-5　间质性肺炎

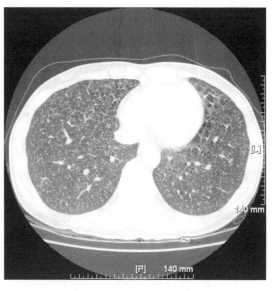

图 45-6　急性血型播散型肺结核

发生栓塞后，若其支配区的肺组织因血流受阻或中断而发生坏死，称为肺梗死。目前肺栓塞已是急诊科常见病，急诊医生在肺栓塞的诊断上要有高度敏感性。在急诊科明确肺栓塞最有效可行的检查是 CT 肺血管造影（CT pulmonary angioaraphy，CTPA）。

CTPA 的表现：①直接征象为肺动脉内的低密度充盈缺损，部分或完全包围在不透光的血流之间（轨道征），见图 45-7，或者呈完全充盈缺损，远端血管不显影（敏感性为 53%～89%，特异性为 78%～100%）；②间接征象包括肺野楔形密度增高影，条带状的高密度区或盘状肺不张，中心肺动脉扩张及远端血管分支减少或消失等。

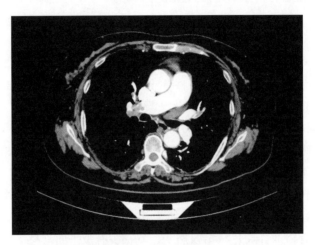

图 45-7　肺血栓栓塞

（五）主动脉夹层

主动脉夹层指血液通过主动脉内膜裂口进入主动脉壁并造成动脉壁的分离。主动脉是身体的主干血管，血流量巨大，出现内膜层撕裂，如果不进行恰当和及时的治疗，破裂的概率非常大，死亡率也非常高。根据主动脉夹层内膜裂口的位置和夹层累及的范围，目前医学上有两种主要的分类方法。最广泛应用的是 1965 年 DeBakey 教授等提出的 3 型分类法。Ⅰ型：主动脉夹层累及范围自升主动脉到降主动脉甚至到腹主动脉。Ⅱ型：主动脉夹层累及范围仅限于升主动脉。Ⅲ型：主动脉夹层累及降主动脉，如向下未累及腹主动脉者为ⅢA 型；向下累及腹主动脉者为ⅢB 型。1970 年，Stanford 大学 Daily 教授等提出了另一种主要依据近端内膜裂口位置的分类方法：Stanford A 型相当于 DeBakey Ⅰ 型和Ⅱ型，Stanford B 型相当于 DeBakey Ⅲ 型。CT 血管造影（CT angioaraphy，CTA）使我们可以在疾病早期做出准确的诊断。

CTA 表现：①钙化的内膜从主动脉壁向腔内移位 5 mm 以上。增强后可见撕脱的内膜片呈线样的低密度影。②增强后可显示真、假两腔，各自的密度与血流速度、有无血栓形成有关。通常假腔的强化与排空均较真腔延迟。

三、腹部 CT 在急诊科的应用

（一）急性胰腺炎

急性胰腺炎是急诊科常见的急腹症之一，是胰酶消化胰腺自身及其周围组织所引起的化学性炎症。临床分类包括轻症和重症胰腺炎。重症胰腺炎并发症多，病死率很高。CT 在急性胰腺炎诊断中的价值已得到肯定，不仅能了解胰腺及胰周间隙病变的情况，还可了解其他脏器的改变，是鉴别胰腺炎轻重程度的主要手段。分级评分见表 45-1，胰腺坏死程度评分见表45-2。

表 45-1　急性胰腺炎 CT 分级评分

急性胰腺炎 CT 分级	评分
A 正常胰腺	0
B 胰腺肿大	1
C 胰腺及胰周脂肪炎症	2
D 胰周一处积液、蜂窝织炎	3
E >2 处胰周积液或脓肿	4

表 45-2　胰腺坏死程度评分

胰腺坏死程度	评分
无坏死	0
1/3 胰腺坏死	2
1/2 胰腺坏死	4
>1/2 胰腺坏死	6

急性胰腺炎 CT 表现：①胰腺体积增大、肿胀；②边缘模糊；③出血、坏死（增强 CT 是诊断胰腺坏死的最佳方法，增强后坏死区域比正常区域密度低，出血区密度增高）；④胰腺包膜增厚掀起；⑤胰腺和胰腺周围积液；⑥胰腺假性囊肿；⑦胰腺脓肿。

急性胰腺炎的 CT 严重度指数（CT severity index，CTSI），即急性胰腺炎分级+胰腺坏死程度。符合 CT 分级 D、E 或 CTSI 评分大于 3 分都属于重症急性胰腺炎。

（二）胃肠道穿孔

胃肠道穿孔是急诊科常见急腹症之一，包括创伤性和非创伤性。穿孔的部位可在胃、十二指肠、空回肠、盲肠、阑尾或结肠。典型的消化道穿孔的临床表现可利于快速做出诊断，但有些病例因就诊时间短、体征不典型而容易漏诊，要在短时间内依靠腹部 X 线片或 B 超做出诊断的可能性非常有限。腹部 CT 对消化道穿孔的诊断有很大帮助。

CT 表现：①游离气腹征，多见于胃、十二指肠和结肠的穿孔，是胃肠道穿孔的定性征象，常于前腹壁剑突下隐窝及肝上各间隙内的气体积聚；②腹腔积液征，是最常见的辅助征象，多位于肝上间隙、网膜囊、系膜间隙与肠曲间积液，可见气液平面，积液多是血性液体或胃肠道内容物，故积液的 CT 值大多在 20~50 HU；③局限性积气征，多因空回肠撕裂穿孔所致，可表现为肠壁外、肠系膜间、小网膜囊、肝肾隐窝内不规则形或裂隙状的气体影；④肠壁与肠系膜影增厚模糊征，可作为重要的提示征象，甚至是定位征象，表现为肠系膜脂肪密度增高，肠壁不规则增厚且肠壁外缘模糊不清；⑤炎性穿孔多见于急性化脓性阑尾炎穿孔，表现为阑尾增粗，周围蜂窝织炎，阑尾周围积气，以小气泡状分布于蜂窝组织间隙。

（三）肝、脾、肾实质脏器损伤

临床上导致肝、脾、肾实质脏器损伤的原因多是由于碰撞、冲击、挤压、刺伤、拳打脚踢等暴力所致。由于实质脏器血供丰富，当其受到严重损伤出血时，如果不能及时准确做出诊断，就会延误手术导致死亡。全腹部 CT 扫描可快速、准确、全面地评估腹部脏器损伤，节省抢救时间，避免了不必要的重复检查，还可减少漏诊。

肝、脾、肾都是实质脏器，且血供丰富，损伤时有共性 CT 表现包括：①包膜下等密度或高密度血肿；②损伤器官内单发或多发高密度血肿（哨兵血块征）；③损伤器官内显示低密度条带或裂隙影；④腹腔积血，腹膜后血肿，腹壁软组织肿胀、增厚等。

1. 肝损伤 CT 表现　Becker 分级：一级，肝包膜撕裂，表面撕裂<1 cm，肝包膜下血肿最大

径<1 cm，仅见肝静脉血管周围轨迹；二级，肝撕裂深度 1~3 cm，中央和包膜下血肿最大径 1~
3 cm；三级，肝撕裂深度>3 cm，实质内和包膜下血肿最大径>3 cm；四级，实质裂伤超过 2 段，
肝内血肿或血管裂伤超过 1 段；五级，组织破坏或血管裂伤累及两叶。

2. 脾损伤 CT 表现　Buntain 分级：一级，局限性包膜破裂或小的包膜下血肿；二级，小的外
周撕裂或实质内血肿直径<3 cm；三级，撕裂延伸至脾门或实质内血肿>3 cm；四级，广泛性脾或
血管撕裂。

3. 肾损伤 CT 表现　WorFime 分类：轻度包括轻度肾挫伤、肾内血肿、小的肾包膜下血肿；
中度包括大的肾包膜下血肿、较小的肾撕裂伤及小的肾周血肿；重度包括肾多发撕裂、肾实质完
全断裂、大的肾周血肿。

（四）急性肠系膜上动脉栓塞/血栓形成

急性肠系膜上动脉栓塞/血栓形成是一种并不少见的血管源性急腹症，该病早期极易漏诊。缺血
性肠病包括肠系膜上动脉、肠系膜下动脉、肠系膜上静脉及肠系膜下静脉的栓塞或血栓形成。其中
急性肠系膜上动脉栓塞是急诊科最常见、最紧急的急性缺血性肠病，栓子来源常见于心房颤动、瓣
膜病等心源性血栓；其次是急性肠系膜上动脉硬化血栓形成，发病时间相对较长，往往当动脉狭窄
超过 50%~80% 才会出现临床症状。急性肠系膜上动脉栓塞/血栓形成最主要的临床表现是剧烈腹痛，
可伴有呕吐、腹胀等，查体时可仅表现轻度压痛甚至无阳性体征，也就是"症状和体征严重不符"，
此时要警惕缺血性肠病的可能。如果未及时诊断和治疗，随着缺血时间延长会出现肠管坏死出现血
便。临床上，该病易被误诊为胰腺炎、胆囊炎、阑尾炎以及消化道穿孔、肠梗阻等疾病。腹部增强
CT 是诊断该病最及时有效的方法，避免延误诊断和治疗。急性肠系膜上动脉栓塞和血栓形成在 CT
表现上无特异性差异，临床上通过发病时间，有无栓子来源等因素进行区分。

急性肠系膜上动脉栓塞/血栓形成 CT 表现：①增强 CT 直接征象为血管腔内低密度的充盈缺
损；②平扫 CT 间接征象为肠系膜上动脉密度增高；③肠系膜上静脉管径/肠系膜上动脉管径比值<
1（绝大多数正常人该比值>1）；④当缺血时间较长，会出现肠缺血和肠坏死的 CT 表现。

肠缺血和肠坏死的 CT 表现（图 45-8）：①肠壁增厚，表现为肠壁分层，有时可形成"双晕

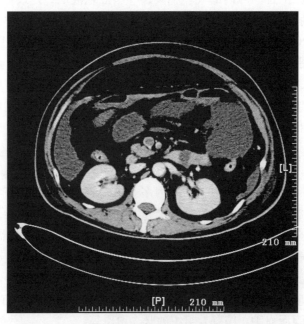

图 45-8　缺血性肠病导致肠管缺血坏死（肠系膜上静脉及上动脉血栓）

征"或"靶征";②肠壁密度改变,水肿明显时则表现为低密度,当黏膜下出血或血肿形成时表现为高密度;③肠壁积气,特异性高,它表示肠壁的完整性受到破坏,肠壁坏死的可能性较大,气体沉积于黏膜下表现为气泡,而沉积于浆膜下则呈线样;④肠系膜水肿、积液,主要表现为肠系膜均匀或弥漫性密度增高、血管影增宽、边缘模糊,肠系膜周围脂肪由于出血或水肿密度增高,呈"脂肪混浊征"及"木梳征",这些征象在肠系膜血管闭塞具有特征性;⑤肠管扩张、积气和积液也是肠缺血和肠坏死较常见的 CT 表现;⑥增厚肠壁是否强化以及强化程度反映了肠壁的血运情况,当肠系膜动脉充血时,肠壁明显强化,而当血流灌注降低或中断时则强化降低或不强化。增强后无强化是肠坏死的特异性征象。

(五) 肾、脾梗死

肾、脾梗死是由于肾、脾动脉狭窄阻塞导致缺血坏死。原因主要包括血栓形成和栓子栓塞,后者发病较急,是急诊科常见原因。栓子的来源常见于心房颤动、瓣膜病等心源性血栓。肾、脾梗死临床表现缺乏特异性,临床上极易误诊、漏诊。急性脾梗死可表现为突发左上腹痛,可伴发热、呕吐、白细胞增高等非特异性表现;急性肾梗死也无特异性表现,可表现为上腹痛或腰痛,可伴发热、呕吐等非特异性表现,有些患者可出现血尿、蛋白尿等。增强 CT 可尽早帮助明确诊断,所以当临床上遇见剧烈腹痛患者,初步检查无特异性结果时,要想到肾、脾梗死的可能,特别是合并心房颤动、瓣膜病等血栓高危因素的情况。

脾梗死增强 CT 表现:①梗死灶多发生于脾前缘处近脾门的方向,平扫时为低密度区;②梗死灶呈三角形或楔形,尖端面向脾门;③增强扫描显示更为清楚,脾密度增高而梗死灶不增强,对比更好(图 45-9);④脾梗死灶在急性期(8 天以前)呈低密度区,无强化,在慢性期(15~28 天)则密度逐渐恢复正常,由于已出现瘢痕组织,瘢痕收缩可使脾脏出现收缩变形;⑤若整个脾脏梗死,则在增强扫描时,整个脾脏无强化现象,只有脾包膜有增强现象。

肾梗死增强 CT 表现:①平扫 CT 对诊断意义不大;②增强后梗死灶呈三角形或楔形,阶段性分布,边界欠情(图 45-9);③梗死面积较大者可见病灶内放射状分隔和"包膜下皮质环征";④慢性期可表现为局部萎缩、凹陷、变薄,皮髓质分界不清。

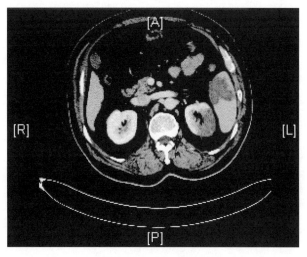

图 45-9　肾、脾梗死

参考文献

[1] 管英. 脑梗死的 CT 表现分型与临床预后关系. 中国社区医师（医学专业半月刊），2009，11（7）：82-83..

[2] 郑新权，谷琴，陈家忠. 脑出血表现与临床表现及预后分析. 中国医学创新，2009，6（25）：151-152.

[3] 李建宜，许琰，刘振国. 急性硬膜下与硬膜外血肿特殊 CT 表现分析. 现代医用影像学，2015，24（3）：428-429.

[4] 张明勇，姚晓新. CT 对蛛网膜下腔出血的诊断价值. 现代医用影像学，2005，14（4）：167-171.

[5] 滕良珠，浦佩玉. 脑外伤的 CT 表现与预后判定. 国外医学（临床放射学分册），1989，11（3）：149-152.

[6] 滕友良. 肺炎与肺结核不同时期螺旋 CT 表现的鉴别诊断研究. 浙江创伤外科，2013，18（2）：259-260.

[7] 孙桂英，杨帆，张鲁临. 急性肺栓塞肺实质改变的强化螺旋 CT 表现. 中国全科医学，2004，7（22）：1692-1693.

[8] 周礼平，陈馨，段春华，等. 急性胰腺炎的多层螺旋 CT 表现及病理临床联系. 临床医学，2010，23（12）：4476-4477.

[9] 刘海潮. 胃肠道穿孔的 CT 诊断价值分析. 实用预防医学，2010，17（7）：1472-1473.

[10] 林少波，黄少科. 多层螺旋 CT 检查上腹部实质脏器损伤的临床价值. 医学影像学杂志，2015，25（8）：1472-1474.

[11] 刘文徽，边祥兵，杨立，等. 急性肠系膜上动脉栓塞患者血管基础病变的 CT 影像分析. 胃肠病学和肝病学杂志，2015，24（5）：586-589.

[12] 胡春洪，朱晓黎，傅引弟，等. 脾梗死的临床、CT 表现（附 6 例分析）. 苏州医学院学报，1999，19（11）：1199-1201.

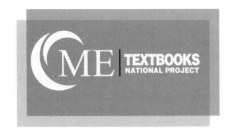

磁共振成像在急诊科应用进展

吴彩军　何新华
首都医科大学附属北京朝阳医院

第 **46** 章

一、磁共振成像概述

磁共振成像（magnetic resonance imaging，MRI）是继 CT 后医学影像学的又一重大进步。自 20 世纪 80 年代应用以来，它以极快的速度得到发展。基本原理是将人体置于特殊的磁场中，用无线电射频（radio frequency，RF）脉冲激发人体内氢原子核，引起氢原子核共振，并吸收能量。在停止 RF 后，氢原子核按特定频率发出射电信号，并将吸收的能量释放出来，被体外的接收器收录，经电子计算机处理获得图像。

中断 RF 脉冲后，质子释放能量逐一从高能状态返回低能状态，因此纵向磁化逐渐增大，称为纵向弛豫；同时，质子不再被强制处于同步状态，指向同一方向的质子逐步散开，导致横向磁化很快减少到零，称为横向弛豫。纵向磁化由零恢复到原来数值的 63% 时所需时间称为纵向弛豫时间，简称 T_1；横向磁化由最大衰减到原来值的 37% 所需的时间称为横向弛豫时间，简称 T_2。T_1 和 T_2 反映物质特征，而不是绝对值，人体的正常组织与病变组织的 T_1 和 T_2 是相对恒定且具有一定差别，这是 MRI 成像的基础。

不同的脉冲序列决定着将从组织获得何种信号。自旋回波（spin echo，SE）脉冲序列是临床上最常用的成像序列。在 SE 序列中，选用短重复时间（<500 ms），短回波时间（<30 ms）所获图像的影像对比主要由 T_1 信号对比决定，此种图像称为 T_1 加权像（T_1 weighted image，T_1WI）；选用长重复时间（>1500 ms）、长回波时间（>80 ms）所获图像的影像对比主要由 T_2 信号对比决定，此种图像称为 T_2 加权像（T_2 weighted image，T_2WI）；选用长重复时间，短回波时间所获图像的影像对比，主要由组织间质子密度差别所决定，此种图像称为质子密度加权像（proton density weighted image，PDWI）。

由于 MRI 彻底摆脱了电离辐射对人体的损害，又有参数多、信息量大、可多方位成像，以及对软组织有高分辨力等突出特点，从它一问世便引起各界学者的重视，无论是设备的改进、软件的更新及升级，还是对全身各部位器官的诊断作用的研究，发展相当快，目前已经成熟，被广泛用于临床疾病的诊断，适应证几乎涵盖了人体全身各个系统与组织，而且对一些特殊病变的诊断成为必不可少的检查方法。可以说："Thanks to MRI, a once rare condition becomes common"。

随着 MRI 技术和设备的不断普及，MRI 在临床中的应用也逐步从对特殊疑难疾病的"高精尖"的诊疗应用发展到对普通常见疾病的"早发现"，MRI 在急诊医学影像学检查中所占的地位逐步受到重视。在一项学院型医院急诊科的单中心研究发现，在过去的 5 年中，急诊影像学检查 MRI 所占比例出现了稳步的上升，而 CT 检查则呈现出逐年下降的趋势。

急诊是临床科室中疾病种类与疾病表现最为复杂的科室，由于其患者危、重、急和潜在致命疾病风险的特点，对急诊医师提出了最大的挑战。在实际的急诊工作中，快速、简便、精确的辅助检查手段历来是急诊一线医师的左膀右臂。随着 MRI 检查技术和设备的不断更新与进步，MRI 检查的优越性在急诊将会更多的显现，MRI 自身的一些短处将逐步得到修正，在急诊的应用将得到更多的延伸和发展。

二、MRI 在急诊颅脑病变的应用

MRI 对颅脑病变诊断的优越性已被研究所证实，尤其是对短暂性脑缺血发作以及微小脑卒中病灶的检测较 CT 具有明显的优势。脑 MRI 结合脑血管 MRI 可用来评估蛛网膜下腔出血、脑动脉瘤、颅内静脉血栓和血管炎。尤其是 MRI 检查手段中不断出现的新的检查方式，不仅可很好的显示颅脑解剖形态学的改变，而且能提供功能、代谢等方面的信息。

扩散加权成像是目前唯一能够检测活体组织内水分扩散运动的无创性方法，目前主要用于超急性期脑梗死的诊断和鉴别诊断。扩散张量成像及扩散张量白质束成像是目前唯一的无创性显示活体白质及白质束走行的方法，可用来显示脑内病变对白质束及其走行的影响。灌注加权成像为反映组织微循环血流动力学状态的成像方法，目前主要包括对比剂团注跟踪法和动脉自旋标记法。磁共振波谱是目前唯一的活体观察组织细胞代谢及生化变化的无创性技术，目前较为成熟的技术是氢质子波谱，多用于颅内实质性病变的检测和诊断。脑功能皮层定位成像为磁共振功能成像的一种，目前在临床上多用于脑功能障碍的定位性研究。由于急诊患者的特殊性以及病情危重急切的特点，现仅对急诊常见的神经系统急症的 MRI 应用进展进行阐述。

1. 急诊 MRI 的应用提高了年轻脑卒中患者早期诊断的准确性 MRI 相关检查是超急性缺血性卒中首选的影像检查方法，对是否存在可恢复性脑缺血组织进行判断，同时观察颅内较大血管异常情况（图 46-1）。

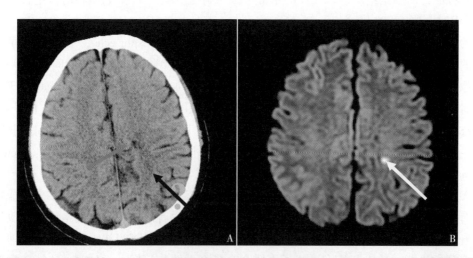

图 46-1 患者男性，64 岁，因"右侧肢体乏力 1 h"急诊就诊。急诊 CT 可见左侧颅脑陈旧腔隙性脑梗死（图 A，箭示），是否存在新发梗死灶 CT 无法明确；急诊 MRI 检查提示左侧新发急性脑梗死（图 B，箭示）

急性缺血性卒中的年轻患者漏诊或误诊率在 14% 或更高，可造成更长时间的身体与心理上的伤害，所以，对于年轻急性缺血性卒中患者更早更准确的诊断有着更为重要的临床意义：一方面可以为静脉溶栓或介入干预治疗提供依据；另一方面可以使得患者更早进入卒中治疗监护病房获得正规、系统的精细化治疗而获得最佳的远期预后获益。研究显示，在急诊对于神经系统出现异常体征或意识状态、行为活动出现异常的年轻患者，如果无禁忌证，及早进行 MRI 检查可明显提高缺血性卒中诊断的准确性，而且可降低年龄小于 35 周岁患者的误诊。由于急性缺血性卒中的年轻患者漏诊或误诊都可能对患者造成不可逆转的致死或致残，所以对于急诊室中任何怀疑缺血性卒中的年轻患者，均应尽早进行 MRI 检查。

2. MRI 在急诊颅脑 CT 检查阴性出血性疾病中的价值　MRI 一般不用于检查超急性期和急性期脑出血，原因是患者多不耐受较长时间的检查，且 MRI 对此时的脑出血并不敏感，但对显示颅后窝尤其是脑干的血肿较好。对于非超急性期和急性期脑出血，MRI 在显示出血、判断出血时间和原因等方面有着独特的优势，主要是由于 MRI 信号能够反映含氧血红蛋白、脱氧血红蛋白、正铁血红蛋白含铁血黄素的演变规律，对出血血肿的期龄关系密切。

一般情况下，颅脑急性出血性疾病的诊断在临床上更多的是依靠简便快捷的 CT 检查，但在一些特殊出血性疾病的情况下，CT 具有一定的局限性。比如蛛网膜下腔出血（subarachnoid hemorrhage，SAH），CT 检查诊断阳性率在 24 h 内为 90%，如果超过 1 周则降低至 50%，同样 SAH 的漏诊与误诊对患者带来的后果可能是致命的。而 MRI 对于出血性疾病诊断的准确性较 CT 也具有明显的优势，尤其是利用 MRI 中的梯度回波成像技术显像，可更加明确的对一些急诊颅脑 CT 检查阴性出血性疾病做出确切诊断（图 46-2）。

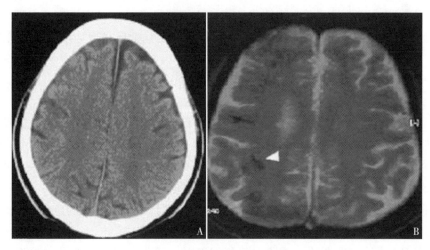

图 46-2　患者男性，78 岁，因"左侧肢体乏力伴头痛 4 天"就诊。急诊 CT 检查未见明显异常（图 A），后行急诊 MRI（图 B）检查梯度回波序列示右侧蛛网膜下腔等区域可见低信号区域（箭头所示），考虑 SAH 可能

3. MRI 对急性缺血性脑血管病脑血流动力学的评估　急性缺血性脑血管病的基础往往是脑血流动力学发生了改变，由于脑血流动力学发生异常改变后才会发生缺血性卒中。所以对于急诊早期发生短暂性脑缺血的患者或者急诊 MRI 检查阴性结果的患者，尽早同时进行脑血流动力学（脑血流速和脑血流量）以及脑代谢（脑组织的氧代谢）的定量与准确测定，可更早的发现脑缺血性疾病发生的潜在可能。由于 MRI（非增强）检查不需要外源性的放射性物质辅助即可完成相关的脑血流动力学的检查，所以在急诊可能具有更广泛的应用前景。虽然到目前为止，关于脑血流动力学与脑组织代谢的 MRI 检查主要还是集中在慢性缺血性脑血管疾病，急诊相关研究较少，最主要的一个原因就是该项检查需要的时间较长。但随着检测手段的不断改进和检测方法的逐步标准

化，快速且有效的分析软件包可能植入到 MRI 机器中，从而实现检查时间的大幅减少，有利于急诊对短暂脑缺血患者尽早进行脑血流和脑代谢的评估。

4. MRI 对急诊脑卒中患者病情阶段的评估　急诊所接诊治疗的脑卒中患者，不是绝对的都是急性 24 h 内起病的患者。尤其是在三级甲等综合大型医院，往往有不同等级医院的患者进行急诊转诊。如何准确的评估患者发生卒中病情的程度，如何把握患者在急诊就诊时卒中脑组织病理生理状况，对急诊医师而言具有一定的难度。MRI 在急诊的又一应用就是对卒中病灶进行判断：在不明确疾病发生发展时间的情况下，可以对卒中病灶进行辅助判断。MRI 可从发生卒中后的血管再生、神经元细胞的轴突生长等方面对发生卒中的脑组织进行病情进展的判断。所以，MRI 可从疾病的进程上对脑卒中疾病发生后进行不同病理生理阶段的监测：包括卒中的发生、进展以及病灶的修复与组织的再生重塑等。

5. MRI 对急诊病毒性脑炎的诊断价值　病毒性脑炎是急诊常见的神经系统感染性疾病，病毒性脑炎的早期诊断与及时治疗对患者的预后具有决定性意义。所以，在进行及早诊断的辅助检查中，除脑脊液穿刺等有创检查外，影像学检查也是一项不可或缺的检查手段。

MRI 是病毒性脑炎首选的影像学检查方法，能清楚显示病灶部位、形态及范围，对于诊断、病情程度以及预后判断具有重要价值。MRI 平扫可见，病变部位在 T_1 加权像上呈略低信号区，周围环绕线状略高信号影；在 T_2 加权像上呈高信号，且高信号逐渐向岛叶扩散。病变部位常位于双颞叶底面、内侧面及岛叶，一般不会累及基底核区。额叶底部也常见 T_2 加权像高信号，病变偶尔累及脑干。如果伴发皮质出血，则在 T_1 加权像与在 T_2 加权像上均出现斑点状高信号，可持续数月。偶可见占位效应或脑萎缩、囊性脑软化灶。MRI 增强显像，在疾病早期海马即可出现异常强化，病变区实质内强化，但此时强化程度低于软脑膜强化，病变区呈现弥漫或脑回状强化。

三、MRI 在急诊急性胸痛疾病中的应用

在急诊，以急性胸痛为主诉的患者是需要引起急诊医师特别重视的，因为这些胸痛患者潜在的病因往往是致命的，如急性冠状动脉综合征、急性主动脉夹层破裂、肺动脉栓塞等，需要迅速做出诊断和治疗。在急诊急性胸痛疾病诊断的辅助检查中，MRI 已经逐步成为一项重要的辅助检查，且与急诊 CT 血管造影等检查手段比较，具有独特的优势。

1. MRI 在急诊急性冠状动脉综合征中的应用　对于急诊疑似或确诊的急性冠状动脉综合征患者，目前急诊室常用的检查治疗方法是冠状动脉介入检查治疗或溶栓治疗。但对于不适合进行介入或溶栓治疗的急性冠状动脉综合征患者，进行 MRI 检查可能是在急诊的最佳辅助检查手段之一。心脏 MRI 成像时有横轴位、冠状位和矢状位等常规扫描体位，另外还有特殊的扫描层面，包括心脏长轴位、短轴位和大血管斜位等。不同的特殊扫描层面具有不同的功能，心脏长轴位可以显示左心室前壁、心尖、膈面、后壁各段肌壁运动和二尖瓣功能；短轴位用于评估左心室功能，计算射血分数；大血管斜位主要显示主动脉各部及头臂动脉开口。此外冠状动脉的 MRI 检查以及超快速 MRI 是目前的研究热点，在急诊应用研究资料有限。

对急性冠状动脉综合征患者进行急诊 MRI 检查，虽然能够得到更多的影像学信息：胸廓与纵隔，左心室局部与整体的功能，心肌水肿、缺血、心肌细胞坏死和瘢痕等，但需要强调的是此项检查不应作为心脏的首选影像学检查。表 46-1 是一个标准的 MRI 在急诊急性冠状动脉综合征患者中的应用，见图 46-3。

已经有研究发现，MRI 检查在部分急诊心电图未有诊断急性心肌梗死的急诊胸痛患者可以发现心肌梗死，而且该研究认为 MRI 是急性冠状动脉综合征最强的预测指标，如果能够结合临床资

表 46-1　怀疑急性心源性胸痛患者（均已进行心电图检查且无阳性发现）行 MRI 检查建议

序列类型		方向	可获得的信息
T_2 加权梯度回波序列	形态	横向	心脏大小，心包厚度和渗出，纵隔大
平衡稳态自由运动序列	功能	左心室长轴和短轴向	血管，胸膜渗出，肺渗出浸润
T_2 加权序列	水肿	左心室长轴和短轴向	左心室整体与局部功能
T_1 加权饱和回收超速梯度回波序列	一级灌注	左心室短轴向	心肌水肿
T_1 加权反转恢复梯度回波序列	延迟增强	左心室长轴和短轴向	静息灌注，微血管阻塞（"无复流"）心肌坏死，心肌水肿，心肌瘢痕

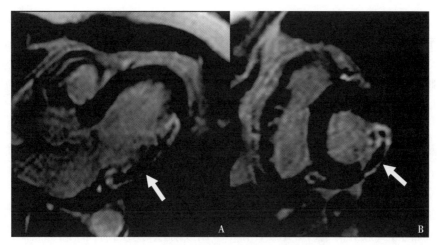

图 46-3　急性 ST 段抬高心肌梗死 MRI，反转恢复梯度回波序列 T_1 加权重建图像（图 A）与短轴向图像（图 B）。图中箭示心室下壁存在的透壁心肌梗死区域

料其诊断的效能会更大。虽然 MRI 在急诊急性冠状动脉综合征中的应用具有一定的限制（只能检查不能进行干预治疗，需要的检查时间较长，检查的影像结果需要进行后期处理与专业医师进行解读等），但在急诊介入治疗等操作结束后进行 MRI 检查可得到更多的心脏信息。

2. MRI 对急诊急性心肌炎的诊断　急性心肌炎在急诊胸痛患者中准确诊断率较低，这与心肌炎疾病本身的特点具有很大关系。即使是心内膜活检对心肌炎诊断的敏感度仅 35%~50%，特异度仅 78%~89%；如果按照 Dallas 标准对病毒基因的检测，其敏感度仅 38%，特异度为 80%~100%。但 MRI 在诊断急性心肌炎却具有一定的优势，而且有较多研究发现，MRI 不仅可对心肌炎做出诊断，还可做出排除，所以对急诊疑似急性心肌炎的患者 MRI 检查不仅避免了心脏介入或穿刺检查带来的创伤，而且诊断效能也是最高的。

3. MRI 在急诊肺动脉栓塞患者中的应用　急诊肺动脉栓塞的迅速准确诊断仍然是急诊医师面临的一个挑战，如果无影像学证据的支持，由于肺动脉栓塞症状与体征的非特异性，临床诊断较为困难。目前，急诊诊断肺动脉栓塞最常用的是 CT 肺血管造影检查。相对于 CT 肺血管造影检查，采用 MRI 进行急诊肺动脉栓塞的影像学检查手段尚未在急诊得到更多的应用。由于采用 MRI 进行的肺动脉栓塞临床研究较少，所以在相关的指南建议中认为 MRI 对该病的诊断价值尚不明确。但一项短时程（<10 min）的 MRI 诊断肺动脉栓塞的研究发现，结合血管造影的 MRI 检查，对肺动脉栓塞的诊断敏感度达到 100%。所以，MRI 对急诊急性肺动脉栓塞的患者进行诊断检查目前还仅

局限于对 CT 造影检查存在禁忌的患者。

4. MRI 对急诊急性主动脉夹层破裂的诊断 主动脉夹层破裂病死率较高，是急诊胸痛患者最为凶险的急症之一。在对主动脉夹层破裂辅助检查中，MRI（包括增强）诊断的准确性是不容置疑的。由于 MRI 检查的时效性，所以在 2010 年相关指南的修订中，对于 MRI 诊断主动脉夹层破裂检查的建议也仅仅是"补充或者候选"。虽然，MRI 诊断主动脉夹层破裂需要进行增强对比以提高诊断的准确率，但也有研究发现，即使是在非增强的条件下，MRI 在减少了检查所需要的时间的前提下，也能对主动脉夹层破裂做出较高的诊断率。同样，对于急诊疑似主动脉夹层破裂的患者如果存在进行放射性 CT 增强造影检查的禁忌证，如造影剂过敏、孕妇等，MRI 是第一选择。

四、MRI 在急诊肺气肿中的诊断意义

呼吸系统的 MRI 检查要考虑到呼吸运动对图像的影响，所以应该采用呼吸门控或平静浅呼吸进行扫描以将呼吸运动的影像减到最低。扫描范围从肺尖到肺底，轴位为主，根据病情需要增加冠状位和矢状位。肺的 MRI 增强扫描应用相对较少。MRI 平扫常用来鉴别肺门周围的肺结节与血管断面，鉴别肺门纵隔淋巴结与血管断面，判断肺部大血管受累情况。近年来，肺的 MRI 功能灌注成像可用于观察诊断肺栓塞、肺气肿等；MRI 功能通气成像可用于观察诊断肺气肿、肺间质病等。

慢性阻塞性肺疾病急性发作在急诊呼吸困难患者病因分类中位居前列，急诊医师对这些患者肺部功能的评估往往根据患者的临床表现和一些既有的辅助检查结果。理想情况下，对长期慢性阻塞性肺疾病以及肺气肿患者制订急诊治疗方案应该基于患者肺脏的形态和功能改变程度。目前，在急诊进行的肺气肿患者的影像学检查中，肺部 CT 检查占据了绝对优势的比例。但近年来 MRI 凭借独特的自身优势（较好的组织对比度，在不应用放射性物质的前提下可获得肺组织病理生理变化信息等）在急诊也有一定的应用进展。尤其是功能型 MRI 检查技术可以对肺的血流、灌注、气体交换、呼吸运动等进行详细地监测和分析（图 46-4）。所以，急诊肺气肿患者在病情相对稳定的前提下及时进行肺 MRI 检查，不仅可以对患者肺组织形态进行评估，而且可以及时获得患者肺功能参数，对急诊治疗具有临床指导意义。

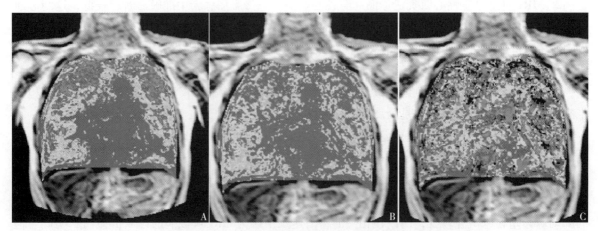

注：A. 肺气体灌注图像；B. 肺血流灌注图像；C. 肺血流与肺气体灌注比例图像

图 46-4 肺部 MRI 灌注显像

五、MRI 在急诊外伤中的应用

急诊外伤患者，往往具有病情明显，致伤原因明确等特点。结合患者的致伤特点以及快速且便捷的放射线检查（X 线或 CT），患者疾病的严重缓急程度往往能够得到准确的判断和评估。但在某些特殊的情况下，MRI 则成为急诊外伤患者不可或缺的重要检查手段。

MRI 是骨关节和肌肉系统常用的检查方法，具有组织密度分辨率高，多方位、多序列成像，显示骨、关节内结构和软组织病变以及病变范围和解剖关系较 CT 更具有优势。MRI 平扫是显示关节结构（关节内软骨、半月板、韧带、滑膜等）首选的影像学检查方法，如果在急诊怀疑这些部位的损伤，在条件许可情况下，进行 MRI 检查是最佳选择。

1. MRI 对急诊颈椎外伤的诊断意义　急诊外伤患者如果怀疑颈椎存在伤害，对其进行准确的评估和急诊处理是至关重要的，否则有造成患者高位截瘫的风险。对于外伤后意识清醒的患者，相关指南对颈椎损伤如何进行急诊治疗已经做出了详尽的建议，但对于意识受到影响的患者，如何对患者进行颈椎的制动保护，只能通过影像学检查予以辅助。虽然 CT 对颈椎损伤在急诊已经得到了广泛的应用而且具有一定的垄断地位，但有研究发现急诊如果仅仅使用 CT 检查对颈椎外伤进行诊断或者排除，容易对颈部存在的具有临床意义的软组织损伤漏诊，所以在急诊对此类患者进行 MRI 检查具有一定的必要性。需要明确的是，不是所有发生颈椎损伤的患者无一例外的需要进行颈椎 MRI 检查，研究认为，对于存在局限性的神经系统异常而无法用已经明确的损伤病因予以解释的颈椎损伤患者，在 CT 检查阴性的前提下，颈椎 MRI 检查是首选。

2. MRI 在急诊急性髋骨骨折中的应用　隐匿性骨折是指发生于骨内的骨小梁骨折，骨髓内沿骨折线出血。此种类型的骨折在 X 线平片或 CT 检查都很难发现骨折线。MRI 对隐匿性骨折非常敏感，在骨折发生的早期就可显示骨髓水肿呈长 T_1、长 T_2 信号。

据估计，到 2050 年，世界范围内发生髋骨骨折的患者将达到 7 300 000~21 300 000 例。如果对急性的髋骨骨折诊断与治疗发生延误 24 h，就会造成病死率成倍上升。急诊急性髋骨骨折诊断的影像学检查手段包括 X 线平片、CT 和 MRI。越来越多的研究支持利用 MRI 检查技术对潜在的髋骨骨折进行探查，而且研究发现其诊断急性髋骨骨折的敏感度达到 100%，特异度达到 93%~100%（图 46-5）。同时，即使患者不存在急性髋骨骨折，急诊进行 MRI 检查可以明确是否存在非骨折性原因（如肌肉撕裂、感染等）导致的髋骨疼痛，而且对患者的住院时间以及远期预后都可以带来益处。

3. MRI 在急诊其他外科性疾病中的应用　MRI 检查是早期诊断化脓性关节炎最重要的手段，滑膜充血水肿不均匀增厚，MRI 呈长 T_1、T_2 信号，边界不清；关节面软骨和关节面下骨质破坏，MRI 呈现虫蚀状信号；关节周围软组织肿胀，在 T_2 加权像上呈现增高信号。化脓性关节炎在进行抽吸治疗之前进行 MRI 检查有助于提高诊断的准确性，还降低了重复操作与治疗的可能性。

流行病学统计发现急诊腰痛与季肋区疼痛的患者在急诊进行的影像学检查中，MRI 出现逐年上升的趋势，其原因主要是由于 MRI 检查手段在急诊的逐步普及和 MRI 较急诊其他影像学检查手段有较高的特异度与敏感度。

另外，MRI 在妇科急诊中也有较为广泛的应用，MRI 检查是超声检查之后的重要补充检查，能够显示子宫和卵巢的各种先天性发育异常，能够识别子宫各解剖层及卵巢，对于判断盆腔肿块的起源和性质优于 CT。即使是在急诊，MRI 检查对妇科急诊常见的卵巢出血、异位妊娠、肿瘤破裂、卵巢扭转等疾病的影像学确诊都有着较高的诊断价值，在急诊临床中具有广泛的应用前景。

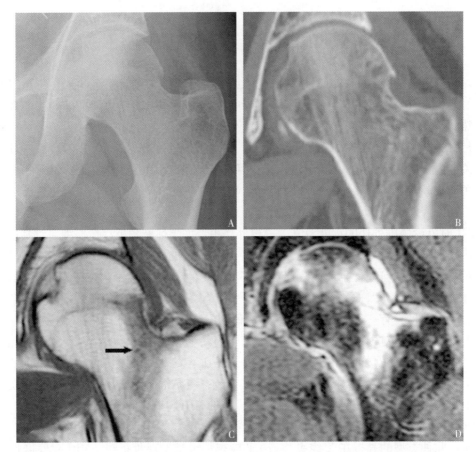

图46-5　A. X线平片检查未见股骨颈骨折征象；B. CT重建图像也未见股骨颈骨折征象；
C. MRI T$_1$加权像可见低信号骨折征象（箭示）；D. MRI对应的T$_2$加权像可见水肿

参考文献

[1] Yasemin Akatas-Kocar, Pa-C. Diagnostic imaging review. JAAPA, 2012, 25（12）：65-66.

[2] Quaday KA, Salzman JG, Gordon BD. Magnetic resonance imaging and computed tomography utilization trends in an academic ED. Am J Emerg Med, 2014, 32：524-528.

[3] Chalela JA, Kidwell CS, Nentwich LM, et al. Magnetic resonance imaging and computed tomography in emergency assessment of patients with suspected acute stroke：a prospective comparison. Lancet, 2007, 369：293-298.

[4] Forster A, Gass A, Kern R, et al. Brain imaging in patients with transient ischemic attack：a comparison of computed tomography and magnetic resonance imaging. Eur Neurol, 2012, 67（3）：136-141.

[5] Moreau F, Asdaghi N, Modi J, et al. Magnetic resonance imaging versus computed tomography in transient ischemic attack and minor stroke：the more you see the more you know. Cerebrovasc Dis Extra, 2013, 3：130-136.

[6] Kuruvilla A, Bhattacharya P, Rajamani K, et al. Factors associated with misdiagnosis of acute stroke in young adults. J Stroke Cerebrovasc Dis, 2011, 20（6）：523-527.

[7] Bhattacharya P, Nagaraja N, Rajamani K, et al. Early use of MRI improves diagnostic accuracy in young adults with stroke. J Neurol Sci, 2013, 324（1-2）：62-64.

[8] Smith EE, Hassan KA, Fang J, et al. Do all ischemic stroke subtypes benefit from organized inpatient stroke care? Neurology, 2010, 75（5）：456-462.

[9] Gijn JV, Rinkel GJE. Subarachnoid haemorrhage：

diagnosis, causes and management. Brain, 2001, 124: 249-278.

[10] Lee SW, Choi SH, Hong Y, et al. Effects of magnetic resonance imaging diffusion gradient recalled echo on a patient with an intracranial hemorrhage presenting to the emergency department. Eur J Emerg Med, 2006, 13 (2): 117-118.

[11] Derdeyn CP, Videen TO, Yundt KD, et al. Variability of cerebral blood volume and oxygen extraction: stages of cerebral haemodynamic impairment revisited. Brain, 2002, 125: 595-607.

[12] Zipfel GJ, Sagar J, Miller JP, et al. Cerebral hemodynamics as a predictor of stroke in adult patients with Moyamoya disease: a prospective observational study. Neurosurg Focus, 2009, 26: E6.

[13] Donahue MJ, Strother MK, Hendrikse J. Novel MRI approaches for assessing cerebral hemodynamics in ischemic cerebrovascular disease. Stroke, 2012, 43: 903-915.

[14] Liu Z, Zhang RL, Li Y, et al. Remodeling of the corticospinal innervation and spontaneous behavioral recovery after ischemic stroke in adult mice. Stroke, 2009, 40: 2546-2551.

[15] Zhang ZG, Chopp M. Neurorestorative therapies for stroke: underlying mechanisms and translation to the clinic. Lancet Neurol, 2009, 8: 491-500.

[16] Jiang Q, Zhang ZG, Chopp M. MRI of stroke recovery. Stroke, 2010, 41 (2): 410-414.

[17] Loewe C. Acute chest pain: a purely clinical problem or a question for radiology? Radiologe, 2008, 48 (5): 448-456.

[18] Hunold P, Bischoff P, Barkhausen J, et al. Acute chest pain: The role of MR imaging and MR angiography. Eur J Radiol, 2012, 81: 3680-3690.

[19] Kwong RY, Schussheim AE, Rekhraj S, et al. Detecting acute coronary syndrome in the emergency department with cardiac magnetic resonance imaging. Circulation, 2003, 107 (4): 531-537.

[20] Hendel RC, Patel MR, Kramer CM, et al. ACCF/ACR/SCCT/SCMR/ASNC/NASCI/SCAI/SIR 2006 appropriateness criteria for cardiac computed tomography and cardiac magnetic resonance imaging: a report of the American College of Cardiology Foundation Quality Strategic Directions Committee Appropriateness Criteria Working Group, American College of Radiology, Society of Cardiovascular Computed Tomography, Society for Cardiovascular Magnetic Resonance, American Society of Nuclear Cardiology, North American Society for Cardiac Imaging, Society for Cardiovascular Angiography and Interventions, and Society of Interventional Radiology. J Am Coll Cardiol, 2006, 48 (7): 1475-1497.

[21] Breuckmann F, Nassenstein K, Bruder O, et al. Cardiac magnetic resonance imaging in the diagnosis of acute coronary syndrome. Basics and clinical value. Herz, 2008, 33 (2): 129-135.

[22] Liu PP, Yan AT. Cardiovascular magnetic resonance for the diagnosis of acute myocarditis: prospects for detecting myocardial inflammation. J Am Coll Cardiol, 2005, 45 (11): 1823-1825.

[23] Friedrich MG, Strohm O, Schulz-Menger J, et al. Contrast media-enhanced magnetic resonance imaging visualizes myocardial changes in the course of viral myocarditis. Circulation, 1998, 97 (18): 1802-1809.

[24] McCrohon JA, Moon JC, Prasad SK, et al. Differentiation of heart failure related to dilated cardiomyopathy and coronary artery disease using gadoliniumenhanced cardiovascular magnetic resonance. Circulation, 2003, 108 (1): 54-59.

[25] Mather AN, Fairbairn TA, Artis NJ, et al. Diagnostic value of CMR in patients with biomarker-positive acute chest pain and unobstructed coronary arteries. JACC Cardiovasc Imaging, 2010, 3 (6): 661-664.

[26] Kluge A, Luboldt W, Bachmann G. Acute pulmonary embolism to the subsegmental level: diagnostic accuracy of three MRI techniques compared with 16-MDCT. AJR Am J Roentgenol, 2006, 187 (1): W7-W14.

[27] Ersoy H, Goldhaber SZ, Cai T, et al. Time-resolved MR angiography: a primary screening examination of patients with suspected pulmonary embolism and contraindications to administration of iodinated contrast material. AJR Am J Roentgenol, 2007, 188 (5): 1246-1254.

[28] Fink C, Henzler T, Shirinova A, et al. Thoracic magnetic resonance imaging pulmonary thromboembolism. J Thorac Imaging, 2013, 28 (3): 171-177.

[29] Hundley WG, Bluemke DA, Finn JP, et al. ACCF/ACR/AHA/NASCI/SCMR 2010 expert consensus document on cardiovascular magnetic resonance: a report of the American College of Cardiology Foundation Task Force on Expert Consensus Documents. Circulation, 2010, 121 (22): 2462-2508.

[30] Gebker R, Gomaa O, Schnackenburg B, et al. Comparison of different MRI techniques for the assessment of thoracic aortic pathology: 3D contrast enhanced MR angiography, turbo spin echo and balanced steady state free precession. Int J Cardiovasc Imaging, 2007, 23 (6): 747-756.

[31] Krishnam MS, Tomasian A, Malik S, et al. Image quality and diagnostic accuracy of unenhanced SSFP MR angiography compared with conventional contrast-enhanced MR angiography for the assessment of thoracic aortic diseases. Eur Radiol, 2010, 20 (6): 1311-1120.

[32] Rabe KF, Hurd S, Anzueto A, et al. Global strategy for the diagnosis, management, and prevention of chronic obstructive pulmonary disease: GOLD executive summary. Am J Respir Crit Care Med, 2007, 176: 532-555.

[33] Lee SM, Seo JB, Hwang HJ, et al. Thoracic magnetic resonance imaging for the evaluation of pulmonary emphysema. J Thorac Imaging, 2013, 28 (3): 160-170.

[34] Wielputz M, Kauczor HU. MRI of the lung: state of the art. Diagn Interv Radiol, 2012, 18: 344-353.

[35] Mathew L, Kirby M, Etemad-Rezai R, et al. Hyperpolarized (3) He magnetic resonance imaging: preliminary evaluation of phenotyping potential in chronic obstructive pulmonary disease. Eur J Radiol, 2011, 79: 140-146.

[36] Kirby M, Svenningsen S, Owrangi A, et al. Hyperpolarized ^{3}He and ^{129}Xe MR imaging in healthy volunteers and patients with chronic obstructive pulmonary disease. Radiology, 2012, 265: 600-610.

[37] Hoffman JR, Mower WR, Wolfson AB, et al. Validity of a set of clinical criteria to rule out injury to the cervical spine in patients with blunt trauma. National Emergency X-Radiography Utilization Study Group. N Engl J Med, 2000, 343: 94-99.

[38] Mobbs RJ, Stoodley MA, Fuller J. Effect of cervical hard collar on intracranial pressure after head injury. ANZ J Surg, 2002, 72: 389-391.

[39] Brown CV, Foulkrod KH, Reifsnyder A, et al. Computed tomography versus magnetic resonance imaging for evaluation of the cervical spine: how many slices do you need? Am Surg, 2010, 76: 365-368.

[40] Menaker J, Stein DM, Philp AS, et al. 40-slice multidetector CT: is MRI still necessary for cervical spine clearance after blunt trauma? Am Surg, 2010, 76: 157-163.

[41] Tan LA, Kasliwal MK, Traynelis VC. Comparison of CT and MRI findings for cervical spine clearance in obtunded patients without high impact trauma. Clin Neurol Neurosurg, 2014, 120: 23-26.

[42] Moroni A, Hoque M, Waddell J, et al. Surgical treatment and management of hip fracture patients. Arch Orthop Trauma Surg, 2014, 134 (2): 277-281.

[43] Bunner L, Eshilian-Oates L. Hip fractures in adults. Am Fam Physician, 2003, 67 (3): 537-542.

[44] Nachtrab O, Cassar-Pullicino VN, Lalam R, et al. Role of MRI in hip fractures, including stress fractures, occult fractures, avulsion fractures. Eur J Radiol, 2012, 81: 3813-3823.

[45] Gottschalk HP, Moor MA, Muhamad AR, et al. Improving diagnostic efficiency: Analysis of pelvic MRI versus emergency hip aspiration for suspected hip sepsis. J Pediatr Orthop, 2014, 34 (3): 300-306.

[46] Hyams ES, Korley FK, Pham JC, et al. Trends in imaging use during the emergency department evaluation of flank pain. J Urol, 2011, 186 (6): 2270-2274.

[47] Nishino M, Hayakawa K, Iwasaku K, et al. Magnetic resonance imaging findings in gynecologic emergencies. J Comput Assist Tomogr, 2003, 27 (4): 564-570.

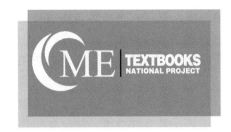

急诊护理新理念

第 **47** 章

祝益民　石泽亚

湖南省人民医院

随着现代医学和护理学技术的进步和发展，工业化、城市化进程的加快，人口老龄化，人民群众生活水平的提高，人类活动空间的扩大，机械化程度的提高，各种突发公共卫生事件、意外和急症也随之明显增加，急诊医学和急诊护理学技术迅速发展，急诊医护人员在抢救危重症患者中发挥着越来越重要的作用。急诊护理学是研究各类急性创伤、急性病、慢性病急性发作及急危重症抢救、护理的专业性学科，是急诊医学和危重病医学的重要组成部分，是现代护理学的一门分支学科，也是基础护理学中专科护理的重要内容。其目的是为了挽救患者生命，提高抢救成功率，促进患者康复，减少伤残率，提高患者的生命质量。

一、无缝连接的一体化急救护理模式

急诊护理学起源于 19 世纪中叶弗罗伦斯·南丁格尔时代，在 1854—1856 年克里米亚战争中，名门出身的南丁格尔率领 38 名护士，冒着生命危险赴前线医院救护伤员，使士兵的死亡率由 42% 迅速下降到 2%。我国的急诊护理事业起步晚，20 世纪 50 年代建立急救站，80 年代北京、上海等地正式成立了急救中心。之后相继成立了急诊科（室）和急救中心，急诊护理事业得到发展，逐步建立、完善了急诊护理技术及方法体系。现代急救护理包括从院前急救到院内急救和重症监护室治疗直至病情稳定的全过程，工作范畴为院前急救护理、急诊科抢救、危重症救护及灾难救护。急救护理因其分秒必争、环境条件差、伤病复杂、随机性强的特殊性，要求急诊急救护理人员具有 2 年以上的工作经验，丰富且全面的理论知识，娴熟的操作技能以及强大的心理抗压能力。随着社会经济的发展与急救医疗体系的完善，尤其是院前急救系统的逐渐完善、院前时间缩短和院前复苏技术的提高，对传统的急救护理模式提出了新挑战，要求新的急救护理模式快捷、科学、有效、整体的完成急救任务。"无缝连接的一体化急救护理模式"优化、整合各项护理急救技术，在最短时间内完成数倍于平常的抢救工作任务，是传统急救模式的优化和创新。

无缝连接的一体化急救护理模式是一种集信息网络告知、院前现场救护、院内急诊抢救、手术治疗、ICU 监护及专科治疗等融为一体的信息化、整体化、环环相扣的急救新模式。一体化急救护理模式要求护士及时、准确、有效地对急救患者做出反应，缩短急救反应时间、检伤分类时间、按区分流时间，简化急救流程、更新急救思路和观念、培养急诊专科护士、充分利用了急救仪器与设备，从而使急救患者能得到准确、及时和有效的护理。

（一）院前急救

院前急救的目的是挽救患者的生命和减少伤残。"生命第一，时效为先"是院前急救的原则。

"一体化急救护理模式"的院前急救改变了过去"抬起就跑"的做法，在第一现场转送伤病员之前根据患者情况做开放气道、心肺复苏、止血、止痛、骨折固定、建立通路等重要的工作，使伤者在第一时间得到救治，为进一步进行院内治疗打下基础。每班都确保急救物品准备齐全；在接受呼救后迅速、准确地记录伤员信息；在接到指令后 3 min 内随急救车出医院；到达第一现场后紧密配合医生，密切观察病情，注意伤者及家属的心理护理；执行口头医嘱应复述一遍，写好抢救记录。要求参与院前急救的护士应掌握基础和高级生命急救的基本理论和操作技术；院前急救药物的作用机制、应用剂量和观察要点；院前急救中患者常见急症的病因、病理、症状和体征，能熟练配合医生完成现场救治工作；救护车内所有设备的使用技术，如除颤器、监护仪、呼吸机、心电图机等；在执行抢救任务中，必须服从统一命令，不得擅离岗位，随时解决患者的需要。

（二）院内急救

院内急救是急诊科护理的关键环节，其意义在于对生命体征不稳定的患者进行复苏抢救，快速、准确地护理评估，严密监测，落实各项治疗措施。患者到达急诊科后，急诊科护士应做好分诊工作，采用 CRAMS 评分将患者分成四级：一级患者病情危重，如不及时救治导致死亡；二级患者有潜在性危及生命的可能；三级患者表现为急性症状不能缓解；四级患者表现为慢性病急性发作。视病情将安排患者住入抢救室、观察室、专科病房或带药离院；疑患传染病的患者应将其进行隔离，确诊后及时转入相应病区或转传染病院；对急危重患者，应通知医生紧急处理后再办理相关手续；对成批伤病员处理，除积极参与抢救外，还应做好协调工作；对症护理和观察急诊留观患者；对涉及法律问题者应保留相关证据并通知相关部门；各种抢救记录、护理措施要及时、准确、完整记录；此外，急诊急救护士还需要与患者及其家属沟通，安抚其情绪，与病区护士做好交接班工作，特殊情况还需床旁交班，加强监护治疗。

1. 创伤急救患者 入急诊抢救室实施护理：①快速全面的伤情评估，按 ABBCS 法检查，气道（airway，A）：有无堵塞；呼吸（breathe，B）：幅度和频率；出血（bleeding，B）：体表出血部位；循环（circulate，C）：脉搏、血压、末梢循环；感知觉（sense，S）：意识、反应。及时发现并优先处理一些致命性损伤。②保持呼吸道通畅及充分给氧，清理呼吸道，配合医生做好气管插管或气管切开的准备。③快速建立大静脉通道，用留置针在上肢开放 2~3 条大静脉通道，同时抽好配血标本和各项检验标本。④动态监测生命体征。⑤紧急控制出血，协助医生进行简单的包扎固定。⑥遵医嘱处理或术前准备等。

2. 急诊观察室患者 进行分区管理，护理人员需严密观察病情，遵医嘱输液、注射，积极倾听患者主诉，及时发现和处理异常情况，详细记录，及时采取护理措施，维持机体内环境相对稳定，预防病情恶化，提高救治的成功率。

3. 手术患者 手术室护理人员接到手术通知后，应头脑冷静，快速拟定急救处理程序、准备好器械和物品、药品，通知医生；在患者到达手术室后立即给氧，快速建立多条静脉输液通道；巡回护士和器械护士各司其职，配合完成手术。

（三）重症监护

重症监护室收治各类危重病患者，护理人员需运用现代化的监护手段和先进设备，根据病情危重程度对患者进行一级、二级或三级监护。密切观察患者的生命体征；有效识别心律失常；留取标本，遵医嘱进行给药或给予肠内外营养；对各种监测和化验结果快速做出反应与反馈；实施各项生命支持技术；注重与家属及患者沟通，做好心理护理与人文关怀。

二、急诊专科护士的培养

随着急诊医学的迅速发展，以及患者需求的日益增长，对急诊科护士也提出了更高的要求，要求急诊护士必须具有较高专业核心能力，培养急诊专科护士，提升急诊护士核心能力迫在眉睫。

（一）急诊患者的特点

急症科是对外开放的综合科室，收治的患者病种更加复杂；在急症患者没有监护人且患者意识不清的情况下，准确有效地获得健康资料是一大难题，大大增加了诊治的风险性从而升级医患矛盾。急诊患者发病急、病情危重而且需要紧急救治，心理处于高度应激状态，患者容易产生焦急、悲观、恐惧的负面情绪，不利于疾病的康复。

急诊患者有以下特点：①外伤以青壮年男性最多，中毒以青壮年女性最多，中老年人则以神经、循环、消化系统疾病最多；②发病突然，病情复杂危重，且变化快；③牵涉的范围广泛，包括多个学科；④个体差异大；⑤心理活动复杂。

（二）急诊科护士核心能力要求

根据急诊患者特点和急诊室的工作性质，对急诊科护士的核心能力提出了高要求。急诊专科护士应具备以下核心能力：①团队精神；②应急反应能力；③知识储备；④操作设备技能；⑤沟通能力；⑥判断病情，合理安排；⑦创造性解决问题能力和灵活的思维。要求急诊护士通过临床实践和系统培训，熟悉急诊护理工作内涵及流程，掌握常见危重症的急救护理、急诊危重症患者的监护技术及急救护理操作技术，掌握急诊各种抢救设备、物品及药品的应用及管理，掌握急诊患者心理护理要点及沟通技巧、急诊突发事件的急救，成为业务面广、应变能力强、急救护理技术熟练的实用型急救护理人才。

（三）急诊护士层次培训

为了保证急危重症患者安全，提供优质的护理服务，针对不同层次的急诊护士应开展分层次培训。

1. 新上岗护士的培训　新上岗护士重在正确引导，使新上岗护士将理论知识与临床实践结合起来，提高动手操作能力，尽快适应角色的转变。培训从两方面着手：①安排中年资护士专人负责带教新上岗护士，帮助熟悉科室环境和工作流程，掌握急诊科急救护理知识与技术；②对新上岗护士要求记笔记，定期写心得体会，通过护士的反馈及时发现培训工作当中的欠缺。

2. 低年资护士的培训　低年资护士由于在急诊工作时间较短，缺乏临床技术、工作经验和应急能力，培训的重点是强化业务知识，提高操作能力、应急能力和沟通能力。①由高年资主管进行带教示范，每个月进行考核 1 次，带教内容包括徒手心肺复苏术、洗胃、包扎缝合技术等常用的急救护理技术；②每个月组织科内小讲课，护士长或高年资护士结合实际病例介绍经验体会。

3. 中级骨干护士的培训　中年资的护士积累了一定的工作经验，在操作能力上也不断成熟，培训的重点在于全面提高急诊科护士素养。此阶段要注重护士核心能力的培养，提高观察病情和评判性思维能力，定期进行情景抢救病例的演练，培养护士在抢救过程中的快速反应能力和沟通协调、团队合作能力。

4. 高级护士的培训　高年资护士具有丰富的工作经验，对高年资护士注重新知识、新技术的培训以及带教能力、管理能力的提高。培训的重点是提高科研及带教能力，参与科室的管理工作。

①参加急救护理、护理管理短期培训班，进行技术交流；②参加医生的疑难病例、死亡病例讨论，组织科内护理查房，带动全科护士认真总结护理经验，使科室形成良好的学习氛围；③注重科研能力的培养，鼓励书写护理论文，参加论文交流会和读书报告会，提高科研能力。

（四）急诊护士初级创伤救治（primary trauma care，PTC）培训项目

急诊急救专科化培训多使用 PTC 项目。PTC 项目能明显增强急诊急救护士在创伤急救紧急处置能力，提高急诊专科护士核心能力，必将为实现急诊急救护士专科化发展奠定基础。PTC 是一项应对突发事件、诊断处理急诊患者的新技术，该项目是由世界卫生组织（WHO）倡议，由卫生部医院管理研究所与国际初级创伤救治委员会（PTCF）合作开办，旨在在第一时间内对灾害事故中的受伤人员进行及时、规范、有效地医治，提高创伤救治的成功率。

PTC 遵循"优先原则"首先将伤员分类，"优先"顺序除了依据患者受伤的严重程度还有医务人员的经验和医疗资源。为患者进行循环检查与评估，检查顺序为：A（气道）—B（呼吸）—C（循环）—D（神经功能障碍）—E（全身暴露）。根据初级创伤救治体系：①创伤预防；②按伤情分类伤员（黑标为临近死亡或死亡患者，红标危重症患者，黄标为中症患者，绿标为轻症患者）；③初步检查（迅速、有序；2 min 内处理发现的创伤；情况不稳定随时复查，初步查体时应识别出可能威胁生命的创伤）。PTC 原则能满足严重创伤后"黄金 1 h""白金 10 min""先抢后救，先重后轻，先急后缓，先近后远"的现场急救要求，能提供最简单、最直接的现场救治方法及迅速、准确、有效的紧急救治措施，为后续抢救赢得时间。PTC 还非常强调早期干预创伤患者的镇痛治疗，有效防止或逆转创伤后过度应激反应的发生。

三、急诊护理技术

急救护理技术是急救护理的重要组成部分。近年来，随着急救医疗服务体系（emergency medical service system，EMSS）的不断完善发展，急救手段的不断更新和提高，急诊护士娴熟的掌握急诊专科知识与操作技能是提高急危重症患者救治成功率的关键。

（一）心肺复苏术

心脏呼吸骤停是临床最紧急的临床情况，可随时随地发生。心肺复苏术（cadiopulmonary resuscitation，CPR）是针对心跳、呼吸骤停采取的抢救措施。有效复苏的时间窗短暂，因此，快速、有效的 CPR 直接关系到患者能否存活和神经系统能否恢复。护士应在 5~10 s 内对心脏、呼吸骤停做出临床判断，一旦发现患者大动脉搏动和意识丧失，应立即高声呼救并实施或帮助实施心肺复苏。

1. 早期心肺复苏　根据 2010 年心肺复苏指南操作顺序 C—A—B，即胸外按压（compression）、开放气道（airway）和人工呼吸（breathing）。单人操作 5 个按压/通气周期后再次检查和评价，如仍无循环体征，继续行心肺复苏、早期除颤和有效的高级生命支持。

（1）胸外按压（C）：只要判断心脏骤停，立即行胸外按压，以维持重要脏器的功能。患者仰卧于硬质平面上，头、颈、躯干平直无扭曲；按压胸骨中下 1/3 交界处或锁骨中线与两乳头连线交汇点；按压时上半身前倾，双肩正对患者胸骨上方，按压时双肘须伸直，手指不接触胸壁，垂直向下用力按压；保持成人按压频率为至少 100 次/分，深度大于 5 cm。

（2）开放气道（A）：清除气道内异物，可采取仰头抬颏法或双手托下颌法。

（3）人工呼吸（B）：可采取口对口、口对鼻或球囊面罩法，吹气时暂停按压，吹气频率 10~

12 次/分，按压与通气的比率为 30∶2。

2. 除颤仪的操作　除颤仪又称电复律器，分为同步电复律与非同步两种，是一种应用电击来抢救和治疗心律失常的医疗设备，用于心脏电除颤。

（1）判断患者意识、心电图情况，在医生指导下进行除颤。

（2）备好用物，核对患者，暴露除颤部位，取下金属物品，再次确认患者需要除颤。

（3）将导联按要求接在患者左、右手腕及脚踝处，涂抹导电糊，遵医嘱选用放电模式（同步或非同步）。

（4）电极板防止的部位有两种：一前一后，阳极放在左背肩胛下区，阴极放在胸骨左缘第 4 肋间水平；一左一右，阴极放在左腋前线的心尖水平，阳极放在胸骨右缘第 2~3 肋间，注意两电极板间隔>10 cm，按下放电按钮，移去电极板。

（5）观察患者心电图波形，判断是否除颤成功。

3. 气管内插管的医护配合　气管内插管是建立人工气道的可靠途径，也是进行人工通气的最好办法。此种方法不仅用于临床麻醉，在危重症患者的救治中也具有极其重要的作用。

（1）对呼吸困难或呼吸停止者，插管前先行人工呼吸、吸氧等，以免插管费时增加患者的缺氧时间；插管前检查工具是否齐全适用，根据患者年龄、性别、身材大小、插管途径选择导管。

（2）帮助医生摆好插管体位，协助患者仰卧头后仰，使口、咽、气管在一条轴线上；导管插入气管 22~23 cm；气囊充气应<20 mmHg，每 4~6 h 放松气囊一次，每次 5~10 min。

4. 气管切开的医护配合　气管切开的目的主要是减少呼吸道阻力，减少呼吸道无效腔，防止分泌物和呕吐物吸入肺部，便于使用呼吸机正压通气，争取时间治疗原发疾病。

（1）准备用物，协助医生进行皮肤消毒，抽吸利多卡因备用，检查气囊是否漏气，观察生命体征及病情变化。

（2）确认导管在位并通畅，气囊充气并固定套管，观察呼吸机工作状态及患者病情；气管切开后患者床边备氧气、吸引器、呼吸机等急救仪器。

（3）保持套管通畅，定时吸痰，术后 1 周内不宜更换外套管，防止伤口感染和气管套管脱出。

5. 呼吸机应用的护理　呼吸机是为呼吸功能不全的危重患者提供呼吸支持的医疗抢救设备，又称为机械通气。由于呼吸机的应用日益广泛，使心脏骤停、呼吸衰竭等危重患者的预后大为改善。

（1）备好清洁、功能完好的呼吸机。连接好呼吸机电源、管路和供氧设备。

（2）接模拟肺，测定潮气量，按病情需要和医生的需求设置好通气参数。一般成人常用的参数为：呼吸频率 15~20 次/分，吸/呼时间比 1∶（1.5~2.0），潮气量 400~700 ml，气道压力 10~25 mmHg，氧浓度不宜超过 40%。

（3）呼吸机使用过程中注意呼吸、意识、皮肤、黏膜和周围循环、腹部胀气和肠鸣音情况、体温、液体出入量、痰液的观察。

（4）加强人工气道的护理。加强气道湿化、气道痰液的吸引，预防感染和意外的发生，供给患者充足的营养，改善患者的营养状况。

6. 洗胃术　洗胃是指将胃管由口腔或鼻腔经食管插入胃内，再用大量溶液灌入胃内对胃腔进行冲洗来清除胃内毒物、潴留食物，以解除患者痛苦，抢救生命的操作方法。

（1）选择大口径、具有一定硬度、头端多孔的胃管，以免堵塞或负压回吸导致管壁塌陷，引流不畅。

（2）安置患者于左侧卧位，头稍低；胃管插入深度为鼻尖-耳垂-剑突的距离，50~55 cm；判断胃管在胃内的方法：用注射器抽吸有胃液抽出；注入 50 ml 空气后，剑突下听到气过水声；胃管外端浸没于水中观察有无气泡溢出。

（3）洗胃原则：遵循先出后入（先抽出胃内容物，再将洗胃液注入）、快进快出、出入基本平衡的原则。每次注入洗胃液以 300~400 ml 为宜，反复进行，抽吸时应经常转动患者身体，以消灭冲洗盲区。首次抽吸物应留标本做毒物鉴定。

（4）洗胃机的抽吸和注入压力宜<300 mmHg，抽吸平衡，一次量不宜过大；如有出血、窒息、抽搐及胃管堵塞时应立即停止洗胃，并查找原因。

（5）一般至洗出液体澄清无味或高锰酸钾不变色为止，洗胃液总量至少 2~5 L。

7. 心电监护　心电监护是监测心脏电活动的一种手段，其可通过显示屏连续观察心脏电活动情况，监测患者病情，提供可靠有价值的心电活动指标，并指导实施护理。

（1）评估患者病情、意识状态、胸壁皮肤情况，准备用物，打开电源并连接心电监护仪。

（2）取仰卧位，用乙醇擦净皮肤放置电极片，分别在右上即右锁骨中线第一肋间，右下即右锁骨中线剑突水平，中间即胸骨左缘第四肋间，左上即胸骨左缘锁骨中线第一肋间，左下即锁骨中线剑突水平处；连接 ECG、SPO_2、血压袖带，设置并调节参数。

（3）告知患者监护的目的及注意事项，避免电磁波的干扰，观察并准确记录。

8. 冰毯机的使用　冰毯机主要用于全身降温，广泛用于颅脑疾病术前、术后的亚低温及各种类型的顽固高热不退热。

（1）评估患者病情、意识状态、体温、皮肤情况，备齐用物并连接和调节冰毯机的各项参数。

（2）协助患者取平卧位，将降温毯铺于患者肩部和臀部，不触及颈部，擦干腋窝，将传感器紧贴腋窝并夹紧。

（3）观察降温毯有无漏水，运行是否正常，监测患者病情和体温变化并记录，认真做好皮肤、口腔护理，保持呼吸道通畅，加强营养，预防并发症的发生。

9. 输液泵/微量泵的使用　输液泵/微量泵是一种能准确控制输液滴速和输液流速，保证药物能够速度均匀、药量准确并且安全地进入体内发挥作用的仪器，它能提高临床给药操作的效率和灵活性，降低护理工作量。

（1）检查机器性能，按医嘱备药配药，准确安装输液泵管，设定输液量、速度和其他参数。

（2）使用过程中注意随时查看机器的工作状态、患者的病情变化和生命体征，告知患者不能剧烈活动输液侧肢体、调节输液泵。

（3）禁用于输血、硬膜外麻醉药物等，保持输液管道通畅。

10. 肠外营养的护理　肠外营养（parenteralnutrition，PN）是指通过静脉途径提供人体代谢所需的营养素，在临床应用十分广泛。如是中心静脉途径，需积极配合医生做好穿刺工作。

（1）科学合理安排输入液体的顺序，控制输液的速度，加强病情观察。

（2）严格无菌操作，定期消毒穿刺部位，保持输液通畅，防止导管移位，预防感染的发生。

（3）做好患者生活护理、症状护理、心理护理。

11. 输血技术　静脉输血是将全血或血液成分通过静脉输入体内的方法，在纠正休克、严重贫血、急性大失血等临床问题时起着至关重要的作用。

（1）向患者解释操作的方法和注意事项，穿刺成功后先输入少量生理盐水。

（2）二人严格执行"三查八对"的原则，血液中不得加入其他药物，开始速度宜慢，少于 20 滴/分，输血完毕再次输入生理盐水冲管，输入每单位血之间使用过的管路搁置不能超过 15 min，输入多种类型血液制品时应合理安排输液顺序。

（3）输血瓶或袋需保留至输血完毕后 2 h 方可丢弃。

四、常见急诊的救治护理

（一）休克患者的护理

休克是机体在各种有害因素的侵袭下引起的以有效循环血量骤减，致组织灌注不足，细胞代谢紊乱、受损，微循环障碍为特点的病理过程。休克发病急，进展快，若未能及时发现和治疗，可发展至不可逆阶段引起死亡。

1. 补充血容量，恢复有效的循环血量。迅速建立 1~2 条静脉通道，按照"先晶后胶"的原则快速补液。输液过程中注意监测患者反应，记录 24 h 出入液量。

2. 改善患者的组织灌注。安置患者于休克体位，使用抗休克裤。

3. 动态的病情监测。注意监测患者病情变化和休克的转归，持续监测患者生命体征、意识、表情、瞳孔等；保持呼吸道通畅，维护良好的气体交换；预防感染；注意保温和预防意外损伤。

（二）严重创伤的护理

创伤是因为动力作用造成的组织连续性破坏和功能障碍。护理人员在创伤救治中起着重要的作用，应准备随时承担伤员救治的护理工作。

1. 伤情评估。早期判断伤员的气道、呼吸、循环、中枢神经系统情况。

2. 做好现场急救工作，优先处理致命性损伤，如窒息、大出血、开放性气胸等，并迅速建立 2~3 条静脉通道。

3. 根据伤员情况进行适时转运，转运途中正确搬运患者，注意伤员体位、病情变化。

4. 急诊室抢救。全面监护生命体征，保持呼吸道通畅，根据伤员情况及时做好相应护理，同时做好相应手术的术前准备和患者及家属的心理护理。

五、急诊护理新模式

（一）"以人为本"的整体化护理

现代医学发展日新月异，急诊护理工作也更趋多元化，护理模式、护理观念不断更新，"以人为本"的整体护理理念深入人心。"以人为本"的整体化护理理念是以人为中心，以现代护理观为指导，以护理程序为基础框架，并且把护理程序系统化地运用到临床护理和护理管理中的护理理念。整体护理的目标是根据人的生理，心理、社会、文化、精神等多方面的需要，提供适合人的最佳护理。急救护理人员要把患者作为一个整体的人来看待，把内部环境、自然环境、社会环境视为一个整体，把从院前抢救到出院随访视为一个整体，保证急救护理的连续性、全面性、主动性。

1. 在急诊护理的范畴上，护士要做的不仅是生理上的护理，更要注重心理和社会适应能力的护理。在急诊中发生率最多的是一些自然灾害以及突发事故，病情危重且十分紧急，大部分急诊医护人员在救治过程中忽视了对患者的心理护理，以及救治过程完成后对患者社会适应能力的锻炼。比如消化道的大量呕血或呼吸道大咯血常使患者极度恐惧不安，此时急诊护士的抢救工作应迅速而不忙乱，以减轻患者的紧张情绪。经常巡视，大出血时陪伴患者，使其有安全感，呕血或排黑便后及时清除血迹、污物，以减轻对患者的不良刺激。当患者病情允许时，可督促患者早下床、早活动，多与外界沟通，可使患者出院后能更快地融入社会当中，快乐地开始新生活和工作而不感觉到障碍。

2. 在急诊护理的各个阶段，急诊护士不仅要护理现存的护理问题还有潜在的护理问题。现存的护理问题最直观、最能引起急诊护士的关注，然而临床尤其急诊部门更需要有丰富的护理经验和对疾病有预知性，并能立即采取措施以减轻患者的痛苦，扭转疾病恶化趋势的护士。为了达到这样的目的，护士除了需要扎实的理论操作积累外，还需要经常巡视并结合中西医综合手段来望、闻、问、切，评估患者观察病情变化。如严重的多发性骨折患者，除了做好诸如包扎、固定、牵引方面的护理外，还要注意此类患者由于长期卧床可能有发生压疮的危险，严重骨折会有潜在脂肪栓塞问题，石膏固定或床上牵引患者由于部分肌肉群的活动被限制有可能会导致肌肉挛缩等，对于上述问题，护士应首先进行排查，积极提供护理支持。

3. 急诊护理涉及工作与转运场所的变更，所以需要急诊各个部门分工协作默契配合，以达到在最短的时间范围内高效有序地抢救患者，不耽误一分一秒。急诊护士在院前急救、院内急救和急诊观察病房、急诊手术室、急诊重症监护室交接患者时要交代清楚患者的病因，现病史及过敏史等，按照护理程序有条不紊地进行护理。各个急诊部门的护士要保障本科室急救设备处于完好状态、急诊护士人员配备合理以应对急救状态，形成无障碍"绿色通道"迅速发起护理急救。

（二）社会大众参与急救理念

现代医学要求急救护理走出医院的"围墙"，主张在第一现场进行救护，依靠"第一目击者"，使患者在第一时间得到救护，为进一步进行院内治疗打下基础。我国现阶段急诊医学发展的基本方针是"三分提高，七分普及"，普及"第一目击者"急救知识这一理念已成为现代救护的新概念。充分发挥"第一目击者"的作用，对于提高院前急救水平，提高急救成功率，降低院前死亡率具有重要意义。

急诊护士在推动"第一目击者"的普及健康教育中起到重要的作用。针对急、危、重症及意外伤害，向公众普及急救与护理知识，让广大公众掌握基本的救护理念与技能，成为"第一目击者"，以便在事发现场及时、有效地开展自救与互救，从而达到"挽救生命、减轻伤残"的目的，为人民的健康生活、安全生产、社会稳定提供必要的保障。在欧美等发达国家的社区急救服务，侧重于对重点人群的培训，如警察、消防员、公共场所服务人员等，使普通公民大都具有"第一目击者"意识，具备基本的抢救意识和技能。目前，在我国北京、上海、杭州、深圳等甚至一些中小城市也在开展普及全民急救培训，培训内容主要涉及心肺复苏术及创伤四大急救技术，均取得了较好的效果。学习基本的救护知识和救护技能已成为热心社会公益事业、无偿服务社会的志愿者队伍中最重要的系统内容，是社会的进步和需要。

（三）中西结合的急救护理

在急危重症患者的救治过程中，除了要利用现代化仪器设备对急危重症患者进行抢救治疗以外，还要以中医基础理论和临床实践为基础，利用中医特色和优势，结合多种综合手段，拓宽急救范围，可提高急危重症救治成功率。中医护理重视"天人合一"的思想，强调个性化护理、局部与整体、体内外环境的统一，主张辨证施护。常见的中医急诊护理技术如下。

1. 醒脑开窍针刺法救治昏迷患者　急症神昏患者的症状包括脑卒中、厥脱、休克等。醒脑开窍针刺法即对人中、内关、三阴交、涌泉等穴位进行强刺激，2次/天，快速捻转、提插。在实施针刺时应密切观察患者的反应。人中为醒脑之要穴，针刺可启闭开合。内关是八脉交会穴之一，属手厥阴心包经之络穴，通阴维脉，用针刺可以开启外窍，起到宁心神、通血的功能。三阴交用针刺可调复元气，促进气血精髓生长。涌泉穴位于足底，针刺涌泉穴对于急救意识突变、意识昏迷等阳实闭郁之症有显著作用。多穴联合应用，在一定程度上可缩短患者清醒恢复过程。

2. 中药糊剂胃管注入治疗应激性溃疡出血　应激性溃疡出血常继发于严重颅脑疾病、休克、严重创伤、烧伤、大手术后及严重的心、肺、肾功能不全等，对此类患者，取大黄粉、白芨粉、田七粉各 5 g 配 100 ml 温开水调成糊剂，从胃管注入，1 次/6 h，夹管 3~4 h 后开放。此种治疗方法使药物直接作用于病变部位，可最大限度地发挥药效，较快的起到治疗作用。中药糊剂胃管注入治疗应激性溃疡出血可有效减轻出血症状，相比于西医治疗创痛较小，刺激性弱，有助于患者恢复身体元气。

3. 中药煎剂在气管切开患者中的应用　很多患者气管切开后会因多种原因引起下呼吸道感染，中医认为应以清热化痰为主。气管切开后除了进行常规护理还可辅助中药煎剂进行中医药护理。一方面将清热化痰、通闭开窍的中药煎剂进行雾化吸入；另一方面内服中药清金化痰汤，汤剂每天服用一剂，雾化 2 次/天。中药煎剂两种护理方法联合使用，最大限度地发挥中医中药的疗效，减少肺部感染的发生。

4. 中药直肠滴注　危急重症患者，常感邪深重，气机逆乱，腑气不通，表现为意识昏蒙，腹大胀满，呼吸急促，恶心，呕吐，口臭，舌质红、少津，苔黄腻，脉沉。在常规抢救、治疗、护理的基础上，实施中药通腑泻下治疗护理，以达到通导大便，荡涤胃肠积滞排除病邪的目的。运用大承气汤 200 ml，装入空的输液瓶，温度为 39~41℃，接上输液管，剪去头皮针头，将输液管插入肛门 20~25 cm，60~80 滴/分的速度持续滴入，2~3 次/天，使大便偏稀。保持大便通畅，使邪有去路，有利于调整和保护内、外环境，减少并发症的发生。

5. 穴位注射　穴位注射是指将相应的中西医药物注入相关穴位、体表触诊阳性反应点、压痛点，在针刺穴位和药物疗效的双重作用下提升治疗疾病的效果。例如患者若出现胃肠道疾病可针灸"足三里"进行治疗，"足三里"是足阳明胃经之合穴，针灸足三里可起到缓解病痛、健脾胃的作用。对于危重患者因长时间卧床，肠胃蠕动减弱，造成腹胀，可采用新斯的明 1 mg 进行足三里穴位注射，可促进肠胃蠕动、提高肠胃消化能力，增强新陈代谢。穴位注射的剂量虽然小，但是和刺激穴位同时作用，可有效减轻患者病痛。

（四）远程移动急危重症护理

远程急危重症护理，又称为远程 ICU 或者虚拟 ICU，主要利用现代医疗互联网技术和云平台，实现对患者的远距离监控。在实施监控中，专业人员可 24 h 监控患者实时心电、血压、呼吸、血氧饱和度等指标，实现"我监控、我指挥、你抢救"的目标。

远程急危重症护理除了具备监护功能外，同时具备会诊功能。它可通过数据、文字和图像资料的远距离传送，实现了护理专家与患者、护理专家与医务人员远距离的"面对面"会诊。将远程 ICU 与急诊连接在一起，将急危重症患者重要器官监测系统、生命支持系统、急危重症快速诊断系统、搬动转移固定系统和信息传输通信系统等集成化、模块化、便携地配置在专用的车辆、飞机和船舰的医疗救护舱内，并配备急危重症专业护理人员，形成一个可移动护理单元。不仅可合理地利用资源，减少患者的负担，也使医护人员对潜在危险患者的监控进一步加强，减少医疗事故隐患和法律责任。目前，远程 ICU 日益成为远程急危重症医疗的基础。其作用主要体现在：支持现场医疗护理，将医院的 ICU 前移到现场或边缘地区，使危重患者从现场到医院的整个过程得到不间断救治和监护，保证患者顺利达到更高级的医疗单位。

远程急危症护理要求急救护士具备先进科学技术，熟练掌握仪器的使用方法，快捷无误地将患者信息、诊断资料及图片传输到云平台。同时根据反馈将护理措施落实到患者身上。目前，远程急危症护理虽然能综合利用各种医疗资源帮助急诊护士解决护理问题，但护士不能完全依赖互联网，必须要有自己的评判，毕竟网络不能全面真实地反映患者的情况。

（五）灾难护理的普及和发展

20 世纪以来，人类社会进入各种自然和人为因素造成的大规模人员伤亡事件的高发时期。许多灾难性事件导致大量人员伤亡和财产损失，灾难救援被推向一个前所未有的高度。护士作为灾难救援队伍中的主力军，承担着紧急救援，疫情预防，健康教育等重要职责。其中，急救护理人员在灾难现场救护及中远期救援方面发挥了巨大作用。国外学者将灾难的医疗救援分为三个阶段，即准备期、反应期、恢复期，急救护理人员在各期有不同的任务重点。

1. 准备期　急救护理人员强化个人训练，如身体适应性训练、情感预期、技能训练等；同时还要加强救护团队精神的训练；制订好灾难应急反应计划。

2. 反应期　急救护理人员在此期承担着检伤、救治、护理、协助转运等任务。

急救护理人员对伤员进行检伤后，按黑、红、黄、绿（或蓝）四色标志分类，以便根据病情进行抢救，立即实施最急需的急救措施，特别必要时可在现场实施紧急手术，尽可能地稳定伤情或病情。对呼吸、心搏骤停的伤病员，立即行初级心肺复苏；对昏迷伤病员，安置合适体位，保持呼吸道通畅，防窒息；对张力性气胸伤员，用带有单向引流管的粗针头穿刺排气；对活动性出血的伤员，采取有效止血措施；对有伤口的伤员进行有效包扎，对疑有骨折的伤员进行临时固定，对肠膨出、脑膨出的伤员进行保护性包扎，对开放性气胸者做封闭包扎；对休克或有休克先兆的伤病员进行抗休克治疗；对有明显疼痛的伤病员，给予止痛药；对大面积烧伤伤员，给予创面保护；对伤口污染严重者，给予抗菌药物，防治感染；对中毒的伤病员，及时注射解毒药或给予排毒素处理。

在灾难救援现场，环境恶劣、条件限制，不宜久留，急救护理人员必须在保障自身安全的首要前提下迅速做好转送前的准备、转送中的护理和转送后的交接工作，保障伤病员的安全、减轻痛苦、预防和减少并发症、提高救治效果。符合以下条件之一者可转送：①应在现场实施的救治措施都已完成，如出血伤口的止血、包扎和骨折的临时固定等。②确保伤病员不会因搬动和转送而使伤情恶化甚至危及生命。但对于病情不稳定，如出血未完全控制、休克未纠正、骨折未妥善固定等；颅脑外伤疑有颅内高压、可能发生脑疝者；颈髓损伤有呼吸功能障碍者；心肺等重要器官功能衰竭者要暂缓转运、开展就地抢救。转运前要做好必要的医疗处置，严格掌握转送的指征，准备好转送工具和监护、急救设备及药品。做好伤病员情况登记和伤情标记，并准备好相关医疗文件，完善、准确交接伤患。转运途中要针对不同的转运工具合理采取护理措施，注意护理的特殊性。如担架转运要妥善系好固定带，防跌落；卫生车辆转运时，对汽车或列车车厢统一编号，备齐用物，根据伤病员及有无晕车史等，遵医嘱给予止痛、止血、镇静、防晕车等药物；将出血、骨折、截瘫、昏迷等重伤员安排在下铺，每台车或每节车厢安排 1~2 名轻伤员，协助观察和照顾重伤员；船转运需防晕船；空运时休克者应头部朝向机尾，若为直升机，伤病员应从上到下逐层安置担架，重伤员应安置在最下层，如有外伤致脑脊液漏者，因气压低漏出量会增加，需要多层无菌纱布保护，及时更换敷料，预防逆行性感染，中等以上气胸或有开放性气胸者，空运前应反复抽气，或做好胸腔闭式引流，使气体减少至最低限度。

3. 恢复期　急救护理人员在此期应做好伤员的心理护理，并积极调节自身心态。突如其来的天灾人祸，不仅给人类带来物质上的损失、躯体上的创伤，也会给人的精神和心理带来重大影响，形成心理应激性障碍。灾后最常见的类型为急性应激障碍（acute stress disorder，ASD）和创伤后应激障碍（post-traumatic stress disorder，PTSD）。

　　总之，急诊护理是一门用最短时间和最佳技能来挽救患者生命，减轻患者痛苦的艺术。急诊护理急救社会化，结构网络化，知识普及化，人才专业化将成为今后发展之趋势。我国的急诊护理工作必将随着社会、经济的发展而快速发展，展望未来，前景更加美好。

参考文献

[1] 于学忠. 协和急诊医学. 北京：科学出版社，2011：55-71.

[2] 张彧. 急诊医学. 北京：人民卫生出版社，2010：178-181.

[3] 王一镗. 急诊医学. 北京：清华大学出版社，2010：515-621.

[4] 孟庆义. 急诊护理学. 北京：人民卫生出版社，2009：63-121.

[5] Kirwan L. Student voice-reflecting on experience. Nurs Child Young People, 2014, 26 (7)：15.

[6] Wu CY, Lin YY, Yeh MC, et al. Innovative ED Design for patient—centered care. J Emerg Nurs, 2014：40 (5)：105-110.

[7] Zikos D, Diomidous M, Mpletsa V. The effect of an electronic documentation system on the trauma patient length of stay in an emergency department. J Emerg Nurs, 2014, 40 (5)：469-475.

[8] Ranse J, Shaban RZ, Considine J, et al. Disaster content in Australian tertiary postgraduate emergency nursing courses：a survey. Australas Emerg Nurs J, 2013, 16 (2)：58-63.

[9] Martin MB, Martin SL. Healthy Amistad：improving the health of people with severe mental illness. Issues Ment Health Nurs, 2014, 35 (10)：791-795.

[10] Kim SJ, Kang SR, Lee SH, et al. The effect of coping knowledge on emergency preparedness in elementary school students. J Sch Nurs, 2014, 30 (5)：349-357.

[11] Pettie JM, Dow MA, Sandilands EA, et al. An integrated care pathway improves the management of paracetamol poisoning. Emerg Med J, 2012, 29 (6)：482-486.

[12] Blaz DA, Woodson J, Sheehy S. The emerging role of combat nursing：The ultimate emergency nursing challenge. Emerg Med J, 2013, 39 (6)：602-609.

[13] Woitas M, Potthoff S, Nelson E, et al. Innovative ED Design for patient—centered care. J Emerg Nurs, 2014, 40 (5)：105-110.

急诊医学新进展试题

一、单选题型（以下每一题有 5 个备选答案，请从中选择 1 个最佳答案，并在答题卡上将相应字母所属的圆圈涂黑）（共 30 分）

1. 按照急性肺栓塞的血流动力学分类，超声心动图上表现右心室运动功能减弱或临床上出现心功能不全表现的属于（　　）
   A. 大面积肺栓塞
   B. 非大面积肺栓塞
   C. 次大面积肺栓塞
   D. 小面积肺栓塞
   E. 特大面积肺栓塞

2. 下列哪种心电活动异常与心源性猝死无关（　　）
   A. 心室颤动
   B. 窦性心动过速
   C. 尖端扭转型室速
   D. 长 QT 间期综合征
   E. Brugada 综合征

3. 以下哪项不是压力控制通气的优点（　　）
   A. 采用减速气流，较符合生理需要
   B. 降低吸气早期呼吸功
   C. 吸气早期流速较高，有助于使塌陷肺泡复张
   D. 气道压力能限制在一定范围，减少气压伤
   E. 潮气量稳定

4. 除下述哪种疾病外均可见 ST 段抬高（　　）
   A. 早复极综合征
   B. 不稳定型心绞痛
   C. 心力衰竭
   D. 心脏室壁瘤
   E. 心肌炎

5. 下列哪项对诊断急性心肌梗死最具特异性（　　）

   A. CK-MB
   B. cTnI
   C. CK
   D. 肌红蛋白
   E. LDH

6. 低血容量休克患者复苏时优先选择的液体是（　　）
   A. 白蛋白
   B. 平衡盐
   C. 羟乙基淀粉酶
   D. 血浆
   E. 高渗盐

二、多选题型（以下每一题有 5 个备选答案，请从中选择所有的正确答案，并在答题卡上将相应字母所属的圆圈涂黑）（共 30 分）

7. 临床上，急性肺栓塞需与下列疾病进行鉴别（　　）
   A. 急性心肌梗死
   B. 气胸
   C. 主动脉夹层
   D. 肺炎
   E. ARDS

8. 下列哪些措施可预防心源性猝死发生（　　）
   A. 外科手术治疗严重的冠心病
   B. 植入式心脏复律除颤器
   C. β-受体阻滞剂
   D. ACEI/ARB 类药物
   E. 高强度的体育锻炼

9. 下述属于急性冠状动脉综合征的是（　　）
   A. 初发劳累型心绞痛
   B. 变异型心绞痛
   C. 急性非 ST 段抬高心肌梗死
   D. 急性 ST 段抬高心肌梗死

E. 稳定劳累型心绞痛

10. 以下哪些指标被用来判断休克患者的复苏终
    点和预后评估 (   )
    A. 氧输送和氧消耗
    B. 混合静脉氧饱和度
    C. 血乳酸
    D. 胃黏膜 pH 值
    E. 碱缺失

11. 目前检测颅脑创伤患者的中枢性自身免疫反
    应常用的指标有 (   )
    A. beta-tubulin class Ⅲ
    B. Gangliosides
    C. IL-6
    D. GABA
    E. GFAP

12. 创伤患者 DVT 发生的独立危险因素包括
    (   )

A. 年龄 ≤40 岁
B. 下肢骨折 (AIS≥3)
C. 机械通气 ≥3 天
D. 外科大手术 (手术时间>2 h)
E. 脑外伤 (AIS≥3)

三、简答题 (共 40 分)

13. 引起心源性猝死的常见疾病有哪些?

14. 什么是允许性高碳酸血症? 其优点是什么?

15. 急性肺栓塞的主要治疗手段有哪些?

16. 简述最新急性心肌梗死的诊断及临床分型。

学员注册登记表

姓　　名		年　　龄		性　　别	
科　　别		学　　历		职　　称	
工作单位				电话（办）	
通讯地址					
邮政编码		传　　真		电话（宅）	
手　　机		电子邮箱			

编　号		成　绩		阅卷人	

答 题 卡 （急诊医学新进展）

注1：请将每一题所选项后的圆圈完全涂黑，例"●"。

1. A○　B○　C○　D○　E○　　　　7. A○　B○　C○　D○　E○

2. A○　B○　C○　D○　E○　　　　8. A○　B○　C○　D○　E○

3. A○　B○　C○　D○　E○　　　　9. A○　B○　C○　D○　E○

4. A○　B○　C○　D○　E○　　　10. A○　B○　C○　D○　E○

5. A○　B○　C○　D○　E○　　　11. A○　B○　C○　D○　E○

6. A○　B○　C○　D○　E○　　　12. A○　B○　C○　D○　E○

注2：解答13~16题请按题目要求详细阐述，如果版面不够使用，可以另附A4规格的纸张补充，并与答题卡一并寄回《国家级继续医学教育项目教材》编辑部。

13. 引起心源性猝死的常见疾病有哪些？

14. 什么是允许性高碳酸血症？其优点是什么？

15. 急性肺栓塞的主要治疗手段有哪些？

16. 简述最新急性心肌梗死的诊断及临床分型。

联系方式：北京市东四西大街 42 号中华医学会 121 室《国家级继续医学教育项目教材》编辑部收（邮编：100710）

电　　话：010-8515 8455　8515 8590　6521 1202　6521 1203

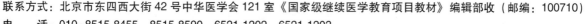

学习培训及学分申请办法

一、《国家级继续医学教育项目教材》系国家卫生和计划生育委员会科教司、全国继续医学教育委员会批准，由全国继续医学教育委员会、中华医学会联合主办，中华医学电子音像出版社编辑出版，该教材面向全国医学领域不同学科、不同专业的临床医生，专门用于继续医学教育培训。

二、学员学习教材后在规定时间内（以出版日期为起点，期限 1~2 年）可向本教材编委会申请继续医学教育Ⅱ类学分证书，具体办法如下：

1. 学习者将"学员注册登记表""答题卡"一并寄回，编委会可授予Ⅱ类学分证书。

2. "学员注册登记表""答题卡"及学分申请费用请寄至：100710 北京市东四西大街 42 号中华医学会 121 室《国家级继续医学教育项目教材》编委会康彤威收，电话：010–8515 8455/8515 8590/6521 1202。

3. 编委会收到"学员注册登记表""答题卡"后，将按规定申领继续医学教育Ⅱ类学分证书并统一邮寄给学员。

三、学员在解答试题过程中，必须注意和遵守以下规定：

1. 答题卡用黑色或蓝色的钢笔、圆珠笔填写，正楷字体书写，字迹务必清晰。如果字体、字迹模糊不清，将影响阅卷成绩。

2. 学员必须在规定的时间（以出版日期为起点，期限 1~2 年）完成试题，并把试题寄回编委会。

3. 解答试题，如果版面不够使用，可以另附 A4 规格的纸张补充，并与答题卡一并寄回。

《国家级继续医学教育项目教材》编委会